国家社科基金西部项目"彝族医药文化遗产保护与传承研究"（编号：12XMZ077）

滇版精品出版工程专项资金资助项目

彝族医药

文化遗产保护传承理论与实践

徐士奎　罗艳秋　著

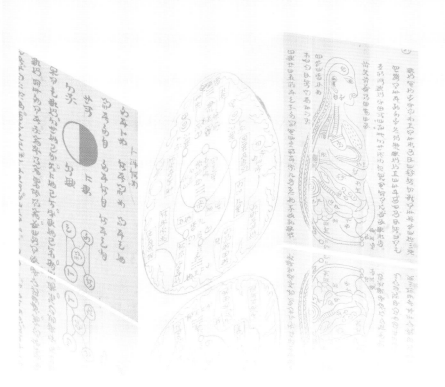

云南出版集团

云南科技出版社

·昆明·

图书在版编目（CIP）数据

彝族医药文化遗产保护传承理论与实践／徐士奎，
罗艳秋著. -- 昆明：云南科技出版社，2021.3
　　ISBN 978-7-5587-2870-9

　　Ⅰ.①彝… Ⅱ.①徐… ②罗… Ⅲ.①彝医-文化
遗产-保护-研究-中国 Ⅳ.①R291.7

　　中国版本图书馆CIP数据核字（2021）第045524号

彝族医药文化遗产保护传承理论与实践
YIZU YIYAO WENHUA YICHAN BAOHU CHUANCHENG LILUN YU SHIJIAN
徐士奎　罗艳秋　著

出 品 人：杨旭恒
策　　划：刘　康
责任编辑：马　莹　王　韬
封面设计：杨　红
责任校对：张舒园
责任印制：蒋丽芬

书　　号：ISBN 978-7-5587-2870-9
印　　刷：昆明猩煋印务有限公司
开　　本：889mm×1194mm　1/16
印　　张：29.5
字　　数：690千字
版　　次：2021年3月第1版
印　　次：2021年3月第1次印刷
定　　价：180.00元

出版发行：云南出版集团公司　云南科技出版社
地　　址：昆明市环城西路609号
网　　址：http://www.ynkjph.com/
电　　话：0871-64190889

作者简介

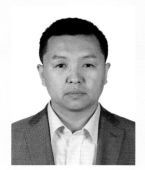

　　徐士奎，男，就职于云南省食品药品监督检验研究院科技与标准化研究所，西安交通大学博士研究生，硕士研究生导师，全国药检系统民族药专业委员会副秘书长，中国民族医药学会彝医药分会理事，云南省民族民间医药学会彝医药文化专业委员会常务副主任委员。主要从事民族医药资源开发与标准化研究、民族医药文化遗产保护传承等研究。主持或参与国家级、省部级项目10余项，发表学术论文40余篇。自幼在祖父教导下学习《素问》《伤寒论》《医学札记》等家藏医学典籍，先后师从和兴明、方克辉、王正坤、方文才、张之道等学习藏医、傣医、彝医。研究成果获得省部级奖一等奖2项，二等奖2项，三等奖2项，地厅级3项。其中，《彝族传统医药知识体系的挖掘整理与传承研究》获得首届民族医药科学技术奖民族医药传承贡献一等奖，《彝族生命时空理论体系的构建与应用》分别获得云南省科学技术进步三等奖和中国民族医药学会科学技术奖三等奖。

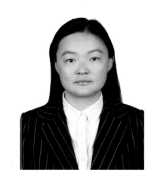

　　罗艳秋，女，毕业于北京中医药大学民族医学专业，医学博士，就职于云南中医药大学，硕士研究生导师，云南省"万人计划"文化名家，云南省中青年学术技术带头人后备人才，全国中医药创新骨干人才，云南省高层次中医药人才培养对象"彝医学"学科带头人，中国民族医药协会专家智库专家。研究方向为少数民族医学在中国传统医学中的地位及其贡献。先后主持国家级、省部级等项目10余项，其中国家社科基金青年项目2项，出版学术专著5部，发表学术论文40余篇。研究成果获得省部级奖一等奖2项，二等奖3项，三等奖2项，地厅级3项。其中，《民族医药古籍文献分类体系构建研究》获云南省第二十次（2016年）哲学社会科学优秀成果奖一等奖，《民族医药文献学研究与应用》获得中国民族医药学会会科学技术奖二等奖。

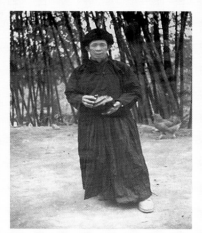

凉山甘洛县团结乡彝医木基罗卡
擅长诊治风湿病，收藏彝医药古籍一部，《ꉜꄚꆈ》（造药治病书）；整理口
传文献两部《ꌬꏂꏦꄉ》（治风湿病书）《ꈿꐯꌧꌠ》（公史传）

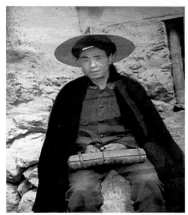 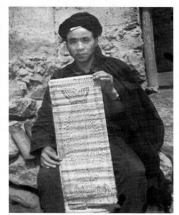 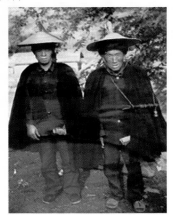

凉山甘洛县玉田区则洛乡彝医阿尔居哈翻译整理
（《ꇁꄷꀕꌠ》时日禁忌书），其手持古籍是彝族动物药图（中图）

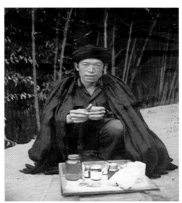 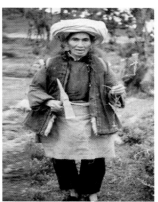 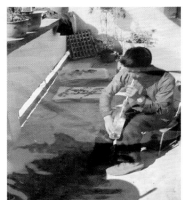

凉山地区彝医阿木取打　　　　凉山地区彝医曲比戈果　　　　**彝医吹酒法**

　　治疗火毒伏心症候：一是碗中装五钱白酒，念一遍经文，在酒上吹三口气，再用刀子在酒中反手搅三转，念三遍，搅九转后把酒给病人喝下去，就把碗翻转，扑盖在地上，一天做三次。二是瓶中装少许白酒，念一遍经即往瓶中吹气三口，并封住瓶口摇晃三下，念三遍，吹九口后封住瓶口，让病人自己拿着酒瓶，将瓶盖打开，马上喝一口就马上用大手指压住瓶口，再盖上瓶盖，尽可能不让其撒气。

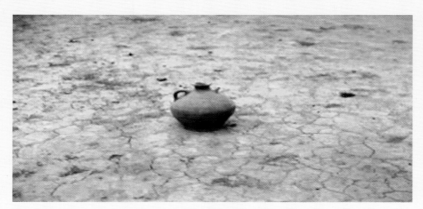

彝族药罐

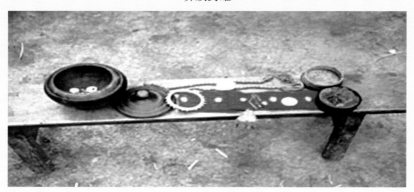

彝族药盒

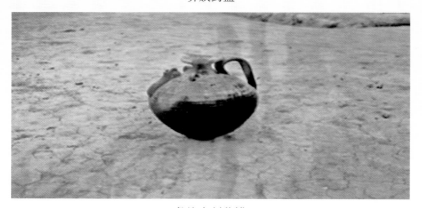

彝族自制药罐

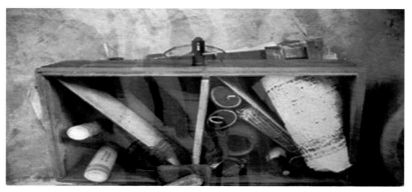

彝医药具

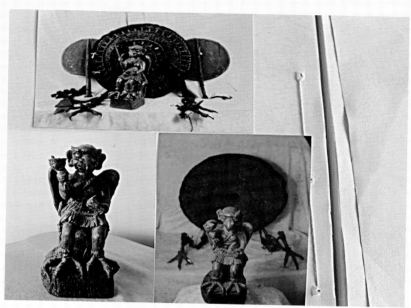

毕摩法器与神像（毕摩祖师神陶塑像）

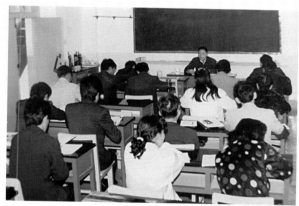

玉溪食品药品检验所原所长王正坤对当年参加中草药运动同志进行培训

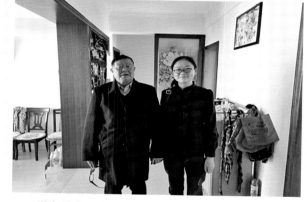

通海县食品药品检验所岳邦涛所长（左）在二十世纪七十年代初参加玉溪地区"中草药群众运动"，采集近万份彝药标本，推动和促进民族医药调查、发掘、整理工作，笔者对其发掘的彝药知识进行整理研究

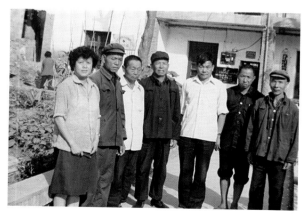

"彝族医药文献发掘研究项目（1979年）"部分参与人员（从左到右依次为：周明康、李家旺、普阿四、李学恩、黄学智、白佑三、李春荣）

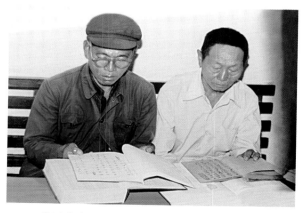

彝医李家旺与普阿四在翻译彝医药古籍

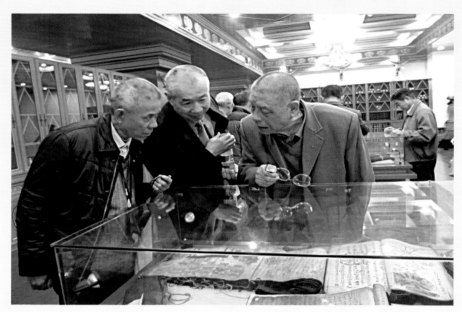

项目组顾问王正坤先生与方文才先生在西南民族大学彝学文献中心调研古籍

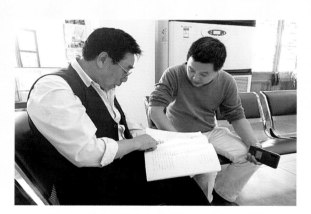

本书作者与彝学专家龙正清交流先天易学

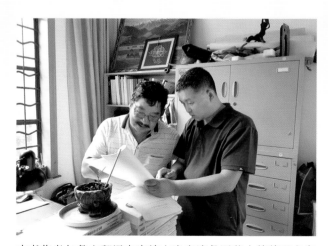

本书作者与彝文翻译专家施文贵交流彝医药古籍整理方案

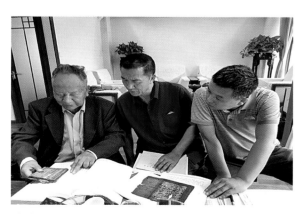

本书作者与彝学专家张纯德、李茂森整理彝医药古籍

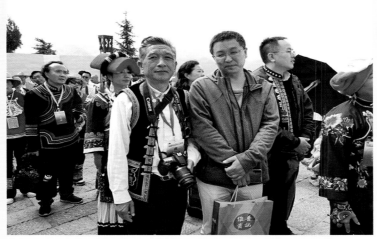

本书作者与彝学专家师有福在贵州六盘水参加研讨会后合影留念

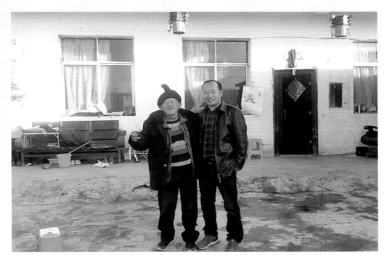

研究团队成员依火布都在调研凉山彝医沙光荣

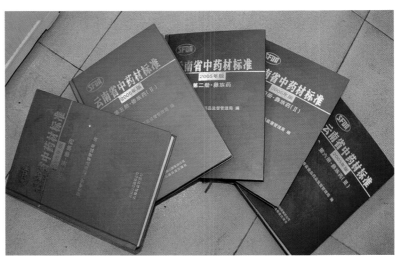

彝医沙光荣翻译的彝医药古籍
《此母都齐》手稿

云南省食品药品监督管理局颁布的《云南省中药材标准》（彝药卷）

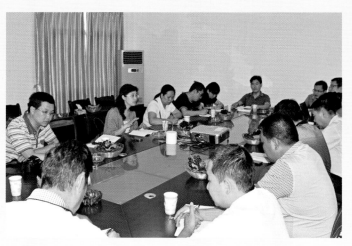

本书作者与中国食品药品检定研究院合作开展民族药标准工作

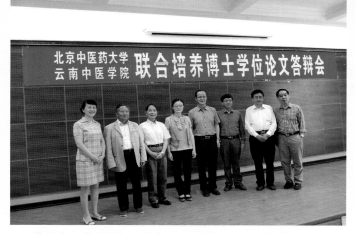

北京中医药大学与云南中医学院联合培养全国首位彝医学博士，填补彝医学高层次人才培养空白

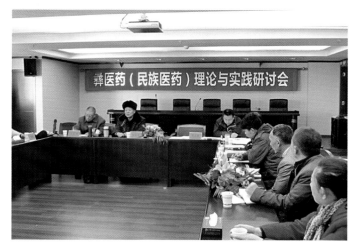

项目组举办云南省彝医药（民族医药）理论与实践研讨会，组织云南省民间彝医、草医进行研讨，对其传承与应用诊疗技术、经验方、药物炮制、制剂方法等知识发掘整理（左一：王正坤先生；中：张之道先生；右：本书作者徐士奎）

自 序

彝族是西南地区人口最多的少数民族，其医药理论底蕴深厚，典籍数量丰富，独特的医药学理论不仅对其他民族医药，而且对云南的乡土医药产生深远影响。彝族医药从"生命与时空"关系角度认知生命、疾病、健康的医学认识论与方法论逐渐被历代医家借鉴与吸收而得以发扬光大。特别是明清时期，大量中原地区的中医进入云南，使得彝医学与汉医学互融互鉴更是得到空前发展。对于这些来自中原的中医来说，其必然面临两大难题：其一是当地常见病和多发病是其以前从未接触过的疾病类型，治疗起来相当棘手；其二是其所习用药材在彝族聚居区经常找不到药物资源，如何就地取材来利用彝族聚居区的地产药材。这就是使得这些中医必须向当地的彝医与民众悉心学习，深入沟通和了解，吸收并借鉴当地彝医治疗疾病和使用彝药的经验，充实到自身知识结构中，使得其逐渐成为云南乡土医药的代表性人物并产生许多重要的学术著作流传于世，如大理鹤庆白族医家彭子益著写《圆运动的古中医学》、大理医家李彪撰写医学著作《孝子必读·医学入门》、明代医学家兰茂著《医门揽要》和《滇南本草》等。从这个角度看，我们不应孤立地看待云南各民族医药与云南中医药间的关系及其与整个中国传统医药间的关系。云南乡土医药不仅与中国传统医药学一脉相传，且通过因时因地因人制宜的形式将各民族的医药文化与中国传统医药学紧密地联系起来。受彝医原创思维模式"气浊二元论"影响与熏陶，一些代表性医家创造性地提出许多著名的医学理论与观点，在学术界拥有相当高的历史公认度，作出卓越的成绩而产生诸多名药名方，如沈育柏、曲焕章、侯万春、格勒婆等名药名方创制者均是彝医杰出代表。不言而喻，彝族医药文化遗产保护与传承在云南中医药知识体系与服务体系构建与研究中占有十分重要地位。对彝医原创思维模式"气浊二元论"全面解读和阐释，不仅能讲清楚彝医药对云南中医药的贡献，亦能讲清楚云南中医药对中国传统医学的贡献。彝族传统医学理论源于伏羲先天精气易哲学，以"气浊二元论"为认识论起点而形成以阴阳疗疾理论为核心的医学理论体系，其中气浊哎哺理论是彝医论"人体同天体"的总纲。

习近平总书记在党十九大报告指出"文化是一个国家、一个民族的灵魂。文化兴国运兴，文化强民族强。没有高度的文化自信，没有文化的繁荣兴盛，就没有中华民族伟大复兴。要坚持中国特色社会主义发展道路，激发全民族文化创新创造活力，建设社会主义文化强国。"中医药文化是研究宇宙与生命关系的智慧之学，包括汉族与各少数民族的医药文化在内，具有"打开中华优秀文化宝库的钥匙"之历史地位与战略意义。而彝族医药与汉族医药具有"同源异流"关系，其历史地位与研究价值不言而喻。中医药由各民族共同创造，如何正确反映各族人民在共同缔造祖国传统医药学方面的贡献及在中国医学史的历史地位，这不仅是摆在广大中医药学者面前的迫切任务，更是笔者与团队开展各民族医药研究坚守的原则。在此认识论指导下，笔者开展相关民族医药研究时，始终坚持探索既符合中国传统医学"多元一体"的总体性特征，而又遵循各民族医药自身发展规律的创新路径①。

笔者与团队多年来将彝族医药文化遗产保护传承与挖掘整理工作作为主要研究方向,相继完成《彝族传统医药知识体系的挖掘整理与传承研究》《少数民族医药古籍文献分类体系构建研究》《彝医生命时空理论体系的构建与应用》等多项研究成果,分别获得中国民族医药学会科学技术奖、云南省哲学社会科学奖与云南省科学技术进步等奖项,在民族医药领域产生较大影响力。本书《彝族医药文化遗产保护传承理论与实践》是笔者主持国家社科基金项目《彝族医药文化遗产保护传承研究》的结项成果,并获得滇版精品出版工程项目资助而出版发行,首次明确"基于原创思维模式下的彝医药知识体系构建是彝族医药文化遗产保护与传承的核心与主体",使笔者多年从事彝族医药传承研究之心血结晶公开呈现给广大读者,甚感欣慰。学术研究最大快乐就在于与他人分享和交流自己思想与体会,并在分享与交流过程中得到新的提高与发展。

从"中国传统医学整体性"视域看,"彝族医药文化遗产保护传承研究"这个命题的研究不仅要综合考虑彝族医药与云南乡土医药的关系,亦要站在"彝医药与汉医药具同源异流关系"视域下深入思考彝族医药与中国传统医学的关系,其研究难度之大可想而知。所需获取资料范围之大,所需实地调研地域之广都对研究团队提出极大挑战。我们深刻意识到,要讲清楚的各类问题是需要环环相扣的,任何断章取义或割裂整义的作法都会远离命题最初预设的目标。目前学术界在彝族医药研究领域多侧重对医学理论和药物研究,未综合运用遗产学、文化人类学、民族医学和文献学等方法对彝族医药文化详细剖析,对其"整体性保护"与"活态性传承"等措施和策略研究不深入,无法充分挖掘彝族医药文化的丰富内涵与核心价值。"彝族医药作为文化遗产应如何保护和传承"这个问题已成为制约学术发展与产业兴旺等的关键问题,主要涉及四个方面内容:

第一,彝族医药文化遗产保护和传承的主体是什么?如何挖掘彝族医药文化的原创优势、独特内涵与潜在价值?解决彝族医药文化传承什么的问题。

第二,如何建立适合彝族医药文化遗产自身规律的保护与传承机制?解决彝族医药文化怎么传承的问题。

第三,在当下与未来,彝族医药文化价值与医疗价值等如何转化为经济价值而发挥社会效益?解决彝族医药文化怎样创新的问题。

第四,如何建立适合彝族医药自身规律的文化遗产管理制度,解决彝族医药文化遗产无管理规范的问题。

以上问题决定彝族医药文化遗产保护与传承工作必须从源头抓起。如果理论源头梳理不清,在此基础上所构建彝族医药文化遗产学学术体系是经不起考验与推敲的。鉴于此,本书综合采用田野调查与文献研究、宏观研究与微观研究、个案研究与综合研究、活态研究与整体研究、追根溯源法等方式与方法,针对当前存在的传承与保护主体不明、传承与保护机制缺乏、项目转化与创新机制缺乏、项目规范管理制度缺失等问题深入系统研究,首次明确"基于原创思维模式下的彝医药知识体系构建是彝族医药文化遗产保护与传承的核心与主体"。全书主要分为上、中、下三篇。

上篇是"彝族医药文化遗产概论"篇。通过对典型案例,不仅解析彝族医药文化遗产保护与

---

① 徐士奎、罗艳秋:《彝医理论溯源》,昆明:云南科技出版社,2019年版,自序第1页。

传承现状与存在问题，亦对导致彝族医药文化传承危机的主要原因剖析，从学术导向、学术定位、文化认同、传承机制顶层设计、政策依据、全局视野下科学内涵阐释、社会转型下文化重构等角度对彝族医药文化保护与传承的思考与解答。

中篇是"彝医药知识体系的原创优势"篇。通过对彝族医药研究现状回顾，明确彝族医药文化研究思路及其知识体系构建原则。对彝汉医学横纵比较，阐明彝汉医学"同源异流"关系。对先天八卦太阳周天历法等精气易哲学体系及与《黄帝内经》关系解读，开创生命与时空关系研究之先河，阐明彝医药秉承中华上古医药理论，给予其准确的历史定位。从思维、理论、诊疗、典籍等角度阐明彝族医药知识体系构建的核心，包括四个子体系。思维体系主要指以"观天识人—气浊二元—以数运象—以理论命—形影一体"为核心的彝医原创思维模式。理论体系包括认知方法和核心理论两个部分，其中认知方法主要包括"以六气论人体命理""以五行论疾病内因""以八卦论疾病外因"，其核心理论主要包括"气浊哎哺理论""形影脏腑理论""六色运变理论""脉度血峰理论"等。诊疗体系包括"脉色合微""算病识数""外诊杂法"和"药物择配"等四个方面。典籍体系涵盖十个类别，分别为"医经""医理""诊治""本草""病症用药""调护""医史""作祭献药""医算""综合"等。

下篇是"彝医药文化遗产保护传承理论的实践"篇。通过对彝族医药文化遗产相关理论问题解析，构建彝族医药文化遗产分类体系并提出对策建议。分析彝族医药文化在不同历史时期的六种传承模式，即传统师徒授受、中草药资源调查、古籍翻译整理、医学流派工作室建设、学术研究、产业研发等，提出彝族医药文化遗产保护工作应在源头保护理论、活态集体传承理论、整体互动传承理论、主线与多元传承理论等四种理论模式基础上建立"基于彝医原创性思维的活态集体传承"的传承机制，实现整体性保护与活态性传承。

本书与同类著作不同的是，针对"传承危机"的中观和微观问题，不仅以范式理论、文化价值观理论、马克思生活哲学等作为理论支点开展研究，更辅以遗产学、文化人类学、文献学、民族医学相关理论，将彝族医药文化的传承模式、传承机制等研究点置入彝族医药的原创思维和原创成就背景之下解读。不仅从"我者"视角，即站在彝医传承人这个"局内人"角度"内视"彝族医药的原创优势，同时亦从"他者"视角，即将彝族医药基本理论、核心概念、医学原理、认知方式、思维模式、价值取向等放入"传承人-传承物-传承场"中"反观"其传承现状与发展特点。笔者以此为基础，全面梳理与整理彝族医药基本概念与名词术语，向探索、分析、归纳彝族医药历史现象之间的内在联系及其本质方面迈进，力图推动彝族医药知识体系的构建与发展。故本书在研究过程中非常重视对体现彝族医药原创性、独创性优势的医药学理论与史料挖掘与整理；重视对制约彝族医药保护与传承重要理论问题与现实问题的解答。基于对"彝族医药文化遗产如何保护与传承"这个重要问题的系统描述、分析和概括，使得各种散在医学经验上升为规律性总结，全面、精当、系统、完整的构建彝族医药知识体系。研究团队运用历史学三重证据法，即文献、出土文物、实地调查资料相参方式，综合运用文献学、目录学、医史学、人类学、民族学等学科的思路与方法，对彝族医药史料进行搜集考订、甄别选择、联系比较、归纳提升，对彝族医药起源、形成、发展历史和发展规律及其特征、本质进行全面系统剖析、归纳和总结，并力争做到理论与实践紧密结合。

构建彝族医药知识体系，提升彝族医药服务能力等工作并非是一朝一夕就能做到的事情，如何高效传承精华而实现守正创新是彝族医药学科发展中首先需要解决的问题。现阶段中医药发展优势主要体现在特色病诊疗方面。那么彝族医药诊疗特色病的优势在哪里？如何追溯？现在的活态传承现状如何？未来发展趋势怎样？诸如此类问题如得不到合理解答，发挥彝族医药优势也就成为一句空谈。这些疑难问题成为彝族医药文化遗产保护与传承研究必须面对的重要问题。作为彝族医药传承人，笔者能够运用自己的亲临亲感来思考与体会彝族医药文化的博大与精深，深感责任之重大与艰巨。如何发扬各医学流派学术思想和临床经验，使各项彝族医药文化遗产项目从家族式的个体化传承向群体性传承与社会性传承转变，实现"家传变国传"，不仅对单个彝族医药文化遗产项目来说具有重要意义，对彝族医药传承体系乃至整个中医药大体系来说都均具重要作用。

基于这样的思考，研究团队在开展研究时不仅广泛汲取王正坤、张之道、方文才、聂鲁等彝医名老专家学术思想及众多民间彝医临床经验与见解，并就相关疑难问题向王继超、师有福、张纯德、朱琚元、龙正清、普学旺等彝学学者求教，力争使相关研究结论能够更加全面、更加贴切地揭示彝族医药文化遗产的深厚底蕴、悠久历史与本质内涵。希望本书对解决"如何建立彝族医药文化遗产传承机制，解决怎样传承问题"等问题起到推动作用，对中医药文化遗产保护传承等学科发展发挥示范作用，为企业彝药生产管理、彝族医药传承人认定与管理、彝族医药遗产项目认定、制定保护计划、文化遗产和文化生态区保护建设、彝族医药人才培养及其他民族医药文化遗产的保护传承研究等工作提供方法论与认识论方面的借鉴。该书的完成不是笔者个人的成绩，而是采撷与凝练众多医家、学者学术精华汇集而成，是集众多前辈的智慧结晶撰写而成，希望对彝族医药理论研究者有所启发，对传统医药文化遗产工作者有所借鉴与参考！

著　者

目 录

上 篇 彝族医药文化遗产概论

中　篇　彝族医药知识体系的原创优势

下 篇 彝族医药文化遗产保护传承理论的实践

绪　论

一、选题缘由

中国传统医学是中华优秀传统文化的重要组成部分，也是当今文化遗产保护与利用的一个重要命题。中医药作为具有原创优势的科技资源、独特的卫生资源、潜力巨大的经济资源、优秀的文化资源、重要的生态资源，在国民经济发展中占据着不可替代的位置。党的十七大报告中指出要"加强对各民族文化挖掘保护，重视文物和非物质文化遗产保护"；《国务院关于加强文化遗产保护的通知》及十七届六中全会《中共中央关于深化文化体制改革，推动社会主义文化大发展大繁荣若干重大问题的决定》实施以来，包括汉医药与各少数民族医药在内的中医药文化遗产保护工作受到了社会各界广泛重视。中医药文化遗产的保护传承不仅是全民性的重要工作内容，挖掘各民族丰厚的医药文化遗存，阐释其在中华优秀传统文化的地位与价值，更是广大中医药工作者的历史使命和责任。2017年1月25日，中共中央办公厅、国务院办公厅发布并实施《关于实施中华优秀传统文化传承发展工程的意见》，明确提出要"加强对传统历法、节气、生肖和饮食、医药等的研究阐释、活态利用，使其有益的文化价值深度嵌入百姓生活。"2017年7月1日，《中华人民共和国中医药法》正式实施，明确了少数民族医药是中医药的重要组成部分，更是从立法的高度为中医药文化遗产保护与传承工作提供了政策保障。2019年10月20日，国务院发布《关于促进中医药传承创新发展的意见》；习近平总书记对中医药工作作出重要指示："要遵循中医药发展规律，传承精华，守正创新，加快推进中医药现代化、产业化，坚持中西医并重，推动中医药和西医药相互补充、协调发展，推动中医药事业和产业高质量发展，推动中医药走向世界，充分发挥中医药防病治病的独特优势和作用，为建设健康中国、实现中华民族伟大复兴的中国梦贡献力量。"2019年10月25日，全国中医药大会召开，强调要"遵循中医药发展规律，坚定文化自信，深化改革创新，扎实推进《关于促进中医药传承创新发展的意见》落地见效"。各种方针政策的颁布与实施为各民族医药文化遗产的保护传承和创新发展指引了未来的方向，营造了良好的生态环境，激发了民众对民族医药文化保护与传承的"文化自觉"。

"传承精华、守正创新"强调了传承与创新发展的主体是基于原创优势的中医药学。基于原创优势的中医药学就是要挖掘和传承中医药宝库中的精华精髓。精华精髓指的是在原创思维指导下开展的医药活动。也就是说，能体现原创思维优势的医药活动才是我们要传承和创新的根本。因此，体现原创优势的医药活动具有经过实践检验形成一定的经验总结、通过传播交流形成丰厚的历史积淀等特点。"天人一理"是对中国传统医学处理宇宙和生命之间关系的认识论和方法论的高度概括。彝族医药秉承中华上古医药理论，作为整个中国传统医学体系中最具活力的因子之一，将"太阳法则"淋漓尽致地运用于对"生命-时空"关系的认识，闪烁着彝族人民智慧的光芒，在中国传统医学这个大体系中发挥着不可或缺的作用。彝族医药是与现代医学截然不同的医学种类，其传承与发展遵循着自身的认知规律。将生命与疾病现象置于宇宙时空下阐释，"以天文论人文，以太阳论万物""以天体论人体，以五行论五脏""以气浊论升降，以哎哺论万物"的思维方式正是源于古人从时空角度对生命与疾病的认识与思考。[①] 无论是人类还是其他生命体都不可能脱离宇宙时空而存在，这是众人皆知的哲理，如何准确地诠释宇宙时空与生命的关系，用新的学术内涵与科学价值丰富与完善彝族医药知识体系，讲清彝医在认知生命、健康调养及各种疾患预防、诊疗方面的认知特色与运用规律，将不失为促使其走出国门、对话国际大健康时代、表达中国价值理念和价值体系而另辟传承与发展之蹊径的法宝，亦是激发民族文化自觉与文化自信的突破口，也正是彝族医药文化遗产保护与传承的核心问题。

彝族是西南地区的主体民族，历史悠久且文化底蕴深厚，不仅形成自己的语言、文字与文献资源，更形成了具有彝族特色与地缘优势的医药理论体系，具有不同于其他民族的原创性思维模式，是彝族聚居区的主要卫生资源。研究彝族医药不仅对其自身具有里程碑式的重要意义，对整个中华民族传统医药大体系来说也具有重要的补充与完善作用。彝族医药是中华文明史的重要组成部分，据《土鲁历咪》及《西南彝志》等彝文典籍记载，其历史可追溯到距今 5000 年前。彝族医疗活动最早产生于乾阳运年时期。在文明发展的历史长河中彝族医药不仅给本民族的繁衍生息带来福音，同时亦与其他民族医学互融互鉴而成为中华传统医药体系的独特分支，与汉族医药属同源异流关系，是中华民族文化遗产领域的重要研究对象。彝族医药是在特定区域、特定生活习俗与生态环境中衍生的具有民族特色的医药，有深厚的历史文化底蕴。通过对彝族医药文化保护与传承的研究，可向世人展示出其与现代医学、与其他民族医学截然不同的医学理念与模式。

本研究旨在回答彝族医药文化遗产保护与传承的方法和理论，从"非物质文化遗产"的视角对彝族医药文化解构与重建，在实证研究的基础上总结规律与理论，回答"传承危机"的中观和微观问题，辩证地看待彝族医药文化传承的理论与实践问题。以范式理论、文化价值观理论、马克思生活哲学等为理论支点，辅以遗产学、文化人类学、文献学、民族医学相关理论，从原创优势挖掘的角度对彝族医药文化遗产保护传承开展相关研究，挖掘其独特内涵和潜在价值，探索彝族医药文化的传承路径。

二、国内外研究现状

随着我国文化遗产工作的深入开展，学者开始审视"彝族传统医药作为文化遗产应如何保护和传承"这一现实问题。这一命题涉及四个方面的内容：第一，彝族医药文化遗产保护和传承的主体是什么？解决如何挖掘主体的原创优势、独特内涵和潜在价值的问题。第二，如何建立彝族医药文化遗产传承机制？解决怎么传承的问题。第三，彝族医药的文化价值如何转化为经济价值？如何发挥社会效益？回答彝族医药文化遗产怎么样的问题。第四，彝族医药文化遗产如何规范管理？笔者对以上问题的研究情况做了以下学术回顾。

在原创优势的挖掘方面，《彝族古文献与传统医药开发国际学术研讨会论文集》（2002 年）从医药理论、诊疗方法、药物种类、主治功效、用药经验、典籍研究等角度提炼出了彝族医药文化部分的特点和内涵；2004 年召开的中国彝族医药文化保护与发展研讨会上，有关专家曾提出"要做好彝族医药文化保护工作，保存其文化土壤"，使人们认识到了彝族医药文化遗产保护的重要性和迫切性；《民族地区医药传统知识传承与惠益分享》（薛达元，2009 年）、《文化遗产视野下的彝

---

① 罗艳秋：《基于彝文典籍的彝族传统医药理论形成基础及学术内涵研究》，北京中医药大学博士研究生学位论文，2015 年，第 24 页。

族医药——探索动态保护的可能）》① 等指出政策、资金、法律规范等层面上支持的缺失，导致彝族医药文化遗产保护传承工作滞后。

在原创思维的研究方面，从20世纪80年代起，云贵川三省的彝族医药工作者就对彝文医药典籍开展了发掘工作，这些典籍中虽未明确提出彝医原创思维模式，但工作人员从《西南彝志》《宇宙人文论》等彝文古籍中发现了彝医原创思维模式的雏形，对彝医原创思维是一元论还是二元论作了有益的探索。《彝族医药学》（关祥祖，1993年）提出清浊二气是万物的总根。《彝族医药》（阿子阿越，1993年）对凉山地区彝医进行调研，认为《宇宙人文论》中的清浊就是阴阳，提出阴阳（清浊）二气为万物之本，天体的运动是阴阳（清浊）二气升降的反映，日月的出没和晦明变化是阴阳二气的离合变化，人的形象同样是阴阳（清浊）二气发展变化所构成②。《中国彝族医学基础理论》（杨本雷，2004年）运用元气学说阐释《西南彝志》《宇宙人文论》所记载的彝医理论，将彝医理论定位为"一元、二气、六路、五行、毒邪"理论体系，主张"气一元论"。③《彝医揽要》（王正坤，2004年）认为清浊是彝族古代先民认识宇宙，认识人体，认识宇宙与人体关系的一个最基本的概念；宇宙的存在，是清浊演化的结果；人体的形成，是清浊结合的结果，人体能在宇宙中生存，是人体与宇宙相互调节的结果；在此基础上提出彝医是"生物-空间-时间医学"（即生物-宇宙医学)④。《彝医药理论与应用》（王正坤，2018年）指出不应将彝文"ꎓ"（气）译成"清"，通常说的"清浊"应是"气浊"，"气浊"讲的是在常态气温和正常体温下，依据"血循而气生，气循而浊生"的生理过程，是个体生命活动摄入和排出的体内过程⑤。《彝医理论溯源》（徐士奎，2019年）通过对彝文古籍与名老彝医学术思想互参整理的角度对彝医理论体系进行研究，明确了彝医原创思维模式为"气浊二元论"，首次提出彝医理论的核心是"生命时空理论"⑥。

在文化遗产的保护传承方面，据前期调查，目前中医药及藏族、苗族、瑶族、彝族等各民族医药共42项传统医药项目已入选国家级非物质文化遗产名录，但彝族医药入选数量远远少于其他民族的医药文化遗产，只有"彝医水膏药疗法"和"老拨云锭制作技艺"分别在2011年和2014年入选第三批和第四批国家级非物质文化遗产名录，这种状况与彝族传统医药的丰富内涵和独特价值极不相符。滇、黔、川等彝族主要聚居区的中高等学校教育尚未开设讲授彝族医药知识的具体学科或系统的课程，只有西南民族大学于2014年开设了中药学（彝药方向）本科专业。可以说，彝族医药文化传承主要是依靠彝族地区的少数研究机构、部分医院的彝医及若干民间彝医所做的零星工作，传承现状令人担忧。据笔者初步调查统计，在2017年以前，全国彝医专科医院仅有2家，彝医馆有3家，彝医药研究所有2个，彝医堂有2个，可见，彝医药医疗体系的发展基础还相当薄弱，与规模化、系统化与标准化的学校教育人才培养模式尚存在较大距离。大量医药古籍流散民间、正统彝医老龄化现象严重、医学理论研究基础薄弱、医技医方大量流失、民众文化保护意识与自觉缺失、人才培养与机构发展缓慢等已俨然成为制约彝族医药传承的主要问题，保护传承与创新发展举步维艰，与其丰富的医药资源与悠久文化底蕴不成正比。

---

① 秦阿娜等：《文化遗产视野下的彝族医药——探索动态保护的可能》，载《中央民族大学学报（自然科学版）》，2010年5月第2期，第66-71页。

② 阿子阿越：《彝族医药》，北京：中国医药科技出版社，1993年，第88页。

③ 杨本雷主编：《中国彝族医学基础理论》，昆明：云南科技出版社，2004年，第35-105页。

④ 王正坤编著：《彝医揽要》，昆明：云南科技出版社，2004年，第11、20页。

⑤ 王正坤主编：《彝医药理论与应用》，昆明：云南科技出版社，2018年，第1、119页。

⑥ 徐士奎、罗艳秋著：《彝医理论溯源》，昆明：云南科技出版社，2018年，第1页。

以上简略的学术回顾表明，学术界未综合运用遗产学、文化人类学、民族医学和文献学等领域方法对彝族医药文化详细剖析，对其"整体性保护"和"活态性传承"的措施和策略研究尚不深入，未充分挖掘其丰富内涵和核心价值，突出表现为以下问题：

首先，未建立与彝族医药文化传承规律相契合的保护理论，未体现文化遗产保护原真性与整体性原则，整体保护和活态传承未能有机结合，严重制约彝族医药文化资源的整体规划建设和群体集合优势的发挥。[1]

第二，尚未认识到非物质文化遗产保护实践中的操作程序和项目制度对彝族医药文化遗产主体（如知识体系、思想内涵、医药技能）的重要性，未对彝族医药文化遗产保护传承途径、方法等开展系统研究。缺乏在操作层面对彝族医药文化的科学化、规范化、法制化、合理化进行系统研究，内在传承规律的研究尚属空白，忽略彝族医药与彝族传统文化关系的阐释，价值观念和思维方式的揭示不深入，不透彻；虽然意识到保护彝医药典籍和传承人的重要性和紧迫性，但未明确彝医药典籍和传承人在"传承人-传承物-传承场"的传承机制中所起的作用和价值是什么等关键问题。

第三，脱离彝医药原创优势开展文化遗产保护传承理论的探索和研究，拘泥于"只见树木不见森林""以偏概全""一叶障目"的认知局限，对彝族医药文化遗产主体研究不深入、不系统，对其历史现状、特点、内涵、内在价值不明。彝医药知识体系雏形在《哎哺啥呃》《宇宙人文论》等彝文典籍中已经确立，但其学术纲目并非是现成的，而是隐含在各个篇章之中，藏匿在各种医疗活动之中，需要人们分析、整理其理论内容；方法学基础也有待进一步论证、补充、发展，以臻完善。

第四，文化人类学、遗产学等学科研究者对医药知识较陌生，未能充分揭示彝族医药知识与社会、历史、文化之间的相互关系；而民族医药研究者侧重于医药理论研究，未从文化遗产保护传承角度对其知识内涵、文化价值进行全面系统地揭示。

可见，重新审视彝族医药文化发生、发展赖以生存的文化环境，将其放入本民族的发展历史及整个中国传统医学体系下理解和阐释，讲清彝族医药文化的形态与构成，思考其价值和意义，探索其本质和规律，基于原创思维模式来构建彝族医药知识体系，是解决彝族医药文化遗产保护与传承的关键环节[2]。

三、研究思路

本研究不仅是对彝族医药文化整体性保护与活态性传承策略和方法的探索性研究，更是对彝族医药文化保护传承与发展创新的"顶层设计"。正是基于上述的思考与设计，笔者开展相关研究工作时并不是仅以"研究者"身份对传承人、传承物与传承场开展"表层性"调查研究，更是以"传承者"[3]角度从内核层面展开相关研究。

从"自观"的视角，站在传承人这个"局内人"的角度来说，通过系统梳理彝族医药基本理论、核心概念、医学原理、认知方式、思维模式等内容，挖掘整理彝族医药原创优势；同时立足

① 罗艳秋：《基于彝文典籍的彝族传统医药理论形成基础及学术内涵研究》，北京中医药大学博士研究生学位论文，2015年，第11页。
② 徐士奎、罗艳秋编著：《彝族医药古籍文献总目提要（汉彝对照）》，昆明：云南科技出版社，2016年版，第89页；又参见：徐士奎、罗艳秋等：《云南省彝医药发展现状调研与对策研究报告》，载《中国药事》，2015年，第12期，1292-1298页。
③ 彝医医学流派较多，部分医派对本医派医学理论不外传，增加了调查研究的难度。笔者作为彝医传人，可从传承人的"我者"角度对本医派进行研究。

"他观"的视角，通过对云南楚雄、红河、玉溪，四川凉山，贵州毕节、威宁、赫章等地彝族医药文化发展现状的实地调研，对当地政府、企业、非政府组织、传承人、社区居民等参与者或相关者的参与特征、参与形式、存在问题和面临困境的观察，分析他们在对彝医药的认识和相关利益诉求等方面的差异。研究发现，彝族医药文化遗产保护与传承现状呈现出偏、乱、散、软、弱的局面。彝族医药文化遗产发展态势表现为以下特点：学术异化引起传承链条断裂、定位不准确导致整体性传承缺失、民族文化认同感受到现代医学强烈冲击、传承机制缺乏顶层设计导致群体延续性降低、政策缺失使彝族医药传承处于自生自灭状态、全局式研究视野缺位限制了科学内涵的阐释、社会转型下文化重构不及时导致传承萎缩。彝族医药文化遗产发展陷入了思维弱化、优势淡化、技术退化、评价西化的传承危机之中，这是不可忽视的严峻现实问题。为什么会有如此大的落差呢？是什么原因导致的呢？

归根结底，导致这些危机存在的原因在于大众不知道彝族医药文化源于何处，讲了什么，有何价值？源于何处就是要给予彝族医药文化遗产科学定位，讲清楚其在中国传统医学中的地位和价值，评价其存在何种优势和不足，预测其发展轨迹。讲了什么，有何价值，就是要把彝族医药文化的丰富内涵展现出来，也就是要将散落的一个个要素串联起来，构建知识体系，方能提纲挈领、把握其学术全局，才能探微索隐、透析其学术内涵。所谓体系就是强调若干相互关联的事物或要素通过某种契机或机制构成相互联系、彼此制约的整体。而知识体系，则强调某个学科相关知识点要通过一定机制而构成完整的知识系统。所谓彝族医药知识体系，不仅强调彝族医药各相关知识点间的相互衔接性、制约性与整体性，亦强调其与其他医种之间的差异性，这是彝族医药文化遗产保护与传承的主体和核心，由思维体系、典籍体系、理论体系、诊疗体系等组成。显然，对彝族传统医药知识体系的构建，有利于从知识体系理法方药一线贯通的角度整体性保护彝族医药文化遗产。只有站在知识体系这个全局的高度，见流则知其源，流之浩荡而不改其源，才能透过彝族医药产生的历史条件、文化背景、哲学体系、思维方式来理解和阐释构成彝族医药知识体系的各种要素，即各种医疗实践、医学观念、表现形式、医技医方及相关医疗器械、医学典籍、手工艺品和医疗场所等所表达的内涵与价值。[①] 在此基础上，构建彝族医药文化遗产分类体系方能指导相关文化遗产项目的申报和管理。可以说，基于彝族医药知识体系所制定的文化遗产保护与传承方案是评判政策制定、普查管理、构建名录体系、保护工程实施、建设生态保护区、完善信息化保护、申报非遗项目等工作效果的重要标尺，是彝族医药文化遗产保护与传承研究的核心内容。从这个研究思路来说，要明确以下两个问题。

首先，要明确彝族医药源于何处，对彝族医药进行科学定位。彝族医药是中华上古时期医药理论在彝族地区的遗存，与汉族医药同根同源，是对春秋战国时期以前中国传统医药学发展情况的有益补充。亟须传承和保护的是其医学理论的核心观念和主导思想，只有在特有医学观念和医学思想指导下的各种医疗实践与研究才能真正发挥出其最佳的临床疗效，这表现为理论与实践的紧密结合。

其次，彝族医药不仅局限于对症候与体质的认知，更强调对宇宙时空与生命本体的整体性认知，属于对生命系统的整体性认知层次。因此，彝族医药文化遗产保护与传承研究不仅要对其主导思想与核心观念以及承载其相关学术思想的文献、手稿、器具及技艺等进行保护，更应重视对彝族医药文化遗产留存所必需的社会历史文化环境与自然环境等场域的重构。只有将彝族医药根植于适合其生存发展的生产生活实践之中，使其医学理念及各种诊疗方法与临床应用有机结合，

① 张逸雯：《基于国际传统知识保护技术实践的中医药传统知识保护策略研究》，中国中医科学院硕士论文，2016年。

方能发挥其应有的价值和优势，使其成为新医学模式下的新生力量而被现代社会广泛接受。只有这样，彝族医药才能得到真正地传承和发展。

本研究从基础理论和保护实践两个方面对彝族医药文化遗产的保护传承作出理论阐述和概括；探讨彝族医药文化遗产的基本理论问题，对彝族医药文化遗产"是什么"这一问题进行回答；试图找到将基本理论付诸保护实践的可行性，从原理上来阐述有关彝族医药文化遗产的基本认识、基本观点和方法论问题，为彝族医药文化遗产保护实践寻求深层次的理论支持；探讨彝族医药文化遗产保护的各种具体实践问题是要对彝族医药文化遗产的保护实践给予理性的指导，阐明在彝族医药文化遗产保护的实践过程中应该做什么和怎样去做。这种理论属于操作应用层面的实用性理论，直接与实践关联，希望为少数民族医药文化遗产保护实践中出现的许多新问题提供一些解决的思路和方法。

四、研究对象

彝族医药文化遗产是中华优秀传统文化的重要组成部分，由物质与非物质两类文化遗产共同构成的医药文化统一体，包括彝族人民世代相传的、与其生活密切相关的用于认识生命、预防与治疗疾病、保健养生的各种医学观念表述、医疗行为、医药知识、诊疗经验、医技医术，历史上各时代留存的各种医疗器具、实物、手工制品、文献、手稿，以及赖以生存的文化场所、自然空间等。基于原创思维模式下的彝族医药知识体系构建是彝族医药文化遗产保护传承的主体和核心，由思维体系、理论体系、诊疗体系和典籍体系组成。

五、研究方法

（一）田野调查与文献研究

以田野调查和检索工具，加强与当地研究者的合作，用问卷、观察、访谈等方法获取第一手资料，以文献追溯法研究彝族医药文化的发生、发展及其演变过程。

（二）宏观研究与微观研究

将彝文古籍研读、田野考察、案例剖析、临床实践等多种研究手段综合运用，互为补充，既从微观上，即每个医家、每个医学流派的个案研究入手；亦从宏观上，将彝族医药文化视为一个整体，放入特定阶段、特定地域、共同文化背景之下研究。

（三）个案研究与综合研究

将彝族医药文化视作一个整体，通过彝文文献、汉文文献、口碑文献与田野实地调查资料相结合的方式，从点、线、面及横向与纵向结合的角度进行研究；运用文化因素分析与层次研究等方法，以具体的活态医疗活动及文化现象为切入点，通过"解剖麻雀"式的典型个案研究，总结规律并上升为理论。

（四）活态研究与整体研究

将彝族医药文化遗产放在其发生、发展的历史时代背景与时空下审视其特色与优势，尊重其在特定文化境遇与语境下不断变迁或创新的本质属性，在现实化的生活形态中考察彝族医药文化遗产的"活态性"保护模式；既考察彝族医药文化遗产本身，也重视与其休戚与共的生态环境，从"整体性"角度重构创新型保护模式。

（五）追根溯源法

本着追溯彝族医药理论源头的原则，从现象到本质，着力探寻彝族医药文化的本质内涵，阐释彝族医药讲了什么，有何价值。运用经典引申式的文献追溯法，结合临床实践，在彝族医药产生之社会背景、文化背景、长期医药知识积累背景下，重点从彝文医药典籍和口碑文献探究彝族医药思维体系、理论体系、诊疗体系和传承体系的内涵和特点，进而构建彝族医药知识体系。

六、主要创新点

一是从基于原创思维模式下的彝族医药知识体系构建角度探讨彝族医药文化遗产保护与传承的理论和方法，为衡量彝族医药文化遗产保护与传承工作效果提供自己的"标尺"。基于彝族医药知识体系所制定的文化遗产保护传承方案是评判政策制定、普查管理、构建名录体系、保护工程实施、建设生态保护区、完善信息化保护、申报非遗项目等工作效果的重要标尺。在总结彝族医药传承现状、传承危机及广泛调研基础上，将"古籍与医家学术思想相结合、本草考证与人用经验相结合互参式整理-提炼原创思维，明确核心概念，构建知识体系-临床验证，在田野实践中总结新理论"的研究路径用于彝族医药知识体系的构建，以全新视域审视彝医学，给予其科学定位，不仅有助于提纲挈领，把握学术全局，还可探微索隐，阐明其学术内涵，有利于从理法方药一线贯通的整体性方面保护彝族医药文化遗产。

二是对彝族医药文化遗产的知识体系进行解构研究，揭示彝族医药文化的外在形态与组织构架，明确决定其发生、发展的核心要素、科学本质与流变规律，讲清彝族医药讲了什么、有何价值等关键问题。本研究并不是单纯性的"就医药论医药"，而是将彝族医药文化遗产放入中国传统医学这个大体系之中，运用文化因素分析与层次分析的研究方法，以具体化、个案化的活态医疗活动及文化现象为切入点，通过"解剖麻雀"式的典型个案研究，系统总结彝族医药领域传承与发展所遵循的普遍性规律。既考察彝族医药文化遗产本身，也重视对与其休戚与共的文化场所、自然环境等研究，深入总结并上升为核心理论和观念。

三是明确彝族医药源于何处，对其进行科学定位。提出彝族传统医药是基于"观天识人-以数运象-以理论命-形影一体-气浊二元"彝医原创思维模式下形成的生命时空医学，彝医原创思维模式"气浊二元论"是其区别于其他医种的根本所在。彝族医药与汉族医药具同源异流关系。对彝族医药文化的研究，是对春秋战国时期以前中国传统医药学发展情况的有益补充。[1]

四是从"自观"与"他观"双重视角重新审视彝族医药。从"自观"的视角，即站在彝医传承人这个"局内人"的角度，"内视"彝族医药的原创优势；又以"他观"的视角，将彝族医药的基本理论、核心概念、医学原理、认知方式、思维模式、价值取向等放入"传承人-传承物-传承场"中，"反观"当前彝族医药文化遗产的传承现状和发展特点。

七、主要贡献

1. 开拓彝族医药文化遗产保护传承研究的全新视域，深化对彝族医药学科中某些重要知识点的解读，为解决彝医从业者思维弱化、技术退化、特色优势淡化等问题提供新的见解和思路。

2. 通过本课题的研究实践，探索一种将源头性认识、理论阐释、临床实践与学科构建、产业发展、人才培养等有机结合的医药文化传承的创新模式，同时又与民族学、人类学和彝族医药学

---

[1] 罗艳秋、徐士奎：《秉承中华上古医药理论的彝族传统医药》，载《云南中医中药杂志》，2016 年，第 3 期。

等学科交叉渗透，构建适应彝医原创性思维模式研究的方法论体系，可为其他民族的医药文化遗产保护与传承的理论研究提供范例。

3. 从彝族医药在中国传统医学中的地位这一全新视角来展开研究，对彝族医药文化进行科学定位，揭示彝族对中国传统医学发展的贡献，拓展中华传统医学研究的深度和广度，不仅有助于传承和弘扬彝族优秀传统文化，增强民族自信心，扩大彝族医药的服务面和辐射面[①]，亦可梳理彝族医药与中国传统医药的关系，补充与完善中国传统医药体系。通过梳理彝族医药与汉族医药"同源异流"之关系，发现了彝族医药秉承中华上古医药理论，证实了少数民族医药与中国传统医药的关系呈现为"多元一体"格局。

4. 针对学界对彝族医药知识体系构建探索的实践经验以及制约其发展的关键环节，笔者在本研究过程中并不以某个人或是某本书为依据，而是突破了各篇之见、偏于一隅、单取独论等割裂整义、各取所需的局限，综合云贵川三省所发掘的彝族医药古籍文献和彝医口述文献所得。[②] 彝族系统完整地提出了"先天精气易八卦天文历法数理哲学"（简称"精气易哲学"），并开创了360度周天坐标推衍人体和日月的关系。在这一彝医认知思维体系层面，探讨彝医原创思维模式，试图回答彝医理论"是什么"（正确的认识）、"为什么"（合理的解释）和"怎么样"（积极的引导）等三大问题，提出彝族医药知识体系包括思维体系、理论体系、诊疗体系和典籍体系等四个子体系。彝医药知识体系是彝族医药文化遗产保护和传承的主体和核心。

5. 针对目前彝族医药文化遗产定位不准确、尚无分类体系的问题，分析我国传统医药文化遗产保护传承中存在的问题并借鉴各种医药文化遗产分类的优秀成果，首次构建了彝族医药文化遗产分类体系，有助于指导彝族医药文化遗产项目的申报、管理和评判。

6. 在开展大量文献研究与田野调查基础上，提出以"观天识人–以数运象–以理论命–形影一体–气浊二元"为核心的彝医原创性思维模式，在该思维模式指导下所构建的彝族医药理论体系也表现出其区别于其他民族医药的根本性特征。彝医学在所研究问题境域上是以探讨生命与宇宙时空关系为基点，其着眼点是人文地理、物候气候、社会环境、心理因素等内外环境对人体的繁衍生育、起居饮食、生老病死的影响与制约，主要是依据医者的临床体验与医疗经验等把握人体的各种生命活动规律及健康与疾病转化规律，在此基础上，借助时空模型，将天体运行所产生的各种气浊动变规律与形式及气象变化与人体的各种精气互化活动对应起来，认识各种生命现象、规律与健康问题。"人体同天体"的人天观作为彝族传统医药文化的核心思想与要素，将天地、时空等确立为人类各种生命形式存在和依托的境域，不仅规定了人存在的物质性，亦强调了其存在的价值取向、超越维度和人生境界等精神性要素，形成了能够体现彝族医药最具原创性的认识论与思维方式，确立了其原创思维的基本走向。

7. 分析当前彝族医药文化遗产的六种传承模式：基于传统师徒授受的传承模式、基于中草药资源调查的传承模式、基于古籍挖掘整理的传承模式、基于医学流派工作室建设的传承模式、基于学术研究的传承模式、基于产业发展的传承模式。探索彝族医药文化整体性保护与活态性传承的策略和方法，提出了四种理论模式：即源头保护理论、活态集体传承理论、整体互动传承理论、主线与多元传承理论等。在此基础上，提出了彝族医药文化遗产保护与传承的培育模式——"基于彝医原创性思维的活态集体传承"。

---

① 罗艳秋：《基于彝文典籍的彝族传统医药理论形成基础及学术内涵研究》，北京中医药大学博士研究生学位论文，2015年，第23页。

② 徐士奎、罗艳秋等：《云南省彝医药发展现状调研与对策研究报告》，载《中国药事》，2015年，第12期，1295页。

上 篇

彝族医药文化遗产概论

第一章 彝族医药文化遗产研究需明确的问题

第一节 研究意义

一、理论意义

伴随着世界经济、科技一体化和现代化进程的加快，现代医学成为了全球人类医疗卫生服务体系的主流，医学界逐渐形成了以现代医学为标尺衡量传统医学服务能力和医疗效果的标准化趋势，现代医学以前所未有的速度消解着与人类的精神、情感世界紧密相连的传统医药，导致了业内专家、学者对少数民族医药文化发展的"焦虑"①。产生于古代文明的彝族传统医药与现代医学均以治疗病痛为目标，但具有完全不同的认识论和方法论。彝族医药是彝族生息繁衍的重要保障，历经数千年传承的彝族医药凝聚着彝族人民的文化认同，是民族智慧的结晶和民族精神的象征。但由于在新的历史时期，社会环境急剧变迁，彝医药的创新和转化活力不够，受众面仅限于族内，其独特的价值和内涵被日益埋没，甚至销声匿迹，导致彝族医药文化呈现出某种程度的濒危性。

我国改革开放以来，人们的生产生活方式发生了翻天覆地的改变，与改革开放之前比较，有天壤之别。对少数民族而言，在享受改革开放和社会经济发展所带来的各种物质享受和外界感官刺激的同时，也面临着历史抉择的困惑，其中一个重要方面就是它们原创的民族文化的传承问题，即产生了在新的环境下如何传承自己本民族文化的问题。② 要知道，我国各民族的传统文化历经数千年发展，在数次改革潮流中不断重塑和调试，革除了旧的、不合理的部分，使之成为新的合理的部分，已形成适合自己进化速度的内化机制，并且这种机制具有稳定性、有效性、历史性和传承性的特点。如果未受外界不可抗拒因素的强力干扰，这种机制原本可以稳固自己本民族文化的传承，这是毋需质疑的。

然而，任何民族都不可能成为陶渊明笔下所描绘的、与世隔绝的"世外桃源"。粗略地讲，大概每隔四五百年，中国历史上就会出现一次改革的高潮，尤其以现代科技革命最为明显。③ "科技化""信息化""现代化"等技术变革急剧拉近了各民族与世界的距离，"地球村"也并不是遥不可及的科技幻想，中国的改革开放是顺应历史发展潮流，更是顺应国际发展需要提出的重大举措。

面对整个社会生活转型速度提速的剧变，各民族没有来得及思考，或者根本尚未思考本民族优秀文化的保护与传承问题，在各种经济利益的驱使下，各民族数千年"缓进式"的进化速度与近十年的"剧变式"科技革命发生了激烈碰撞，于是各种矛盾日益凸显。改革开放虽然是在国家顶层设计下，调动人民的创造力来提高效率与效益的重大举措，然而，效益不等于利益，如果只

---

① 借用这个词表达研究者对少数民族医药文化陷入思维弱化、优势淡化、技术退化、评价西化等传承危机的担忧、恐惧以及激进的批判。

② 刘宗碧：《我国少数民族文化传承机制的当代变迁及其因应问题——以黔东南苗族侗族为例》，《贵州民族研究》，2008年，第3期，第161页。

③ 许小年：《商鞅、邓小平为什么能成功》，《同舟共进》，2013年，第12期，第17页。

看到改革开放所带来的利益，而不考虑其成效，优秀的民族文化必然会受到外来文化的强烈冲击。精神追求变为"感官刺激"，创造革新变成"简单复制"，各民族的优秀文化习俗逐渐演变为简单化的"模仿表演"。深厚的文化积淀和底蕴如果逐步淡化与消亡，丰富多样的文化内涵将逐步走向"单一化"，强大的文化力量也将逐步淡出人类的视野，日益弱化。想要辩证地看待改革创新与延续传统之间的关系，我们就要清醒地意识到以下三点：

（1）文化是中华民族赖以生存的"灵魂"，正确理解文化传承与创新的关系是中华文明复兴的必由之路。改革开发的目的是与时俱进，推陈出新，促进中华民族文化的三个融合，即各民族文化间的融合、各民族文化与外来文化的融合、各民族文化古今间的融合。中华文明的融合性发展所带来的效果不应仅仅是物质文明，更有精神文明的提升，拥有中华民族的话语体系，适时表达的价值体系，为全球化发展注入新的生机与活力。可见，文化遗产凝聚着中华民族的智慧，是每个族群精神文明的标志与象征，是各民族"文化自觉"与自强不息的力量源泉，不能任由其"自然淘汰"。

（2）各民族文化传承机制具有差异性，应辩证地看待民族文化"消亡"的问题。我们要知道，各民族文化的日益"消亡"并不是因为其文化遗产本身的不优秀或者时代进步而不为人们所需要的"优胜劣汰"机制所致，而是由于工业革命导致社会环境与自然环境发生剧变，以"缓进式"进化速度发展的各民族文化自然也就失去其赖以生存的环境和空间，导致"水土不服"而日益凋亡。正是各民族文化赖以生存的文化生态环境破损的加剧，导致了本民族文化"精气神"的流失。虽然以数千年积淀下来的民族记忆和文化精髓为代价可以换取短暂的经济效益，但丢失的却是一个民族的创造力和文化自觉力，其代价可谓大矣。

（3）顺应历史潮流，解决各民族文化遗产保护与传承的核心问题。工业革命为近代社会带来了巨额经济效益和物质财富，这是不争的事实，必然会被未来社会及更多民族、更多人群所接受，历史的车轮必然会以更加迅猛的发展速度向前运转。历史的潮流不可逆改，在此大背景之下，针对各种优秀民族文化遗产的保护与传承工作来说，首要问题既不是物质与非物质之辨，也不是重要与不重要的争论，而要着眼于如何与现代社会乃至与未来社会接轨。要想做到高效保护、有效传承与合理发展，首先要解决的是如何传承各民族文化核心和主体的问题。只有明确保护与传承的核心和主体，方能真正起到推陈出新、接续未来的目的。

彝族传统医药文化历经数千年发展而得到延续与传承，同样面临着社会环境与自然环境剧变所致的"水土不服"。目前，彝医从业人员数量锐减、懂彝文的学者与老彝医凤毛麟角、彝药资源被过度采挖、彝文典籍流散严重等诸多问题不得不使我们深入反思彝族医药文化遗产的保护与传承问题。如果任凭彝族医药"自然淘汰"，这一被国内外学者誉为"世界最具盛名""打开秦汉以前中华上古医药的重要窗口"① 的医种将逐渐从人间蒸发。医理为临床用药之纲纪，如果彝医这个医种消亡，云南白药等系列彝药品种又如何在临床发挥其更大疗效呢？皮之不存，毛将焉附？其损失与后果是不堪设想的。如何真正传承和发展彝族医药文化，这是社会各界面临的难题。如果仅仅是单取独列、割裂整义式的挑选出某个诊疗方法或是将某个彝药老字号品种当做"古物"来申请非遗项目，将它们与整个彝族医药体系相剥离，所谓的"申遗"也就只剩下了"形式"，丢失了"灵魂"，甚至蜕变为商家打造品牌的手段和赚钱的工具，这样的保护措施是否能真正有效地保护彝族医药文化遗产呢？这样的"申遗"又有多大意义呢？

---

① 罗艳秋、徐士奎：《秉承中华上古医药理论的彝族传统医药》，《云南中医中药杂志》，2016 年，第 3 期，第 67 页。

把彝族传统医药作为文化遗产理论和方法的实践对象，不仅是时代发展的需要，也是彝族医药学科发展的需要。这样做也旨在向世人敲响警钟：全球"一体化"格局的形成与社会"快速转型"进程提速虽然为各民族群体之间寻求新的对话与合作创造了良好的条件，但不容忽视的是，各民族群体固有的文化资源也面临损坏，甚至消失的严重威胁。[①] 唤醒古老的医技医术，激发消沉的民族智慧，正本则能清源，转化才能发展，在新的时代和社会环境下重新认识彝族医药的内涵和价值，方能处理好传承与发展的关系。

本研究拟构建一个科学合理的、符合彝族医药自身发展规律的彝族医药文化传承路径及传承策略，旨在进一步丰富和完善我国传统医药文化传承的理论，保护各民族医药文化多样性的可持续发展，为其走出国门，对话国际大健康时代，赋予彝族医药文化新的知识内涵与科学价值，表达中国价值理念和价值体系提供有益的借鉴。

二、实践意义

本研究拟针对彝族医药文化传承过程中存在的诸多问题，明确彝族医药文化遗产保护与传承的主体和核心，是基于原创性思维模式的彝族医药知识体系构建；探索符合整体性保护原则的活态传承策略，提出解决彝族医药文化快速凋亡的根本性措施，实现个体传承模式向群体传承模式转化，构建活态传承长效机制，促进彝族医药文化传承有效路径的形成。

本研究将有助于彝族医药理论的完善与运用，传播彝族医药知识，增强文化认同感，激发文化自觉，培养民众学习传承、繁荣发展彝族医药事业的使命感和责任感；推动西部大开发，为解决西部边疆地区缺医少药问题、增进文化资源的可持续利用以及构建和谐社会提供切入点和途径，促进彝族地区的民族团结与社会安定；增强彝族医药服务西部民族地区医疗卫生事业的能力，有利于中华文化复兴落实的具体化。

第二节　理论基础

彝族医药文化遗产保护与传承，已成为社会发展的重要研究方向。确立保护和传承的主体与核心，定位主体的历史地位和发展性质显然是彝族医药文化遗产保护与传承工作中需首要解决的问题，也是本研究将深入探讨的核心内容。需以范式理论和文化价值观理论为指导，对彝族医药文化遗产准确定位，才能明确其核心和主体。保护与传承的对象明确了，才能做到对彝族医药文化遗产"灵魂"的保护，才属于真正意义上的"整体保护"，在此基础上所开展的各项彝族医药文化遗产保护与传承工作才能真正发挥其价值。

一、范式理论

"范式"（paradigm），是美国科学哲学与科学史学家托马斯·库恩20世纪70年代在《科学革命的结构》中提出的概念，用于解释科学的发展与科学革命的内在规律。根据库恩的观点，"科学"可以被看作成一定的"科学共同体"按照一套共有的"范式"进行的专业活动，而由此产生的观点、概念、定律及理论等，即共同构成一个理论体系。因此，在同一学科内不同的理论体系

---

① 参见联合国教科文组织《保护非物质文化遗产公约》的前言部分，陈述了为什么要制定本公约。《非物质文化遗产概论》，第6页。

也可以被看作是对不同的理论范式的认同。① 可以说，任何学科领域内科学家共同体共同遵循的哲学信念、核心概念和方法是该学科最核心的本质反映，是区分不同学科领域界限的决定性依据和标尺。②

想阐明彝族医药的独特价值，就要将彝族医药知识体系背后所蕴含的医学思维方式正确表达出来。彝医原创性思维模式是由彝族医药界人士共同信奉的主导观念、遵循的方法论原则、接受和借以交流的概念所构成，是彝族医药与其他医学得以区别的关键所在。基于原创性思维模式下的彝族医药知识体系是彝族医药文化遗产保护与传承的主体和核心内容。通过研究，笔者发现彝族医药是在"观天识人－以数运象－以理论命－形影一体－气浊二元"彝医原创思维模式的指导下，以天文历法之数理关系为纽带，由此产生了宇宙八卦、五生十成、十生五成等观点、概念、定律及理论，共同构成了一个理论体系。在此理论范式指导下开展相关研究，是彝族医药文化遗产保护与传承领域不断深入探讨的主体性内容。

二、文化价值观理论

精气易哲学体系是彝族医药理论得以构建的方法论基础。凡是处于天体运行之下的各种事物必然蕴含着与古天文学、古气象学共通的规律，在此天人共通律影响下，彝族先民将这些方法和规律引入医学领域并创造出独特的彝族传统医药理论，我们将这些方法和规律称之为彝族传统医药理论构建的哲学基础。在天文历法这个严密的数理体系中，彝族先贤运用精气易哲学体系，将气浊哎哺、五生十成、十生五成、青线赤线、宇宙八卦、天地五行、六色、尼能遮辞、八方位年等原属彝族古代哲学范畴的理论用于阐释生命与时空的关系，贯穿整个彝族医药知识体系，涵盖了生理、病理、诊断、治疗等各个方面，体现了彝医的本质属性与原创性思维。③ 正是因为彝族传统医药将生命与疾病放入时间与空间中探究，不仅认识到人体生命活动的本质性规律及人与自然社会的互动关系，并发展出用于预防、治疗疾病和保健的各种医疗实践、知识经验和技能，才形成了彝族医药特有的文化价值观，这是彝族医药体系区别于其他医学体系的根本性区别，充分体现了彝族传统的哲学观念、价值观念、认知方式及其对生命、健康与疾病研究的思路与方法。④

传承模式作为知识延续的机制或策略，体现了对文化遗产的直接保护，但受制于掌握该文化的人们在社会化过程中所遵循的各种风俗习惯。习惯是形成于家庭以及自己所生活群体的社会化经验，这种社会化的经验引导群体的每个个体以一种特定的方式行动，以便再生产流行的生活机会结构与身份差异结构。⑤ 对于个体化的传承人来说，其首要任务与要求就是适应其所属社会群体或家族口耳相传的那些传统意义上的模式与准则。文化作为满足人们生活需要的相应功能而存在，如果某种文化（项目）不再成为人们生活需要时，必然因丧失生活功能而走向灭亡。基于这样的理解，那么各民族文化的传承，其机制形成是基于其本民族文化主体的生活实践而构建，即

---

① 张宇鹏：《藏象新论 中医藏象学的核心观念与理论范式研究》，北京：中国中医药出版社，2014 年，第 9 页。

② 王志红：《以范式理论分析中医学的学科特点》，载《云南中医学院学报》，2005 年，第 28 卷，第 1 期，第 28 页。

③ 罗艳秋：《基于彝文典籍的彝族传统医药理论形成基础及学术内涵研究》，北京中医药大学博士研究生学位论文，2015 年，第 63 页。

④ 罗艳秋：《基于彝文典籍的彝族传统医药理论形成基础及学术内涵研究》，北京中医药大学博士研究生学位论文，2015 年，第 63 页。

⑤ 梁正海：《传统知识的传承与权力》，北京：中国书籍出版社，2013 年版，131 页；彭妍：《中国古代学徒制度研究》，学术论文联合对比库，2016 年。

该民族人群如何进行生产的生活本身。在这样的前提下，关于每个民族文化的抢救、保护和开发，其传承机制构建的着力点必然根植于该民族文化主体的生产生活实践之中，必须从促进该民族乃至其他民族人们的生产生活方式的发展角度去研究和探索。①

人类按照族群等群体单位在生存，必然会形成对事物的共识，这是文化认同理论的核心内容。对任何群体来说，其最基本的单元是以个人为载体的，一定数量的个人对个别或某类文化对象保持认同就构成了该群体对该文化的认同。而个人对文化的认同也是有层次的：一是对文化本体的认同，这是文化认同的最高层次。每个人均生活在某种文化氛围之内，对哺育和滋养自己的文化保持认同，这是对该文化环境内其他事物认同的前提条件，但这种认同通常只是概念性的，并不具体；二是对家庭、家族等血缘关系的认同，这种认同相对比较具体，它造就了社会的基本关系；三是对于自身文化体系中其他要素的认同，这种认同源于人们对事物的认识、经验和创造。② 显然，彝族传统医药所显现的文化认同是这三者的综合，遵循以下原则，可概括为六个方面：

①各群体或各社区为与各自所处自然环境与人文环境相适应，为满足其与所处环境和历史的互动，要不断将该群体代代相传的文化遗产进行传承并实现创新，在该群体范围内对传承与创新的文化对象塑造出广泛的认同感与历史感，从而可不断强化人类的创造力与文化的多样性。

②任何文化均是在时间与空间双向维度上的传承与发展，决定文化遗产传承与保护要强调整体性原则，不仅是针对空间维度而言，亦表现在时间维度上。

③价值对任何研究对象来说均十分重要，没有价值的研究对象是没有必要保护或传承的，这就意味着文化遗产保护还面临这样的关键性问题，即关注和尊重蕴含其中的文化价值观。③

④任何文化研究对象均需要理论与实践的支持，这就要求不仅要从理论层面探讨，还需要结合实际，做到理论与实践相结合。

⑤任何文化遗产项目都涉及创造者、拥有者、保护者等几个方面的利益，这就要求实际工作除要协调各位保护者间的利益外，更需要平衡好该遗产项目的创造者、拥有者和保护者间的利益与关系。

⑥中华民族是多民族的集合体，表现为"多元一体"的总体特征。这就要求研究者不仅要关注所研究群体自身的文化特征与历史，同时特别要关注中国多民族的历史与现状对文化遗产保护与传承的影响。④

显而易见，不同群体在各自的生存生境下，受不同文化氛围和环境影响，其所累积的文化底蕴必然不同，自然会产生不同的文化价值观念，自然会产生众多不同路径或不同趋向的文化选择。可以说，文化为每个群体的选择提供了主导观念和价值取向。不管是何种文化，其文化本身都必然含有人类智慧的结晶。因此，无论是东方文化还是西方文化，不管是汉族文化抑或各少数民族群体的文化，都是互相借鉴、相互依存的，各种文化应维持多元并存的格局，任何文化群体都不应而且也没有绝对的力量去取代其他群体。可见，文化认同在民族或种族划分与界定时是极其重要的因素与标志，对任何个体来说均是属特定社会群体中培育或成长的产物，其思想意识和价值观念都会因其所处特定民族文化的熏陶和教育而打下该群体的烙印。因此，在确认某个民族的医

① 刘宗碧：《我国少数民族文化传承机制的当代变迁及其因应问题——以黔东南苗族侗族为例》，载《贵州民族研究》，2008年，第3期，第160-166页。

② 郑长铃：《大乐天心续编》，北京时代华文书局，2016年，第52页。

③ 刘魁立：《非物质文化遗产及其保护的整体性原则》，载《广西师范学院学报》，2004年，第25卷，第4期。

④ 刘魁立：《论全球化背景下的中国非物质文化遗产保护》，载《河南社会科学》，2007年，第1期。

药理论体系时，首先要了解该民族的文化源流与价值观，包括该民族的历史源流、地域环境、文化生活、语言风俗及其群体共同的民族心理。在这种形势下形成的医药学，无论是在文理、哲理还是人文精神方面，均蕴含该民族特有的文化情感和文化认同，表现出强大且可持续的稳定性。每个民族在文化、经济和意识形态等方面均凝结了其对生活方式的独特理解，表达了其对现实生活的价值观念的评价，从而形成该民族与其他民族最具区别的价值判断。价值判断作为医学语言的核心内容，在各民族或区域共同体内所形成的各种医学形式下表现得特别明显。①

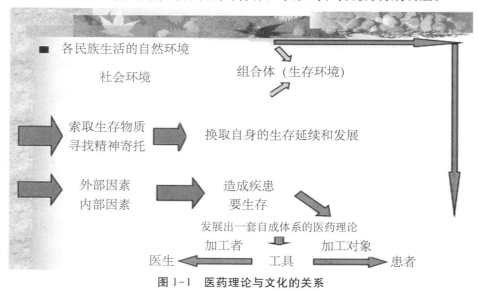

图 1-1　医药理论与文化的关系

自然环境与社会环境是每个民族必须依存的外部环境，以物质与精神随机组合的各种形式存在，并与该民族文化本体结合而构成不可分割的整体。每个民族在生存与发展的过程中必然要凭借其自成体系的文化共同体向其依托的随机组合体索取各种生存物质并寻求精神寄托，以换取该民族的生存延续与创新发展。显然，在该民族的传承与发展过程中，民族文化成为加工工具，而外部环境成为加工对象，而该民族自身则发挥加工者的功能与地位。② 外部环境作为社会活动的结果，其原先尚未成为系统的随机结合，但经过加工后，自然转化为与该民族各种文化要素相适应的系统化体系，成为与该民族生息与共且可被利用的、有系统性的人为外部空间体系。③ 可以说，在不同的生存生境下，各族人民以因时因地因人制宜的方式，以其自身的生产方式、生活方式、自然资源管理机制和家庭婚姻模式等文化特征，适应其所处的自然环境和社会环境等外部环境，根据其生存的需要来选择行医的方式和药物的使用，形成各自的文化价值观。

文化价值观理论对彝族医药文化遗产方法论的意义在于如何将体现彝民族对彝族医药文化认同的内容全面、真实、系统地反映出来，这就需要从哲学的高度进行解构和再认识。哲学是从各门具体的科学知识中概括出来的最一般的知识，它以具体科学为基础，科学的发展推动着哲学的发展，哲学对具体科学的研究起着对世界观和方法论的指导作用。④ 所以，彝族医药文化遗产保

① 袁钟：《从医学看巫术、宗教与科学的关系》，载《医学与哲学》，2000年，第7卷，第21期，第3页。
② 尹阳硕：《清代鄂西南地区妇女与社会研究》，华中师范大学硕士论文，2011年。
③ 蒋立松：《经济文化类型：西南地区民族关系的物质基础》，载《西南民族大学学报：人文社科版》，2005年，第26卷，第5期，第26页。
④ 冯契主编：《哲学大辞典》，上海：上海辞书出版社，2007年，第1页。

护与传承研究，就是要从哲学的高度把握彝医学的发展方向，反映生命与时空的关系。① 彝族医药是完整的知识体系，其理论源头活水来自古天文学与古气象学，古彝人在观测各种天体运行规律与气象变化规律基础上，形成了认识、分析、解决宇宙时空与生命健康等相关的问题的认识论和方法论，并被系统总结而概括为彝族认识宇宙与生命的哲学思想。② 只有理解彝族医药的文化价值取向和主导观念，才能有效运用彝医理论指导临床诊疗活动，也才能发挥彝族医药的效果和价值。从这个角度看，要想有效地保护与传承彝族医药文化遗产，就必须从生命与时空的哲学高度入手，从理、法、方、药一线贯通等多层面、多角度地开展研究。

三、马克思生活哲学

改革开放意味着整个社会生活发生了翻天覆地的变化，同时也促进了社会生活的转型。在现代化进程中，各个民族都获得了重塑和发展。作为适应社会、适应改革而产生的调整和变化，转型是不可阻挡的趋势。对于彝族传统医药而言，原有的医药形态如何传承是在新的历史时期下必须直面的问题。一方面，彝族传统医药是民族医药文化多样性的重要组成部分。联合国教科文组织、各国政府提出了以民族民间文化为主要内容的文化遗产抢救、保护的政策和相应的各种工程③，适用于彝族传统医药文化保护和传承的需要。另一方面，彝族医药文化面临的更迫切的问题，不仅仅是对某个技术、某个实物的简单维护和保管，而是在社会生活转型的这样的背景下，如何使之成为人们的一种生存需要和健康诉求。如同想要保存大海中的一滴水，只有放入大海本身方能杜绝每一滴水的枯涸。如果在社会急剧转型的过程中，彝族医药无法发挥医疗保健的作用，被现代医学取代则是易如反掌的事情。文化只有与人们的生活实践密切联系在一起，并成为人们不断需要的生活内容和进行着的生活方式时，它才可能真正得以保持和发展。也就是说，文化是作为满足人们的生活需要的相应功能而存在的，如果某种文化（项目）不再成为人们生活的需要时，那么它必然会因丧失生活功能而走向灭亡。④ 对各种彝族医药文化遗产项目来说，一旦脱离当前民众的现实生活，也就不会为现实生活所需要，自然会被淘汰而最终消亡。

马克思说过，人们为了能够"创造历史"，必须能生活。因此，任何一种文化的传承都不能离开生活，任何一种与生活想脱离的传承范式与路径都将以失败告终。⑤ 马克思生活哲学有两点对本研究来说很重要。第一，彝族医药与本民族的生活具有同构性。彝族医药根植于生产生活实践之中，如果脱离了这个根本，任何形式的保护和传承只能成为噱头，有名而无实。彝族医药文化的保护和传承必须从人们的生产生活方式的发展角度去探索和思考，即生活性保护。第二，时代在发展，认识在进步。当前，我们势必要用发展的眼光看待传统医药，只有在创新中发展，在创造中升华，做到推陈出新，与时俱进，才能赋予彝族传统医药新的知识内涵，有效地发挥其价值，为当前服务。

---

① 徐士奎、罗艳秋编著：《彝族医药古籍文献总目提要（汉彝对照）》，昆明：云南科技出版社，2016年版，第1页。

② 罗艳秋：《基于彝文典籍的彝族传统医药理论形成基础及学术内涵研究》，北京中医药大学博士研究生学位论文，2015年，第62页。

③ 刘宗碧：《我国少数民族文化传承机制的当代变迁及其因应问题——以黔东南苗族侗族为例》，载《贵州民族研究》，2008年第3期，第161页。

④ 刘宗碧：《我国少数民族文化传承机制的当代变迁及其因应问题——以黔东南苗族侗族为例》，载《贵州民族研究》，2008年第3期，第161页。

⑤ 刘坚：《云南省少数民族传统体育非物质文化遗产保护与传承研究》，北京：北京体育大学出版社，2016年，第8页。

第三节　核心概念的解读

开展彝族医药文化遗产保护传承研究，首先需要明确"彝族医药文化遗产"是什么？也就是要对"彝族医药文化遗产"的概念进行释义。"彝族医药文化遗产"属叠加概念，可理解为有关"彝族医药"方面的"文化遗产"。

"彝族医药文化遗产"作为一个独立科学概念的提出，具有重要的认识价值和科学意义。每个学科各种学术概念与名词术语的产生，都是基于对该学科的特定研究对象在认知与理解上的深化与明晰化。可以说，"彝族医药文化遗产"概念的提出，不仅是对彝文医药典籍、医疗器械、制药工具等物质类彝族医药文化遗产的肯定，亦是对非物质类彝族医药文化遗产的各种存在形式及价值的全新认识与定位。这就要求研究者和传承者在开展彝族医药文化遗产研究时，既要在认识论及相关理论研究方面取得显著性突破，也要对相关概念术语、内涵外延、形态特征、类型分析等基础性问题在认识上实现全新地完善。"彝族医药文化遗产"概念的提出，在人类文化遗产这一研究范畴中提出一个全新的认识领域，确认了一个新的对象世界，意味着必须构建一门崭新的学问或学科去揭示彝族医药文化的形态特征与构成要素，思考其在现代社会存在与转型的价值与意义，探索其蕴含的本质规律与科学内涵；这也意味着以彝族医药这一对象世界为研究内容的新的学问或新兴学科——"彝族医药文化遗产学"诞生的可能与必要。

众所周知，各民族文化遗产或因生存地域不同而不同，或因生活环境的差异而相异，或因不同的民族源流而各有各自的特点①。彝族在生存地域、生存环境、民族习俗等方面均与其他民族不同，其医药文化遗产亦必然与其他民族存在显著差异，科学规范地阐明"彝族医药文化遗产"相关概念并对其相关概念定型化是十分必要的。

一、辩证地看待物质文化与非物质文化的关系

彝族医药文化遗产包括物质类文化遗产和非物质类文化遗产两大类。遗产的英语对应词是"heritage"，从词源角度讲，该词来源于拉丁语，最初的意思是"父亲留下的财产"。然而在 20 世纪下半叶时，该词在内涵与外延方面均发生了重大演化，其内涵发展为"祖先留下来的财产"②，外延也演变为不仅包括有形的"物质文化遗产"和无形的"非物质文化遗产"，甚至包括以充满生命力为特征的"自然遗产"。③ 当前的文化遗产的基本框架主要涵盖物质与非物质类两大类别④，这为世界文化遗产学界所公认。对物质文化遗产来说，其定义相对稳定并基本保持一致，主要指具有科学、艺术和历史等价值的建筑、遗址、墓葬、碑刻、典籍文献、实物、器具、手工制品等文物以及在历史上具有突出价值的村镇、街区、名城等。⑤ 而对于非物质文化遗产来说，其概念的确定却经历过逐步深入、多次修订的过程，其中以《保护非物质文化遗产公约》最具影响力与代表性，⑥ 这是联合国首次以公约形式对非物质文化遗产的保护对象、保护范围等进行了界定，明确了非物质文化遗产的保护对象不仅包括群体与团体，还包括个人；而保护范围不仅涵盖知识、

---

① 于海广、王巨山主编：《中国文化遗产保护概论》，济南：山东大学出版社，2008 年版，第 4 页。
② 邵玉辉：《2008 年北京奥运会无形遗产保护和开发研究》，北京体育大学博士论文，2011 年。
③ 苑利：《文化遗产与文化遗产学解读》，载《江西社会科学》，2005 年，第 3 期，第 127 页。
④ 于海广、王巨山主编：《中国文化遗产保护概论》，济南：山东大学出版社，2008 年版，第 4 页。
⑤ 国务院 2005 年颁布的《关于加强文化遗产保护的通知》。
⑥ 该公约由联合国教科文组织于 2003 年 10 月第 32 届大会颁布实施。

观念表述、社会实践、表现形式、技能等非物质类，还包括与之相关的实物、工具、手工艺品等物质类遗产及文化场所等文化空间。① 该定义对我国文化遗产保护工作具现实的指导意义。在此基础上，国务院办公厅根据我国文化遗产的实际情况颁布并组织实施了非物质文化遗产工作方案，即《国务院办公厅关于加强我国非物质文化遗产保护工作的意见》，这是新中国成立以来最具代表性、权威性的非物质文化遗产保护工作方案，为我国文化遗产相关工作的开展与执行提供了可资参考的依据与标准。②

显然，对文化遗产来说，物质与非物质两大类别的分类框架已成为中国乃至国际共识，任何领域的文化遗产分类都应参考物质文化遗产与非物质文化遗产的分类体系而构建，对我国各民族传统医药领域来说亦是如此。有鉴于此，笔者广泛参考文化遗产及传统医学领域的相关理论与概念，针对彝族医药文化遗产做出如下概括：

彝族医药文化遗产是由物质与非物质两类文化遗产共同构成的医药文化统一体，是彝族人民世代相传、与其生活密切相关的用于认识生命、预防与治疗疾病、保健养生的各种医疗实践行为、医学表现形式与观念表述、医药知识与经验、医技医术，及历史上各时代留存的各种医疗器具、实物、手工制品、文献、手稿、文化场所、自然空间等。

彝族医药文化遗产作为科学概念定型化对解决物质与非物质间关系十分必要。物质类彝族医药文化遗产一般指文物、建筑群、文化遗址等物质层面的文化遗产，这已经得到文化遗产与彝族医药界的普遍共识。但"非物质类彝族医药文化遗产"却是容易产生歧义、经常被误解的一个词汇，它通常会使人产生非物质类彝族医药文化遗产是没有物质表现形式，亦不需要通过物质载体呈现的错觉。然而现实情况表明，这种认识是错误的。要知道，任何形式的非物质文化遗产都需要依靠它们所依托的人和一定的物质载体以及具体的呈现过程等才能表达与呈现出来。③ 显然，对彝族医药文化遗产来说，其所强调的重点与核心并不应该是具体化的物质载体或呈现形式，而是要挖掘物化形式背后所蕴藏的认知生命、疾病、健康的各种思维方式和精神蕴涵等呈现非物质形态的部分。可以说，彝族医药文化遗产并不是指单纯的物质或人，但亦离不开人与物而存在，非物质性与物质性是共存共生的。对于彝族医药文化遗产的非物质性与物质性间的关系，首先要对其本质属性和发展规律有全面系统的了解，方能有中肯的认识。

古籍文献和各种古代流传下来的医疗器具，是物质类文化遗产，但不是非物质文化遗产；制造器具和书写古籍文献的是古人，但古人不是非物质类彝族医药文化遗产，只有古人发明创造的诊疗技术、器械制造方法、饮片炮制方法、典籍书写方法、传承体系、思想内涵等，才是非物质类彝族医药文化遗产的本体，是需要重点保护的核心内容；彝族医药文化遗产是依托彝族特定的历史文化、语言文字、民族变迁、宗教信仰、哲学思想、地势地貌等人文环境和自然环境而存在，既不能离开物质而存在，更不能脱离思维观念等非物质内容来看待。如果割裂物质与非物质之间的联系，脱离这些背景来谈彝族医药文化遗产保护与传承工作，是没有任何实际意义的。

以上内容对彝族医药文化遗产的定义明确了概念、内涵、外延及其保护范围与方法。可见彝族医药文化遗产保护与传承工作的核心与重点不是在于物质与非物质的争论，而是在于"保护什么"与"如何保护"等问题。在实际工作中，我们要清醒意识到，彝族医药文化遗产虽然有物质类和非物质类的区分，但两者并不是截然对立、非此即彼的，而是相互关联、相互重叠的统一体。

---

① 闫增荣：《挠羊赛：非物质文化遗产的典范》，载《山西师大体育学院学报》，2008年，第12期，第50页；于海广、王巨山主编：《中国文化遗产保护概论》，济南：山东大学出版社，2008年版，第5页。
② 于海广、王巨山主编：《中国文化遗产保护概论》，济南：山东大学出版社，2008年版，第221-223页。
③ 王文章主编：《非物质文化遗产概论》，北京：文化艺术出版社，2006年版，第9页。

任何民族的医药文化遗产都有其物质性和非物质性两方面的特质。其实，只要将彝族医药文化遗产看作一个有机整体并深入挖掘这两方面的价值，彝族医药文化遗产的定位和分类问题也就迎刃而解了。

二、明确彝族医药文化遗产的核心和主体

彝族医药是彝族古代哲学基础上发展而来的应天应地、应日应月的宇宙时空医学，与其他文化要素具有密不可分的联系。通过观测太阳、月亮、北斗星等运行法则创建天文历法，在生活实践中总结出"生长化收藏"和"生长壮老已"两套法则，在此基础上创建彝族医药文化，是彝族先贤对生命与健康认知的基本方法。可见彝族医药与西方医药学具有本质的区别，不仅包括对承载生命现象的"人体"的认知，更包含对生命生存与开展实践活动的场所，即"宇宙时空"的解读，导致彝族医药在概念、内涵与外延等方面均具可扩展性。对彝族医药文化与其他学科领域的各种文化现象间的衔接关系的研究也就成为了彝族医药文化遗产保护与传承中不可或缺的重要内容。

历史背景或地域条件的差异使得传统医药文化遗产项目各构成要素的表现形式具有"同中有异、异中见同"的特点，诸要素之间的关系亦显得十分错综复杂。彝族医药秉承中华上古医药理论，以口耳相传和文献记载相结合的方式代代相承，是以气浊哎哺、五生十成、十生五成、五行八卦为纲纪的医药理论体系，非常具有彝族自身的特色和特点，既与汉族等其他民族医药文化有联系，也表现出与其他民族医药之间的区别，对彝族医药文化知识体系的阐释和解构也就成为了保护与传承的核心内容。只有明确彝族医药保护的核心和主体内容，深入到对其"灵魂"层面的研究与保护，才能真正做到全面保护和有效传承，这样的彝族医药文化遗产保护才具有实际意义。

彝族医药是从系统层面对生命的认知，是道与术的结合。对于生命的认知与研究，相比从局部细节认知而言，整体性、系统性是更高层次的认知。《自然》杂志主编坎贝尔在讨论世界科技发展趋势时，认为当前生命科学研究主要局限在局部细节而缺乏从整个生命系统角度研究，生命是个整体，未来研究应当上升到整体、系统的高度来研究。[1] 显然，整体性、系统性是对生命认识的更高视阈，这一点不仅在东方人群中得到普遍共识，事实上西方发达国家也是认同的。众所周知，中国传统医药学不仅局限于对病证与体质的认知[2]，更强调对宇宙时空与生命本体的整体性认知，属于对生命系统的整体性认知层次。中国传统医药对生命系统的认知自古以来就包括"道"与"术"两个层面，其中关于对生命和疾病的认知方法、思维观念、逻辑起点、问题境域等属于"道"的层面，而医技医术、诊疗方法、药物方剂等则属于"术"的层面。道与术有机结合，共同形成了中国传统医药在生命系统认知领域的整体性构架。彝族医药是建立在彝族先贤对宇宙时空与各种生命现象长期观测基础上形成的民族医学，是中国传统医学的重要组成部分，其医药文化也是建立在"道"与"术"基础之上，与汉族医药等其他成员有着千丝万缕的联系，所以在文化遗产保护与传承方面既要遵循中国传统医药共同普适的通约性，也要充分体现其内在发展规律性。

对"道"与"术"等核心内容的传承是保护彝族医药文化遗产的重要措施。彝族医药文化遗

① 王乐羊：《与朱清时院士对话——医药与复杂性科学》，载《中国中医药报》，第 2004 年 10 月 25 日第 5 版；中国中医药报社主编：《哲眼看中医——21 世纪中医药科学问题专家访谈录》，北京：北京科学技术出版社，2005 年版，第 13 页。

② 证：是对疾病过程中一定阶段的病位、病因、病性、病势及机体抗病能力的强弱等本质的概括。参见《中医大辞典》，第 2 版，第 931 页。

产是复杂的系统工程，由众多相互交叉、错综复杂的文化要素交织而成，要想做到面面俱到是不现实的，也是不可行的。既然如此，对于彝族医药文化遗产来说，我们如何来传承与保护呢？彝族医药作为具有民族特色、区域特色的传统医药文化遗产，其内容涵盖甚广，目前解决其急剧消亡的根本措施并非是针对某项医技医术的保护与传承，而是需从系统性层面考虑如何体现基于"顶层设计"理念而形成的整体性保护和源头性保护措施。只有做到整体性与源头性保护，才能讲清彝族医药"源于哪里""流于何处""价值何在"等关键性问题，在此基础上所实施的彝族医药文化保护与传承研究才能发挥其真正的作用。此外，彝族医药作为挽救与维护生命的重要手段，其终极目标就是治病救人，维护健康与生命，这是医药类文化与其他类别文化的根本性区别，致使彝族医药文化遗产在保护理念、保护措施、技术方法、分类体系等方面也与其他学科领域的文化遗产存在必然的明显性区别。

总体说来，影响与制约彝族医药文化保护与传承的要素不外乎以下 3 个方面：

● 项目的核心思想和核心观念。

● 项目的相应表现形式（包括实物、文献、手稿、器具、技艺等）。

● 项目存续所必需的人文环境与自然空间。

前二者体现了彝族医药的"道"与"术"，自然是文化遗产保护的核心与主体，而后者则是道与术生存发展不可或缺的载体与生存空间，是彝族医药文化遗产能否继续存活与正确运用的外部条件与必要条件。要知道，彝族医药作为应天应地、应日应月的生命时空医学，不仅强调人体自身的整体性，更强调人与自然、与宇宙时空的整体性。这涉及"保护什么"与"如何保护"等问题，对此，笔者提出以下观点：

首先，亟须保护的是指导其医学理论的核心观念和主导思想，只有在其特有医学观念和医学思想指导下的临床实践才能真正发挥出最佳的临床疗效，体现出理论与实践的紧密结合。

其次，彝族医药文化遗产保护与传承研究不仅要对其主导思想与核心观念以及承载其相关学术思想的文献、手稿、器具及技艺等进行保护，更应重视对彝族医药文化遗产留存所必需的社会历史文化环境与自然环境等场域的重构。只有将彝族医药根植于适合其生存发展的生产生活实践之中，将其医学理念及各种诊疗方法与临床应用有机结合，才能真正发挥其应有的价值和优势，成为新医学模式下的新生力量而被现代社会广泛接受，才能得到真正的传承和发展。

可见，彝族医药文化的特性决定了其保护与传承不能机械地照搬、照抄国内乃至国际其他领域文化遗产的现有模式，如何探索适合彝族传统医药传承的创新模式已成为当前乃至未来较长时期彝族医药领域的重要工作内容。

第二章 彝族医药文化保护与传承现状解析

彝族具有悠久的历史，淳朴的民风。在远古的岁月里，彝族先民创造出了源远流长的文化，彝族医药是其中的重要内容，是先辈给子孙后代留存的珍贵财富，是彝族灿烂文明和优秀文化的集大成部分。① 彝族医药是在特定区域下，在彝族生活习俗及其生态环境中衍生的具有地方性特色的医药，向世人展示了其与现代医学、与其他医种不同的理念模式，为西南民族地区乃至全国医疗卫生事业做出突出贡献。彝族医药虽跨越几千年之历程而不衰，但在当前经济全球化、经济市场化、科技现代化等多重浪潮的连续冲击下，在与西方现代科技的碰撞中，其赖以生存的文化生境正逐渐消解，面临生死存亡之危机。在保护和传承过程中存在故步自封、墨守成规、抱残守缺的诸多问题，加速了彝族医药的消亡，限制了彝族医药的发展。彝族医药在传承过程中面临偏、乱、散、软、弱等诸多问题，陷入思维弱化、优势淡化、技术退化、评价西化的传承危机之中。笔者通过对云南楚雄、红河、玉溪，四川凉山，贵州毕节、威宁、赫章等地彝族医药文化发展现状的实地调研，对当地政府、企业、传承人、非政府组织、社区居民等参与者或相关者的参与特征、参与形式、存在问题和面临困境的观察，分析他们在认识和利益诉求等方面差异，发现当前社会对彝族医药文化发展态势有以下认知特点：学术异化引起传承链条断裂、定位不准确导致整体性传承缺失、民族文化认同感受到现代医学的严重冲击、传承机制缺乏顶层设计降低了群体延续性、政策缺失使彝族医药传承处于自生自灭状态、全局式研究视野缺位限制了科学内涵的阐释、社会转型下文化重构不及时导致传承萎缩等。

当然，我们亦要意识到此类现象虽客观存在，但并不能掩盖彝族医药本身所蕴含的丰富内涵与核心价值，这恰是研究者应该引起重视的立足点和出发点。既要面对彝族医药领域存在的各种问题，又不能忽略其本身的价值所在，这是彝族医药文化遗产传承者与研究者需要秉持的科学理念。显然，以保护传承工作存在的各种问题为导向，更能把握所研究对象的本质与演变规律，从而采取适宜的研究方法，在分析解决问题的过程中提炼形成适合彝族医药学科发展的新理论或新思想，调试其与当前社会发展的步伐。可以说，对彝族医药文化传承问题的解答，不仅要能还彝族医药之原貌，并且要能在问题意识和理论自觉的鞭策下不断赋予其新的内涵，表达彝族医药更深层次的价值。

一、彝族医药文化传承之"偏"

当前彝族医药文化保护与传承面临的问题首先表现为"偏"。"偏"主要表现在三个方面，即不仅是地理位置的"偏"，更突出表现为传承内容的"偏"，甚至是认识论的"偏"。

（一）地理位置上的偏

目前，彝族医药文化遗产尚属民间的自我传承，尚未形成院校教育，亦未开展医师资格考试，彝族医药的传承仅限在云贵川等彝族聚居区传播，传承范围十分有限，受众范围狭窄。四川凉山、贵州毕节、云南楚雄、玉溪等彝族聚居区的彝医与毕摩主要分布在偏远山区和农村地区，多处自

---

① 王正坤：《彝医揽要》，昆明：云南科技出版社，2004年版，第1页。

生自灭的自我消亡与自我传承状态。这些人群属民间传承人，多无职称与学位，尚未取得行医资格证书，处于非法行医的尴尬境地。由于彝医目前尚未开展资格考试和院校教育，这些彝医的子女虽肯定自家医技医术的疗效，但多不愿再学习彝族医药知识而转向其他行业，一些家喻户晓的医学流派因后继乏人而传承中断。要知道，医学流派是构成彝族医药文化的一个个细胞体，随着彝医传人的逝世，就意味着某个医学流派的传承中断。

（二）传承内容上的偏

当前彝族医药文化传承既无统一的标准可依，又无规范的程序可据，尚处于无序散乱的状态。传承主体多为彝药企业、社区彝医馆与民间社团，这些传承主体申报各种传承人称号或传习所时，其传承动机多是从自身利益需求角度出发而不能从全局高度看待彝族医药，易发生根据自身利益需求改造彝族医药文化遗产项目的现象，在传承内容上往往标新立异，改弦更张，容易呈现出商业化、神秘化、宗教化的趋势。正因这些传承主体缺乏从整体性角度思考彝族医药文化的保护与传承问题，其所选取的研究对象往往不具有代表性，甚至有所偏差。四川凉山地区某单位组织编写彝医培训教材，《彝医基础理论》这本书被命名为《毕摩苏尼彝族医药理论》，所收载内容主要是针对毕摩与苏尼等群体所掌握的算命知识进行研究，容易将彝医学研究导向神秘化。再如，某彝医馆在进行开业典礼时，邀请毕摩到现场做法式、念经书。这一做法，不仅是对彝族毕摩文化的异化，更是将医学的宗旨抛之脑后。

在彝族医药发展的历史进程中，毕摩是各种知识的集大成者，上至天文历法，下至人文地理，无不通晓，扮演着"君而医""师而医"的角色，是彝族医药传承队伍中的核心力量。毕摩做为彝族医药文献的传承者与传播者，其社会角色主要经历过三个主要历史时期的转变：一是执政时期，政教合一的部落联盟的首领；二是佐政时期，以宗教为主政治为辅的文化代表人物；三是专司宗教祭祀、文化传播等职事时期的文化代表人物①。然而，随着社会结构的分化，社会生活的转型，毕摩的社会职能在元、明、清时期出现了极大的分化，从事医疗实践活动的专职医生逐渐衍生，彝语称为"诺英颇"。特别是近现代，医生已作为独立职业出现，彝族地区也出现了诸如竜者、曲焕章、董怀兴等具有代表性的彝医队伍，这说明彝医的社会职能已被大众认可。彝医是彝族传统医药知识体系的掌握者和传承者，是彝族医药文化保护和传承的主体。我们不能因为毕摩曾经是从事医疗活动的主体，而在不加时间界定的情况下，将所有历史时期的毕摩均定位为彝族医药传承队伍的核心力量。从这个角度看，毕摩虽然是彝族医药文化传承的重要力量，但显然不能被认作当前彝医队伍的主体；而苏尼这个群体更是以请神灵、打卦等为主业，医事活动是其从事的兼职工作。如此说来，将培训教材定义为毕摩或苏尼彝族医药理论明显是不恰当的，值得商榷。

（三）认识论上的偏

当前彝族医药领域由于缺乏对思维体系、理论体系、诊疗体系的整体性考虑，未从理法方药一线贯通的层面思考与实施彝族医药文化遗产工作，特别是未合理解释彝族医药与汉族医药的关系，无法弄清彝族医药对整个中国传统医药的贡献，实际上这就人为地割裂了彝族医药文化的整体性与完整性，十分不利于彝族医药文化的传播与推广，对其保护与传承来说是极其不利的。

彝汉两族属同源异流的兄弟民族。当前，部分彝族医药研究者受汉族文化影响，丧失了对彝族医药文化自身价值的正确判断，用中医理论来套解彝族医药，用汉族医药"元气一元

---

① 张纯德：《彝族原始宗教研究》．昆明：云南民族出版社，2008年，第184页；徐士奎、罗艳秋：《彝族医药古籍文献明清时期多见的成因分析》，载《云南中医中药杂志》，2016年，第8期。

论"相关理论来解释彝族医药，提出"祖气学说"，这其实是缺乏文化自信的表现。事实上，这亦是对彝族医药文化的篡改与扭曲，对彝族医药文化遗产保护传承十分不利，甚至造成了伤害。彝族与汉族均为氐羌族后裔，二者属共同族源发展而来的不同族群，彼此之间始终存在交流与互动，吸收与借鉴，必然会存在某些相似之处。但要明确的是，二者属同源发展而来的不同分支，正如孪生兄弟或姊妹，虽外表上有相似，但其思维意识却是截然不同的，表现出"形似而神不同"的特征。笔者研究发现，彝医以"气浊二元论"立论，而汉族医药以"元气一元论"立论，众多彝文典籍记载及彝医与毕摩的口述材料均反映出这一点，认识论的差异显然是两个医种之间最大的区别点。

从这个角度看，彝族医药文化保护与传承始终要坚持体现自身特色与优势的思维模式与认识论，要根植于彝族医药文化发生发展的文化生境之中。如果脱离了这个初衷，丢失了自己的认识论，将彝族医药文化的源流脉络与其他医种相混淆，面对强大的、生机旺盛的其他医种的冲击与同化，必然会丧失其本应固有的生机与活力。可以说，"进行着的医疗实践活动"是各民族医药文化得以传承的根本所在。保护与传承彝族医药文化，首要任务就是要保证其赖以存活与发展的文化土壤与环境的完整与真实，强调彝族医药"文化生境"的原真性与完整性，而这些均要以正确的认识论为基础。构建良好、有序的文化生境，将彝医理论、诊疗技法、方药等各种医道医术真正运用于广大民众的日常生活，从而成为民众生活不可或缺的重要组成部分，是解决彝族医药文化遗产保护与传承的必由之路。

二、彝族医药文化传承之"乱"

彝族医药乱象滋生的最直接根源就在于各级政府监管尚未形成"全国上下一盘棋、传承环节齐相扣"的局面，适合彝族医药传承与发展的制度建构缺失成为直接因素。突出表现在以下方面：

（1）传承人认定方面缺乏合理的、具体的操作规程，尚未形成完整的认定办法，一些别有用心的投机者肆意冒充传承人，在利益驱使下随意扭曲、篡改彝族医药文化遗产项目。

（2）传承点设立方面，一些社会组织虽然给个别彝医传人授予了称号或牌匾，但尚未给予实质性支持，对彝族医药传承的推动意义并不明显。

（3）培训机构建立方面，尚未出现取得培训资质的机构，目前各种培训尚属民间自发行为。

（4）师资队伍培养方面，云南中医药大学、西南民族大学虽实现了民族医学相关专业的硕士研究生与博士研究生招生，但针对本科、专科层次的人才培养尚未形成规模，师资队伍不完善成为制约彝族医药发展的关键环节。

（5）经费方面，国家层面及云南、四川等省级层面虽投入了大量科研经费，但其资助对象均为高校教师或部分中医医院的科研人员，这些人员并不是彝族医药文化的直接传承人，并不掌握彝族医药文化遗产的核心技术与理论，保护与传承效果并不明显。

（6）随着国家越来越重视彝族医药，越来越多的商家将目光瞄向彝族医药，开始出现彝族医药文化商品化、表演化的趋势，这些现象与行为严重败坏了彝族医药的品牌荣誉，严重破坏了彝族医药知识生存发展的文化生境。

（7）目前，彝医执业资格考试尚未开展起来，因此，对彝族医药传承人的管理和认证，政府部门只能按照中医执业资格制度来进行，这导致了彝医处于非法行医的局面，容易让不法分子冒充彝医而违规作乱。

可见，因彝族医药文化遗产保护与传承工作机制尚未形成制度化与常态化，这对彝族医药文化遗产保护与传承来说是不利的。因相关规章制度尚未完善，管理者无标准可遵从，自然对各种混乱现象无可奈何。

三、彝族医药文化传承之"散"

彝族分布在多个省份的六大方言区，不仅在云南省有分布，四川凉山州、贵州毕节、广西西北部等民族地区亦是彝族的主要分布区域，其中以四川凉山彝族医药文化生境保存较为完整。各大方言区语言存在分歧，传承方式难以统一。且彝族医药分布分散，在思维方式、诊疗特点、用药习惯等方面存在较大差异，目前尚未形成行之有效的全国性实施方案，难以兼顾各省区的彝族医药文化遗产保护。彝族属典型"大杂居，小聚居"的民族，和汉族、纳西族、傣族、回族、苗族、壮族、藏族、傈僳族等其他民族杂居生活，在同省区，不仅各州市彝族分布状况不同，甚至各区县间亦不同，各聚居区在习惯用药、诊疗方法上均存在差异，这给彝族医药文化传承机制的设立带来了行政制度上的障碍。如云南省文山壮族苗族自治州以壮族人群为主体，是三七主产地，其发展重点是壮医药与三七产业。迪庆藏族自治州则以藏族人群为主体，突出的是藏医药文化。这些地州市对彝族医药的重视程度与楚雄彝族自治州、凉山彝族自治州等主要彝族聚居区相比，重视程度与氛围自然不可同日而语。正因缺乏全国性的、统一的长远规划，导致各主要彝族聚居区政令不一，自然就不可能形成切实可行的合作机制，甚至会发生恶性竞争。

四、彝族医药文化传承之"软"

彝族医药文化传承之"软"是由政府实施部门存在"多头现象"造成的。彝族医药文化保护与传承工作属复杂的系统工程，涉及教育、医疗服务、医药监管、传承人认定等多个方面，其中，教育由教育部门主管，医疗服务由卫生计生部门主管，药品监管由食品药品监督管理部门主管，而传承人认定则由文化部门主管。由于各部门间缺乏有效的合作措施与机制，可操作性强的实施细则缺位，各种政策、制度落实难，特别是彝族医药文化的院校教育工作难以开展，无论是在传承经费的筹措、师资队伍的组建、培训教材的编写方面，还是在规章制度的建设与完善方面，都长期处于疲软无力的状态。目前，仅西南民族大学开设了中药学专业（彝药方向）本科教育，远远不能满足彝族医药传承与发展的需要。

五、彝族医药文化传承的"弱"

彝族医药文化传承的"弱"主要体现在传承经费无法落实、传承基地处于自生自灭的境地等方面。对目前彝族医药文化遗产传承工作来说，基本处于"有钱则传、无钱则闲"的自我传承状态，政府部门缺乏引导与支持。如楚雄州文化部门多年来评选出彝族医药项目的传承人多名，但却未对相关传承人给予经费支持，更未制定切实可行的政策制度来保障与完善相关工作机制。目前，相关传承点的传承设施购置、培训教材编写、培训教具制作、场地租用等完全依靠这些传承人自给自筹。云南省民族民间医药学会是云南省科技部门主管的学术团体，虽多次给各传承点举行了授牌仪式，但缺乏对传承点的规范管理与制度化建设，亦未给予任何形式的经费资助；传承人将大量时间花费在找领导、找资金、跑关系上，很少有精力开展具体的传承工作，对彝族医药各项传承工作的推动尚未发挥任何实质性的作用。

总体来说，彝族医药文化遗产保护与传承尚处于起步阶段，离建立有序、规范的保护传承机制来说仍有较大的差距，其现状不容乐观，无论是规划制度、基地建设、资金配套等方面，还是传承人培养、院校教育开展等方面均不完善。如何深入解析彝族医药文化遗产保护与传承的具体问题，从系统论、整体论的角度构建彝族医药传承体系将是未来的工作重点。

第三章　彝族医药文化的传承危机

通过对云南楚雄、红河、玉溪，四川凉山，贵州毕节、威宁、赫章等地彝族医药文化发展现状的调研，对当地政府、企业、传承人、非政府组织、社区居民等参与者或相关者的参与特征、参与形式、存在问题和面临困境的观察，分析他们在认识和利益诉求等方面差异，将彝族医药文化的传承危机做以下总结和概括。

一、学术异化引起传承链条断裂

任何医学传承都不能搞噱头或花样，真真实实地提高临床疗效才是硬道理。那么，如何才能提高彝族医药的临床疗效呢？首先，我们必须分析当前为什么彝族医药没有取得曾经的辉煌和疗效反而沦落为弱势学科呢？笔者认为彝医队伍学术异化是关键因素，彝族医药文化在传承过程中存在重药轻医或是存药废医现象。重药轻医或是存药废医现象背后其实是企业过度追求经济利益所致。制药企业为了使民族药走向市场，必须按照国家中成药管理办法进行审批、生产、销售和临床用药。在此环节过程中，"医"成为了可有可无的附属物。在短期内的确加快了经济增长速度，但是对医种的传承却是极大的伤害。以数千年薪火相传下来的医学理论消失殆尽为代价，换取短暂的经济利益，是一个民族的医药文化不可逆的损失。

【案例一】
云南白药的发展源流

彝药开发历史久远，自1914年云南白药（百宝丹）算起，目前获国家食品药品监督管理总局批准的彝药成药品种已达150余种（彝药成药品种目录详见附录三）。曲焕章的"白药"、侯怀仁的"黑药"、王子荣的"膏药"，并称为江川的三大名药。名医袁恩龄、袁槐父子创制的"南极万应丹"，又称"红药"，被讨伐袁世凯称帝的护国军将士誉为"军中圣药"，与云南白药有一定的渊源关系。名医侯万春、侯毓琳父子创制的"黑药"，又称"济世灵丹"。王子荣创制的王子荣膏药，又称"无敌膏""万应膏"，均为镇痛止血、化瘀解毒、续筋接骨的外伤良药。沈育柏创制的"眼药锭"，清末曾被作为贡品献予朝廷。这些驰名中外的彝药品种曾经在彝族医药发展历史上发挥重要作用，产生了广泛的影响力，但如今，云南白药、拨云锭等品种却很少有人认识它们，更不知它们是历史悠久的彝药品种，而这些品种发现、研究、运用的历史在史志资料中均有较为翔实记载。[①] 何为彝药，《彝医揽要》的作者王正坤如是说：

"如果按照彝族医药理论指导组成的处方就是彝药制剂，但绝对不能把峨山彝族自治县出产的三七叫做彝药。"

为什么很少有人知道云南白药、拨云锭等品种是彝药品种，这一问题值得深思。一提到"七

---

① 罗艳秋：《基于彝文典籍的彝族传统医药理论形成基础及学术内涵研究》，北京中医药大学博士研究生学位论文，2015年，第11页；徐士奎、罗艳秋等：《云南省彝医药发展现状调研与对策研究报告》，载《中国药事》，2015年，第12期，1292-1298页。

十味珍珠丸"，大家都知道是藏药。为什么彝药品种的概念却没有建立起来呢？笔者对云南省生产彝药品种的相关企业调查结果显示，目前云南省共有154个具有自主知识产权和准字号批文的彝药品种，但多数品种的销售却十分不景气，在同类药物品种中缺乏明显竞争力，甚至很少有人知道云南白药竟然是彝药品种。中央民族大学民族药课题组证实了云南白药为彝药品种，该课题组编制的《民族药》提道：

云南白药集团的主要彝药品种是云南白药。由彝族后裔曲焕章先生于1902年所制配方，采用彝药地产药材三七、白茅根等为主药，由传统剂型散剂和丹剂（救命丹）两种剂型组成"白药"，散剂用于硬伤性止血、镇痛、消炎、愈疮和开放性外科创伤，丹剂用于大出血抢救时内服。[①]

从《玉溪地区卫生志》和《江川文史资料》对曲焕章与云南白药的记载来看，曲焕章的生平事迹和云南白药的研发过程被记录得较为详细，具体如下：

曲焕章（1888—1938），原名占恩，字星阶，江川县后卫乡赵官村人。12岁跟随袁恩龄学医。16岁独立开诊，擅长伤科，为满足病家需要，自行采集药材，率家人加工配制伤科用药。26岁时，被诬告通匪，县衙派人缉拿，改名焕章，外出行医避祸。在红河巧与武当道医姚鸿钧相遇，曲遂拜姚为师，学习武当治伤秘法，后随师云游滇南各地，向滇南（元阳、红河、元江等）一带的民族医、民间医求教医技草药，得伤科名药甚多。1914年，在博采众长、广集临症经验的基础上拟方创制白药。1914年曲焕章创制的彝药——云南白药上市。[②]

这是目前对云南白药创制历程最翔实的记载。江川是彝族聚居区，曲焕章长期与民间彝医接触、求学，其所学得自然是彝族医药知识，说云南白药是彝药是无可厚非的。彝医在云南医学史上发挥过举足轻重的作用，曾被广泛关注，曲焕章研制与完善云南白药系列品种的过程亦从侧面角度反映彝医在云南省的重要地位。《玉溪地区卫生志》对该事件有着这样的记载：

1916年，曲焕章将云南白药呈送云南省政府警察厅卫生所检验合格，被允许出售。1917年，迁通海行医，所需药物由其妻李惠英在家加工配制。1920年，曲焕章迁至昆明南强街开设伤科诊所。1926年云南地方政权把彝医定为滇医，在东陆大学医学院附属医院成立了滇医部，委任曲焕章为该部主任。唐继尧书赠"药冠南滇"，龙云书赠"针膏起废"、胡汉民书赠"白药如神"、杨杰书赠"百宝丹系百药之王"等匾额，曲焕章从此声名大振……曲焕章在总结临床经验，反复遴选验证的基础上，研制了百宝丹、重升百宝丹、三升百宝丹和保险子。1928年，瓶装白药上市，畅销川、黔、粤、赣、皖、浙、湘、鄂、豫、沪等省市，并在新加坡、雅加达、仰光、曼谷、横滨、澳门、香港、上海、武汉等地建立了代销处。[③]

从这段记载我们可以看出，在该时期，彝族医药是合法的官方医药，彝医行医亦属合法行为，当时彝医是以"滇医"的身份出现，其行医属合法行为，是被官方认可的，这也许是当时会成就云南白药等系列彝药品种名声的根本原因所在。曲焕章医术精湛，正是因为其掌握了彝族医药的核心理论与思维方式，故能对各品种进行改进，对云南地产草药能娴熟应用。曲焕章说：

"滇以产药著称于世，李时珍《本草纲目》及兰茂《滇南本草》所收而外，尚未经前人发明者不知凡几。而世人皆目为草药而轻之贱之，不足一盼，其可慨也。殊不知草药之中功用非常而

① 中央民族大学民族药课题组编：《民族药》，中国经济出版社，2013年版，第287页。本书"中国少数民族特需商品传统生产工艺和技术保护工程"是由财政部、国家民委立项，国家民委经济发展司负责实施，中央民族大学经济学院具体承办的大型科学研究项目，项目研究涉及对11大类少数民族特需商品传统生产工艺和技术的保护，民族药被列入该工程第四期实施。本项目的资料来源于直接走访民族药制作的企业、医院和专家的介绍和访谈，公开出版或发布的资料等，所获资料是否可公开使用都得到了当事人或单位的认可。

② 玉溪地区卫生志编纂委员会：《玉溪地区卫生志》，昆明：云南科学技术出版社，1995年版，第521页。

③ 玉溪地区卫生志编纂委员会：《玉溪地区卫生志》，昆明：云南科学技术出版社，1995年版，第521页。

不可思议之，可能出乎吾人意想者。村夫野老应用一草一木之微，常应如抒鼓、药到病除，良可叹也。"①

可见，曲氏认为滇产草药疗效显著且其功用与众不同，与汉族医药有区别。鉴于此，1930 年，曲焕章聘请周松年代笔撰写《草木篇》。1932 年，曲焕章辞去东陆医院职务，在昆明开办了曲焕章大药房，并编写《求生录》等书籍，该书的重点内容是介绍白药的相关疗效，同时刊载了部分工作照片，由大药房出资印刷并发行。② 显然，曲焕章是推崇并重视彝族医药理论研究与整理的，为彝族医药文化遗产的保护与传承做出了卓绝的贡献。正因其在彝族医药传承与发展中的突出贡献，曲焕章受到了社会各界的广泛关注与重视。1933 年年末，昆明市医药界一致推选曲焕章为中医工会主席。在任职期间，曲氏团结广大中草（民族）医同道，积极组织各种医药领域的学术交流活动，对彝族医药文化遗产的传承与发展贡献积极力量。③ 1971 年，国家专门成立"云南白药厂"，一百年前的膏丹丸散发展蜕变为风靡世界的粉剂、胶囊、酊剂、药膏等现代制剂。④

从上述资料可知，曲焕章医派以彝医曲焕章为代表，以滇产草药创制出百宝丹、撑骨散、消毒散、虎力散等多个系列供内服外洗、治疗刀枪伤及跌打损伤为长的外科伤药，是彝族医药文化遗产领域的宝贵遗产。但如果我们再试图继续追问云南白药为什么有如此神奇效果，是如何在彝医理论指导下应用的，临床上针对哪些症候有独到疗效时，却往往得不到满意的回答。显然，云南白药作为彝药品种虽然流传下来了，可是指导其临床运用的彝医理论却未得到完整传承，世人不知晓云南白药是彝药品种也就不奇怪了，这种"存药废医"的尴尬境遇对彝族医药文化遗产传承来说无疑是一个重创。要知道，彝医学博大精深，其理法方药一线贯通，如果剥离其理、法、方、药的任何一者单独进行保护，都不能充分发挥彝医的临床价值与诊疗效果。从这个角度看，研究者和传承者要坚持彝族医药的"医理"在传承中的主导地位不可动摇。

【案例二】
既能宣通又能收敛的笔管草

对彝族医药相关文化背景知识缺乏了解已成为制约彝族医药生存的瓶颈。目前，彝族医药界普遍存在这样的奇怪现象，即很多传承人或民族民间医生对各种药物功效与治疗病症很熟悉，但对指导其用药的各种医学理论却比较陌生。如笔者调查彝药笔管草功效时所发生的情况就突出地反映了这一现象。彝医庙有能在向笔者介绍彝药笔管草时说道：

"笔管草味辛，微苦，性微温，行十二经络，能治疗妇人经闭，有能治疗大肠下血，赤白痢疾，大便赤白浊症。"

笔者听后顿了顿，问道：

"笔管草治妇人经闭，说明此药有宣通的作用，但又能治疗大肠下血，赤白痢疾，妇人崩漏，又有收敛的作用；难道此药同时具有又能宣通又能收敛的相互矛盾的两种功效吗？"

如果不懂彝医理论，类似这样的疑问将数不胜数，但只要我们对彝族医药理论有所了解，对笔管草的药性药效便能有全面的认识。为考证笔管草的功效与临床运用，笔者曾查阅了大量医药典籍文献。笔管草这味药，缪希雍在其所著的《本草经疏》里说：

---

① 《玉溪地区卫生志》，昆明：云南科学技术出版社，1995 年版，第 521 页。
② 玉溪地区卫生志编纂委员会：《玉溪地区卫生志》，昆明：云南科学技术出版社，1995 年版，第 521 页。
③ 玉溪地区卫生志编纂委员会：《玉溪地区卫生志》，昆明：云南科学技术出版社，1995 年版，第 521 页。
④ 郑世文：《万应百宝丹及其他"白药"》，载中国人民政治协商会议云南省江川县委员会编《江川文史资料》第 1 辑，1989 年版，第 22 页。

（笔管草）感春升之气，故应味甘微苦，而性则无毒。入足厥阴、少阳二经血分，故首主目疾及退翳膜，益肝胆而明目，疗肠风止痢及妇人月水不断，消中又有止之义矣。

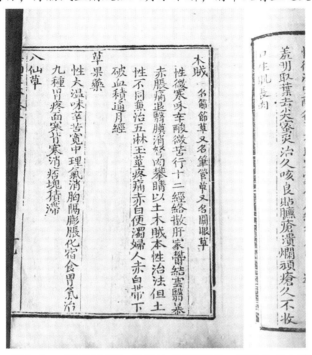

图 3-1　《滇南本草》收载的"笔管草"，又称为"木贼"

图片来源：《滇南本草》清代务本堂刻本

从廖希雍的论述我们可看出，笔管草既能治疗经闭又能治疗崩漏并不矛盾。彝医用药讲究的是恢复脏腑气浊升降原有的秩序，而不是针对出血则止血，针对血瘀则活血的症因对治原则来应用药物的。由此看来，民间医生对此药的认识与临床运用是十分到位而又准确的，医学理论的传承在彝族传统医药发展过程中具有举足轻重的作用。但如此简便验廉的方法似乎离我们越来越远了，传统医药到底该何去何从，现代医学真的能够完全取代传统医学吗？对此，我们要慎重对待。

那么医理应如何运用到临床上呢？笔者认为，首先要实现医药结合，即在彝医理论指导下进行临床用药。众所周知，新中国成立以来，传统医药为实现与国际接轨，传统药物的开发事实上已转向中药西化的道路，开发的药物不是根据各民族医学理论创制，而是迎合西方现代医学的"成分论"实施的开发研究。如此开发出的药品是在现代医学理论指导下完成的，早与彝族医药理论相去甚远，这是不利于彝族医药文化遗产保护传承的。

对于广大彝医群体来讲，临床上始终遵循"理法方药"融为一体的诊疗思路，这是彝族传统医药在生命-时空医学理论方面的具体演绎，是对生命与时空关系的高度把握与精确定位。彝医将生命特征归纳入先天八卦太阳周天历法之中并以独特的"术数布局"诠释宇宙-生命的全息关系，用五生十成时空模型表达气浊升降之理，表达天地间气浊的运化规律与次序，是彝族医药理论的原理所在。如果医生不明白彝族医药"理法方药为一体"的原则，其所开具的各种方药也就无法达到预期效果。这就是在临床上常常有患者会说"我吃不着这个医生的方子，吃了很多付药都没有效果"，或是"我吃这个医生的方子很管用，一服用药病就好了大半"的原因所在。面对患者众多的质疑与感慨，作为彝医传人，我们是否应仔细思考各种问题的根源所在，是药无效果还是诊断不准确？显然，在云南白药、拨云锭等品种畅销连连、饮誉中外的各种现象背后，我们应深入思考其他 100 多个彝药品种为何屡屡受挫、默默无闻而不为人知的深层次原因。要知道，某些个别的特殊现象并不能代表普遍规律，发展势头如此迅猛的云南白药系列品种背后却是医理的丢失，繁华背后的危机是不得不面对的困境。如此说来，彝族医药文化保护与传承工作首先应该从该医种的整体性保护和活态性传承着手，而不是从某方某技着手。要知道，任何所谓的"绝技""绝招""绝方"等均是某种外在的表现形式，无不蕴含着操作者年复一年的刻苦学习和反复的临床实践及其对医理的准确把握。可以说，"绝方"再好，不对症就不是"好方"。正如《备急灸法》自序所说：

古人云："凡为人子而不读医书，是谓不孝。"则夫有方论，而不传诸人者，宁不谓之不仁乎？然方书浩博，无虑万数，自非夙昔究心，未易寻检。本朝名医团练使张涣锐著《鸡凤峰普济方》外，又立《备急》一卷，其方皆单行独味，缓急有赖者。张公之用心，其可谓切于济人者矣。仆自幼业医，凡古人一方一技，悉心讲求其要。①

何谓"凡古人一方一技，悉心讲求其要"？这里的"要"讲的就是对医理的把握程度，如果缺乏对医理的精准掌握，再高超的诊疗技术也无法发挥效果，这是众所周知的哲理。这就要求我们在开展彝族医药文化遗产保护与传承中要重视彝医理论对诊疗与用药的指导作用，避免存药废医现象的发生。

二、定位不准确导致整体性传承缺失

整体性传承是促进彝族医药文化保护的关键环节。传承是当代各民族医药文化得以创造与发扬的主旋律，但从目前传统医药文化传承体系看，目前传承注重对单方独剂、某种炮制技艺或某个医学流派学术思想的保护与传承，这种保护传承模式属于割裂式的传承方式。割裂式传承方式虽然可有效保护部分彝族医药文化遗产项目，但也存在使该民族医药文化趋向断裂的弊端。只有整体性传承才能使各民族传统医药文化真正迎接时代挑战，在创新中完善自我，在应变中突破自我。对我国各民族医药文化遗产来说，当代传承的时代使命与主旋律就在于坚持由内而外的整体性传承而反对只重视表面而没有内涵的割裂式传承。彝族医药与汉医药等民族医药具有同源异流关系，在中华民族文化体系这块"土壤"上共同生息繁衍，属唇齿相依的"共生共存"关系。但可惜的是，由于彝族医药文化传承和保护在认识论与方法论上发生了严重的错误，将彝族医药从整个中国传统医学、中国传统文化中剥离开来，与社会服务、医疗服务体系脱节，特别是缺失对古天文历法的认识和理解，脱离了"人体同天体"这一认识论基础，必然导致彝族医药文化发生严重的变异。这是彝族医药文化遗产整体性传承缺失所导致的严重后果，是制约彝族医药文化传承与创新的主要诱因，突出表现在认识论与方法论两个方面。

（一）认识论错误

1. 历史原因及各种客观存在因素导致世人不了解彝族医药甚至产生认识论的错误。彝族医药文化遗产的博大精深，绝不限今天所被误解的"无完整医药理论体系"。在过去几千年发展历程中，由于种种原因，中国传统医学的传承与发展往往存在重主流，轻支流；重汉族医，轻民族医；重内地、轻边疆；重文献，轻口碑；重名医，轻布衣等不合理现象。长期以来封建社会遗留的轻视少数民族为"蛮夷""野蛮""落后""不开化"等偏见严重限制各民族医学的发展，如众多汉文典籍中有"夷人有病不识医，唯求巫"的记载。如果翻开记载西南历史的各版本汉文文献，我们会发现这样的现象，即汉文献绝少有关于彝医彝药的文字记载，即使有零星记载亦是负面的、充满蔑视的唯心认识。如元朝李京在其所撰《云南志略》附录《诸夷风俗》中对彝族医药这样记述：

---

① 山西科学技术出版社编，中医珍本文库影印点校：《备急灸法·十二经穴病候撮要·针灸医案合集》，太原：山西科学技术出版社，2011年版，第13页。

罗罗，即乌蛮也……有疾不识医药，唯用巫，号曰"大溪婆"。以鸡骨占凶吉，酋长左右，斯须不可缺，事无巨细皆决之。①

嘉庆师范《滇系》记述云南各地彝族时，也说道：

病无医药，用夷巫禳之。②

从这些文献记载看，历史上某些时期彝族医药曾受到歧视甚至被否定。但历史告诉我们：事实并非如此，因为任何一个民族能够跨越数千年历史，必然会有对本民族生命健康保驾护航的医药学知识。虽然彝族在生活中有"巫"存在，但不能说明彝族没有医药。正如汉族地区亦存在"祝由术"等巫医活动，部分人在生病时亦会求助这些巫医，这是客观存在的真实现象，难道我们就能根据这种巫医现象否认汉族地区中医药的存在吗？显然这是不符合客观事实的。历史上许多偏僻山区由于缺医少药，为医治疾病，通过祈神占卦来寻求身体康复的现象，不仅在彝族地区存在，就是汉族、藏族、蒙古族、苗族、傣族等其他民族也是屡见不鲜的。"巫医"与医药并存是各民族均存在的普遍现象，决不能以巫医活动的存在而否认彝族有自己本民族医药这个客观事实。相反，从我们所搜集整理的两百多种医药典籍和其他彝文典籍来看，彝族医药是以防治疾病的实践经验、择药配方、病症描述等为主的医学，所用药物也都是从治病经验中积累起来的，是实实在在的客观认识。特别是曲焕章的"云南白药"等系列彝药成药品种临床疗效已被广大人民群众充分肯定，更加确证了彝族是存在自己的医药理论体系的，任何有关"彝族医药理论不完善"的论调均属于谬论。

彝族医药具有完整医药理论体系，这是不容置疑的。对"彝族医药有无完整医药理论体系"这个问题，学界目前尚存在较大争议。彝族医药作为具有地域特色与民族特色的传统医学体系，其医药理论体系是基于十月太阳历等太阳周天历法及伏羲先天易学等彝族古代哲学指导思想而构建，通过长期对宇宙天地、自然气候、生活习俗、生理功能、病理变化、临床诊疗等方面的实践性观察并采取综合与归纳、分析和对比等演绎方法，历经思维的抽象和升华，形成了"以天文论人文、以哎哺论万物、以气浊论升降""以天体论人体、以五行论五脏"等医学指导思想，以气浊哎哺理论、形影脏腑理论、脉度血峰理论等为医学理论核心，以病根病症学说为诊疗特点的完整医学理论体系。从目前存世的各版本彝族医药典籍看，彝族医药已形成系统完备的医药学理论体系，其在医学思维模式、指导思想、理论基础、生理病理认知、病因认知、疾病诊断、治疗认知等方面都具有丰富的内涵，已形成相当完备的彝族医药理论体系并可有效地指导彝医临床实践，至今仍具有强大的生命力。

如此完善的医学体系，为何会被误解为"无完整医药理论体系"呢？要知道，人类社会任何族群的生息繁衍均离不开医药的保驾护航，特别是对于相对封闭的少数民族来说，能够延续几千年而尚未绝灭，必然有其独到的医药学知识代代相传，只是这些医药知识尚未被外界理解和接受。从这个角度看，每个民族的医学必然是道、法、术的统一体，是理、法、方、药一线贯通的，彝族医药亦如此。彝医学的基本理论属于医道范畴，是彝医在生命观、健康观、疾病观等方面所形成的核心理念，是彝医在认知生命和诊疗疾病方面所形成的认识论、方法论和思维方式。明确彝族医药与其他医种的区别与联系，发现彝族医药在生命健康方面的特色、优势及其在中国传统医药体系中的地位与贡献，才能使彝族医药相关工作从当前困境中解脱出来并在正确道路上砥砺前行。

---

① 陈春燕、王敏：《略论彝族医药古籍中的传统文化意蕴》，载《楚雄师专学报》，2005年，第1期，第95页。

② 陈春燕、王敏：《略论彝族医药古籍中的传统文化意蕴》，载《楚雄师专学报》，2005年，第1期，第95页。

2. 现代医学对疾病的认识建立在生理、病理、药理一线贯通的基础上，而彝族传统医药对疾病的认识是建立在命理上的。这是彝族传统医学与西方现代医学的本质性区别。正是由于研究者对此定位不清，才会发出"彝族医药基础理论存在着基本概念模糊和阐释人体的生理及病理不清的问题，彝族医药理论对疾病的认识仅停留在症状的表层上，缺乏对疾病的机制认识"的感慨。① 但事实证明，这种表象并不是彝族医药理论概念不清造成的，而是研究者不理解彝族医药的内涵造成的。可以毫不客气地说，如果"连彝族医药的大门在哪里都未搞清"，又何谈"研究彝族医药、传承彝族医药、发展彝族医药"呢？没有调查就没有发言权，这是毛泽东主席告诉我们的真理。彝族医药虽然历经磨难，但阻挡不了其前进的步伐。

3. 忽略对彝族医药原创性思维的认知和理解，是制约彝族医药发展的关键环节。"中医药文化在近一个世纪以来，理论上没有突破性创新，而西医学的诊治工具在近一个世纪内日新月异"的论断似乎已成为解释中医药发展滞缓的普遍共识。西医学日新月异发展的是什么？是科学技术的不断进步，是检测手段的推陈出新。但我们也要意识到，西医学发展至今却面临着其不可逾越的巨大瓶颈：药物治疗需要提供明确的靶点，而单一靶点是无法干预多个综合性因素对疾病的影响。人类越来越认识到生命属于整体性的医学，德国国家分子医学中心陈炜博士对单个基因与生命整体关系的论述非常具代表性，其认为当前对非常多的生物学现象是从单个基因变化角度解释，这就就如同盲人摸象一般，如将各部分与整体割裂开，很难对整体实现准确把握，生命研究只有从整体性研究才有意义，这是大规模基因测序技术、代谢组学技术、蛋白组学等整体研究技术的长处。② 疾病的发生与发展是复杂性问题，通常因人体内多个环节产生问题而导致，是各种因素的综合反应，如癌症并不是由某单个基因病变导致，而是多个基因出了问题，也许最后表现出来的病症都是肺癌，但是不同患者发生的基因突变是不一样的。③

显然，西方现代医学在解决生命复杂性与整体性这个瓶颈问题方面存在其弊端，虽然不断更新各种研究方法，但仍然显得捉襟见肘。只有从宏观整体的视野重新认识与研究生命现象，从认识论上进行革命性改变，方能在瓶颈问题上取得突破性进展。而汉医药、彝族医药等中国传统医学的立论点恰是从整体上认识生命与疾病的关系，无疑会给未来医学领域的后续研究带来新的契机与启示。

笔者通过对《突鲁历咪》等典籍的研究，发现公元前 39 至 33 世纪的乾阳中元地纪年代，彝族就发明了先天八卦太阳周天历法，创立了奠定医药理论基础的先天八卦勾股规图体系。生命在每一天、每一年都经历"首萌长遍退藏"的六气运化，受控于天体运行的昼夜规律、朔望规律和寒暑规律，而这一规律的原理就在于"先天八卦太阳周天历法"。在文字产生之前的史前时期，先天八卦太阳周天历法开创了彝族医药"标准化"研究，以五生十成、十生五成、宇宙八卦等时空模型，总结概括了彝族的原创性思维模式，是彝族医药文化的源头。这些理论是认识"人体同天体"这一思维方式的重要方法和途径，是不容忽视的。无论时代如何变迁，任何生命都不可能脱离宇宙天地而存在。彝医原创性思维模式的核心要素"人体同天体"无疑是一个既古老又常青的命题。如果将彝族传统医学发展滞缓的原因责之于"理论上没有突破性创新"，这种认识是片面的，甚至是错误的。彝族医药传承发展的首要任务是真正理解和领悟其医学原理，在此基础上的

---

① 李林森、崔箭等：《彝族医药基础理论中亟待解决的几个关键问题》，载《山东中医杂志》，2011 年，第 7 期，第 516-518 页。

② 李山：《新一代基因测序技术助力突破现代医学瓶颈——专访德国国家分子医学中心陈炜博士》，载《科技日报》，2013 年 4 月 14 日，第 2 版。

③ 李山：《新一代基因测序技术助力突破现代医学瓶颈——专访德国国家分子医学中心陈炜博士》，载《科技日报》，2013 年 4 月 14 日，第 2 版。

传承发展才谈得上创新。现代医学已经开始向整体医学回归，而我们却丢了自己的根本，忘了自己的优势，盲目跟从潮流，势必会失去本民族的创造力和自信心，哪里还谈得上拥有自己的话语体系呢？

（二）方法论错误

彝族医药文化遗产传承和保护除有认识论方面的错误外，也存在方法论的错误。彝族传统医学运用古代天文历法等作为认知方法，实践出与西方医学解剖分解论不同的医学路径，属典型的"整体论"。正因二者在认识论方面的本质区别，决定了二者必然要采用不同的方法与思路进行研究。从该角度来看，天文历法作为阐释"人体同天体"的理论依据，是彝医认识各种生命现象的方法论体系。如果不从古天文历法、古代易学等角度来认识彝族医药，我们自然也就无法理解其医学原理。显然，如果方法论错了，如何能深刻理解彝族传统医药的科学内涵呢？

彝医运用"观乎天文，以察体泰；观乎人文，以察身安"的思维方式，揭示人体与宇宙（即所处时间和空间）的关系。彝族在天文历法认识与观测方面，早在文字产生之前用符号图影记录了各种事物及其规律，故彝文典籍《哎哺啥呃》中有"云星日月生，人类图影萌"的记载。通过立杆测影等方法观测形影长短的变化规律，以反映日月运行与季节变化之间的规律，用白圈与黑点等符号图影记录该规律并归纳推衍出各种计数方式。[1] 彝族医药向世人展示了这样的道理，即人文道理要到天文中寻找，医学道理要到宇宙天地中寻找，但可惜的是古代彝族对生命与疾病的这种认识论跨越几千年时空，一些理论源头、术语概念与科学内涵却已无法为今人所理解。[2] 如果对历代彝医总结概括的生命与疾病认知方式简单地用今人思维从表面解读，而不是从发生学角度、从源头探析其产生时代背景与形成基础，是无法读懂彝族医药的。如传承者或研究者不从典籍与临床研究互参角度阐释古籍记载内容，根本无法理解古代彝医是怎样运用彝医理论诊疗疾病的。如读《哎哺啥呃》中有"人体同天体，天上日是呢，人之眼是呢，天上月是呢，人之耳是呢，天上风是呢，人之气是呢"的记载，如仅将彝族医药理论理解为"彝族先贤对天人关系重视，体现了取向比类、天人相应的特点"这种初级层次的观点，不去探求天人为何能相应、人体同天体的缘由与内在的本质规律，我们是无法理解彝医是如何认知生命与疾病的。[3] 要知道，彝医药理论不仅仅是历代彝医长期医疗实践经验的总结与积累，更与彝族古代自然科学、社会科学特别是古代天文历法等领域的卓越成就密不可分，如果脱离其赖以生存的社会实践与历史发展，那么剩下的也就只有空洞甚至歪曲的理论了。[4]

对彝族医药的源头性认识及其本体研究力度与深度不足。部分学者将彝族医药从整个中国传统医学与中国传统文化中剥离开来，导致彝族医药的传承发展与医疗服务、产业发展相剥离，故亟须从思维、基础理论、诊疗特色、传承创新等方面给予其准确定位。彝汉文化"同源异流"，阴阳五行与八卦（八角）是两种医学文化共同的认识论基础。彝族医药与汉族医药均为中医药的杰出代表，二者均以阴阳五行与先天八卦等古代哲学为认识论与方法论所构建的传统医药，"同源"使二者在认识宇宙生命方面表现出某些惊人的相似之处，但"异流"的发展也使两种医学各成体

---

① 罗艳秋：《基于彝文典籍的彝族传统医药理论形成基础及学术内涵研究》，北京中医药大学博士研究生学位论文，2015 年，第 47 页。

② 罗艳秋：《基于彝文典籍的彝族传统医药理论形成基础及学术内涵研究》，北京中医药大学博士研究生学位论文，2015 年，第 47 页。

③ 罗艳秋：《基于彝文典籍的彝族传统医药理论形成基础及学术内涵研究》，北京中医药大学博士研究生学位论文，2015 年，第 47-48 页。

④ 罗艳秋：《基于彝文典籍的彝族传统医药理论形成基础及学术内涵研究》，北京中医药大学博士研究生学位论文，2015 年，第 48 页。

系、各成系统,"同中有异,异种有同"是对彝汉两种医学体系的最佳解释。李约瑟在《中国之科学与文明》中说:

中国的"阴阳学说"与"五行"交互关系一样,它也能引导人类思想走入科学的领域,以正确地运用大自然。①

中国传统文化的阴阳五行一直是学界争论焦点,但阴阳五行是什么?至今尚未有人给出明确的答案。众所周知,《黄帝内经》是中华民族传统医药史上现存最早、最宏伟的医学典籍,影响至为深远。② 但可以肯定的是,《黄帝内经》既不是汉族首创,也不是汉族独创,而是汉族产生以前夷戎蛮狄等多个早期的民族共同创造的智慧结晶。《黄帝内经》通篇均以"阴阳五行"论宇宙生命的演化之理,论养生医病之理,论人体与天地四时的和谐关系,这种事关宇宙生命的理论并不是凭空产生的,而是来源于远古时期的天文历法知识,具体的源头在太阳历与阴阳合历等古代历法。③ 而这些古老的天文历法知识与殷商以前就已出现的干支纪日、地支纪月、天圆地方、二十八宿、五行星、月相朔望以及日月食等内容一脉相承,④ 且完整地保留在彝族文化里,保留在彝医与毕摩等传承人的记忆中。

彝族医药文化研究对彝族医药本身乃至中医药整个大体系来说均十分重要。彝族十月太阳历产生于公元前 4700 年前。⑤ 那时,彝族先贤通过对气浊、哎哺、尼能、遮辞等宇宙与生命运行规律进行观察与总结,创造出了太阳周天历法,这不仅奠定彝族的文化理论基础,亦成为了彝医认识生命的重要工具,在《土鲁黎咪数》等古彝文经典中有翔实记载。

众所周知,我国各民族医学自成体系,无论是在知识系统与符码体系构建方面,还是阐释模式方面与西方现代医学都表现出截然不同的特征。彝族医药在认识论与方法论方面均已自成体系,应从理论、诊疗与思维等层面展开整体性而不是割裂式地传承研究,这就要求研究者与传承者要深入系统地研读彝文医药典籍。通过研读古籍逆向追溯彝医发展脉络并用田野资料为旁证,透过各种医疗现象反究医理与自然哲理,通过回答"源于何处""讲了什么""价值何在"系列问题,阐明古天文学、古气象学等自然科学对各种彝族医药文化遗产项目所产生的影响,对彝族医药理论形成的基础与学术内涵实现动态考察,让习医者更清晰地认识彝医、理解彝医和正确地研究彝医,方能追本溯源,揭开彝族医药的神秘面纱,以彝族文化内涵的宇宙-生命的价值观与生存智慧来造福人类。⑥

三、民族文化认同感受到现代医学严重冲击

任何民族的形成都不是该群体自身单独进化的过程,而是与其他群体互动之下相互认同或辨异的产物。可以说,世界上从未有过未与其他民族互动、交流或依附而单独形成的"纯种"族群。在当前全球化的时代背景下,各民族与世界上其他民族在各领域的交流与冲突日渐频繁并达到了空前剧烈的程度,传统与现代对接的滞后导致民众对彝族医药文化的认同感衰减。现代医学已成为医疗卫生服务体系和保障体系的主流,而彝族医药逐渐退出了人们的日常生活,成为可有可无

① 李约瑟:《中国之科学与文明》第二卷下册,第 459 页。

② 范家永、吉文辉:《中医文献检索与利用》,武昌:武汉大学出版社,1987 年版,第 2 页。

③ 刘明武:《太阳历与阴阳五行——"太阳与中华文化"之一》,载《彝族文化》,2013 年,第 2 期,第 46 页。

④ 王洪图:《内经》,北京:人民卫生出版社,2000 年,第 17 页。

⑤ 据《苏颇·祭笃慕》《施滴添自》两书记载,太阳历由戈施蛮毕摩创造,戈施蛮毕摩生活于公元前 4700 年所处的时代。

⑥ 罗艳秋:《基于彝文典籍的彝族传统医药理论形成基础及学术内涵研究》,北京中医药大学博士研究生学位论文,2015 年,第 48 页。

的医疗措施。然而，现代医学的覆盖面十分有限。据世界卫生组织公布的数据，全世界52亿人口中，大约80%集中分布在发展中国家，而这33亿人口的卫生和健康主要依赖于这些欠发达国家的传统医学体系，这个数据从侧面反映出传统民族药的有效性和巨大潜力。[1] 从另一方面来讲，现代医学的医疗手段也不是万无一失、十拿九稳的，对许多疾病的治疗也显得力不从心。在市场经济阶段的今天，人口老龄化、疾病谱向慢性非传染性疾病发展，经济全球"一体化"给医疗卫生带来新问题，不断出现新的重大传染性疾病如SARS、艾滋病等，给现代医疗技术带来了严峻的考验。20世纪50年代，许多西医将高原肺水肿当肺炎治疗，将高山反应的症状当成"感冒"或"神经官能症"，进行着合理合法地"庸医杀人"。殊不知，这些高原病的治疗早已为藏医所认识。[2] 医药是每个民族得以生息繁衍的重要保障，是各民族屹立世界之林的脊梁，如何传承且发扬各民族医药文化遗产的优秀成分是文化遗产保护与传承的重要工作内容。面对各民族医药文化的急剧萎缩，我们要意识到民族文化认同感受现代科学冲击是不容忽视的关键因素，分析与解决民族文化认同衰减显然是包括彝族医药在内的各民族医药文化遗产保护与传承的重要内容。

彝族医药源于民间，用于民间，是彝族民众长期以来自我保健、防治疾病的传统方法。在彝族地区，相当多的彝民都懂几味习用药物的主治功效与临床运用，自采、自用或自行售卖草药成为早期彝族草医的生活常态并形成"赶街天"等贩售彝药材的民间习俗。但随着城市化、现代化进程的加快，这种对彝族医药传统的、自发的文化认同感受到现代医学特别是西方医学的冲击，在西方医药学基础上构建的评价体系正逐渐导致彝族医药文化认同感迅速衰减，这从相关案例得到了具体反映与体现。

【案例一】
380元的袜子与5元的彝药

民间医生是传承和发展彝族医药的主力军，却面临严重的萎缩。在云南省昆明市西山区马街镇有个特殊群体，他们中有的是彝医，有的是懂几十味彝药功效的药农，该群体保留着对彝族传统医药文化最地道、最浓郁的认同感，在实践过程中不断强化着彝族医药的核心观念和知识技能。笔者曾长期深入调查了一名彝医——庙有能，其家住嵩明县阿子营，40岁出头，有一子一女，常年在乡间集市贩售药材、诊脉看病。"山野出圣贤，绝学在民间"是彝医庙有能的口头禅，他一边拜师学习医术，一边到野外采药挖药。25岁的女儿帮着他打理店面生意，也掌握了一些医术医技。庙有能对昆明周边地区彝医习用的草药非常熟悉，经常有高等院校、科研院所的研究者请他代采药材与标本，或者指导学生到野外认药识药。他所经营的药店规模虽然不大但品种齐全，彝族群众耳熟能详的药物品种，如千针万线草、兰花参、石椒草等都能在这里找到，这些彝药材多是周边彝族群众熟知的品种。老人们常将兰花参和猪肉一起炖煮给小孩食用，对小儿疳积有很好的治疗效果。千针万线草是彝族妇女经常服用的药物，《滇南本草》对千针万线草有记载：

味甘，性微温，补肝、脾、肾。阴血虚弱，神气短少，头晕，耳鸣，心慌，目中起翳生花，五心烦热，午后怕冷，夜间发热，小肚胀坠，腰疼脚酸，步行艰难，妇人白带漏下淋漓等症。调养精神，补养肾肝，任督二脉亏损，妇人虚弱要药。

[1] 裴盛基、龙春林：《应用民族植物学》，昆明：云南民族出版社，1998年，第109页。
[2] 诸国本：《发展民族医药的现实意义》，载《世界科学技术——中药现代化》，2000年，第5期，第1-2页。

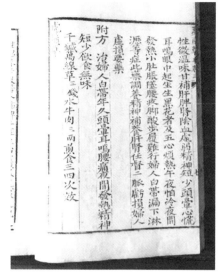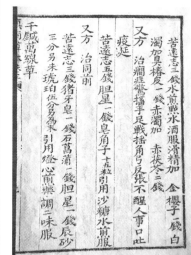

图 3-2　《滇南本草》收载的"千针万线草"

图片来源:《滇南本草》清代务本堂刻本

庙有能除周末在马街镇赶集日开门售药之外,其他时间会去昆明的其他乡镇赶集贩售药材。除此之外的时间,在每年的霜天以前,他都要去野外采药挖药。像庙有能这样的民间彝医长年累月在乡间地头延续着彝族医药的传统,但因为没有行医资格证,只能在乡间集市以贩药为名而从事诊脉看病的业务。对彝族来说,这种传统的医药方式是他们生息繁衍的根本保障,但由于受到现代医学冲击和行医资格限制,生存空间越来越小,正从人人都懂得的一棵药或一种药,逐渐成为让人陌生的"草草根根"。我们采访庙有能的当天,正值庙师傅采药归来,正在整理一天的辛勤收获。他将一棵棵番白叶捆成小扎,售价为5元一扎。《滇南本草》中对番白叶记载如下:

味苦,涩,性寒。治血崩白带,大肠下血。

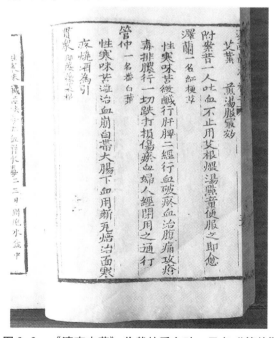

图 3-3　《滇南本草》收载的番白叶,又名"管仲"

图片来源:《滇南本草》清代务本堂刻本

番白叶是彝族用于治疗消化系统疾病的常用药物，可以治疗胃痛、痢疾、腹泻、腹胀等；切段晒干后煮水服用即可，方便又简捷，一扎能服一个星期。庙师傅向我们娓娓道来番白叶的功效时，一位老年妇女向他询问自己的病情要怎么治疗。老人说自己有高血脂症，下肢静脉曲张非常严重，在某医院购买了一双专门用于治疗静脉曲张的袜子①，花了380元。从外观来看，该袜子与普通袜子没什么两样。

通过问诊、脉诊和舌诊之后，庙师傅发现该患者为慢性胃肠功能失调，建议老人用番白叶煮水喝。当得知番白叶要5元钱一捆的时候，老人惊讶地说：

"怎么这么贵呀！这个药在山头田间不是很多吗？"

庙有能一时无语，长长地叹了一口气。等老人离开后，庙有能说：

"愿意花380元买一双袜子，却不愿意花5元钱买药吃，对医院如此迷信，这么不相信我们民族民间医药，真是可悲呀！"

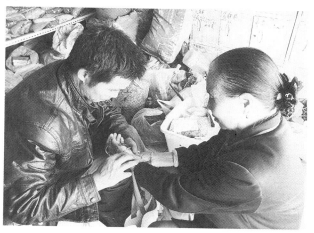

图3-4　正在为患者诊脉的彝医庙有能

这样的事例举不胜举。传统医药与现代医药在博弈中落败，难道是传统药物疗效不如现代医学吗？答案是否定的。我们应清醒地意识到，传统不等于落后，现代化进程虽然会冲击落后的技艺，但不会冲击传统文化中的优秀技艺。导致彝族医药等传统技艺萎缩的真正原因是未处理好传统技艺与现代进程之间的碰撞与融合关系，将传统技艺有效地融入现代化进程是赋予传统技艺全新生命力的重要举措。然而可惜的是，现代化进程没有促进传统医学的发展，却导致民间医生的生存空间急剧萎缩，传统与现代碰撞所带来的民族文化的认同衰减成为彝族医药文化遗产保护与传承工作必须面对的一大困境。

不同社会群体对彝族医药文化的认同感存在差异。彝族民间医生与各种级别医院医生相比显得十分平凡，是田间地头的"草根医生"，根本不被重视，他们所掌握的彝族医药知识如果用现代西方医学标准来衡量更是微不足道。但恰恰正是这不被各医院"高明"医生重视甚至鄙视的"草医草药"，却为群众百姓的健康保驾护航，发挥了不可磨灭的功劳。对彝族医药文化认同感，不同人群表现是不同的。对这种现象，庙有能是这样说：

①　静脉曲张袜是一种具有促进静脉血液回流心脏功能的产品，它是一种医用治疗器械，一种治疗静脉曲张类疾病的医用器械。这不是普通的袜子，它是由力的作用和分布在脚踝部建立最高支撑压力，顺着腿部向上逐渐递减，在小腿肚减到最大压力值的70%~90%，在大腿处减到最大压力值的25%~45%，压力的这种递减变化可使下肢静脉血回流，有效地缓解或改善下肢静脉和静脉瓣膜所承受压力。通过国家药监局严格审批、认证的"静脉曲张袜"才具有预防和缓解静脉曲张的功效，但是起不到治疗的作用。当交通瓣膜破坏时，内踝上部出现轻度肿胀、皮肤瘙痒及色素沉着等症状，需要到医院就诊。参见百度百科静脉曲张，百科全书，2016年4月11日。

"5元一把的草药是我翻山越岭挖来的，可惜很多城里人不相信一把草药就能治疗疾病。相比之下，在农村，有很大一部分人对这些草药更加熟悉和认可。现在年轻人认为学习民间医药考不了医师资格证，不愿意学习。"

庙有能一边向路人介绍草药功效，一边还要以通俗易懂的语言来解释草药所能治疗的疾病有哪些，偶尔遇到一位上了岁数的老人不需要他说明，自己就能对这种草药功效作用说出一二来，这让庙有能兴奋不已。当然，会购买草药的人大都是自己懂得一些草药知识的，而剩下的少数人基本上都是患了花费大量钱财在各种大型医院都无法治疗的疾病，才会选择找民族医生看病，抱着试试的心态，才会花钱买这些草药。说到这一现象，庙有能长长地叹了一口气，说：

"这些愿用彝族医药治疗的病人，都是被西医折腾了几遍的人，基本是被西医判了死刑的人，听别人介绍你治病疗效好，才会过来找你看。"

因笔者就是彝医传人，对此深有同感。正是对彝族医药的认同感随现代化进程不断减低的缘故，众多彝族医生均感慨自己从师学习数年的实践经验却无人继承，纵有"一身武艺"，却没有用武之地。民族民间医生队伍历来就有"鱼目混珠"的乱象，更有部分贩售假药或盲目吹嘘"特效"的人混到民间医生队伍中，结果严重影响到民族医生的声誉。面对诸多问题，如同庙有能一样的民族医生均显得无能为力、无可奈何。庙有能说：

"虽然有省级民族医药学会，但却没有人来将真正有真才实学的民族民间医生凝聚起来，对他们进行管理，让'鱼目混珠'者自惭形秽。征求各方面意见，结合现实，与有关政府部门进行协调，让中国传统医学的传承和发展真正落实，这是政府部门最需要做的事情。"

说到这里，人们不禁要问，彝族传统医药到底要靠谁来发展，是依靠科研工作者吗？据笔者调查，目前全国从事彝族医药研究工作的机构仅有6家，如凉山彝族医药研究所、西昌彝族医药研究所、云南省彝族医药研究所、云南省食品药品监督检验研究院、西南民族大学、云南中医药大学等。社会团体有中国民族医药学会彝族医药分会和云南省民族民间医药学会彝族医药文化专业委员会。这些研究人员总共加起来也不超过500人，而全国有700万彝族同胞，仅仅依靠科研院所怎么能传承和发展博大精深的彝族传统医药？可以肯定地说，一个失去造血功能仅依靠外部输血的人是无法维持生命的。彝族传统医药也一样，不激发本民族人群的文化认同，恢复其自身的造血功能，将这些医药知识和医技医术传承下去而造福更多的人的话，彝族医药只会随着现代化进程而不断萎缩，甚至逐渐消失。83岁高龄的张之道先生语重心长地说：

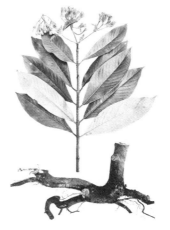

图3-5　张之道先生采集制作的植物标本——丁香花根

"我们现在仍然不敢歇着呀，多少老彝医生的经验我们都没有继承下来，还有很多医生的经验等着我们去学习和整理呀。"

张之道先生是云南省著名彝医，治愈了不计其数的疑难重病患者，也挽救了数不胜数的濒临死亡的患者，很受当地群众爱戴。虽已经入耄耋之年，老人依然每年都要去调研、采药，拜访民间老彝医，向他们请教学习并亲自采集药材，制作标本，弄清每种药物的生长环境、性味功效和基源，这不得不让一些追名逐利之辈汗颜。

四、传承机制缺乏顶层设计降低群体延续性

传承人群体延续性降低导致彝族医药文化重构难度加大。文明延续与文化继承是每个民族共同体义不容辞的责任与使命，强化传承人群体延续性是重要举措。对彝医传承人来说，目前尚缺乏强有力的传承机制和保障措施。老彝医无传习场所，临床经验和学术思想面临失传的危机，民间医生基本处于"自生自灭"式的自然淘汰状态。在如此传承状态下，各医学流派的传承脉络极其容易断裂。对彝族医药文化遗产领域来说，不管是家族传承还是师徒相授，各医学流派传承链的群体延续性是衡量该医种传承可持续性的关键要素。从整个彝族医药文化遗产传承看，前景十分堪忧。有的彝医已年过八十，至今却还没有合适的传人人选，多年从医积累的宝贵经验面临无人继承、危在旦夕的境况。即使个别老彝医由政府相关部门指派了徒弟，建立了师承关系，但这些所谓传人专注的是如何"争名夺利"，志向并非是学习彝族医药知识，通常是拜师时"轰轰烈烈""场面壮观"，而后续临床跟师中却"不了了之"，甚至"了无踪迹"。显然，这样的传人是不能安心临床跟师学习的，自然亦无法领会师父所传授的各种知识，更不能对其师父的学术思想进行系统整理。许多老彝医因医术精湛而远近闻名，各地求医者慕名而来，甚至许多当地卫生局领导也是他们的患者，但这些老彝医的行医资格与学术继承问题却迟迟未得到解决。事实上，并非是当地政府部门不知道这些彝医的存在，而是有关部门没有深入思考过现行制度下应如何继承与整理这些彝医的学术思想与临床经验。通过以下典型案例的剖析可窥一斑而见全豹，反映当前彝族医药文化的生存困境。

【案例一】
没有传习场所的艰难之路

村落（社区）自发性传习成为彝族医药传习的主要方式。对彝族文化来说，制约其传承发展的主要因素可概括为以下方面：

1. 民族语言文字的消亡，不仅造成了彝族文化传播的局限，甚至导致了某些重要文化项目的传承断代。彝族人口总体说来属"大杂居，小聚居"的分布格局，受到其他民族文化特别是西方文化与汉族文化的冲击与同化。散居的彝族人目前多使用汉语交流，已丢失了自己本民族的母语，甚至对聚居区的彝族人来说，其彝语退化程度亦非常快，很多人也基本不会用本民族语言交流。语言文字自古就是各种医学理论得以累积的载体与临床实践的媒介，从这个角度看，语言文字的力量是巨大的，通常被认为是塑造人物性格、影响情绪变化及行为规范的巨大文化力量。对彝医来说，懂本民族的文化与语言文字显得尤为重要。要知道，无论是任何群体间，还是每个个体间，各种文化要素的传递如思维模式、行为模式等主要依靠的就是语言文字等复杂类型的符号系统。可以毫不夸张地说，如果将民族文化比作该民族医学的根，那么语言与文字又是该民族文化的根。[①] 因为每个民族多在自己本民族的语言文字基础上形成各自的民族医学，运用本民族的语言文字方能清晰地表达该民族医学的科学内涵与深层次意蕴，彝族医药更是如此。

---

① 罗艳秋：《如何从民族文化视角探寻民族医药的内核》，载《中国民族医药杂志》，2006 年，第 5 期，第 4 页。

2. 民族礼俗消亡加剧，造成了彝族古代文化理解与古籍文献释读困难。自古至今，彝族经过长期的发展与积累，已形成一整套完整而规范、能体现本民族特点的礼仪风俗，与彝族各种文化如医药文化等息息相关。在古代，人们熟悉各种礼俗并融入生活，自然对各种文化要素非常容易理解，但现今却很少有人坚持这些礼俗，反而借用其他民族礼仪甚至用西方社会礼俗①，自然无法正确解释彝族古代的各种文化要素，也无法释读古代文献，如此又怎能解答彝族传统文化呢？这特别突出表现在丧葬礼俗方面，早期彝人都举行大型祭祀活动，包括作祭献药等仪式，但现今却大多请道士先生或西洋基督教教士来做道场，本民族的礼俗已荡然无存，久而久之也就无法理解本民族的文化了。

3. 重要传承者数量急剧锐减，文化脉络断裂。毕摩是彝族文化的重要传承者，不仅懂得各种文字，亦懂得各种历史掌故与文化。毕摩在彝族传统医药传承中扮演的角色有三，包括推算日月历度、诊病治病、作祭献药等。这些通晓医术的毕摩与普通彝族草医相比，其除能诊病治病外，更关键的是通晓彝文，精通彝族文化的各方面知识，不仅能触类旁通，更能活学活用而推陈出新。这些毕摩既可一边用文献典籍中的理论指导实践，亦可一边不断记录与总结医疗实践经验而使之不断完善。显然，毕摩在彝族医药文化传承中发挥的作用不容忽视。近年来，毕摩数量急剧减少，既懂彝族医药知识又懂古彝文的毕摩更是凤毛麟角。在过去几十年中，人们对彝族毕摩文化了解并不深入，毕摩文化曾被划为封建迷信而备受歧视，毕摩本为彝族各种文化遗产的重要传承人，却往往被误会为"牛鬼蛇神"，甚至由毕摩书写的毕摩经卷亦被烧毁，彝族的各种语言文字与风俗习惯亦随之逐渐淡出人们的视野，甚至以越来越快的速度在消亡。目前，懂古彝族文字与文化的人员寥寥无几且多已步入高龄，甚至相当多的彝族人已不会运用本民族的文字与语言释读本民族经书与文化，根本无法理解本民族的文化所表达的真正内涵，毕摩文化已到急需抢救的地步，各种传承人培养已迫在眉睫。

4. 彝族地区经济普遍滞后制约了文化的传承与传播。彝族人口多分布在偏远山区，这些地区相对"封闭"，与外界交流较少，多数人存在着"养猪为过年，养牛为耕田，养鸡为吃盐"的"小富即安，不富也安"的观念②，这些地区相对其他发达地区来说，尚属贫穷地区。对这些地区来说，其各种文化要素只能在本辖区较小范围内传播，如想在更广泛的范围传播，将面临更大困难。显然，传播范围狭窄，加上受外界文化冲击持续加强，明显会导致彝族各种文化要素的流失，这是不利于各种文化遗产保护与传承的，医药亦是如此。

众所周知，彝族文化的传承人是"毕（布）摩"，"毕（布）摩"是掌握彝族文字各类典籍文献的文化人，是对彝族文化作出特殊贡献的历史功臣。③ 如何培养规模庞大的毕摩文化研究队伍显然是振兴彝族文化的重要举措，抢救性地开设布摩文化教学是培养彝族文化乡土人才的最佳捷径。④ 为有效传习毕摩文化，各界人士为此进行了积极探索。在过去，有的地方彝族土官甚至支持兴办彝文学校，以培养平民毕摩，促进彝族医药古籍文献的广泛传抄与普及，如寻甸县矣卜罗土司所在地就曾集中培养过毕摩，临安知府也在其府衙举行科举考试，分别设汉文与彝文考试，汉文考"乡员"，彝文考"毕摩"，考中者都视为上制文人；新平县鲁奎山和磨盘山也曾举办过类

---

① 阿卓博祖：《从彝文双语职业学校的成立看毕节彝文化的传承》，载《贵州民族报》，2012 年 6 月 20 日。

② 阿卓博祖：《从彝文双语职业学校的成立看毕节彝文化的传承》，载《贵州民族报》，2012 年 6 月 20 日。

③ 阿卓博祖：《从彝文双语职业学校的成立看毕节彝文化的传承》，载《贵州民族报》，2012 年 6 月 20 日；亦可参见《贵州省毕节彝文双语职业学校》，http：//www.gzmw.gov.cn/index.php？m＝special&c＝index&a＝show&id＝1314。

④ 阿卓博祖：《从彝文双语职业学校的成立看毕节彝文化的传承》，载《贵州民族报》，2012 年 6 月 20 日；亦可参见《贵州省毕节彝文双语职业学校》，http：//www.gzmw.gov.cn/index.php？m＝special&c＝index&a＝show&id＝1314。

似的彝文学校和会考，考中者加封为"毕摩"。① 鉴于缓解毕摩文化急剧流失的初衷，2012 年，贵州省毕节市创建彝文双语职业学校，俗称"毕摩学校"，其根本目的就是想发扬彝族传统文化，所以招收学员多从初中甚至大专以上学历人员中选录，属高规格的中职学校。② 毕节彝文双语职业（毕摩）学校在办学目的方面明确提出以规范毕（布）摩经及以毕（布）摩文化教学为本校核心，将探索性开设彝族文字教学作为本校教学的重点，彝文字教学以贵州古彝文为主，同时也开设云南、四川的彝文教学课；以学常用彝文为主，也要学习异体彝文。③ 从该毕摩学校的办学宗旨看，显然是要以大力培养精通彝汉双语的师资队伍为基础，这是有利于各种彝文化传承的。但从整个彝族地区看，这样的传习场所目前仅此一家，远远不能满足彝文化传承的需要。

美国语言学家萨丕尔说："语言是文化的载体，它不能脱离文化而存在。"民族文化的传承离不开语言，民族之间的区分也主要借助于语言。④ 语言等民族文化是区分民族的标准，其重要性不言而喻。不同民族在自己的语言社会化进程中所形成的独特疾病观与健康观的保护与传承自然是要在其本民族文化基础上实施。要知道，一代又一代的医药知识继承者都是在自己民族的语言传承中逐步训练得到的，所以各民族医药文化的差别性还在于其所根植的民族语言土壤的不同。⑤ 从这个角度看，搭建合理的传习场所，保护彝族医药文化遗产生存的土壤与环境亦是重要内容。

【案例二】
名老彝医专家学术思想的断档

口传心授是早期彝族医药教育的主要形式。在长期医疗实践过程中，历代医家积累了丰富的经验，形成了各自的学术流派与学术思想，为传统彝族医药理论体系的构建与发展奠定了坚实的基础。对于传统医药来说，院校教育是无法取代师承教育的。医疗经验的积累不是一朝一夕能做到的，需要长期持之以恒的训练和研习。显然，无论在过去、现在及未来，师承家传都是彝医学教育的主要形式。从该角度来看，对各医学流派代表性传承人的学术思想的传承研究也将成为彝族医药文化遗产保护与传承的重要方面。

彝族医药重视口传心授的传承方式，强调医家个人经验的积累和体悟式的传习方式。彝医名老专家作为彝族传统医药发展历史的重要承载者，是彝族传统医学理、法、方、药的集大成者和传承者。彝族传统医药发展历史中形成的医学理论、诊疗技术、用药经验、医药典籍无不是历经一代又一代彝医的呕心沥血、殚精竭虑下才得以不断积累、传承和发展。如果将整个彝族医药比作一个机体的话，那么，每位名老专家的学术思想就是机体的"器官"，起到滋养生命的作用。可以说，师承或家传式的教学模式在造就每个名医的同时，也促进了彝医在各个历史时期医学流派

---

① 朱琚元：《彝文文献概览——兼谈彝文文献于明际以来始多见的历史成因》，载《彝族文化》，2001 年第 3 期，第 65 页；亦可参见《彝医药古籍文献明清时期多见的成因分析》，《云南中医中药杂志》，2016 年第 8 期，第 82 页。

② 阿卓博祖：《从彝文双语职业学校的成立看毕节彝文化的传承》，载《贵州民族报》，2012 年 6 月 20 日；亦可参见《贵州省毕节彝文双语职业学校》，http：//www. gzmw. gov. cn/index. php？ m = special&c = index&a = show&id = 1314。

③ 阿卓博祖：《从彝文双语职业学校的成立看毕节彝文化的传承》，载《贵州民族报》，2012 年 6 月 20 日；亦可参见《贵州省毕节彝文双语职业学校》，http：//www. gzmw. gov. cn/index. php？ m = special&c = index&a = show&id = 1314。

④ 孙秋云：《文化人类学教程》，北京：民族出版社，2004 年版，第 101 页。

⑤ 罗艳秋：《如何从民族文化视角探寻民族医药的内核》，载《中国民族医药杂志》，2006 年第 5 期，第 4 页。

的形成与学术争鸣，极大地推动了彝医理论的继承和创新。

名老彝医及其传承人在当今彝族医药领域通常是学术水平精湛、临床诊疗特色突出的彝医群体，无论在彝医理论研究、前人经验整理及临床实践方面都堪称典范，是当代各家彝医学术流派的核心人物，是彝族医药的智力资源和宝贵财富，抢救继承名老彝医的学术思想的和技术经验，是彝族医药传承工作的重中之重。由于缺乏对历代彝医学术思想整理研究，许多珍贵遗产随老彝医的逝世而流散或消亡。如竜者是云南省玉溪新平县老厂乡底巴都村第五代毕摩与彝医世家传人，著有《彝族医药》一书，此书由其传人历经多次编著、补充和完善才得以传世，目前有民国三年、民国八年等手抄本传世，笔者多方访寻，后终从聂鲁先师手中得到传承。此外，彝医涅别努巴、此苏维录巴、巴桑努巴等彝医传人均著有彝族医药书传世，但这些彝医学术思想与临床经验却没有得到系统的总结与整理，也没有传承谱系可供追溯，笔者对几位彝医的传承脉络与典籍文献虽多方查找，但至今尚无法连缀成完整的线索。沈育柏、曲焕章等是清末民国初年彝医的佼佼者，留下拨云锭和百宝丹等千古良方传世，但他们如何运用彝族医药理论指导临床实践等方面的内容却无从查考。在彝族医药史上，众多民间彝医如梓谷显、刘李初、普先彩等仅留下一方一技就与世长辞，其学术思想却无人完整传承，实在令人扼腕叹息。作为彝族医药工作者与传承者，我们要清醒地意识到，大量彝族医药理论与诊疗技术随老一辈彝医相继谢世而逐渐消逝，对名老彝医专家医技医术的抢救性整理已迫在眉睫。

对名老彝医专家的医技医术特别是学术思想的继承与发扬是彝族医药文化遗产传承的核心，是彝医学生命力所在与当前彝族医药事业发展的首要任务。党和各级政府非常重视民族医药发展并给予了大力扶持，如国家中医药管理局与国家民委联合印发的《民族医药"十三五"科技发展规划纲要》，明确提出了"抢救传承、支撑创新、夯实基础、重点突破"的发展原则与思路，在民族医药传承保护与理论研究、医疗保健服务能力提升、资源可持续发展研究、关键共性技术等方面达成共识，这些举措为各民族医药发展提供了可参考的依据。与其他民族医药相比较，彝族传统医药仍处于落后与濒危状态，彝族医药传承发展相对滞后，在医疗、教学、产业发展等方面较藏族、蒙古族、维吾尔族等少数民族医种尚有较大差距，未能取得与之文化底蕴和临床疗效相符的发展成效①，其中众多名老彝医专家的学术思想与临床经验尚未得到系统的整理和研究，这成为了制约彝族医药传承的主要因素之一。但可惜的是，这些彝医名老专家所掌握的各种彝族医药知识却从未有人系统整理。

【案例三】
默默无闻的民间医生与联合国副秘书长

早在2009年开展民族医药调查工作时，笔者通过当地人介绍得知，德宏芒市芒核村的朗波岩坐相医生擅长骨伤疾病的诊治，家传数代，且疗效显著。朗波岩坐相现年58岁，是傣医世家第三代传人。该世家在芒市周边非常具有影响力，在几代人的系统总结下，已形成独具特色的傣医药伤科复位理筋止痛疗法，其疗法主要是将手法复位与傣药配合，对各种骨伤、筋伤、闭合性炎症、肌肉劳损等类型疾病具有显著疗效。朗波岩坐相自小就在其祖父与父亲指导下学习傣医傣药相关知识，对傣医常用药物的药性非常熟悉，通过多年临床实践也总结出了一套卓越的正骨手法。目前，其一直在指导子女学习这门傣医技术并已形成自己的医学流派。我们的研究小组在德宏州图书馆历史文献部张云主任的指引下来到朗医生家中求教。当时朗医生家中俨然就是一个卫生院，

---

① 罗艳秋：《基于彝文典籍的彝族传统医药理论形成基础及学术内涵研究》，北京中医药大学博士研究生学位论文，2015年，第11页。

门口的几间屋子设有病床，床无虚席，都是远方近处来看病的患者。朗医生正和儿子在为一名肩关节脱臼的患者复位，患者痛的嗷嗷直叫，朗医生动作迅速，在儿子的帮助下瞬间给脱臼的关节复上位，患者才算松了一口气。

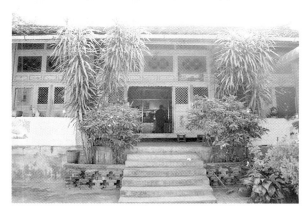
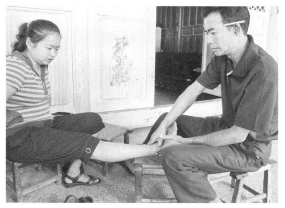

图3-6　朗波岩坐相医生的诊室　　　　图3-7　朗波岩坐相医生正在为患者治疗

时隔7年，2016年，云南省中医药管理局官方微信"云南中医"上发出了题为"联合国副秘书长盛赞云南德宏傣医"的信息。事件起因要从2016年9月联合国副秘书长西迪贝来云南考察说起，其原计划定于9月6日至9日期间率队到德宏调研艾滋病防治工作。在7日凌晨当天，云南省防艾局项目处处长杨艳送西迪贝乘飞机去德宏时发现其行走艰难，询问后方知西贝迪的这次调研纯属带伤工作，原来其右脚韧带受伤已超过3个月，虽在日内瓦、北京等地医疗机构治疗过，但效果并不明显。抵达德宏州芒市后，西迪贝主动提出想采用中国传统医学治疗的想法，当地陪同人员遂将傣医朗波岩坐相推荐给了西迪贝。在诊脉与触摸患病部位后，朗波岩坐相先用祖传理筋疗法在其患病部位进行理筋与按摩，使挫伤的肌腱与韧带复位，然后涂擦自己配制的祖传药酒，同时在患部采取手法按摩以促进药物吸收。令人惊奇的是，经朗波岩坐相如此治疗仅仅几分钟，西迪贝就明显感觉到患部疼痛大为减轻，其行动亦方便得多。显然，这次治疗效果是明显的。西迪贝对朗波岩坐相的治疗非常满意，握着朗波岩坐相的手连连竖起大拇指夸赞。[1] 据后续报道，西迪贝从德宏回到北京后，一直夸赞传统傣医学的神奇疗效并向多方推荐。[2]

对朗波岩坐相医生来说，这是一件幸运的事，在得到联合国副秘书长的赞誉和充分肯定后，当地政府随后为他配备了徒弟，积极推进其临床经验总结和学术继承工作。但对大量民族医生来说，却无这般机遇，他们虽有朗波岩坐相医生一样精湛的医术，却只能默默无闻甚至不为社会认可，基本上处于"自生自灭"的传承状态。如果没有人去关注与挖掘，他们的医技医术必将随着时间的流逝而失传。

如何增进民众对民族医学的认同感？要解决这个问题，政府部门要采取积极主动的措施。难道只有外国专家学者关注后，我们才重视吗？据米歇尔·西迪贝表示，其了解中医药、藏医药，但却是第一次听过"傣医药"，说明我们对傣医药的宣传力度尚显不足。虽然该案例是有关德宏傣医的，但对彝族医药来说亦具有借鉴意义。对号称"四大民族医药"的傣医药尚且如此，何况彝族医药呢？显然，这种思维惯性值得我们深入反思。

基于顶层设计的整体延续性传承是彝族医药文化遗产工作的重要内容。我们知道，医术、医理与医道均是彝医学术传承的核心内容并要依靠各种传承载体得到传播。总体说来，传承载体主

---

①　杨艳等：《联合国副秘书长盛赞云南德宏傣医》，载《云南中医》，2016年9月13日。

②　杨艳等：《联合国副秘书长盛赞云南德宏傣医》，载《云南中医》，2016年9月13日。

要包括传承人、传承物与传承场等。传承载体是彝族医药文化赖以生存的土壤，是其得以不断汲取营养供给的力量与源泉。这些要素环环相扣而共同构建了彝族医药文化遗产的活态传承体系。对每个民族的医药文化来说，这些要素如同一颗颗珍珠，可以按照不同民族的审美观与价值观而创造出一条条项链，但散落的珍珠再怎么排列却不能称之为项链。要知道，活态传承链中的任何一个环节出现断裂，脱落下来的一颗颗"珍珠"只能成为文物、故居、遗址、遗迹而进入博物馆或保护区，如此断裂的传承只能称之为"死态传承"，虽能成为鼓舞民族自豪感、激发民族文化自信的重要因子，但对整个彝族医药文化遗产体系来说，其损失却是巨大的。显然，自生自灭的发展状态是对彝族医药文化传承的致命性伤害，亟须建立"活态传承"机制，通过顶层设计推进群体传承的延续性。这是彝族医药文化遗产工作的重要内容，亦体现了物质文化遗产与非物质文化遗产工作各自的侧重点。

五、政策缺失使彝族医药文化传承处于自生自灭状态

对彝族传统医药来说，虽然拥有众多的优势和特色，却仍然避免不了受到市场经济的冲击，其必然面临文化传承机制的变革和重构。要知道，彝族医药的发展处于弱势状态，这是不争的事实，但这种弱势不是彝族医药自身造成的，而是社会整体变迁带来的负面影响。显然，解决彝族医药发展的弱势状况恐怕不是其自身能解决的事情，而是需要社会各界特别是政府部门要正确审视与看待彝族医药，给予其必要性的支持与扶持。这对彝族医药文化保护和传承来说，具有非常重要的促进与引导作用。因此，在彝族医药文化保护、传承与开发过程中必须发挥政府的主导作用，从文化遗产保护与传承的视角，将彝族医药的核心思想和理念、表现形式（实物、技艺）、人文（自然）空间等有机结合起来，明确彝族医药文化遗产保护的核心和主体，讲清楚彝族医药"源于何处""讲了什么""有何价值"等关键问题，真正发挥其医疗价值和文化价值。只有这样，人类促进彝族医药文化保护和发展的愿望才能得以实现。

【案例一】
云南医学史"官办医学堂"创始人的仅存历史见证毁于一旦

云南清代名医陈子贞于清道光二十九年出生于云南南宁（今曲靖市东门街）的医学世家，曾执教于云南有史以来由官方创建的第一个医学堂并编写了云南第一部医学教材《医学正旨择要》。陈公是云南史上将家传变为国传的创始者，在云南医学史上具有里程碑式的重大意义。云南中医药大学楚更五与李平教授曾对陈子贞的学术思想和传承脉络进行了系统研究，对陈家老宅进行了实地考察调研。陈子贞先生世居的祖屋位曲靖东门街，保存完好，占地面积达3亩之多，为清代常见的土木结构①……陈子贞的后人将当年的房契仍然完好地保留着，甚至子贞结婚所用的部分家具、阅读批校的古籍及开设"宝龄堂"所用的盛药器具等仍在。② 2016年5月，课题组按图索骥在地图上查到曲靖市东门街，想一睹陈氏老宅旧貌，但多方询问均无果。在四顾茫然时，无意间看到旁边有一药房，调研前曾听楚更五教授说起陈家后人在经营药房生意，抱着试一试心态走进药房，一问方知此药房的经营者就是陈家第四代孙子媳妇。当问及流传百年的陈氏祖宅时，其孙媳表情低落地说：

---

① 李平、楚更五等：《云南清代中医药学家教育家陈子贞考》，载《云南中医学院学报》，2010年，第1期，第59-60页。陈子贞故居购自唐姓大户，当地人亦称之为唐家院子，在被火焚烧后被开发成高档住宅小区。

② 李平、楚更五等：《云南清代中医药学家教育家陈子贞考》，载《云南中医学院学报》，2010年，第1期，第59-60页。李萍与楚更武教授发掘的古籍文献《医学正旨择要》在火后也被焚毁。

"祖宅在今年3月遭遇到一场突如其来的火灾,烧掉大半,老祖公及其之后的四代子孙的牌位,还有当年保存至今的古籍、房契在火灾中完全被烧毁,当我们还没有回过神来时,又遇到政府的拆迁令,现在早已夷为平地了。"

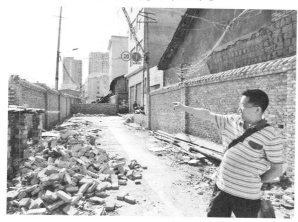
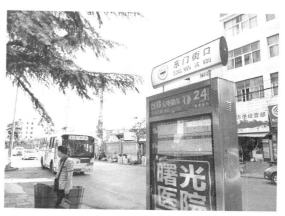

图3-8　被大火焚毁后的陈家祖宅遗址　　　　图3-9　被拆迁后陈家祖宅遗址周边境况

事实上,国际上在历史建筑类文化遗产保护方面,针对大型工程所带来的危害,曾明确提出必须要建立工程审核制度,如1968年巴黎联合国会议上就通过《保护受到公共或私人工程危害的文物建设案》①,强调"应在进行有可能危及文物安全的公共或私人工程开工之前,对工程所在地进行全面而充分的勘察,以确定就地保护重要文物所要采取的措施和抢救行动可能需要的工作量"②"保护或抢救文物的措施应在施工前进行,重要考古地点或文化遗产地,如历史名城、村落、遗址或街区,都应进行初步发掘为前提。如有必要,工程应予推延,以确保保护或抢救文物的措施得以充分时间。"③ 陈家老宅作为云南省史上首家官办医学堂创始人的故居,其历史意义与价值是巨大的,原本应受到重视与保护,完全符合联合国教科文组织关于对文化遗产所规定的"就地保护原则"和"最少干预性原则"。然而,陈家老宅在没有开展任何先行审核制度或专业咨询的情况下,就遭到了不可逆的强拆。将云南医学史上仅存的"官办医学堂"创始人千古仅存一线的历史见证毁于一旦,这笔损失又应由谁来负责呢?可见,出台对各类医药文化遗产保护的各种办法是很必要的。

【案例二】
乡间集市的民间医生

在昆明的马街,赶街天集中摆摊贩售草药的商贩有数十家,这些商贩绝大多数是民间草医。不赶集的时候,逢夏秋两季就到山里采药挖药。等到赶街天的时候,这些民间彝医通常一边晾晒药材,一边看病开药。他们的店面多为10~20平方米的小店,条件简陋,稍显散乱,每家储备草药的种类少则八九十种,多至数百种,为方便查找药物,常以功效或病种对药物进行分类。在马街药材市场,彝医常用的药物如兰花参、龙胆草、龙骨风、石燕、海金沙、响铃草、猪鬃草、绣

---

① 于成龙:《大型基本建设与文化遗产的研究、保护和利用》,中国社会科学院研究生院硕士论文,2013年,第21页。

② 于成龙:《大型基本建设与文化遗产的研究、保护和利用》,中国社会科学院研究生院硕士论文,2013年,第21页。

③ 于海广:《中国文化遗产保护概论》,济南:山东大学出版社,2011年版,第185页。

球防风、虎掌草、松皮九股牛等均能找到。数百种药物通常会让人眼花缭乱，当问及每种药物的功效主治时，这些民间医生无一不是如数家珍，娓娓道来，对每味药物的性味、功效、主治等运用得十分娴熟，让笔者不禁感慨高等院校讲授中药学的教授也未必能达到如此熟练地步。笔者曾就"昆明地区彝医习用药材"这一问题向彝医张金才请教：

"张医生，你怎么会对这些药物的功效、性味，怎么使用，治疗哪些病症，都如此熟练？"

张金才说：

"怎么会不熟悉，这里的绝大多数药都是我翻山越岭挖来的，什么时候长出来，在那些地方有，心里都是有数的。"

张师傅顿了顿，笑着告诉我们：

"许多药长得非常像，很难分辨的情况，就必须尝尝它的味道对不对，一下子就能鉴别出来了。"

笔者问道：

"你每天都会开门吗？"

张师傅笑了笑说：

"不会，不赶街的时候就不在，一般去山上采药，周六么就去龙街摆摊，只有周日马街赶街天的时候我才会开门的。"

在我们与张师傅交谈的过程中，不时有路人寻医问药。待问清病情后，张医生就开始把脉、开方、抓药，一个人完成了诊断、开方、调剂等过程，动作非常娴熟。

隔壁的庙医生还有记录病案的习惯，对何年何月何日，患者的姓名、年龄、居住地，所患疾病等内容都一一详细记录。从其所记载的病案看，患者主要来源于撒盘营、禄劝、呈贡、宣威、团结乡、会泽等云南各地州市。

小小的巷道成为彝族传统医药的承载地，看似简陋散乱的房间却是活灵活现的彝医传承他们代代相传的医学绝技的重要传承场。虽然为生计东奔西跑，但他们却始终不忘身为医者的初衷，对患者开诚布公，坦然相待。每次与他们交谈，笔者都有深深的感悟：

条件简陋不等于文化落后，摆设散乱亦不等于方无法度，无证行医更不等于医术不精。

正是由于这样一群人默默无闻地在集市上一代又一代地发展传承，才使得彝族医药文化薪火相传而不致绝灭。然而令人担忧的是，在现代医学的巨大冲击下彝族传统医药生存环境却日趋萎缩，这样的传承模式又能坚持多久呢？如何保护与传承这种集市售卖药材的传承方式应引起重视并给予客观对待。

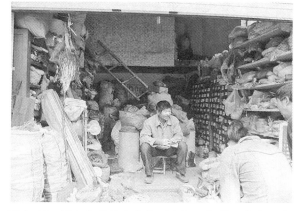

图3-10　笔者向彝医庙有能（右）了解彝医集市贩售
药材情况

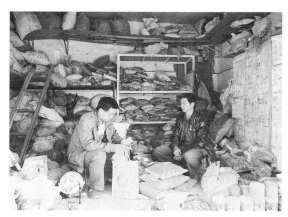

图3-11　笔者向彝医张金才了解彝医集市贩售
药材情况

【案例三】
举步维艰的执业医师考证之路

在 1998 年以前，我国尚未实行执业医师管理制度，广大彝医行医看病是被法律所允许的。但 1998 年实施的《中华人民共和国执业医师法》对行医资质作出明确规定，虽然尚未明确要求各民族医生必须取得执业医师资格证方可行医，但在实际操作中却将各民族医生纳入了执业医师管理体系中。与执业医师制度相矛盾的是目前国家却尚未开展彝医执业医师考试，众多彝医如何在现行政策制度下获得合法的行医资格，扭转"非法行医"的困境是广大彝医普遍关注问题。针对此问题，笔者展开了系列调查研究，发现早期的彝医多跟随毕摩或老彝医学习，对彝族文化与古彝文相当熟悉，不仅能掌握各种医技医术，且能够研读古彝文经典。通过长期的临床实践与研读古籍相结合的方式，最终被培养成为合格的彝医，这是目前彝族医药领域培养彝医的主要途径。但自从执业医师资格考试由卫生部门管理后，跟随毕摩学习或在毕摩学校学习彝族文化与医技医术是不能作为报考执业医师考试的基本条件，大量被定义为"非法行医"的彝医应通过什么样的途径获得行医资格呢？据《传统医学师承和确有专长人员医师资格考核考试办法》（中华人民共和国卫生部令第 52 号）规定，习医者通过师承等方式学习医术并通过省级卫生主管部门组织的出师考核后可参加中医传统医学助理执业医师考试。看似国家为彝医师承或家传习医者提供了获取执业医师资格的途径，但这条途径仍是异常艰难，甚至基本走不通。因为该考核办法规定，必须通过当地卫生部门组织的出师考核并获得《传统医学师承出师证书》或《传统医学医术确有专长证书》并在医疗机构试用期满 1 年并考核合格后方可以参加执业助理医师资格考试。[①] 按照这种政策规定，培养一名合格的彝医要经过"毕摩学校–师承家传–医疗机构"等三个环节组成的传承链条才能彻底完成。如以取得执业医师资格证为目的，这些彝医至少需要经历 11 年的培养周期，具体流程与时间可参见图 3–12。并且，这些执业资格的考核内容是中医药知识而不是彝族医药知识。

民族民间医生自古就属被忽略的群体。这些人虽然有技术、有理论，但却属非法行医，没有中医学本专科或中专学历，连参加报考执业医师的资格都没有。即使传承人通过师承、确有专长或一技之长等方式获得报考执业医师的资格，却需要 11 年甚至更长的时间。先且不说 11 年的漫长时间，因受年龄与文化程度等限制，又会有多少人能顺利通过考核取得执业医师资格证书呢？从目前状况看，不合理的执业医师制度基本上断绝了民族民间的医生的传承之路。

总之，通过上述案例分析及笔者实地调查的结果来看，彝医主要行医方式包括开铺、坐堂、摆摊、赶场及走家串院行医等。其中开铺与坐堂因必须有执业医师资格证，但目前彝医执业医师考试尚未实行，开铺与坐堂的彝医寥寥无几。没有医师资格证的彝医只能选择在家诊病，或走家串户，或摆摊看病。总体说来，当前彝医的传承方式与新中国成立前基本相同，但新中国成立前后彝族医药的发展为何却存在如此大的差距？笔者查阅了相关地方志对民间医生记载，可以看出历代民族医生基本处于自生自灭、自由开业的自我传承状态，他们为寻求谋生之路，都有各自的行医方式，开铺、坐堂、摆摊、赶场及走家串院等行医方式十分普遍。走家串户多肩挎褡裢，内装盛药瓶罐，属转乡串户行医的游医，亦称"走方医"。这些人中虽有个别医术不高，靠欺骗乡民

---

① 罗朝淑：《传统中医家传师授传承方式将有法可依》，载《科技日报》，2007 年 11 月 26 日。

而榨取钱财者，但亦不乏医术高明者。而摆摊看病者多为草药医或擅长骨伤的医生，每逢庙会、赶场，在闹市区摆摊看病并售卖膏丹丸散和各种兽类、草根珍药。①

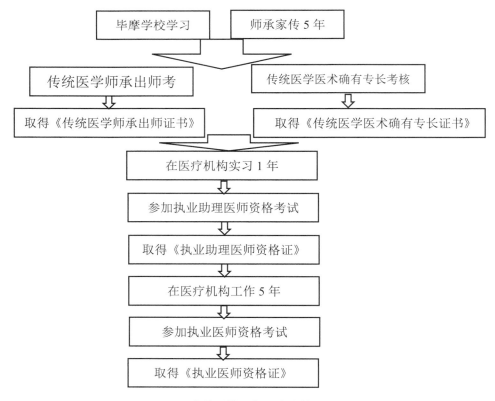

图 3-12　当前政策下彝医的培养周期

依靠开铺、坐堂、摆摊、赶场及走家串院等方式发挥自我传承的功能，虽然尚未形成规模，但亦可维持自身造血功能而不消亡，这时期不仅产生了白药、黑药、拨云锭等重要彝药品种，亦出现了曲焕章、侯万春等著名医家。显然，在新中国成立以前，彝族医药文化遗产保护与传承虽属自发行为，但尚属运转正常。而新中国成立后的1998年成为了各民族医药文化遗产发生重大转变的分界线，对彝族医药产生重要影响。1998年以前，国家对各民族医生以开铺、坐堂、摆摊、赶场及走乡串院等方式行医是允许的。此外，为解决农村地区缺医少药等社会问题，国家非常重视对民族民间医药知识的挖掘整理，特别是20世纪60—80年代，实施了3次全国性中草药资源普查。第一次由卫生部在1960—1962年组织实施，对常用500多种药材普查，编撰并出版了《中药志》四卷。第二次结合中草药运动于1969—1973年开展，对各地中草药实施了调查，出版了2册《全国中草药汇编》。1983—1987年由中国药材公司牵头实施了第三次普查，编纂了《中国民间单验方》等6本专著。虽说相关研究不是完全针对各民族医药文化遗产项目开展，但亦对各民族的医药保护与传承起到积极的促进作用。

毫不客气地说，在1998年以前，各民族医药文化遗产保护与传承总体态势虽不容乐观，但尚可维持其固有的传承机制而正常运转。而1998年《执业医师法》的颁布实施导致大量民族医生一夜之间沦为"非法行医"。中华人民共和国第九届全国人民代表大会常务委员会第三次会议于

---

① 四川省《新都县卫生志》编辑组编：《新都县卫生志》，四川煤田地质公司制印厂，1983年版，第28页。

1998 年 6 月 26 日修订通过并于 1999 年 5 月 1 日起实施《中华人民共和国执业医师法》，该法要求坐堂和开铺的医生必须有执业医师资格证，同时亦限制"走方医"行医。当时尚未针对各民族医学实现执业医师开考与院校教育，而师承与家传等教育方式不为法律认可，不仅严重影响了各民族医学传承医技医术的积极性，也影响了民众对民族医药的文化认同。后来虽然在各民族省份积极争取下，针对藏族、蒙古族、维吾尔族、傣族等民族医开展了执业医师考试与院校教育，但彝医执业医师资格考试却因种种原因而尚未成功，广大彝医生存空间受到严重的冲击与压缩，其传承和发展举步维艰，民族文化认同感持续下降，乃至今天扬名中外的云南白药竟无人知其是彝药品种。然而值得庆幸的是，目前制定出了《中医药法》并于 2017 年 7 月 1 日颁布实施，该法明确规定了中医药是包括汉族及各少数民族医药在内的中国传统医药，这是从法律层面首次对彝族医药合法地位的确认。该法明确了师承及确有专长人员获得执业资格的途径，为彝族医药文化遗产保护与传承带来了新的契机。

六、全局式研究视域缺位限制了科学内涵的阐释

对彝族医药理论的整理工作困难重重。明清统治者对彝族的残酷镇压、烧杀抢掠，使得彝文典籍几乎殆尽。[①] 彝文典籍历经数次重创，得以流传至今的大部分典籍早已失去了原有的连续性和系统性。这致使许多研究者产生了畏难情绪，一度认为彝族医药不成体系，各个知识点零星分散。试问：如果彝文古籍被进入彝族聚居区的明清统治者烧毁殆尽，彝族医药的根源脉络已被斩断，为何会出现兰茂、竜者、曲焕章、侯万春等众多对彝族医药如此精通的医家呢？为何会产生云南白药、黑药、糊药等众多临床疗效确切的彝药品种？这些著名医家与彝药品种的存世，说明这种认识论是值得商榷的。

如果我们查阅云南医家所著的各种医籍文献，会发现至今尚无明代以前的云南本土医家对《黄帝内经》《伤寒论》等重要典籍的著述，难道是由于落后所致吗？答案是否定的。在明代大规模汉人进入彝族地区之前，彝族聚居区主要依靠本土医药解除疾病疫痛。目前，在云南等彝族聚居区所发掘出的民族医药典籍主要是用彝文、藏文和傣文记载的医药知识并以古彝文典籍居多。可以推断在明代以前，云南等彝族聚居区主要依靠这三种少数民族医学来诊治疾病并以彝族医药为主，而汉医药是明代后才逐渐进入云南，这从西南地区各民族医药的分布格局我们也可清晰地看到这一点。云南在明代以前以彝族医药为主体，彝族医药在云南的主体地位是悠久而稳固的。从这个角度看，彝族医学史料所记载的显然不仅是彝族医学史，更是彝语支民族医学史、云南民族医学史、西南区域性医学史，均属中华民族传统医药史不可分割的组成部分。[②]

《楚雄县志》记载了彝族女医生准塔娃入宫治病之事。《江川文史资料》《玉溪地区卫生志》等史志资料载有彝医侯万春、格勒婆创制黑药；王万禄创制万应丹；彭寂宽开设"成春堂"出售玉溪地产药材；云南地方政权在东陆大学医学院附属医院成立滇医部，委任百宝丹创始人曲焕章为滇医部主任等，这些医家无不是彝医的典型代表。[③] 这些典型事例充分反映了彝族医药传承与所在地域本土医学之间相辅相成的发展历程，虽历经更迭，发展道路艰辛，但仍有众多重要硕果

① 中国人民政治协商会议云南省嵩明县委员会：《嵩明文史资料选辑》，第 1 辑，1989 年版，第 27 页。
② 罗艳秋：《基于彝文典籍的彝族传统医药理论形成基础及学术内涵》，北京中医药大学博士研究生学位论文，2015 年，第 23 页。
③ 罗艳秋：《基于彝文典籍的彝族传统医药理论形成基础及学术内涵研究》，北京中医药大学博士研究生学位论文，2015 年，第 19 页。

终究还是保存了下来，为延续彝族传统医药传承脉络发挥着重要作用。但可惜的是，因目前尚未对这些重要成果开展抢救性研究，导致其科学内涵尚未阐明，自然无法发挥其应有的医学价值，对彝族医药文化遗产传承来说是不利的。

【案例一】
《滇南本草》之活态传承：戴医生与治疗
"九种胃气痛"的"王药"

兰茂（1397—1470），字廷秀，号止庵，云南嵩明杨林人，被誉为"神农后裔"，足迹遍达滇池流域及滇南各地，向彝族、白族、傣族等少数民族医虚心求教，积累了丰富的实践经验，对红土地上的风物人情有着深切的了解和感情①，著有《滇南本草》和《医门揽要》等医学著作。《滇南本草》共载药458种，与《医门揽要》，前者论药，后者论医，合称姊妹篇。《滇南本草》是云南省第一部地方性本草著作，它总结和记载了云南劳动人民的用药知识与经验，对临床具有重要的指导作用与研究价值。

兰茂在《滇南本草》序文里说："余将已学种种草本，著之于书"，说明书中所列品种都是他伸手能及的草本。在这段短文里，值得注意的是"已学种种草本"中的"学"，向谁学呢，肯定地说是向"乡土医"学，也就是向当时的彝族聚居的医生学习，这从《滇南本草》所载的药物可得到证实。由此可以推断，《滇南本草》就是乡土医用药经验的记录，起因是乡土医多不识汉字，而兰茂是文化人，把乡土医所使用的药物，用汉文字记录下来，自然是号称"滇南乡贤"的事，自然就催生了《滇南本草》这一医学巨著的诞生。这种系儒与医于一身的乡土医在云南地区很普遍，如呈贡地区的彝医戴淳，生于道光年间，其不仅善于诗文，亦经常采药为乡人医病且疗效显著，被后人誉为'五华五子'之一；而生于咸丰年间的乡土医姚文彬，不仅攻读儒书且兼习医术。② 这些乡土医是该时期彝医的重要组成力量，为彝族医药传承与发展贡献了积极力量。晋宁著名学者方树梅为《滇南本草》作序时对兰茂给予了高度评价，其在该书后序证实兰茂"原籍中州，渊源甚远"，故各版本的《滇南本草》均称其籍贯为"河南地望"；在该书多次提到兰茂的采药地，包括"草海""虹山""太华山、近华浦、秀嵩山"等地名，可见兰茂是遍尝百草，非常关心民瘼。③

方氏所说的虹山位于昆明西北山区，草海位于滇池附近，秀嵩山位于昆明的郊县嵩明，而太华山原属昆明西山④，这些地方多年前植被茂盛，是广大乡土医采集草药的常涉之地，是《滇南本草》收载草药的主产地。⑤ 这些地区自古以来就是彝族聚居区，是彝族医药重要的发源地，这也说明《滇南本草》所收载药材为广大彝医所习用。

事实上汉族医生在元明等朝代就随军队大量迁移入滇，这些汉族医生在临床不得不运用当地盛产的药材，必然要和彝医彼此交流而互融互鉴以医治当地常见疾病，久而久之，彝族医学与汉

---

① 见昙华寺碑记。
② 李孝友：《昆明风物志》，昆明：云南民族出版社，1999年版，第192页。
③ 《滇南本草》整理组：《滇南本草》，昆明：云南人民出版社，1975年版，第8页。
④ 李孝友：《昆明风物志》，昆明：云南民族出版社，1999年版，第192页；罗艳秋：《基于彝文典籍的彝族传统医药理论形成基础及学术内涵》，北京中医药大学博士研究生学位论文，2015年。
⑤ 罗艳秋、徐士奎等：《彝族医药历史源流探讨》，载《云南中医中药杂志》，2015年，第36卷，第5期，第14-18页。

族医学亦就产生了深层次的融合，传承到今天，我们自然难以区分哪些医生为乡土医，哪些是汉族医了。如云南著名史学家李孝友在《昆明风物志》中介绍《医门揽要》时认为，《滇南本草》所附《医门揽要》是兰茂对古代西南边疆彝族地区多发病、常见病的临床经验总结，如该书介绍药物"假书"时这样记载："夷人以治跌打损伤，并敷毒疮尤效"。①

大量史料充分阐明了这样的事实，即彝族聚居区盛产的药材成为了迁移入滇的中医在临床上所习用的药物，发源中原地区的汉族医学与鼎盛西南等彝族聚居区的乡土医药呈现出水乳交融状态并催生了独具特色的医学理论体系，这就是我们今天所见到的彝族医药。据李孝友对当地药材流散情况的考证，认为当地的常用药材到清代中叶已增至300多种，除部分彝医在昆明地区采集外，还有部分药材行商，由保山、腾冲、丽江、楚雄、大理等地购运这些地区药材到昆明销售，说明当时彝区药材已具相当规模。清代、民国时期，昆明地区药材集散地主要集中在拓东路的肖公祠、马街、海源寺及鱼课司街的三皇宫等地，每年农历的正月初四、四月二十八、九月初九等日子，各地商人均会集聚在昆明地区交易药材，使得昆明成为了具有影响力的彝族医药文化交流的场所与空间。②

由于使用中药为主的中医与使用草药为主的彝医等乡土医互融互鉴，加速了来自中原的中医和当地草医的同化步伐，二者融合为一个整体，被统称为乡土医，这就是《滇南本草》收载了大量彝族聚居区地产药材的原因所在。③ 显然，"到实际生活中去了解"彝族医药人员掌握的各种口传资料才有可能发现彝族古代先民传承下来的前所未闻的理论体系与十分难得的宝贵经验。实践是检验真理的唯一标准，只要深入到彝家山寨，到彝族人民中间去学习，去调查，去发掘，去研究，把蕴藏在人民大众中的口碑资料汇集起来，那时就会得出正确的答案。兰茂正是这样的理论整理者和临床实践者，才创造出了《滇南本草》《医门揽要》等集大成的著作。历史上对兰茂学术思想传承较具代表的当属管氏兄弟。

管暄（1820—1889），云南嵩明杨林人，清代名医，在昆明开设了"万春堂"，家世岐黄业，心向济人尝百草，关心民瘼。管浚（1841—1893），云南嵩明杨林人，清代廪生，咸丰年间补博士弟子。管浚与管暄均系明代滇省知名医家兰茂传人管群芳的第八代孙，兄弟二人幼承庭训，编校增补了兰茂所著写的《滇南本草》及《医门揽要》，属于首次刻印。青年时即开始行医，咸丰六年（公元1856年）太平天国起义，因战乱曾搬迁至昆，在当地创办"万春堂"而颇受推崇。据《嵩明州志》记载：

"管浚，性恬雅旷达，善交游，笃嗜丹青，于山水花卉鸽毛草虫靡不精，尝绘秋花倚石草间一蝈蝼欲跌，押之案头，一雄鸡瞥见奔就啄之，纸破而虫不动，观者忻然，咸叹其绝技……"④

亦有嵩明县杨林镇前清拔贡戴秉钧（中山先生建立新政后嵩明的第一任参议长）在为管浚题写墓志铭时亦给予了高度赞誉：

"性刚方好义，与人极款曲，尤酷嗜山水，游名山胜迹，恒流连经句，于俗务淡如也……公夙志笃学，因遭时变，故未意厥志焉"⑤。

管氏兄弟在云南医药上的贡献就是整理和刊刻了《滇南本草》。鉴于此书"明末兵燹、残缺

① 李孝友：《昆明风物志》，昆明：云南民族出版社，1999年，第206页。
② 李孝友：《昆明风物志》，昆明：云南民族出版社，1999年，第206页。
③ 罗艳秋、徐士奎等：《彝族医药历史源流探讨》，载《云南中医中药杂志》，2015年第5期，第14-18页。
④ 中国人民政治协商会议云南省嵩明县委员会编：《嵩明文史资料选辑第3辑》，1991年，第162页。
⑤ 中国人民政治协商会议云南省嵩明县委员会编：《嵩明文史资料选辑第3辑》，1991年，第162页。

无存，其或存者传写多讹，如《滇南本草》附《医门揽要》一书，先前未经刊刻，故所存者鲜，延至于今二百余年，犹多遗失"之现状，遂将家中所藏《滇南本草》残篇献出并向乡里"寻访旧存，互相校对，亲为抄补"订正，收载附方近 600 首，使之恢复成为一部较为完整的著作并绘以药图，在光绪丁亥年由昆明务本堂名工刊刻流传，俾得者朝夕采览，识见广资，庶不贻误于医药。① 管氏刊刻的《滇南本草》刻本被称之为《务本》，所载药物多为云南民间各族医生常用品种，许多药物是家喻户晓的必备良药，如臭灵丹、千针万线草等。笔者对《滇南本草》的研究论著及论文进行检索与查阅后，发现目前学者对《滇南本草》所载药物研究较多，但对兰茂医学的理与法却鲜有研究，这是制约兰茂学术思想传承的瓶颈问题。笔者在嵩明县多方调查，希望能够寻找到兰茂学术思想的蛛丝马迹，几番调查均是无果而终。但凑巧的是，2015 年 9 月与嵩明县戴姓医生的偶遇终于使我们的调查获得突破。

在嵩明县北街 77 号管家老宅②对面，一位戴姓医生开设了一家诊所，名为"诚心中医诊断室"。戴医生已有 60 多岁，有两个儿子，大儿子在医院担任外科大夫。据他介绍，其大儿子愿意在退休后再跟自己学习医术。戴医生的医术属家族传承，已传了四代，均为传里不传外，传男不传女。戴医生的家传医术以治疗"九种胃气痛为专长"。诊室里放着许多瓶瓶罐罐，贴着"九种胃气痛"的标签，其中有个装满药丸的大葫芦，上面贴着"王药"的标签。笔者对"王药"的含义颇感疑惑，求教戴老医生，问道：

"戴医生，这个葫芦上的标签写着'王药'两个字，这个'王药'是不是写错了，是不是'九药'的意思呀？"

戴医生笑了起来，说道：

"怎么会写错呢？'王药'指的是药物治疗疾病发挥的是'一物降一物'的作用，因此称之为'王药'。"

笔者顿时豁然开朗。戴医生介绍说："九种胃气痛包括虫心痛、注心痛、风心痛、悸心痛、食心痛、饮心痛、冷心痛、热心痛和去来心痛。""九种胃气痛"这个病症在《滇南本草》中有病名却语焉不详，书中是这样记载的：

治九种胃气痛，此病因内伤七情，外感六淫，客寒犯胃，内外相搏，气道闭塞，郁于中焦，遂成胃气疼痛之症。

根据戴医生解释，九种胃气痛主要病机为"气道闭塞、郁于中焦"，此医学理论与彝族医药理论"气浊路通畅与否的关键在脾胃"等医学观点基本一致，彝医将此理论总结为"脾胃为轴，四象为轮"，认为肺肝心肾四脏为人体的四象，应与四季气浊的升降浮沉相合，如旋转不息的车轮，而脾、胃、大肠、小肠、三焦、膀胱等脏腑则为四象轮转之车轴。只有这个轴运化正常，生命才会正常。兰茂在《医门揽要》这部医书中设专篇论述了"九种胃气痛"的方药与用法，主药均为彝医习用药物，包括过山龙、草血竭、草果药（又名野姜）、水菖蒲、九节菖蒲等。笔者收集的另一部医书《彝人病痛药方》亦对此类病症有记载，如"腹中雷鸣，又有点泻，不想饭吃"等症状的习用药材包括土木香、土细辛、土当归、透骨香、红杜仲、矮陀陀、野芦子、麻嘴、白头翁、叶独朵、青叶胆、心不干、细叶防风、马尾黄连、苦萝卜、细木香、糯蒿枝、马蹄防风、天冬、

① 马逢升：《滇南本草的整理者—管浚》，载《云南中医学院学报》，1989 年第 1 期，第 47 页。
② 云南嵩明杨林人管暄的家宅，尚存世，但无人居住而闲置。管暄（1820－1889），清代名医，在昆明开设"万春堂"，家世歧黄业，心向济人尝百草，关心民瘼，与其弟管浚编校增补了明代兰茂的《滇南本草》及《医门揽要》的首次刻印。

麦冬、藤三七、独根、鸽子苦菜等。这些药物均具有"升清降浊、理气健胃、活血化瘀、除湿利胆、消食散结"等功效中的某一种或几种，均是针对"气道闭塞、郁于中焦"这个病理环节进行治疗。显然，彝医在这类病症认识是上一致的，通过古籍研究与田野调查相结合的方式还原古代医家在某些医学理论方面的认识是十分必要的。

无独有偶，戴医生诊室对面就是管家老宅，老宅大门上尚粘贴着"出售杨林丸"的广告。"杨林丸"是"杨林红黑丸"的简称，是管家第七代传人根据彝族传统医药理论"六腑通、气血活"的原理，用寒食面、百草霜、朱砂、黄连、木香、郁金等药物配制而成，此药通过改善人体内环境而迅速消除人体消化系统、呼吸系统、泌尿系统的炎症，从而避免使用抗生素类药物可能引起的过敏反应、菌群失调、免疫功能紊乱等诸多副作用。杨林丸及《彝人病痛药方》的记载与戴医生治疗"九种胃气痛"的医学原理同出一辙，均是对《滇南本草》活态传承的重要资料，如果将各种散在的片段系统整理，对完善彝医学理论是十分必要的。能够发现这样的线索实属不易，如不实施抢救性保护与传承，面临的损失是不可估量的。

彝汉间文化交流与融合催生了新的医学理论与流派，亦属传承范畴。由于历史上各个朝代对西南彝民族所持的政策不一，加上清朝末年帝国主义文化的入侵，使彝族医药受到了致命的摧残。① 特别是明清以后，中央政府对西南地区实行"改土归流"等政策，不仅导致土官对彝族聚居区人民的压迫和剥削更加残酷，同时又增加了流官对人民的欺压和盘剥。许多彝族先民在统治者的残酷屠杀中捐躯，其中就有众多的彝族医生，如竜者、王泰阶等，他们都是在彝族农民起义军中服务的彝医。② 今天在哀牢山磨刀箐大司藩庙的墙壁上还写着："当日广救人无数，满营被泽荷恩光"这样的诗句③，就是怀念王泰阶给广大彝汉农民治病送药的义举。"自傅、蓝、沐三将军临之以武，胥元之遗黎而荡涤之，不以为光复旧物，而认为手破天荒，在官之典籍，在野之简编，全付之一炬。④"彝族先贤世世代代传下来的彝文医药典籍，在兵燹战乱、烧杀抢掠中大多烟飞云散。⑤ 而彝族医药的一项项理论、一个个核心概念随着古籍的亡佚和老彝医的离世而消失殆尽。目前，所发掘的记载着彝医药理论的彝族医药古籍在彝族聚居区存量较少。彝族医药的理论去哪里追溯呢？我们又应如何看待汉族等人口大量迁入对彝族医药造成的影响呢？自"宋元时期，上自国主及贵族，下至普通百姓，常常通过官方及各种民间渠道来学习内地的文化，大理国主派遣使臣高泰运到宋朝廷求书，求经籍得六十九家，药书六十二部"。⑥⑦⑧ 可见彝汉医药文化交流早在宋元时期就已存在并出现了一些重要的医家。如杜清源出生于医学世家，"杜清源祖父杜朝选，世居点苍山花甸哨。祖辈以牧猎为生，兼通岐黄。至其父杜允忠，允忠常觅药于叶榆，与段府名医杨广和善交，常为广和寻找诸药而懂药千余种，并通药性。"⑨ 此外，段府名医杨广和，南诏医

① 王正坤：《彝医揽要》，昆明：云南科技出版社，2007 年版，第 162 页。

② 徐士奎、罗艳秋：《彝医药古籍文献明清时期多见的成因分析》，载《云南中医中药杂志》，2016 年，第 8 期，第 83 页。

③ 王天玺、何兆伯：《论哀牢山彝族起义》，昆明：云南民族出版社，1993 年版，第 84 页。

④ 师范：《滇系·典故系六》，载《南诏与白族文化》，北京：华夏出版社，1992 年版，第 79 页。

⑤ 罗艳秋等：《彝族医药历史源流探讨》，载《云南中医中药杂志》，2015 年，第 5 期，第 15 页。

⑥ 马曜：《云南简史》，昆明：云南人民出版社，1983 年版，第 85 页。

⑦ 罗艳秋等：《彝族医药历史源流探讨》，载《云南中医中药杂志》，2015 年，第 5 期，第 15 页。

⑧ 田夏彪：《南诏大理国时期白族文化认同教育的特征探析》，载《乐山师范学院学报》，2014 年第 1 期。

⑨ 大理州文联：《大理古佚书钞》，昆明：云南人民出版社，2002 年版，第 332-333 页；亦可参见罗艳秋等：《彝族医药历史源流探讨》，载《云南中医中药杂志》，2015 年，第 5 期，第 15 页。

官杨法律和杨正保的事迹和病案在《大理古佚书钞》上亦有记载。① 相关史料充分说明从宋元时期开始，汉医药古籍就已在彝族地区流传与传播了，中医和彝医在不断交流和融合中自然亦会产生新的理论和学派②，如西南地区久负盛名的"扶阳派"始祖郑钦安的医学思想就受彝医影响较大。同时，在彝族聚居区亦产生了集彝医和中医理论之大成的医学大家，如云南嵩明人兰茂、云南鹤庆人彭子益等，从这些医学大家所著写的《滇南本草》《医门揽要》《医理真传》《医法圆通》《圆运动的古中医学》《医药简述》等典籍中，我们不难发现其医学理论与彝医理论间是有难解难分关系的。③ 我们要用辩证眼光看待彝族地区汉医药与彝族医药之间的交流关系。

因此，对彝族医药文化遗产研究，不仅要对彝民族自身进行研究，亦要对西南地区的其他民族医药进行研究，因为其他民族医药均是彝族医药生存发展的外部环境的有机组成部分。应站在全局式的研究视野之下，将彝族医药纳入所在地域本土医学这个大背景中，揭示出特定地域、特定人群与彝族医药之间的动态关系。特别是彝族内部形成了大大小小的众多支系，十分庞大。如果对这些支系逐一研究，则会造成散乱和耗时费力的局面。如果将其分布众多的支系结合所在地域的本土医学进行研究，不仅可以比较出因各支系居住于不同的地理环境而表现出的地域差异，亦可以发现它们之间还表现出连续性的特征，有助于把握彝族医药研究的源流关系和地域性特色。④

七、社会转型下文化重构不及时导致传承萎缩

对彝族医药赖以生存生态文化的再认知，是影响彝族医药保护、传承和创新的关键环节。人类普遍存在一种超越日常生活必需的渴望与倾向：在他们身后留下痕迹，制造一些比他们寿命还长的东西——有形的（建筑物、园林、农场），或是无形的（研究、艺术、思想）。⑤⑥ 这类有形或无形的东西在学术领域通常被称作文化遗产，是人类社会各种文明高度发展的标志与见证。各种文化遗产不是孤立的社会存在，而是与影响其生存发展的所有外部条件相互依存，形成彼此联系、彼此制约且又协同发展的生态环境⑦，成为各遗产项目得以流传后世的土壤。

任何事物都是不断发展与进步的，在面临与外来文化交流与碰撞的同时亦面临融合与重构，文化重构成为新时期推进民族文化认同的重要举措。从众多老字号彝药品种兴衰存亡的发展历史看，彝族传统医药势必面临文化重构的抉择，不是以崭新面貌出现在世人面前获得新生，就是故步自封而导致文化的萎缩甚至消亡。

---

① 罗艳秋等：《彝族医药历史源流探讨》，载《云南中医中药杂志》，2015 年，第 5 期，第 15 页。
② 徐士奎、罗艳秋：《彝医药古籍文献明清时期多见的成因分析》，载《云南中医中药杂志》，2016 年，第 8 期，第 81 页。
③ 徐士奎、罗艳秋：《彝医药古籍文献明清时期多见的成因分析》，载《云南中医中药杂志》，2016 年，第 8 期，第 82 页。
④ 罗艳秋、郑进、徐士奎：《对云南民族医药区域研究的战略思考》，载《云南中医中药杂志》，2007 年，第 28 卷，第 11 期，第 4 页。
⑤ 周爱华：《论地方戏曲的"同质化"倾向及其应对之策》，载《山东师范大学学报（人文社会科学版）》，2018 年第 3 期。
⑥ （芬兰）约·瑟帕玛：《对环境的文明态度——文化、教育、启蒙和智慧》，选自曾繁仁、（美）大卫·格里芬：《建设性后现代思想与生态美学》，山东大学出版社，2013 年版，第 211 页。
⑦ 周爱华：《文化生态视域下的山东民间戏曲传承体系建设研究−以鲁西北吹腔为例》，载《中国戏曲学院学报》，2015 年，第 3 期，第 46 页。

【案例一】
云南黑药的故事

新中国成立后，彝族传统医药得到了继承与发扬，云南白药、拨云锭、无敌药膏等彝药品种被批准为正式的国药准字号产品。这些彝药品种不仅被建厂制造而且被成批地投入生产，还远销东南亚等地，将彝医对疮疡肿毒、跌打劳损等病症治疗的优势与特色发挥地淋漓尽致。对云南白药、拨云锭等彝药品种来说，虽经历艰难坎坷但最终突破了族内传承局限而被更多人群所使用，使这些彝药品种得以弘扬与光大。但对许多彝药品种来说却没有如此幸运，它们因在社会转型过程错失了文化重构的机会而逐渐湮没与消逝。

云南白药与黑药的不同历史命运说明了文化重构的重要性。白药与黑药均是解放战争时期最负有盛名的彝药品种，是战场上不可缺少的常备药物，都曾名垂青史。但在同时代的传承过程中，两者却作出不同的路径抉择，亦面对不同的机遇与命运。云南白药由彝医曲焕章创制，是抗日战争时期重要的伤科圣药，是云南省著名的彝药品种。鉴于彝族医药对当地民生的重要性，当时云南地方政权曾将彝医确定为滇医，于1926年在东陆大学医学院附属医院设立滇医部，委任曲焕章为该部主任，这是政府作为外部力量首次介入云南白药的发展与传承。新中国成立后，新中国政府亦高度重视云南白药的传承与发展，并于1971年专门成立"云南白药厂"，一百年前的膏丹丸散转型成为粉剂、胶囊、酊剂、药膏等现代制剂齐备的品种体系，在文化重构中实现了华丽转型而远销国内外。

与云南白药相比，云南黑药却走向了截然不同的路径。云南黑药由彝医侯万春创制，侯氏生于1840至1923年间，原为江川县后卫乡小营村人氏，因其在光绪二年中过武举人，世人称为"侯武举"。侯万春自幼丧母而与其父过着清贫的生活。后遇人称"格勒婆"的妇女携女逃荒来至小营村而嫁给其父。格勒婆懂得医术且尤擅伤科。因侯万春勤奋好学，格勒婆将其医术尽数传与了侯万春。为解除乡亲们的战伤之苦，侯万春邀集各村寨治疗伤科的能手交流经验，通过反复的遴选与验证，终于筛选出具有麻醉镇痛、止血消肿、解毒等功效的彝药醉仙草为主药，与其他治疗跌打损伤的药物配合而创制出能引药力循经而布达全身的伤科药物，可医治各种伤科外症。该药可供内服与外用，不仅用药量少且疗效显著，因颜色焦黄似黑，故称之为"黑药"。侯万春将其伤科医术与黑药配制方法亲传其子侯毓琳。因云南"黑药"是云南地区著名的伤科圣药，为当地民众所信服，后其孙侯怀仁于1933年在昆明开设了"侯氏兄弟药房"。① 目前云南黑药已传至侯云峰。侯云峰是侯家第五代传承人，但因病痛与贫困，不得不面临转卖家传秘方的尴尬抉择。谈到家传秘方的归属，其父（第四代传人）侯宝珍老泪纵横，回忆说：

"老父亲离开的时候，曾留下遗言，我传给你的方子，是因为祖传的东西不能丢，以后如果生活实在过不下去了，可以靠卖药来讨生活。"②

相比云南黑药往日的辉煌，谁又能料想到今日的现状？其传人竟不得不将祖传秘方出让。③

---

① 郑世文：《黑药源流》，载《江川文史资料》（中国人民政治协商会议云南省江川县委员会编），第2辑，1990年，第34-41页。

② 称与云南白药齐名"黑药"传人欲卖祖传药方-搜狐健康-《网络（http：//www.health.sohu.c）》

③ 据《云南省江川县史志》记载，目前黑药传人已传至第五代：第一代侯万春（1840-1923），第二代侯毓琳（1872-1928），第三代侯怀德、侯怀仁（1909-1952），第四代侯宝珍（1936-），第五代侯云峰。

对比黑药与白药两种著名彝药品种的不同路径抉择，两者截然相反的境遇使我们清醒意识到这样的现实，即当民族医药发展所必需的社会环境发生变化时，民族文化的认同亦会随之而变，需要对文化结构重新构筑。如果各种文化要素更多地依赖外界交换而其却仍旧保持固有的文化规则与传承机制，不能做出适时的重新调整，势必将因不能适应当前社会变化而自然凋亡。云南黑药的发展历史可以充分反映出上述问题。

【案例二】
家传绝学再现：王荣辉与《启谷署》

王荣辉医派是传播于贵州仁怀地区的彝医流派。该医派最早起源于明万历年间（约 1608 年），代表性传承人是陈国安与王荣辉。早在二十世纪七八十年代，仁怀县相关部门曾组织开展过彝文典籍整理工作，县政协王荣辉秘书长从传承家传医学角度出发，与彝文翻译人员及医学专家合作，对其祖传古医籍《启谷署》进行了整理研究。该书用古彝文记载，约三万字，据王荣辉同志的祖父陈国安口述，该书是王洪元老人远祖最早抄于明万历年间，此后历代继续传抄并妥为保存，至今已有约三百多年的历史。王荣辉对《启谷署》系统整理并应用于其行医治病救人方面，在当地具有广泛影响。遵义医学院中医教研组华有德教授曾通过走访，了解王荣辉诊治患者的情况，对《启谷署》版本、成书年代、临床疗效等进行了调查并给予高度评价。华教授认为《启谷署》是黔西北地区民间彝医防治疾病的手抄珍藏医案珍本，其成书年代不会晚于《本草纲目》刊行年代，即明朝万历的庚寅年（公元 1590 年）。[1] 华有德教授还认为，《启谷署》所记载的方药对妇女难产导致的大出血、坐骨神经痛、严重的跌打损伤、类风湿性关节炎、肝炎等危重疾病效果非常好，有药到病除之功……[2]

为深入了解《启谷署》的学术价值，笔者亦多次深入贵州地区对该书调查研究，得出以下结论：

该书所用彝文属流传贵州地区的东部方言，该书共收载了二百六十二方，王荣辉等在整理时将其分为五门三十八类。五门按照内科门、外科门、妇科门、儿科门、五官科等分为五门，说明彝医诊治的临床疾病是全面的，已建立了对学科分类的认识，现分别将各门各类疾病的用方情况介绍如下。

1. 内科门：包括传染病类、呼吸系统、消化系统、循环系统、泌尿系统、生殖系统、神经系统等七大类，共七十六方。其中，传染病类主要治疗霍乱、淋病、疟疾、痢疾等 4 个病种；呼吸系统疾病主要治疗肺痨、喘息、咳嗽等 3 个病种；消化系统疾病主要治疗胃痛、呃逆、痞积、呕吐、肝气痛、胃溃疡、腹痛、泄泻、臌症、上吐下泻、吐血、便血、黄疸等 13 个病种；循环系统疾病主要治疗四肢麻木、发斑等 2 个病种；泌尿系疾病治疗小便不通、水肿、小便混浊等 3 个病种；生殖系统疾病治疗阳痿、肾亏早泄、遗精等 3 个病种；神经系统疾病治疗半身不遂、风湿痛、口眼歪斜、癫狂、腰痛、臂痛等 6 个病种。

2. 妇科门：包括调经类、带下类、妊娠类、产后类、乳症类、杂病类等六大类，共三十四方。

---

① 李联会、黄建明主编：《彝族古文献与传统医药开发国际学术研讨会论文集》，昆明：云南民族出版社，2002 年版，第 113 页。

② 王荣辉编译：《贵州彝族医药验方选编》，贵阳：贵州民族出版社，1990 年版，第 1-2 页；亦可参见仁怀县民委编：《酒乡彝族医药新秀》，1990 年 3 月 11 日，内部资料，第 3 页。

其中，调经类主要治疗月经不调、血崩、月经淋漓不断等 3 个病种；带下类主要治疗体虚白带、白带年久不愈等 2 个病种；妊娠类主要治疗妊娠、停经、习惯性流产、小腹下坠等 4 个病种；产后病类主要治疗产后昏晕、中风发热痉挛、子宫不收、产后杂病、泄泻痢疾、水泄、五更泻、腹肿胀等 8 个病种；乳症类主要治疗乳汁不通、乳汁缺乏、乳吹、乳结核、乳头乳房肿痛、乳痈、回乳等 7 个病种；杂病类主要治疗骨蒸痨热、久不受孕、经行感冒、阴痒等 4 个病种。

3. 儿科门：包括传染病类、胃肠病类、疳积类、杂病类等四大类，共十二方。其中，传染病类主要治疗麻疹、惊风 2 个病种；胃肠病类主要治疗寒泄、消化不良等 2 个病种；疳积类主要治疗痞块、腹胀便脓血、大肚痞等 3 个病种；杂病类主要治疗四弯风、头部生疮、小儿豆塞不出等 3 个病种。

4. 外科门：包括痈疽类、结核类、痔疮类、性病类、疥癣类、黄水疮类、臁疮类、跌打损伤、虫兽伤类、破伤风类、烫冻伤类、头面疮类、绣球风类、疝气类、杂治类等十六大类，共九十方。其中痈疽类主要治疗翻花疮、人面疮、阴疽乳癌、痈疽溃后腐肉不净、红肿疮、无名肿毒等 6 个病种；结核类主要治疗脊椎结核、瘰疬未破、淋巴腺结核等 3 个病种；痔疮类主要治疗梅毒、外痔、内外痔等 2 个病种。疔疮类主要治疗各种疔疮、红丝疔、疔疮初起等 3 个病种；性病类主要治疗软性下疳、鱼口未溃等 3 个病种；疥癣类主要治疗顽癣性牛皮癣、疥疮、皮癣、癣及干疮等 4 个病种；黄水疮类主要治疗黄水疮、割耳疮等 2 个病种；臁疮类主要治疗主要治疗臁疮。跌打损伤主要治疗跌打损伤、骨折、局部出血、淤血疼痛、损伤气绝等 5 个病种；虫兽伤类主要治疗疯狗咬伤；破伤风类主要治疗破伤风；烫冻伤类主要治疗烫伤、冻疮等 2 个病种；头面疮类主要治疗秃疮、秃疮溃脓、眉头疮、小儿头疮等 4 个病种；绣球风类主要治疗绣球风；疝气类主要治疗寒疝、偏坠、小肠疝气等 3 个病种；杂治类主要治疗香港脚、刺喉肉瘤、鬼剃头、白斑病、痄腮等 5 个病种。

5. 五官门：包括耳疮类、眼病类、鼻病类、口齿病类、咽喉病等五大类，共五十方。其中耳疮类主要治疗中耳炎、通耳、小儿耳内流脓等 3 个病种；眼病类主要治疗风火疔疮眼、风火烂眼、云翳昏暗、胬肉攀睛、红肿烂眼、瞳仁反背、眼病实证、雀盲、暴发火眼、白斑（包括砂眼、赤肿）等 10 个病种；鼻病类主要治疗鼻血不止、酒渣鼻等 2 个病种；口齿病类主要治疗口疮、胃虚牙痛、风火牙痛、虫牙痛、肾虚牙痛等 5 个病种；咽喉病主要治疗咽喉红白肿痛、喉烂流脓、喉闭、双蛾喉出蛾等 4 个病种。

从《启谷署》所治疗的病种看，王荣辉医派所治疗的疾病包括内、外、妇、儿、五官等五大类疾病，从该书所治疗的疾病种类可以看出，彝医学术流派在治疗病种方面与汉医等其他医种相比较是非常完善的，并不比其他医种逊色。从上述案例我们亦可看出对重要医学流派的学术思想的整理研究对彝族医药研究及文化遗产传承与保护的重要性。

可见，彝族医药文化遗产的传承与保护工作属于复杂的系统工程，须从整体性的视域来思考其传承体系构建问题，这就要明确不同层次传承主体的历史地位并构建有利其传承的体制与机制。要知道，中国是统一多民族国家，中华文明是各民族集体缔造的灿烂文化，民族多样性的特点决定了中国文化的多元性。彝族主要分布我国西南地区，与中原、西北、东北等民族地区在经济文化等方面始终保持频繁的交流，这决定了其医药文化的复杂性与易变性，亦决定了其研究方法与理论的特殊性。要知道，任何科学门类的建立或某个科学问题的专题研究都要经历从无到有、从浅入深、由粗到精、由不完备到完备的过程。任何科学研究不仅是被动地接受前人成果，更重要的是要在了解别人获得该成果的曲折过程中学会如何观察问题及如何抓住线索并追根寻源的方法，这样才有利于在自己所研究的领域发现新问题，解决新问题，获得新成果①，这是历史给予我们的重要启示。

通过上述几个典型案例，我们可以看出，彝族医药文化遗产涵盖了多个环节。总体说来制约其生存与发展的核心要素主要涵盖了以下方面：

其一，社会环境急剧变迁，彝族医药文化遗产失去了其赖以生存的土壤与空间。文化认同感急剧丧失，致使民间彝医和乡村彝医数量锐减。

其二，在传承方面，传承人老龄化、潜在传承人数量锐减、传承人受教育程度低、传承人无行医资格证等问题不断凸显，严重制约了彝族医药文化遗产的整体性传承。彝族医药文化发源于民间，流传于民间，各种诊疗技术通常是具有难理解、难掌握、名词术语不规范、家传绝技不愿外传等特点，这使得彝族医药后继乏人的现象日趋严重。

其三，彝族医药传承缺乏合理性平台。医药类文化遗产对临床疗效的需求性特点决定了其在传承方式上的特殊性，与民间技艺如曲艺、手工艺和风俗文化等遗产项目相比，民间技艺类项目可通过庙会、网络、旅游等形式作为传承与发展平台，其传承重点集中在外在形式与工艺技巧等方面，而彝族医药文化遗产项目对各传承人的依赖性较强，要求传承人从理、法、方、药等层面对所传承内容能够系统地掌握。然而，彝族医药等传统医药类文化遗产又应何去何从，应以何种形式作为传承与发展平台呢？虽然目前彝族医药领域已经开始重视彝族医药文化遗产的传承，如云南省民族民间医药学会给几家医馆、诊所加挂了"民族民间医药传习基地"的牌匾，但却未开展实质性的工作。并且当前任何医馆、诊所、医院都要求坐诊医生要有执业资格证方能行医，而彝医目前尚未开考执业医师，尚无合法身份，实属乡间地头的乡土医，大部分人没有执业医师资格证，只有少部分人有乡村医生资格证且只能在当地核准的范围内开展医疗活动，如此的传承基地实际如同虚设，合理的传承平台与传承机制缺失已成为掣肘彝族医药发展的关键因素。

显然，民族医药文化遗产与其他类别的遗产具有显著区别，决定了其与其他类遗产在传承目的、传承目标、传承程序等方面的天壤之别，亦决定了其所要求的传承平台的特殊性。众多案例从不同侧面、不同角度映射出了彝族医药遗产传承工作的复杂性，要求各领域的彝族医药研究者与各级政府部门均需要从系统性、整体性的角度与高度重新定位与思考彝族医药文化遗产的传承与保护等一系列问题。

---

① 刘尧汉、卢央：《文明中国的彝族十月历》，昆明：云南人民出版社，1986年版，第186页。

中　篇

彝族医药知识体系的原创优势

第四章　研究视域

　　彝族医药文化遗产保护与传承的核心目的就是要理解彝族传统医药文化的内涵与外延，服务现实生活中的临床实践。彝族医药的各个知识点分散在浩瀚的典籍之中，各种构成要素隐匿于医疗实践和活动之中，通过"人-物-场"三位一体的传承方式流传至今。欲从文化遗产的视域对彝族传统医药进行保护和传承，就不得不将这些分散的知识点、隐匿的要素进行系统归纳与阐述。就要运用历史学三重证据法，即古代文献、考古资料和民族学田野调查资料综合研究的方式方法来系统研读彝文医药典籍，对彝医学进行科学定位，重新审视彝医传承人的历史地位与认知视角，探究彝族医药发生发展的客观规律。通过揭示彝族医药文化的形态与构成，从物质、行为、精神等层面对构成彝族医药文化遗产的诸要素进行详细分类研究，分析各要素间的主次关系，思考其价值和意义，深入揭示彝族医药的文化内涵与深层意蕴，构建彝族医药知识体系，还原彝族医药文化遗产的基本面貌成为其保护与传承的首要问题。

　　以知识分类为切入点，将知识的创造者、传承者和传承的知识及其医疗价值有机联系起来，方能形成承继脉络清晰的知识体系，有利于将保护与传承落实到每个具体的遗产项目上。彝族医药知识体系是文化遗产具体工作开展和实施的指挥棒，是彝族传统医药区别于其他民族医药的"标尺"，是彝医开展各种医疗实践活动的"精气神"。该体系主要包括四个子体系，笔者将其简称为"四大体系"。如果将彝族医药文化比作一棵大树，那么思维体系就如同大树的根，而理论体系则如同大树的干，诊疗体系如同大树的枝叶，而典籍体系与文化环境就如同大树生存的土壤，这四大体系环环相扣、密不可分，共同成为彝族医药文化遗产保护与传承的核心和主体。

　　保护什么？传承什么？知识体系说了算。目前，彝族医药文化遗产保护与传承工作主要应沿两条路径持续发展：一是尽可能全面、系统、准确地继承彝族传统医药知识；二是采用先进的科学技术手段和科学的哲学视角对彝族医药知识进行逻辑结构分析、论证及验证，证实与阐释彝族医药核心理论的合理性。[①] 继承传统是彝族医药得以世代相传而流传至今的根本，如果脱离"传统"这个根本，彝族医药就会迷失适合自我发展的方向，也就失去了文化遗产保护与传承的实际意义。要想做好彝族医药知识体系的构建工作，除对当前彝族医药知识系统整理外，更要通过对典籍文献的搜集、翻译、整理等工作而探求彝族医药发生发展的源头活水，将散落民间的各种口碑资料与彝文典籍所蕴含的零散医药知识进行整理研究[②]，对其发生发展的哲学基础与原创性思维模式深入研究，使其系统化与规范化，阐明"彝族医药理论是什么、为什么和怎么样"等关键问题，这是搜集、整理、研究彝族医药古籍文献的意义所在，更是彝族医药文化遗产保护与传承

　　① 罗艳秋：《基于彝文典籍的彝族传统医药理论形成基础及学术内涵研究》，北京中医药大学博士研究生学位论文，2015年，第12页。
　　② 罗艳秋：《基于彝文典籍的彝族传统医药理论形成基础及学术内涵研究》，北京中医药大学博士研究生学位论文，2015年。

理论研究的核心任务。①

一、研究现状

　　彝族医药曾被国际学者誉为世界上最负盛名的医种，彝族医药至今仍保留着中华上古时期医药理论的源头，但如今却面临着濒危的风险，如何有效地传承与保护彝族传统医药越来越引起社会各界的高度重视。实践证明，针对彝族传统医药原创思维模式的文化传承和人才培养是最有效的途径。思维模式决定了彝族医药与其他医种相比较所具有的优势与特色，具有相对的独立性和稳定性，是彝族医药文化最重要的层面。彝医学是在大量医疗实践的基础上，受传统文化和古代哲学的深刻影响所形成的科学与人文互补互动的学科体系，具有独特的原创思维，体现了原创优势与成就。彝族传统医药思维方法的独特性决定了其学科发展有其自身的特点和规律。所谓思维模式，就是对彝医诊疗活动中起主导作用的思维活动的高度概括，即用最精练的语言勾画出该思维活动基本规律的框架，是彝族医药这门学科知识体系的灵魂。对生命与疾病时空规律的认知是彝族传统医药原创性思维的核心内容，是彝族传统医药知识体系得以构建的关键所在，能解答"彝族医药是什么、为什么和有何价值"等关键问题，具有解释和预测的功能。② 要想阐明彝族医药的独特价值，就要将彝族医药知识体系背后所蕴含的医学思维方式正确地表达出来，这不仅是彝族医药与其他医学得以区别的关键所在，亦是彝族医药文化遗产保护与传承领域不断深入探讨的主体性内容。基于原创性思维模式下的彝族医药知识体系是彝族医药文化遗产保护与传承的主体和核心内容。目前，学界的相关研究情况可粗略划分为三个时期。

　　20 世纪 50—80 年代末是彝族医药知识体系构建的探索时期。此时期的研究工作以药物资源调查与单验方收集整理为主。学者运用语言学、植物学、医药学等相关学科知识对彝文医药典籍进行翻译整理，对彝文典籍所记载或彝医与毕摩口传的药物、方剂等知识进行整理和释读，综合采取实地调查、标本鉴定、分类整理等研究方法，对药材品种、基原植物、单方验方等进行梳理和汇编。在该时期，共发掘了《齐苏书》《启谷署》《聂苏诺期》《老五斗彝医书》《医病好药书》等各类彝文医药典籍 28 部，彝族传统医药以独立医种的身份展示在世人面前。③ 张之道、聂鲁、王正坤等彝医传人与学者依据彝文典籍记载和彝医口述资料撰写出了《彝药本草》《哀牢山彝族医药》《哀牢本草》等重要的彝族医药学著作，为彝族医药知识体系构建工作的顺利开展奠定了基础。④ 王荣辉将家传彝文医药典籍《启谷署》进行了翻译整理，这对贵州地区彝族医药的挖掘整理工作起到了积极的示范与带动作用。⑤ 黄传贵将其家传"黄氏圈论"进行了整理与完善，这对丰富彝族传统医药知识体系具有重要意义。⑥ 贺廷超、李耕冬等运用实地调查和文献研究方法，对彝族医药史进行了专题研究，他们通过著作《彝族医药史》将彝族医药发展过程中的部分史料

　　① 罗艳秋：《基于彝文典籍的彝族传统医药理论形成基础及学术内涵研究》，北京中医药大学博士研究生学位论文，2015 年，第 12 页；亦可参见徐士奎、罗艳秋编著：《彝族医药古籍文献总目提要（汉彝对照）》，昆明：云南科技出版社，2016 年版，第 89 页；

　　② 罗艳秋：《基于彝文典籍的彝族传统医药理论形成基础及学术内涵研究》，北京中医药大学博士研究生学位论文，2015 年，第 10 页。

　　③ 罗艳秋：《基于彝文典籍的彝族传统医药理论形成基础及学术内涵研究》，北京中医药大学博士研究生学位论文，2015 年，第 10 页。

　　④ 王正坤、周明康著：《哀牢本草》，太原：山西科学技术出版社，1991 年版，第 1 页。

　　⑤ 王荣辉、关祥祖主编，晏和沙译：《启谷署》，北京：中国医药科技出版社，1991 年版，序言页。

　　⑥ 黄传贵著：《黄氏圈论》，北京：社会科学文献出版社，2004 年版，序言第 1-6 页。

进行了总结和汇编，为彝族医药史研究奠定了基础，否定了"彝族无医无药"的错误观点。[①] 但是，以上研究尚缺乏对彝族医药理论起源、形成与发展过程的概括和总结，未揭示出彝族医药与中医药、与其他民族医药之间的关系，亦未阐明其与社会文化、科学技术、哲学思想等影响因素之间的联系，"彝族医药源于何处、有何本质规律及特征"等重要问题尚未得到解答。[②]

20世纪90年代至21世纪初是彝族医药知识体系研究的积累时期。随着彝族学者刘尧汉、卢央撰写的《文明中国的彝族十月太阳历》《中国文明源头新探——道家与彝族虎宇宙观》等"彝族文化研究丛书"系列著作的相继问世，彝学研究掀起高潮。学术界十分重视从田野调查的第一手资料寻觅现存"活史料"，将文献研究与出土文物考证相结合，力图揭示彝族文化对中国文明发展的贡献。[③] 此背景之下，阿子阿越、王正坤、关祥祖、杨本雷等学者分别针对凉山、玉溪、红河、楚雄等地的彝族医药知识进行了收集整理研究。王正坤等对红河、玉溪等地的彝族医药知识进行深入研究，从哲学、文化和医学等多个层面论证了彝族医药理论与南诏大理国医药属于同祖同源关系。[④] 阿子阿越对凉山地区彝医的用药特点与诊疗疾病等进行了系统地收集整理，对促进凉山地区彝族医药文化遗产保护与传承作出积极的贡献。[⑤] 关祥祖等在系统挖掘、翻译整理彝文典籍的基础上，对彝医基础理论、临床用药、常用方剂等进行了初步整理，为彝族医药知识体系的纵深研究与发展奠定基础。[⑥] 刘宪英、杨本雷等研究者在前人基础上对彝族医药理论体系的构建作了初步探讨[⑦]，虽然尚未反映和解析彝族医药发展全貌，但为后续相关研究奠定了基础。

21世纪初至今是彝族医药知识体系构建工作快速发展时期。研究者系统回顾对彝族医药进行相关研究的文献，发现彝族医药理论中所涉及的"哎哺"学说、"五行与五脏""二气六路"经络学说等均存在基本概念模糊和阐释不清等问题，缺乏对彝族医药发生发展源头的追溯，无法阐释彝医原创性思维模式，对疾病的认知仅停留在症状的表层上，缺乏对疾病的机制认识[⑧]，更谈不上对彝族医药文化遗产本质内涵的深入研究，严重制约彝族医药文化遗产保护传承工作的有序开展。由于彝族医药知识体系中的许多重要理论和概念的本质属性与内涵外延长期悬而未决，致使一些研究者运用中医、西医的概念或术语来套解彝族医药理论[⑨]，这是彝族医药研究领域在方向

① 李耕冬、贺廷超：《彝族医药史》，成都：四川民族出版社，1990年版，第6页。
② 罗艳秋：《基于彝文典籍的彝族传统医药理论形成基础及学术内涵研究》，北京中医药大学博士研究生学位论文，2015年，第10页。
③ 刘尧汉、卢央：《文明中国的十月太阳历》，昆明：云南人民出版社，1993年版，第89页；刘尧汉：《中国文明源头新探——道家与彝族虎宇宙观》，昆明：云南人民出版社，1985年版，第1-16页；罗艳秋：在《基于彝文典籍的彝族传统医药理论形成基础及学术内涵研究》，北京中医药大学博士研究生学位论文，2015年，第10页。
④ 罗艳秋：《基于彝文典籍的彝族传统医药理论形成基础及学术内涵研究》，北京中医药大学博士研究生学位论文，2015年，第11页；王正坤著：《彝医揽要》，昆明：云南科技出版社，2004版，第23页。
⑤ 阿子阿越著：《彝族医药》，北京：中国医药科技出版社，1993年版，第68页。
⑥ 关祥祖主编：《彝族医药学》，昆明：云南民族出版社，1993版，第1页。
⑦ 刘宪英、祁涛主编：《中国彝医》，北京：科学出版社，1994年版；云南省彝医院，云南中医学院编著：《云南彝医药·云南彝医（上）》，昆明：云南科学技术出版社，2007年版；杨本雷主编，云南省彝族医药研究所等编：《中国彝族医学基础理论》，昆明：云南民族出版社，2004年版。
⑧ 李林森、崔箭、房立岩：《彝族医药基础理论中亟待解决的几个关键问题》，载《山东中医杂志》，2011年，第7期，第516-518页；罗艳秋：《基于彝文典籍的彝族传统医药理论形成基础及学术内涵研究》，北京中医药大学博士研究生学位论文，2015年，第11页。
⑨ 罗艳秋：《基于彝文典籍的彝族传统医药理论形成基础及学术内涵研究》，北京中医药大学博士研究生学位论文，2015年，第11页。

与方法上的错误，是源头上的错误，这样的研究对彝族医药文化遗产的保护与传承有何意义呢？正如同美国学者在《彝族医疗保健——一个观察巫术与科学的窗口》中所写：

"一个医疗体系绝不仅仅是在当地信仰和实践基础上对'西方生理医学'的套用和重新解释的折中方案。"①

显然，只有将各种彝族医药文化构成要素放入彝族医药发展的历史长河中去理解和阐释，②而不是用其他医种"套用"和"重新解释"，方能讲清彝族医药是彝民族的独特创造，这样的保护与传承才具有现实意义。针对彝族医药古籍流散民间的问题，本课题组通过对云贵川三省的档案馆、图书馆、民委、民宗局、文化馆、史志办、药检所、卫生局、彝族医药研究所和彝医医院等机构以及彝医进行了全面系统的调查，共收集彝族医药古籍文献222种，并根据所调查的彝族医药古籍文献的学科属性和内容特征，将彝族医药古籍分为医经、医理、病症用药、本草、诊治、医算、调护、医史、作祭献药、综合等10大类③，有助于人们了解彝族医药古籍文献资源的分布情况、保存现状、载体形制、文字类型、版本类型和分类构成等情况，认识和理解彝族医药的发展渊源和知识体系。④

该时期对我国中医药与民族医药领域来说，总体上属于快速发展时期，但针对彝族医药自身来说，其产业发展、传承、创新等工作却明显相对滞缓，与藏医、蒙医、傣医等医种间的差距亦越来越明显，这种状况与彝族医药文化遗产的深厚底蕴和临床疗效极端不符。从医疗体系建设来看，基层对彝族医药的需求持续增进，但却尚未形成完善的医疗体系，全国仅有两所彝医医院。⑤从教育传承看，藏医、蒙医、傣医等医种已纳入国家执业医师考核系列管理体系，正式拉开了院校教育传承的序幕，但彝族医药却因种种原因而迟迟未形成学科集群和教育体系。从产业发展来看，彝药成药品种已达137种⑥，却很少有人知道驰名中外的临床常用药物拨云锭、无敌药酒、云南白药等是历史悠久的彝药品种，但这些品种的发现、研究、运用的历史在史志资料中均有较为翔实的记载。⑦探索能全面反映自身发展规律和独特优势的彝族医药知识体系成为文化遗产保护传承工作的重要内容。

二、研究思路⑧

1. 解析彝族医药与其他文化存在形式间的接受关系，探求彝族医药的理论源头。

---

① 刘小幸著：《彝族医疗保健——一个观察巫术与科学的窗口》，昆明：云南人民出版社，2007年版，第1页。
② 罗艳秋：《基于彝文典籍的彝族传统医药理论形成基础及学术内涵研究》，北京中医药大学博士研究生学位论文，2015年，第11页。
③ 《郑进：以包容、开放的心态做好民族医药工作》，http：//www.vccoo.com；《彝医药研究成果首次入选"十三五"国家重点图书出版规划项目》，http：//www.vccoo.com。
④ 徐士奎、罗艳秋：《彝族医药古籍文献总目提要（汉彝对照）》，昆明：云南科技出版社，2016年版。
⑤ 云南省彝族医药研究所：《铸造彝族医药的新辉煌》，载《云南科技管理》，2011年，第6期，第1页。
⑥ 经笔者对彝药生产企业的实地走访，并系统查阅了药检系统编纂的系列《彝药标准》后发现，目前有137种彝药成药品种，详细目录见附录三。
⑦ 郑世文：《万应百宝丹及其他"白药"》，载中国人民政治协商会议云南省江川县委员会编《江川文史资料》，1989年，第1辑，第22页；罗艳秋：《基于彝文典籍的彝族传统医药理论形成基础及学术内涵研究》，北京中医药大学博士研究生学位论文，2015年，第11页。
⑧ 罗艳秋：《基于彝文典籍的彝族传统医药理论形成基础及学术内涵研究》，北京中医药大学博士研究生学位论文，2015年，第60-63页。

回顾前人研究我们会发现，在彝族医药文化遗产领域所开展的研究多是针对彝族医药自身本体的关注，学界尚未从其与其他文化形式，特别是与天文历法之间的关系入手思考其理论产生的渊源，更未将彝族医药放入中国传统医药体系之下进行定位与研究，颇有"只见树木，不见森林"之感。① 但历史告诉我们，在每个民族的传统医药萌生之初，均是与其生存生活本能密切相关的，医药知识并不是以独立学科形式出现的，而是与天文历法、地理、宗教、民俗等知识共同产生、共同发展的，这从彝族医药早期的传承者——毕摩的社会职能的转变就可看到这一点。在历史进程中，不同文化形式的知识间相互借鉴、彼此联系，与医药类知识融合为整体而成为生存发展的必备常识，凝聚为该民族独特的思维方式，是彝族医药原创性思维模式的集中体现。但随着社会化进程的加速，学科间分化的趋势越来越明显，天文历法、地理知识、民俗、宗教等相关知识被单独分裂为不同的学科体系，亦为越来越少的习医者所熟悉。特别是新中国成立后实施传统医学的院校教育，天文历法等学科的相关知识更被排斥于课堂之外，而医学院校教育所留存的只是部分支离破碎的名词术语。对当前的习医者来说，这些术语很难理解。可见，对彝族医药文化遗产保护与传承研究，需要透过名词术语所代表的表象去深入挖掘其文字背后所隐藏的其他学科内涵与意蕴。

2. 综合彝文典籍和传承人口述资料，梳理彝族医药知识体系的关键性问题。

任何学科的知识体系都是由若干关键性的知识点组合构架而成，梳理彝族医药知识体系的核心问题成为彝族医药文化遗产保护与传承的重要内容。但由于文化人类学、文献学等学科的专家对医药知识较陌生，未能充分揭示彝族医药知识与社会、历史、文化之间的相互关系，而民族医药领域专家对彝族医药典籍仅是侧重医药理论研究，未从文化遗产保护视野对其知识内涵、文化价值进行全面系统的揭示，故而如何构建彝族传统医药知识体系一直是学界争议较大的事情，众说纷纭。有人说从彝族文化入手，有人说从彝族民俗入手，亦有人说从临床实践入手，但具体如何研究却均显得力不从心，甚至有人说阴阳五行是玄学，阴阳五行无法证实，应该摒弃。② 如果将彝族医药知识体系比作一张网，那么每个知识点就是网上的节点，这些节点不仅在知识体系内彼此联系，且与天文历法、民俗等其他文化形式的知识点彼此呼应。如果简单地将某个知识点单取独论、割裂整义、断章取义地拿来研究，定然无法讲清其内涵与外延。如五行与五脏配属问题，是各种矛盾集中的焦点，"肝属木""肺属金""心属火""脾属土""肾属水"等被斥为"异样的逻辑"。③ 为何如此？这是因为今人尚无法理解古彝人是如何认识生命的。古彝人通过对宇宙时空规律的观测，建立宇宙时空模型，将各种生命现象、各种生命规律放在宇宙时空模型下考察。显然，彝族医药知识体系中的"心"不能简单地理解为解剖生理的"心"，而应理解为顺应时空运行规律的"心"，是具有气化功能的"心"，代表人体气化能力的一个阶段，代表夏季主令之火星对人体的影响。④

要知道，每个学科不仅由代表该学科本质规律的各种名词术语构建而成，更与其他相关学科

① 罗艳秋：《基于彝文典籍的彝族传统医药理论形成基础及学术内涵研究》，北京中医药大学博士研究生学位论文，2015年。
② 罗艳秋：《基于彝文典籍的彝族传统医药理论形成基础及学术内涵研究》，北京中医药大学博士研究生学位论文，2015年，第61页。
③ 罗艳秋：《基于彝文典籍的彝族传统医药理论形成基础及学术内涵研究》，北京中医药大学博士研究生学位论文，2015年，第61页。
④ 罗艳秋：《基于彝文典籍的彝族传统医药理论形成基础及学术内涵研究》，北京中医药大学博士研究生学位论文，2015年，第61页。

名词术语彼此相互支撑，紧密相关。如果习医者对各种术语不了解、不深入研究，而是想当然地随意解释，又如何能正确理解古人所表达的真正内涵呢？① 可见，要想有效地保护与传承彝族医药文化遗产，就必须正确理解各种彝族医药知识的本质内涵，了解其出处与来源，这是彝族医药文化遗产保护与传承最直接的认识论和方法论，是研究中最需要解决的根本性问题。彝族医药知识的本质内涵及其渊源到何处寻找？显然要到彝族医药典籍及其传承人处去寻找，这是不容争议的事实。彝文典籍与传承人是彝族医药文化遗产得以延续的重要载体，承担着接续过去、滋养现在、开创未来的历史使命，蕴含着具有超越时空的彝族文化元素，凝聚着从古到今整个彝族对生命与健康如何认知的文化积淀与传承脉络，是彝族医药文化得以复兴的根本源泉，而不是某阶段或某个人的学术思想。②

3. 深化对彝族医药文化的本体研究，避免用现代科学或其他民族医学理论"串讲"彝族医药文化遗产项目。③

用西方现代医学知识阐释中国各民族传统医学似乎已成为当前民族医药研究的潮流，被众多学者所追捧，但亦有学者提出不同的看法，如马双成在为《彝族医药古籍文献总目提要（汉彝对照）》一书作序时说：

多年药检生涯的磨炼使我深刻意识到，中国传统医药要想发展，必须取得国际标准话语权。如何取得话语权？毫不隐晦地说，多年来以西方医学为标尺的衡量已严重限制了我国传统医药产业的发展。④ 所谓"话语权"就是要根据我国各民族医药自身发展的客观规律及其历史渊源来打造一把"标尺"来衡量我们自己的传统医药，因为别人制定的"尺子"都是为别人服务的，只有自己制定的"尺子"才能为自己的民族医药事业服务，这是我对各民族医药标准化控制的重新定义。⑤

显然，我们要意识到，并不是说西方现代科学技术不能运用于我国各民族传统医学的研究，而是我们在进行各民族医药研究时要保持该民族医药文化自身的本体性，遵循该民族医学固有的思维方式来指导科学研究。⑥ 如果丢掉该民族固有的思维方式，也就意味着丢掉该民族医药文化的灵魂与根基。如果无法用自己民族的思维方式去提出问题和解答问题，这样的医药文化遗产保护与传承对该民族来说又有何意义呢？⑦

有人解释《素问》"喜怒不节，寒暑过度，生乃不固""恬淡虚无，精神内守，病安从来"

① 罗艳秋：《基于彝文典籍的彝族传统医药理论形成基础及学术内涵研究》，北京中医药大学博士研究生学位论文，2015年。

② 徐士奎、罗艳秋编著：《彝族医药古籍文献总目提要（汉彝对照）》，昆明：云南科技出版社，2016年版，第4页；罗艳秋：《基于彝文典籍的彝族传统医药理论形成基础及学术内涵研究》，北京中医药大学博士研究生学位论文，2015年，第61页。

③ 罗艳秋：《基于彝文典籍的彝族传统医药理论形成基础及学术内涵研究》，北京中医药大学博士研究生学位论文，2015年，第62页。

④ 徐士奎、罗艳秋编著：《彝族医药古籍文献总目提要（汉彝对照）》，昆明：云南科技出版社，2016年版，第1页。

⑤ 徐士奎、罗艳秋编著：《彝族医药古籍文献总目提要（汉彝对照）》，昆明：云南科技出版社，2016年版，第1页。

⑥ 罗艳秋：《基于彝文典籍的彝族传统医药理论形成基础及学术内涵研究》，北京中医药大学博士研究生学位论文，2015年。

⑦ 罗艳秋：《基于彝文典籍的彝族传统医药理论形成基础及学术内涵研究》，北京中医药大学博士研究生学位论文，2015年。

"苍天之气,清净则气意治,顺之则阳气固,虽有贼邪,弗能害也"等语句时说:"这些明确地指出了人们的情绪、精神状态对身体状况的影响",接下来却用现代科学来证明"所有这些研究和观察,说明了介导环节皮层-下丘脑-垂体轴的兴奋导致免疫功能的改变……",其最终得出结论:"由此可看出精神调养的重要性",从该论证思路我们可以推导这样一条脉络:《素问》认为精神调养重要→用现代科学证明→结论:精神调养重要。①

试问如此阐释对彝族医药研究究竟有何意义?众所周知,彝族对宇宙与生命的固有思维模式是彝族医药知识体系得以构建的基础,古彝人和今人无论是在思维特征还是生活环境、社会环境等方面均有极大差异,对生命与健康的理解亦存在差异,如果简单地以今天的思维方式去阐释古人的医学创造,这本身就是方法上和思路上的错误,自然无法理解其本质内涵。如何将彝族医药文化遗产项目与其发生发展的文化背景及生存状态拟合成为彝族医药文化本体研究的重要方式方法是我们需要思考的重点。想古人之所想,探究其如何思考宇宙与生命,而不是简单地运用现代医学诠释各民族医学,恰是我国各民族医学发展的正确方向。这就告诉我们,在研究彝族医药时,不能简单地用其他民族的医药理论去"套解"彝族医药。②

三、构建原则

知识体系是检验彝族医药文化遗产保护和传承工作效果的重要指标。笔者花费了近十年的时间来构建彝族医药知识体系这个标准,占据本著作的主要篇幅。可以说,知识体系作为彝族医药文化遗产保护与传承的根本,是至关重要的。但彝族传统医药知识体系应如何构建呢?需遵循以下原则。

1. 系统研读,务求理论融会贯通

从事彝族医药研究,就必须对历代彝族医药典籍有深入的了解,全面掌握彝族医药概貌,方能避免陷入偏于一隅、单取独列的局限。③ 鉴于此,笔者将团队所发掘的222种彝文医药典籍进行了分类整理,并通过实地访谈、临床跟师等方式获得了122名彝医、毕摩和研究者的口述资料,在对相关资料进行系统研读和阐释的基础上,将彝族医药知识体系中所蕴含的各"知识点"进行了详细的梳理与阐释。在研究过程中,笔者立足于彝医临床实践经验,博采各学科门类典籍之论据,广集各医派学术思想,始终遵循整体性、系统性的学术理念,不是对某个人或某本书进行整理性研究,而是综合目前彝族医药学界所发掘的各种彝族医药文献资料和口述资料,从源到流地溯源各项彝族医药文化遗产的核心内容。不仅要解答彝族医药文化"是什么"(正确的认识)、"为什么"(合理的解释)和"怎么样"(积极的引导)等核心问题,并且要注重从彝族的原创性典籍和田野资料中寻求学术根源与真谛,更符合彝族对生命与宇宙认知的思维方式。

2. 承继源流,溯源彝医理论发展

彝族医药文化遗产由各种文化要素构建而成,对各种文化构成要素进行分类和阐释研究,方能还原彝族医药文化的基本面貌并深入揭示彝族传统医药的文化内涵和深层意蕴,而这些研究工

---

① 罗艳秋:《基于彝文典籍的彝族传统医药理论形成基础及学术内涵研究》,北京中医药大学博士研究生学位论文,2015年,第62页。

② 罗艳秋:《基于彝文典籍的彝族传统医药理论形成基础及学术内涵研究》,北京中医药大学博士研究生学位论文,2015年,第61页。

③ 徐士奎、罗艳秋编著:《彝族医药古籍文献总目提要(汉彝对照)》,昆明:云南科技出版社,2016年版,第2页。

作均离不开对各种彝族医药文化构成要素的纵向溯源和横向比较。在纵向上，笔者提炼出了彝族医药相关的文化构成要素并将这些构成要素重置于整个彝族文化的历史与社会背景下，针对彝族医药的发生发展、源流承继、思维特征、哲学理念等重要问题展开了系列研究，按照学术贯通式的研究模式，从源到流，逐步解读彝族医药的相关概念、名词术语及医学理论的学术内涵。[①] 在横向上，采取历史学三重证据法，即考古、文献、民间调查等方法解析彝族医药与天文历法等文化存在形式间的接受关系，概括彝族医药知识体系的总体特征和学术内涵。

3. 临床实证，反究医理以辨真伪

对任何民族的医药文化遗产保护与传承来说，其核心内容就是要维系与强化该医种强大的医学生命力。我们要认识到，将彝医的各种思维模式、医药理论、诊疗方法等运用于临床实践恰是发挥其生命力的关键所在。自古以来，彝族医药临床医生均是以"临床跟师"与研读典籍等方式培养。对彝族医药文化遗产保护与传承来说，其终极目标就是要将各种诊疗技法、思维观念、医药知识等传承下去并能够运用于临床常见病和多发病的治疗，而要做到这一点，就要通过与临床彝医的广泛交流与切磋，凝炼彝族传统医药理论的特色与优势，证实其对临床诊断和治疗的指导性作用。

4. 归纳哲理，彰显学术根本特征

彝族医药的特色与优势体现在何处？这不仅是患者亦是众多医者经常询问的问题。对于任何医学来说，能够长久不衰并在传承与发展中展现出强大的生命力，是因为其在与其他医学或其他文化形式的互融与互补中始终保持着能够凝聚其特色与优势的根本性特征，这是每个彝族医药文化遗产项目与其他民族医学项目的根本性区别，体现的是彝族医药知识体系特有的医学观念、认知方式、诊疗思路、生命研究方法等。如何抓住彝族医药文化的根本特征？就是要运用哲学思维方法对所获取的各种医药典籍、访谈调查资料、临床诊疗经验、历代医家论述及个人创建等文献资料或感性资料等展开条分缕析、综合归纳、演绎推理等思维活动[②]，获得科学、理性的认识并重构彝族医药学术体系，准确解构和把握彝族医药知识体系中各种概念术语、医学理论、诊疗技法所蕴含内涵或由此演绎出的外延。

5. 科学研究，格物致知探求真理

汇集各医学流派的学术思想之精华，探求彝族医药理论之真谛。学术流派是彝族医药文化遗产得以传承和发展的"细胞体"，为彝族医药的学术整体发展提供了源源不断的滋养物质，发挥着新陈代谢的作用。[③] 医学流派是中国各民族传统医学理论得以深化、发展的动力源泉。彝族医药历史悠久，博大精深，历代医家通过对医学理论及临床经验的整理，各自从不同的视域、不同的角度阐发彝族医药理论，形成了具有一定影响力和辐射面的医学流派，如以竜者为代表的医学流派。对彝医各医学流派的研究是彝族医药文化遗产保护与传承工作的重要内容。在研究过程中，笔者重视对各医学流派学术思想的整理研究并取得了极大进展。通过文献典籍和田野调查相结合，最终发现家传"精气二元论"脱胎于彝医"气浊二元论"，遂以此为主线，追本溯源，通过访彝医、拜毕摩的方式，证实了彝族医药理论以"气浊二元论"为认识论的逻辑起点。对"气浊二元

[①] 罗艳秋：《基于彝文典籍的彝族传统医药理论形成基础及学术内涵研究》，北京中医药大学博士研究生学位论文，2015年。

[②] 罗艳秋：《基于彝文典籍的彝族传统医药理论形成基础及学术内涵研究》，北京中医药大学博士研究生学位论文，2015年，第12页。

[③] 徐士奎、罗艳秋编著：《彝族医药古籍文献总目提要（汉彝对照）》，昆明：云南科技出版社，2016年版，第3页。

论"深入研究后，笔者首次构建出了彝族医药思维体系、理论体系、诊疗体系、典籍体系等四大知识体系，这四大知识体系成为了彝族医药传承体系的核心内容。在思维体系方面，彝医以十月太阳历等太阳周天历法为认识论基础，以气浊哎哺、五生十成、十生五成、天地五行、宇宙八卦等为方法论基础，首次提出"观天识人-气浊二元-以数运象-以理论命-形影一体"的思维模式。在理论体系方面，彝医"以五行论疾病内因，以八卦论疾病外因，以六气论人体命理"作为认知方法，提炼出了气浊哎哺理论、形影脏腑理论、脉度血峰理论及六色运变理论等核心理论。在诊疗体系方面，提炼出了脉色合微、算病识数、外诊杂法、药物理论等理论。在典籍体系方面，将彝族医药古籍按学科属性分为医经、医理、诊治、本草、病症用药、调护、医史、作祭献药、医算、综合等10大类。四大体系与传承体系的关系可参见第六章的彝族医药文化遗产知识体系结构图（图6-2：彝族医药文化遗产知识体系结构图）。思维、理论、诊疗及典籍等体系的内容就是传承体系得以构建的核心和主体，对彝族医药文化遗产保护与传承来说，传承什么？保护什么？就是要传承与保护四大体系的相关内容。四大体系犹如"灵魂"，深植于"传承人-传承物-传承场"三位一体的各个环节之中。

第五章　彝族医药文化的科学定位

各民族先辈因所处的自然环境、人文环境和社会环境不尽相同，对宇宙生命的认知也存在着差异，而恰是这种差异，造就了中华民族医学文化的多样性与兼容性，形成了中国传统医学"多元一体"的格局。古语说："中国失礼，求之四夷"，这告诉我们各少数民族医学与汉族医学有着千丝万缕的联系，均是中国传统医药体系不可或缺的重要组成部分。因此，有必要重新认识、重新定位、重新审视彝医学在中国传统医学中的地位。只有明确了彝族医药在中国传统医学的地位与贡献，方能做到有效地保护与传承彝族医药文化遗产。

中医药的概念有狭义与广义之分。目前俗称的"中医药"指汉族医药，属于狭义概念，而我国当前颁布的《中医药法》对中医药的概念有了更深的诠释和规范，包括汉医药与各少数民族医药，属广义概念。《中医药法》所定义的概念是符合中国国情的，要知道，中华民族是由56个血脉相连的民族共同组成，各民族文化存在交流与互动，表现为"一体多元"的总体特征。如果说中医药是一体，那么各民族医药则是"一体"下的多元。习近平总书记在国际交流中所说的"中医药"应属于广义概念，也就是"一体化"的中医药，即包括汉族医药与各少数民族医药在内的中国传统医药的简称。而我们通常所说的中医药即汉族医药，则是中国传统医药的集大成者。从现存最早的医学理论著作《黄帝内经》的成书时期推算，汉族医药理论体系初步形成是在战国至秦汉时期，是由许多医家历经数代的搜集、整理、综合而成。[1]

1988年11月，我国著名的社会学家、人类学家费孝通先生在"泰纳演讲"会议上曾针对中华民族如何形成与演化成"多元一体"格局等重要社会问题发表演讲并得到了广泛认同。[2][3] 费孝通研究证实，中华民族不仅是民族概念，其作为民族实体是在长期历史过程中逐渐形成的，其主流是由许多分散存在的民族单元，经过接触、混杂、联结和融合，同时也有分裂和消亡，形成了一个你来我去、我来你去、我中有你、你中有我，而又具个性的多元统一体。[4][5][6][7] 针对中华民族的"多元"性问题，其曾这样论述：

人类在进入文明初期，中华大地上北到黑龙江，西南到云南，东到台湾都已有早期人类在活动……这些长期分隔在各地的人群必须各自发展他们的文化以适应如此不同的自然环境。这些实

---

① 甄志亚：《中国医学史》，上海科学技术出版社，1997年版，第34页。

② 陈宇：《中华民族共同体的复合互嵌格局与多元一体交融》，载《广西民族研究》，2018年，第4期，第24-31页。

③ 费孝通：《中华民族的多元一体格局》，载《北京大学学报（哲学社会科学版）》，1989年，第4期，第1-19页。

④ 费孝通：《中华民族的多元一体格局》，载《北京大学学报（哲学社会科学版）》，1989年，第4期，第2页。

⑤ 李建新：《本土化问题意识与文化自觉——从费孝通江村调查谈起》，载《社会学评论》，2018年，第1期，第页。

⑥ 陈学金：《文化多样性与学校教育》，载《广西民族研究》，2018年，第2期，第页。

⑦ 陈宇：《中华民族共同体复合互嵌格局与多元一体交融》，载《广西民族研究》，2018年第4期，第页。

物证据可以否定有关中华民族起源的一元论与外来说，而肯定多元论和本土说。①

而针对"一体"的问题，费先生亦给予了深入论述：

中华民族的先人在文明曙光时期，公元前五千年至前两千年之间的三千年中还是分散聚居在各地区，分别创造他们具有特色的文化，这是中华民族格局中多元的起点。② 在这多元格局中，同时在接触中也出现了竞争机制，相互吸收比自己优秀的文化而不失其原有的个性。③

夏商周三代正是汉族前身华夏这个民族集团从多元形成一体的过程。……进入东周的春秋战国时代。这时的统一体之内，各地区的文化还保持着他们的特点，直到战国时期，荀子还说"居楚而楚，居越而越，居夏而夏"。④

显然，正因为当时各族群间存在着广泛、深入的文化交流与互动，彼此融合、借鉴，使得本属多元的格局越来越凝聚与团结，从而呈现出"一体"的特征与格局。⑤ 历史告诉我们，中华民族文化的早期源头并非是如今的"一体"，而是"多元"的。费孝通认为"汉族"作为族称不能早于汉代⑥，华夏这个民族集团在经历夏、商、周、秦等历史过程后逐渐实现多元向一体的过渡，"汉族"作为具有凝聚的核心也逐渐形成，"汉"作为族称在汉代和其后中原的人和四周外族人接触中也就产生了。中华民族文化实现了由汉以前各历史时期的"多元性"向"汉"以后"一体化"的转变。

既然中华民族文化是多元的与本土的，但其主流源头又在何处？彝族作为西南地区的土著族群，在中华民族文化形成的源流中又扮演了什么角色与地位？对此，彝族学者刘尧汉有过精辟论述：

中外学术界前所未知、前所未论的中国文明的源头。它出人意料，竟然出自金沙江两侧滇、川、黔山区，历来被认为文化落后的彝族社会里。⑦

奇怪吗？不可思议吗？一点也不。因为世界上的任何民族都是民族分化与融合的结果，任何文化的形成也是民族分化与融合的结果。中华各民族在形成过程中，之间必然存在接触、混杂、联结和融合的过程，存在你来我去、我来你去的现象。这种情况正如费孝通先生所说：

过去对历史上民族之间互相渗透和融合研究得不够，特别对汉族融入其他民族的事实注意得不够，因而很容易得到片面的印象：似乎汉族较复杂，而其他少数民族较纯。⑧ 其实所有的民族都是不断有人被其他民族所吸收，同时也吸收了其他民族的人。⑨ ……汉族在形成和发展过程中大量吸收了其他各民族成分的同时，不应忽视汉族也不断给其他民族输出新的血液。从血统上

① 孙秋云：《费孝通"中华民族多元一体格局"理论之我见》，载《中南民族大学学报（人文社会科学版）》，2006年，第2期，第58页。
② 费孝通：《中华民族的多元一体格局》，载《北京大学学报（哲学社会科学版）》，1989年，第4期，第2-3页。
③ 费孝通：《中华民族的多元一体格局》，载《北京大学学报（哲学社会科学版）》，1989年，第4期，第3页。
④ 费孝通：《中华民族的多元一体格局》，载《北京大学学报（哲学社会科学版）》，1989年，第4期，第4页。
⑤ 费孝通：《中华民族的多元一体格局》，载《北京大学学报（哲学社会科学版）》，1989年，第4期，第3页。
⑥ 费孝通：《中华民族的多元一体格局》，载《北京大学学报（哲学社会科学版）》，1989年，第4期，第5页。
⑦ 刘尧汉：《中国文明源头新探——道家与彝族虎宇宙观》，昆明：云南人民出版社，1985年版，第1页。
⑧ 费孝通：《中华民族的多元一体格局》，载《北京大学学报（哲学社会科学版）》，1989年，第4期，第11页。
⑨ 费孝通：《中华民族的多元一体格局》，载《北京大学学报（哲学社会科学版）》，1989年，第4期，第11页。

讲，中华民族这个"一体"经常在发生混合、交杂的作用，没有哪个民族在血统上可以说是"纯种"。①

既然中华民族"一体"中的各个民族单元都不是"纯种"，存在"你中有我、我中有你"的现象，试想在此背景下形成的各民族医药会是"纯种"吗？答案是否定的。武断地认为汉族医药是中国传统医药的源头这种看法是具有片面性的，要知道汉族是以西戎东夷为主体的各少数民族混血形成的，这已有定论。② 那么中医药文化的源头我们又应去哪里追寻呢？对中华民族文化的源头，杨堃教授在《彝族天文学史》序一文中对此有深入论述：

古史说"中国失礼，求之四夷"，它的意思是说，汉族失掉的文物制度，可以从少数民族中找回来。③ 换句话说，少数民族的文化，是从汉族学来的。现在看来，这种看法是不符合历史的。实际上，中国上古史上的科学文化，是来源于汉族产生之前的"夷、戎、蛮、狄"等"四夷"。④

如果中国上古史上的科学文化来源于汉之前的夷戎蛮狄，那么秦汉之前的医药文化来源于哪里呢？《黄帝内经》所引用的古代医书达二十一种⑤，但这些古代医书至今已经亡佚，对《黄帝内经》的研究缺乏文献之间的相互印证和衔接，其中的许多疑问如何解答呢？汉族文献中解释不了的问题，少数民族文献能不能解答呢？刘明武先生在《换个方法读〈灵枢〉》一书中说：

汉族解释不了的难题，少数民族的文化能否解答呢？中华民族是一个大家庭，源头的文化，应该是民族融合的产物，我们解释不了的，未必少数民族解释不开，我们失传了的，少数民族未必失传。⑥

刘明武先生的论点有一定道理。要知道，彝族是远古氐羌遗裔，而三代时期的夏宗室亦出自西羌，共同的族源使二者具有共同的文化起源。⑦ 彝族与汉族同样崇拜伏羲，同样拥有阴阳五行文化，具有"同根同源"的共通性文化基础。⑧ 彝族生存地域的相对封闭性决定了其保留的文化能够更多地维持原真性。中华文化是民族融合的产物，源头的彝族文化中，保留着异常珍贵的基因，要想解开中华民族文化之谜，无论如何也不能忽略彝族文化。⑨

由此可见，汉族医药虽然可视为中国传统医学的主干与集大成者，但不能视为中国传统医学的源头。源头性的中国传统医学应该是各民族文化融合的结果。在费孝通先生"中华民族多元一体格局"和"中国失礼，求之四夷"的启发下，笔者认为应重新审视彝族医药在中国传统医学这一整体中的历史地位。沿着该研究思路，经笔者深入系统研究，竟得到了三个出人意料的发现：（1）彝族传统医药秉承中华上古医药理论，是打开秦汉以前医药理论的重要窗口；（2）彝族传统

① 费孝通：《中华民族的多元一体格局》，载《北京大学学报（哲学社会科学版）》，1989年，第4期，第11页。

② 刘尧汉、卢央：《文明中国的彝族十月历》一书的序言《论中华彝族文化学派的诞生——评〈彝族文化研究丛书〉的出版》一文，昆明：云南人民出版社，1993年，第29页。

③ 杨堃：《杨堃民族研究文集》，北京：民族出版社，1991年版，第368页。

④ 杨堃：《杨堃民族研究文集》，北京：民族出版社，1991年版，第368页。

⑤ 据龙伯坚统计，单是《素问·病能》篇引用的医书就有《上经》《下经》《金匮》《揆度》《奇恒》等数种。参见《黄帝内经概论》，上海：上海科学技术出版社，1980年版。

⑥ 刘明武：《换个方法读灵枢》，长沙：中南大学出版社，2012年版，第423页。

⑦ 陈久金：《彝族天文学史》，昆明：云南人民出版社，1984年版，第5-6页；罗艳秋、徐士奎：《秉承中华上古医药理论的彝族传统医药》，载《云南中医中药杂志》，2016年，第3期，第67页。

⑧ 罗艳秋、徐士奎：《秉承中华上古医药理论的彝族传统医药》，载《云南中医中药杂志》，2016年，第3期，第67页。

⑨ 刘明武：《天文历法与中华文化源头之谜——摘掉中华文化头上"玄学"的帽子》，载《中国政法大学学报》，2011年，第1期，第137页；刘明武：《十月太阳历与〈黄帝内经〉》，载《彝族文化》，2013年，第2期，第22-23页。

医药与《黄帝内经》具有相同的天文历法观测标准和模型；（3）彝族医药与汉医药同源异流，传承着中华上古时期的"二元论"医学文化。彝族医药在中国传统医药发展历史中独特的地位，决定了其在思维模式、诊疗方法及用药特色等方面均与其他民族医药间存在着根本性差异，探索适合并反映彝族医药自身发展规律的文化遗产工作方式与方法成为彝族医药文化遗产保护与传承的重要内容。

第一节　彝汉医药属"同源异流"关系

对彝族传统医药的学术定位，笔者始终遵循三大研究原则：现代没有的，问问古人（古籍）；书中没有的，看看地下的；地下没有的，去田间看看。将文献整理、史料考证、文物考察、田野调查、临床验证等研究方法有机地结合起来，这是笔者开展学术研究一贯奉行的宗旨。而田野调查法在彝族医药文化遗产研究中尤其重要，是深入了解文献记载与口耳相传两条传承路线的重要途径。彝族医药古籍历史悠久，文字古奥，古籍所记载的内容不一定为研究者所理解和认识。然而，当我们将自身融入研究视域本身之中的时候，对古籍的理解就会有一个全新的感悟和碰撞，往往能打破思维定式所带来的"想当然"的结果。系统对比彝族医药与汉族医药，会惊奇地发现，彝族医药与汉族医药均以阴阳五行为纲。对此，有研究者认为"彝族医药就是汉族医药"，但事实的真相又如何呢？笔者通过多长期考证与研究发现，彝族医药与汉族医药属"同源异流"关系，如同孪生姐妹，二者在某些方面表现出相像之处也就没什么值得奇怪的了。但二者确实是两个独立发展的医种，源头虽相同，但在后世"流"的发展过程中在认知方式、诊疗方法、用药习惯等方面却具有根本性区别。

一、彝汉医药具有横向比较的实际意义

文字考古可为彝汉文化同源异流提供佐证。古彝文是自源文字，是自成体系的独立文字。[①]语言文字是人类表达思想感情的直接工具，是每个民族文化源流的见证，最能反映文化之间的源流关系。彝族是我国少数民族中较为古老的民族，有悠久的历史和灿烂的文化，其中最引人注目的是古彝人创造了古彝文，新华社于20世纪90年代发表过通讯称："古彝文不仅与汉文有同源关系，而且是汉文的源头之一。"[②]黄建明先生针对现存中国民族古文字，用谱系分类法证实了古彝文属于独立的自源文字，保持表形文字向表意文字转型的初级阶段的生态，具有文字演变活化石意义，对解开人类文字演变之谜具有重要的参考价值，具有重要认识价值与研究价值。[③]彝文是独体的字，大部分文字都不能拆开，或拆开后已不是一个独立的字，而汉字是一种以合体字为主的文字，大部分文字是可以拆开的，拆开后的各部件仍是一个独立的字，如"森"字可拆成"林"字与"木"字，而"林"字还可以拆成"木"字。要知道任何事物均是由简单向复杂发展的，我们不妨假设彝文来自汉字，那么彝文中必然会存在类似汉字的合体字，就如同当今日本所使用的文字一样，是合体字与独体字并存，有些合体字根本就是汉字的异读。而彝文则不然，目前尚未发现与汉字雷同的合体字，显然彝文来自汉字这种说法是站不住脚的。但彝文是汉字源头

---

① 黄建明：《彝文自成一体》，载《藏羌彝走廊彝族文化论坛论文集》，2016年8月，第1-5页。
② 王正坤：《彝族验方》，昆明：云南科技出版社，2007年版，第5页。
③ 黄建明：《彝文自成一体》，载《藏羌彝走廊彝族文化论坛论文集》，2016年8月，第5页。

这种观点却得到不同角度的证实，众多学者通过对古彝文与甲骨文①、西安半坡陶文②、山东丁公村陶符、三星堆"巴蜀符号"③ 的对比研究，证实这些文字均与古彝文与有关，而这些文字多被认为是汉字形成的重要源头，众多的文字考古研究成果均证实了彝汉文化的同源性，对彝族医药的研究自然也离不开对汉族文化的溯源。

从民族源流亦可看出彝汉文化是同源的。众所周知，运动是各种生物的基本生存方式，迁移是各种生物群体重要的存在特征。植物存在迁移，动物也存在迁移，人类必然也存在迁移，迁移是古代与现代人类共通的生存与生活方式。迁移必然会导致各部族间的碰撞与交融，任何民族或族群的形成均是人类迁移与融合的结果，彝族与汉族亦如此，说彝汉文化同源异流是有根据的。据史料记载，早在黄帝时期，其所属的玄嚣与昌意两个部落向南迁移，进入岷江、雅砻江等彝族部落所定居区域，与彝族所属的"蜀山氏"部落接触并融合。据《尚书·牧誓》记载，武王伐纣时，蜀国曾带领其龙部落参加伐纣。④ 彝学研究者陈英认为距今约五千年前，在黄河流域和长江流域出现了古夷人、古戎人、古羌人、古苗人等众多氏族，其中彝族和彝语支各族的直系先民主要是古夷人部族，而大部分古夷人与古戎人、古羌人、古苗人等部族的部分族人却是最早融合为华夏，即汉族的前身。⑤ 这些远古部族人群经历了夏、商、周等朝代，共同融合为华夏，且愈融合愈多，到东汉顺帝永和元年（公元 136 年），武陵太守李进首次提出凡东汉王朝统治地区的臣民，统称为"汉人"，此后才有"汉族"之名。⑥ 在各民族融合而形成汉族的过程中，古夷人部族为数最多、分布最广。先是太暤伏牺部族活动在当前的陕西、甘肃、山西等地区，其后其部分支系向河南、山东、江淮等东部地区迁徙而发展为东夷（包括淮夷），最早活动在西南地区的支系则被称为西南夷。⑦ "西南夷"这一称谓，始见于司马迁的《史记》。司马迁生活在汉代，去古未远，对上古时期事物与文献有所了解，熟知西南夷与东夷的同源分支关系，所以才会出现西南夷与东夷两个称谓。否则其应遵循历史上中原汉族对四方民族称谓的惯例，将西方和南方的部族称为"戎"或"蛮"，何以会出现"西南夷"的称谓？按照史学家司马迁的严谨，是不会出现这样错误的。无独有偶，郭沫若也曾经论述过古夷人的皋陶、伯益、颛顼、帝喾四个分支是"最早融入华夏"。⑧ 易谋远认为彝族在民族形成初期经历了血缘关系向地缘关系转化的过程，先是希慕遮部进入彝族地区，与当地土著濮人及西北迁来的昆夷等部族发生融合，使民族共同体在地缘关系上得到进一步稳定与发展。⑨ 显然，在彝族形成民族以后的发展中，并非自起源、形成到现在都始终保持当初的独立性和完整性，而是相反，又不断渗入、吸收、同化、融合了濮人、楚人、汉人等

---

① 火补舍日：《论世界六大古文字中唯一存活的中国古彝文》，载《藏羌彝走廊彝族文化论坛》，2016 年 8 月，第 21 页。

② 火补舍日：《论世界六大古文字中唯一存活的中国古彝文》，载《藏羌彝走廊彝族文化论坛》，2016 年 8 月，第 21 页。

③ 火补舍日：《论世界六大古文字中唯一存活的中国古彝文》，载《藏羌彝走廊彝族文化论坛》，2016 年 8 月，第 22 页。

④ 陇贤君：《中国彝族通史纲要》，昆明：云南民族出版社，1993 年版，第 2 页。

⑤ 陈英：《彝族先民对祖国历史文化所作的贡献》，载《陈英彝学研究文集》，贵阳：贵州人民出版社，2004 年版，第 7 页。

⑥ 参见《后汉书·南蛮传》。

⑦ 陈英：《彝族先民对祖国历史文化所作的贡献》，载《陈英彝学研究文集》，贵州：贵州人民出版社，2004 年版，第 8 页。

⑧ 郭沫若：《中国史稿》，北京：人民文学出版社，1976 年版，第 114-117 页。

⑨ 易谋远：《彝族史要》，北京：社会科学文献出版社，2007 年版，第 2 页。

许多其他民族的成员。① 笔者非常赞同易谋远先生的观点，认为彝族是在古濮人、古羌人、古戎人、古羌人、古苗人等古代族群的迁徙与融合下形成的混合族群，既有初期古代族群的融合，也有后期汉、楚等人群的融入与迁出。

彝族与汉族具有同源异流关系，表明两者具有横向比较的实际意义。从文字考古和民族源流的角度，我们可以看出彝汉文化是同源的。故而，研究彝族医药的发展历史势必不能脱离对汉族医药的研究。彝医和汉医②就像是同一个点向两个不同方向发射出来的两根线，两个医种虽然是按照各自文化特性在发展，但其早期的认识论基础却是共同的，伏羲八卦是他们共同的源头③，彝汉医药之间的这种"同源异流"关系与其他民族医药之间的关系具有天壤之别。以藏医药与蒙医药关系为例，藏医药理论是藏医在苯教医药知识基础上，吸收古印度医学、中医学等理论形成的高原医学，而蒙医药却是藏医理论在内蒙古地区的传播与延续，是藏医药的再发展，故蒙医将藏医典籍《四部医典》原原本本地译为蒙文，作为必修课程以供习医者学习。藏医与蒙医如同父子关系，而彝医与汉医却如同兄弟关系，二者是各自独立的医学种类，却因为共同的根源又将他们紧紧地联系在一起。

如果对比彝文典籍《哎哺啥呃》和《黄帝内经》就会发现，前者以"气浊二元"立论，通篇讲述气浊的升降浮沉，讲"天地五行"与"宇宙八卦"的运转，讲"五生十成"与"十生五成"等天地之数。而后者也在讲气的升降浮沉与阴阳五行。可能有人会问，彝族医药与中医药究竟是什么关系，二者在不同地域发展，为何会具有如此众多的相似之处？就是因为二者存在共同的根源。故而，《哎哺啥呃》《宇宙人文论》等彝文典籍与《黄帝内经》有着千丝万缕的联系。二者可谓相得益彰，互参互应，可将中国传统医学的精髓完完整整地展现出来，不仅能够体现中华民族伟大的医学创造，也将推动一场全人类对生命、对宇宙的新认识。

二、彝汉医药在纵向比较上的时间节点

阴阳五行与八卦是中医学哲学思维体系层次形成的理论渊薮，历代医家运用起来十分娴熟。然而，近现代以来，中医人由于缺乏文化自信，被"阴阳五行是玄学"的论断频频干扰，影响了

---

① 易谋远：《彝族史要》，北京：社会科学文献出版社，2007 年版，第 2 页。

② 此汉医指的是《黄帝内经》时期的汉医，不是后世的汉医。也就是说，彝医与《黄帝内经》时期的汉医为"同源"关系，与后世的汉医为"异流"关系。

③ 在中华民族的开化史上，传说中的三皇（即伏羲、神农、黄帝）是中华民族的始祖。伏羲位居"三皇之首，百王之先"。对于伏羲，众多文献有记载，如《周易·系辞》记载："古者包牺氏之王天下也，仰则观象于天，俯则观法于地；旁观鸟兽之文与地之宜，近取诸身，远取诸物，于是始作八卦，以通神明之德，以类万物之情。"《史记·太史公自序》亦说："余闻先人曰：伏羲至纯厚，作易八卦（启明）。"《尸子》记载："伏羲之世，天下多兽，教人以猎。"三国谯周《古史考》记载："伏羲制嫁娶，以俪皮为礼。"《周易·系辞下》记载："上古结绳而治，后世圣人易之以书契。"《周髀算经》记载："伏羲作历度。"《易纬》记载："伏牺立九部而民易理。"东汉许慎《说文》释"琴"说："苞牺氏所作弦乐安也。"《帝王世纪》记载"伏牺画卦，所以六气、六腑、五藏、五行、阴阳、四时、水火升降、得以有象；百病之理，得以有类，乃偿百草而制九针，以拯天枉焉。"《河图挺辅佐》记载："伏牺禅于伯牛，钻木作火。"唐代史学家司马贞辑述的《三皇本纪》中说："太昊庖牺（伏羲）氏风姓，代燧人氏继天而王。母曰毕胥，履大人迹于雷泽而生庖牺于成纪。蛇身人首，有圣德。"据传说，在一个漆黑的夜晚，突如其来的洪水湮灭了整个世界，伏羲女娲赤着脚板跑上高高的昆仑山巅，才算幸免于难。为使人类不至于绝种，兄妹二人结为夫妻，繁衍人类，成了华夏民族的亚当、夏娃。伏羲观天地之象，制定历法，始画八卦，创造了文字，教人知礼，从事渔畜牧业生产，味百药，制九针，为先民的生老病苦、健康养生及繁衍生存创始医药，还造出琴、瑟等乐器，一切开化都起源于伏羲。参见杨国栋：《伏羲中医中药学文化传承脉络探讨》，载《2014 年甘肃省中医药学会学术年会论文集》，2014 年 8 月，第 38 页。

中国传统医学的继承和发扬。① 究其缘由，在于至今无人能解答"阴阳从哪里来""五行从哪里来""八卦从哪里来"等等系列疑难问题。刘明武在《换个方法读〈内经〉灵枢导读》中说：

> 众所周知，阴阳五行是中华文化、中医文化的一大难题，中医文化讲阴阳讲五行，但偏偏解释不了阴阳五行。② ……让后人头痛的是，没有一部经典解释阴阳五行从何处来。阴阳五行的来源问题，成了一大历史悬案。③ ……从此，中华文化与中医文化头上戴上了"玄学"的帽子。④

寥寥数语，击中要害。中医药是伟大的宝库，但如何挖掘利用宝库，对"宝库"的定位就显得很重要了。奠定中医理论基础的阴阳五行到底是什么，如果源头弄错了，怎么打开中华文明宝库呢？存在这一问题的根源在于对阴阳五行产生的源头不了解。如果再向前追溯，就是对"医实首于伏羲"的不了解。

"医实首于伏羲"是彝汉医学纵向比较的共同切入点。这一观点不仅在彝族广为流传，同时也得到了汉族历代医家与易学家的普遍共识，但遗憾的是伏羲时代没有任何汉文文献流传下来。⑤虽然医圣孙思邈发出了"不知易不足以成太医"的感慨，但先天八卦、河图洛书等伏羲先天易学与中国传统医学的关系却是无从追溯。⑥ 齐梁时期的全元起虽然运用八卦知识注释过《素问》而写成《素问训解》一书，可惜已经亡佚，先天八卦与脏腑经络的关系可谓是千古仅存一线的资料，从哪里去探究和追寻呢？⑦ 可见，前人对阴阳五行的研究也并非是不到位或不深入，而是缺乏据之有力的实证和文献史料罢了。

每一条江河都有自己的源头，无源之水是不存在的，这是众所周知的自然哲理。每一种文化都应有自己的源⑧，中国传统医学亦有其源。因《黄帝内经》在秦汉时成书，很多人都认为起源于秦汉时期。其实这是片面的看法，我们要意识到，《黄帝内经》多次记述"上古""中古"和"近世"时期医学情况⑨，论述了中华上古和中古时期的医学观念和医学概况，并引用古代医书21种，证明在先秦以前，乃至上溯到夏商周时期，已有更早的医籍出现⑩，这说明在《黄帝内经》以前，医学理论已经存在并趋于完善。大约公元前21世纪前的原始社会时期，伏羲、炎帝、黄帝等将长江、黄河流域迁徙、游牧的各氏族部落兼并、统一而成为"部落联盟"，开创了华夏民族的历史新篇章，这些氏族此前所创造的各种医学文化得到了更加便利的交流、融化、整合，出现了针灸、砭石、汤液等众多医学发明与创造，为黄帝、岐伯、鬼臾区等构建《黄帝内经》的基本理论体系提供了必备条件。显然，在《黄帝内经》成书以前，中国传统医学已萌芽并趋于完善，这

---

① 近年来，中医药在国际社会受到越来越多关注和认可。新中国成立后特别是改革开放以来，党中央、国务院高度重视中医药工作，制定了一系列政策措施，推动中医药事业发展取得了非常显著的成就，但中医药在国内也会遭遇不被信任的尴尬。参见袁于飞：《中医药不被信任？如何树立文化自信，是亟须补上的一课》，载《光明日报》，2016年10月14日。

② 刘明武：《换个方法读〈内经〉灵枢导读》，武汉：中南大学出版社，2012年版，第423页。

③ 刘明武：《换个方法读〈内经〉灵枢导读》，武汉：中南大学出版社，2012年版，第423页。

④ 刘明武：《换个方法读〈内经〉灵枢导读》，武汉：中南大学出版社，2012年版，第423页。

⑤ 罗艳秋、徐士奎：《秉承中华上古医药理论的彝族传统医药》，载《云南中医中药杂志》，2016年，第3期，第68页。

⑥ 罗艳秋、徐士奎：《秉承中华上古医药理论的彝族传统医药》，载《云南中医中药杂志》，2016年，第3期，第68页。

⑦ 罗艳秋、徐士奎：《秉承中华上古医药理论的彝族传统医药》，载《云南中医中药杂志》，2016年，第3期，第68页。

⑧ 刘明武：《十月太阳历与〈黄帝内经〉》，载《彝族文化》，2013年，第2期，第77页。

⑨ "近世"指的就是周代，上古和中古都是在周以前的时代。其中，《素问·移精变气论》篇中记载了上古使僦贷季理色脉的事迹，《素问·汤液醪醴论》篇记载了中古使用汤药的方法。参见《黄帝内经》。

⑩ 范家永、吉文辉：《中医文献检索与利用》，武昌：武汉大学出版社，1987年版，第2页。

是符合客观史实的。《黄帝内经》产生之前到上古的这段时期产生的医药理论，可称之为"中华上古医药理论"，发端于伏羲八卦，是天皇伏羲时期创造的。具体内容在彝族医学理论中得到了绝佳的体现。上古时期医药发展的历史竟在彝文典籍中可以找到，意味着中华上古医药理论留存于彝族传统医药理论之中。

中华上古时期是彝汉医学纵向比较的重要时间节点。彝族传统医药理论是彝族先贤认识生命与疾病的智慧结晶，产生于公元前 45 至前 39 世纪乾阳上元天纪年，以伏羲八卦立论，以先天八卦太阳周天历法作为测度标准，建立了以"人体同天体"为核心的观测模型，逐渐形成气浊哎哺、五生十成、十生五成、天地五行、宇宙八卦等术数布局，一个个理论、一项项概念穿插于各种彝文典籍之中，历经数千年的观察、记录、认识、实践、再认识、再实践的演化升华过程。[①] 而《黄帝内经》是中国医学史上现存最古老也是最宏伟的典籍，是中国古代生命科学的集中总结，汇集了中国古代科学文化的优秀成果，影响至为深远。[②]《黄帝内经》产生时期，汉族的概念还没有形成，遂将以《黄帝内经》为代表的医药理论，称之为"黄帝内经医药理论"，是人皇黄帝时期创造的。[③] 可以说，在中华民族大一统之前早期的众多民族之中，不仅汉族对《黄帝内经》的继承和发扬达到登峰造极的高度，其他少数民族医学的形成与发展亦与《黄帝内经》有千丝万缕的联系，这是符合客观实际认识的。后世的历代医家，无不以《黄帝内经》作为理论准绳，在深入钻研的基础上，有所发挥和创建，形成了体现自己民族原创性思维模式的医学理论、观念与诊疗方法等。可见，彝汉族医药虽同源于伏羲时期，但汉族医药仅能找到的现存最早典籍仅见《黄帝内经》。彝族传统医药是秉承伏羲先天易学的，其理论形成时期早于《黄帝内经》的成书时代。如果说彝族医药是中华上古时期医药理论的继承者，为中国传统医学源头的留存者，那么汉族医药就是中华上古时期医药理论的发扬者，为中国传统医学理论的集大成者。可以说，乾阳运年、坤阴运年和人文运年[④]的天皇、地皇和人皇时期，不仅是研究彝族传统医药理论形成和奠基的重要时期，也是研究中华上古医药理论的重要时期，这三个时期是追溯彝族医药源头最有价值的时间节点，应当引起重视。

第二节　彝族传统医药秉承于中华上古医药理论[⑤]

《黄帝内经》是我国医学发展历史上现存最早、最具代表性的汉文医学巨著，是中国传统医学对宇宙-生命科学的集中体现，是我国上古时期医学理论的主要继承者，该书所提到的古代医书达21 种之多，证明在先秦以前，乃至上溯到夏商周、三皇时期，已有更早的医籍出现。[⑥]《黄帝内

---

① 罗艳秋：《基于彝文典籍的彝族传统医药理论形成基础及学术内涵》，北京中医药大学博士研究生学位论文，2015 年，第 47-60 页。
② 范家永、吉文辉：《中医文献检索与利用》，武昌：武汉大学出版社，1987 年版，第 2 页。
③ 《黄帝内经》书名有学者认为是假托黄帝之名，但目前已无法考证其作者到底是谁，只能从《黄帝内经》各篇章所记载内容和古医籍进行推测，实为黄帝时期产生的医药理论。
④ 彝文古籍记载，彝族远古历史分为"乾阳运年"（公元前 45 至前 27 世纪）、"坤阴运年"（公元前 27 至前 11 世纪）和"人文运年"（公元前 11 至前 9 世纪）三个时代。每一运年分十五纪，每纪 120 年，一运 1800 年。这种三运相继的纪年法，与彝族八卦和父子连名制共同形成了彝族独特的纪年方式。参见《中国彝族通史·第一卷》。
⑤ 本部分成果已作为阶段性成果发表。
⑥ 罗艳秋、徐士奎：《秉承中华上古医药理论的彝族传统医药》，载《云南中医中药杂志》，2016 年第 3 期，第 67 页；范家永、吉文辉：《中医文献检索与利用》，武汉：武汉大学出版社，1987 年版，第 2 页。

经》留给世人许多难解之题，就在于其产生之前的上古时期没有完整的文献可以追溯和考证。① 古史说："中国失礼，求之四夷"。② 汉族解释不了的问题，少数民族能不能解答呢？要知道，中国上古时期的科学文化，是来源于汉族产生之前的夷戎蛮狄，刘明武先生在《换个方法读〈灵枢〉》一书中说："中华民族是一个大家族，源头的文化，应该是民族融合的产物，我们解释不了的，未必少数民族解释不开，我们失传了的，少数民族未必失传。"③ 要知道，中国传统医学是研究宇宙与生命关系的智慧之学，是各民族共同的智慧结晶，中国传统医学是一体，则各民族医学则是一体之多元④，汉族医药与各少数医学均扮演着不可或缺的角色，占据着重要的地位。

不仅汉族医药是中华上古医药理论的重要继承者，彝族传统医药亦是秉承其医学理论的杰出代表。中华上古医药理论是远古先民通过对天地日月的仰观俯察，以日出月没标定时空方位，结合天文地理知识，以符号图影等形式，创造出阴阳五行、九宫八卦、河图洛书等术数布局，渗透在远古先民的各种日常生活之中，并结合人体生理特点，以人体同天体立论，开创的阴阳疗疾理论。⑤ 彝族传统医药是彝族先民根据所创制的先天八卦太阳周天历法等测度日月运行规律，结合气候时节推算生物的首萌长遍退藏等生命规律，在此基础上形成以气浊哎哺、形影脏腑、脉度血峰、六色运变等阴阳疗疾理论为核心的医学理论体系。⑥⑦⑧ 彝族传统医学关于人的生理同于天象、与天地同纪的医学观念来源于伏羲的先天易学，内容包括气浊哎哺、宇宙八卦、天地五行、五生十成、十生五成等，用阴阳象数结合精气、天干地支、五行八卦等推算日月历度的周期性以及万物、人生的生长衰老死周期性规律，形成了彝族独特的阴阳疗疾观。⑨ 笔者通过对彝文典籍的逆向追溯，对出土文物的考证以及实地调查资料相参的方法，不仅发现彝族医药的产生年代早于《黄帝内经》的产生时期，而且其理论秉承了中华上古医药理论，是对春秋战国时期以前中国传统医药学发展情况的有益补充，⑩ 以下三方面论据可给予证明。

一、彝族医药以宇宙八卦立论⑪

彝族先贤运用宇宙八卦将人体、生命、疾病、健康联系起来，用于表达生命与宇宙时空的关

---

① 罗艳秋、徐士奎：《秉承中华上古医药理论的彝族传统医药》，载《云南中医中药杂志》，2016 年第 3 期，第 67 页。

② 罗艳秋、徐士奎：《秉承中华上古医药理论的彝族传统医药》，载《云南中医中药杂志》，2016 年第 3 期，第 67 页。

③ 刘明武：《换个方法读〈灵枢〉》，武汉：中南大学出版社，2012 年版，第 423 页。

④ 徐士奎、罗艳秋：《彝族医药古籍文献总目提要（汉彝对照）》，昆明：云南科技出版社，2016 年版，第 89 页。

⑤ 罗艳秋、徐士奎：《秉承中华上古医药理论的彝族传统医药》，载《云南中医中药杂志》，2016 年第 3 期，第 67 页。

⑥ 罗艳秋、徐士奎：《秉承中华上古医药理论的彝族传统医药》，载《云南中医中药杂志》，2016 年第 3 期，第 67 页。

⑦ 韩艳丽、赵淑媛、周游：《彝族医药传承模式的现代变迁》，载《云南中医中药杂志》，2017 年第 1 期。

⑧ 韩艳丽、郑文、那霄雯：《非物质文化遗产视野下彝族医药研究综述》，载《云南中医中药杂志》，2017 年第 3 期。

⑨ 罗艳秋、徐士奎：《秉承中华上古医药理论的彝族传统医药》，载《云南中医中药杂志》，2016 年第 3 期，第 67 页。

⑩ 罗艳秋、徐士奎：《秉承中华上古医药理论的彝族传统医药》，载《云南中医中药杂志》，2016 年第 3 期，第 67 页。

⑪ 罗艳秋：《基于彝文典籍的彝族传统医药理论形成基础及学术内涵研究》，北京中医药大学博士研究生学位论文，2015 年，第 75-79 页。"宇宙八卦"在部分彝文古籍中记载为"宇宙八角"，而"宇宙八卦"由"宇宙八角发展而来"，本书统为"宇宙八卦"。

系，是生命观与宇宙观的集中体现〔见图5-1，（a）〕。以宇宙八卦等为标志的伏羲先天易学是彝族传统医药的立论基础。彝族医药理论是在"人体同天体"这一认识论基础上形成的，认为人体五脏、五官、六腑、九窍、十二经络等人体的气浊流行与天地同步。① 时空数理模型成为彝医认识方位、时节与生命关系，与万物关系的重要工具与媒介。顾名思义，"宇宙八卦"可理解为宇八卦和宙八卦的组合，"宇"指空间，宇八卦代表八方的四正四隅，"宙"指时间，宙八卦代表四时八节。② 彝族传统医药以"宇宙八卦"为数理模型，将对人体生命与疾病的认识放入四正四隅、四时八节的八维时空方位之中进行阐释③，在彝族医药理论中占据重要地位。

（一）宇宙八卦是生命时空关系的坐标

1. 宇宙八卦的产生

对于先天八卦的来源，一直是彝汉学界的悬案。刘尧汉、陈久金、卢央等以考察史料文献、出土文物和田野调查等方式获取证据，证明了彝族是远古氐羌遗裔，是伏羲的嫡出子孙，是上古时期伏羲文化的重要传承者④，而夏宗室也出自古西羌族，共同的族源关系使二者具有共同的文化起源，所以时至今日，在彝族和彝语支民族中间得以保留他们原有的古老文化，而宇宙八卦较具代表性。⑤⑥

宇宙八卦是在"气浊""哎哺""四方""八角"等基础上逐步产生。⑦ 先天八卦是伏羲对中华文明的重要贡献，彝族宇宙八卦是伏羲先天八卦的原始形态。历代易学专家均称先天八卦为"伏羲八卦"⑧，然而遗憾的是，在汉族文献中，对伏羲画八卦、创文明的事迹只知其功，不晓其理，难以追溯先天八卦如何指导各种生产、劳动、医药等实践活动。先天八卦是中华文明的源头，竟意外地在彝族中得到了传承和运用，称之为彝族八卦或宇宙八卦。彝族八卦属"先天八卦"，王天玺在《宇宙源流论》一书中持同样观点：

伏羲八卦为彝族先民所继承，成为彝族八卦，文王八卦为汉族所继承。⑨

彝文古籍《宇宙人文论》记载的《八卦》（彝名"亥启"），与汉文古籍《易经》记载的伏羲八卦（即先天八卦）的卦序、方位、原理完全相同。⑩ 阿苏大岭在《破译千古易经——兼论彝汉文化的同源性》中以彝族八方（卦）文化为实证，论证彝族八方（卦）传承了伏羲先天八卦的原始形态，表明彝汉文化是同根同源的。⑪ 如果对比彝汉两族典籍记载的先天八卦，我们会发现

---

① 罗艳秋：《基于彝文典籍的彝族传统医药理论形成基础及学术内涵研究》，北京中医药大学博士研究生学位论文，2015年，第75-79页。

② 罗艳秋：《基于彝文典籍的彝族传统医药理论形成基础及学术内涵研究》，北京中医药大学博士研究生学位论文，2015年，第75页。

③ 罗艳秋、徐士奎：《秉承中华上古医药理论的彝族传统医药》，载《云南中医中药杂志》，2016年第3期，第69页。

④ 陈久金：《彝族天文学史》，昆明：云南人民出版社，1984年版，第5-6页。

⑤ 罗艳秋、徐士奎：《秉承中华上古医药理论的彝族传统医药》，载《云南中医中药杂志》，2016年，第3期，第67页。

⑥ 罗艳秋：《基于彝文典籍的彝族传统医药理论形成基础及学术内涵研究》，北京中医药大学博士研究生学位论文，2015年。

⑦ 罗艳秋：《基于彝文典籍的彝族传统医药理论形成基础及学术内涵研究》，北京中医药大学博士研究生学位论文，2015年。

⑧ 常秉义著：《易经图典精华》，北京：中央编译出版社，2011年版，第68页。

⑨ 王天玺：《宇宙源流论》，昆明：云南人民出版社，1999年版，第11页。

⑩ 陈英：《陈英彝学研究文集》，贵阳：贵州人民出版社，2004年版，第138页。

⑪ 阿苏大岭：《破译千古易经——兼论彝汉文化的同源性》，昆明：云南民族出版社，2008年版，188页。

彝族宇宙八卦与汉族先天八卦之间的区别。宇宙八卦虽然在卦序等方面与汉族先天八卦基本相同，但科学内涵方面却存在差别。宇宙八卦中央是一个圆圈，写有 ☐ 与 ☐ 两个古彝文，其中 ☐ 翻译成汉文，意思是"气"，而 ☐ 翻译成汉文，其意思是"浊"。彝族认为宇宙、天地间存在气与浊两种本原物质，其中气具有"熏熏，上升之性"，而浊具有"沉沉，下降之性"，二者的流行与运化产生各种生命现象。显然，宇宙八卦中的 ☐ 与 ☐ 两个古彝文就是表明宇宙的四面八方与四时八节的各种变化规律均与气升浊降之流行与对待有关。而汉族先天八卦中央是阴阳鱼，表达的是阴阳二气的流行规律［见图 5-1，（b）］。显然，彝族宇宙八卦与汉族先天八卦在科学内涵上具有本质区别，决定了彝汉两族的传统文化之间必然会存在"异流"关系，其医学认识必然会存在差别。

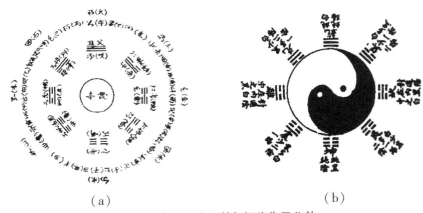

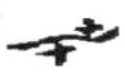

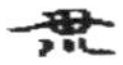

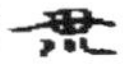

（a）   （b）

图 5-1　彝族宇宙八卦与汉族先天八卦

［（a）彝族宇宙八卦的来源：罗国义，陈英翻译；马学良审订：《宇宙人文论》，北京：民族出版社，1984 年，第 80 页；（b）汉族先天八卦的来源：张其成著：《易图探秘》，南宁：广西科学技术出版社，2011 年，第 87 页。］

在宇宙八卦中，彝族用哎与哺代表天与地。对哎与哺产生的来源，《哎哺啥呃》中这样说：

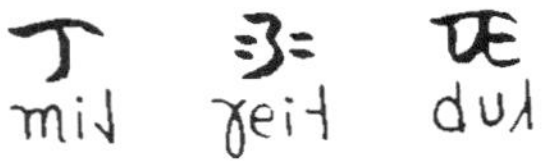

丁 ʒ̣ᵕ 匹
miⅼ ʒei� duↄ
天　哎　产

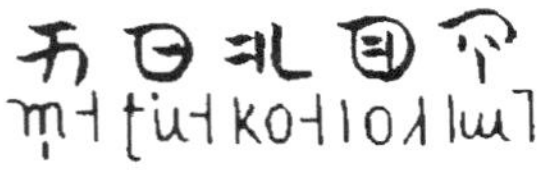

于 日 扎 目 介
lmⅎ fuↄ koↄ loↄ lluↄ
天　白　面　成　了

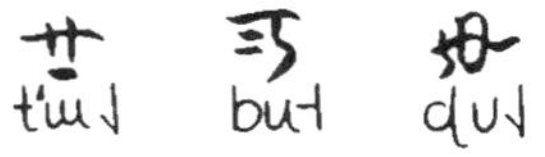

廿 马 母
tiuↄ buↄ duↄ
地　哺　生

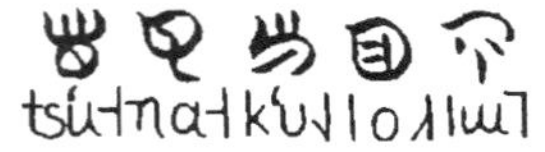

凶 弓 凶 目 介
tsiↄ natↄ kuↄ loↄ lluↄ
地　黑　蹄　形　成　了

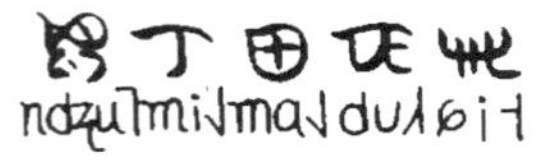

凶 丁 田 匹 ⼭
ndzuↄmiↄmanↄduↄ geiↄ
华　天　未　产　还

天　白　哎　先　产

美　地　未　生　还

地　黑　哺　先　生

华　天　美　地　配

如果我们对这段古代彝文进行意译，其意思就是：

"先产生哎，形成苍天；又产生哺，形成大地。天未形成时，哎就先出现；地未形成时，哺就先产生；天地相结合。"①

彝族将哎哺称为天父与地母，认为万物均源出哎哺，且、舍、鲁、朵、哈、亨等是哎与哺结合所化生的六个子女②，且长幼有序，成对出现。对哎哺与且舍等六子的关系，《哎哺啥呃》中这样说：

天　产　高　空　彻

哎　哺　源　生　根

宇　宙　四　角　变

宇　宙　八　角　成

────────────

① 毕节地区彝文翻译组译，毕节地区民族事务委员会：《西南彝志》（三、四卷），贵阳：贵州民族出版社，1991年版，第14-15页。

② 罗艳秋：《基于彝文典籍的彝族传统医药理论形成基础及学术内涵研究》，北京中医药大学博士研究生学位论文，2015年，第75页。

ᥫᥩᥫᥩᥫᥩᥫᥩ
lumhuzhuzbumu

哎 父 与 哺 母

ᥫᥩᥫᥩᥫᥩᥫᥩᥫᥩ
szjsuzdzmzdgeikmu

实 勺 达 清 到

ᥫᥩᥫᥩᥫᥩᥫᥩᥫᥩ
tdietsezfzjumhithai

且 舍 与 亨 哈

ᥫᥩᥫᥩᥫᥩᥫᥩᥫᥩ
lozzhtdfjumjgatthtoi

鲁 朵 和 为 六

ᥫᥩᥫᥩᥫᥩᥫᥩᥫᥩ
limdizkuezdizjmil

天 生 福 生 根

这段彝文具体表达的意思就是：

"天空明朗了，源出于哎哺。宇宙的四象，变成八卦，哎为父哺为母，实勺时才清楚。且舍与亨哈，鲁朵和为六，是天生福禄根。"①②

在宇宙八卦中，哎哺为父母，且舍等六子女长幼有序。六子女的长幼关系，《宇宙人文论》如此说：

鲁是长男，朵是长女，且是中男，舍是中女，亨是少男，哈是少女。③

宇宙八卦不仅用哎、哺、且、舍、鲁、朵、亨、哈等表达父子与长幼关系，且通过"宇宙八卦"卦序表达彝族对空间与时间的认知。彝族先贤通过观测日月在天地间的运行规律，对宇宙时空实现定位，用宇宙八卦拟布出时空术数布局，其形象可用"经天营地，补天弥地，万物衍生，青赤为根"给予概括。

与自然气象相关，通过"宇八卦"表达空间认识。彝族用哎哺代表天地，且舍代表日月，哎哺且啥确定宇宙空间的四大方，青气与赤气在天地间运化出各种变化，彝族称之为"经天营地"。不同版本的彝文典籍都记载了"气升浊降"的各种运动变化及其规律。气升与浊降是宇宙基本运动形式，气升产生天，称之为天哎，而浊降产生地，称之为地哺。在天哎与地哺基础上产生且与舍，哎哺且舍共同掌管宇宙的东西南北，称之为四方。故彝文典籍《宇宙人文论》说：

有了天地，哎哺同时出现，且与舍一并产生。天地之间，日月运行，高天亮堂堂，大地分为

① 毕节地区彝文翻译组译，毕节地区民族事务委员会编：《西南彝志》（三、四卷），贵阳：贵州民族出版社，1991年版，第352-353页。

② 罗艳秋：《基于彝文典籍的彝族传统医药理论形成基础及学术内涵研究》，北京中医药大学博士研究生学位论文，2015年。

③ 罗国义、陈英翻译；马学良审订：《宇宙人文论》，北京：民族出版社，1984年版，第41页。

南北东西四方。① ……哎为父，哺为母，且为子，舍为女，掌管大地四方的转动，一人管一方。②

　　在四方基础上扩展出四隅而成宇宙八方（亦称之为八角），是风雨雷电等自然气象变化的空间。如日月的动静变化是《哎哺啥呃》所记载的"一股气一股风"等自然变化产生的根本原因。在哎哺（天父与地母）且舍等基础上运生出鲁、朵、亨、哈等四卦，是为四隅，彝族称之为"补天弥地"。四方与四隅，合之则为八方，分别用哎、哺、且、舍、鲁、朵、哈、亨等表达。彝医认为气浊的运动变化产生哎哺，产生四角，产生八角，《哎哺啥呃》中这样记载③④：

中苗冗吕曳
saŋeↆbuↄxɯↄmbuↄ

气　浊　形　海　漫

丁厑氏中ⴽ
ↆgbↄduↄmↄkuↄgeↆ

天　产　高　空　彻

汆ⴽ荦厑ⴽ
limↄiↄbↄsↄhuↄiↄ

哎　哺　源　生　根

弓冂帮山北
ↄdʑaↄmↄniↄluↄʁɯↄmↄkoↄ

在　时　间　之　里

○○吊乃あ
ↄaↄtↄhↄiↄↄdↄiↄↄtↄhↄuↄ

宇　宙　四　角　变

○○个乃団
ↄkↄoↄiↄtↄhↄiↄ乇ↄiↄↄtↄhↄuↄ

宇　宙　八　角　成

对八方的配属关系，《宇宙人文论》这样说：

　　哎为父，主管南方；哺为母，主管北方；且为子，管东方；舍为女，管西方。宇宙四角起变化，变到东北方，由鲁子来管；变到西南方，由朵女来管；变到东南方，由亨子来管；变到西北方，由哈女来管。⑤

---

　　① 罗国义、陈英翻译；马学良审订：《宇宙人文论》，北京：民族出版社，1984年版，第11页。

　　② 罗国义、陈英翻译；马学良审订：《宇宙人文论》，北京：民族出版社，1984年版，第26页。

　　③ 毕节地区彝文翻译组译，毕节地区民族事务委员会编：《西南彝志》（三、四卷），贵阳：贵州民族出版社，1991年，第352页。

　　④ 徐士奎、罗艳秋、王正坤：《彝文典籍〈哎哺啥呃〉中的彝医理论研究》，载《西部中医药》，2016年第9期。

　　⑤ 罗国义、陈英翻译；马学良审订：《宇宙人文论》，北京：民族出版社，1984年版，第38页。

而《哎哺啥呃》中亦说①②③：

ꀀꀀꊏꀨꒉ
tʼuꜜliꜜmuꜜtʼɤoꜜ

宇　宙　天　南　方

ꑸꒈꊐꀥꂰ
tʼiꜜɣeiꜜpuꜜliꜜɣeiꜜ

以　哎　父　为　主

ꀀꀀꊏꒊꒉ
tʼuꜜliꜜmuꜜtꜜkiuetmuꜜ

宇　宙　天　北　方

ꑸꐨꂰꀥꊐ
tʼiꜜbuꜜmuꜜliꜜɣeiꜜ

以　哺　母　为　主

ꀀꀀꊏꀸꒉ
muꜜliꜜmuꜜtꜜfiꜜtmuꜜ

宇　宙　天　东　方

ꑸꀥꊏꀥꊐ
tʼiꜜvtꜜéꜜtzuꜜliꜜɣeiꜜ

以　且　男　为　主

ꀀꀀꊏꀸꒉ
tʼuꜜoꜜpꜜmuꜜliꜜɣuꜜ

宇　宙　天　西　方

ꑸꅪꀞꀥꊐ
ɣeiꜜliꜜfiewmuꜜliꜜɣeiꜜ

以　舍　女　来　主

ꀸꀻꒊꒉꆈ
fiꜜtɣuꜜkietꜜnoꜜiꜜtɣoꜜuꜜ

东　与　北　两　间

---

①　毕节地区彝文翻译组译，毕节地区民族事务委员会编：《西南彝志》（三、四卷），贵阳：贵州民族出版社，1991年版，第353－355页。亦可参见罗艳秋：《基于彝文典籍的彝族传统医药理论形成基础及学术内涵研究》，北京中医药大学博士研究生学位论文，2015年，第76页。

②　徐士奎、罗艳秋、王正坤：《彝文典籍〈哎哺啥呃〉中的彝医理论研究》，载《西部中医药》，2016年第9期。

③　龙正清：《贵州彝文系统记载了夜郎民族传统文化——伏羲先天八卦天文历法勾股规图体系》，载《中国传统文化与贵州地域文化研究论丛》，2008年。

ʈʰuɿ tɕʰi˧ tɬʰa˧ tɕʰi˧ lu˧

宇　宙　一　角　变

ʐɯ˩ li˧ du˧ zu˧ lu˧ tˤi˧

以　鲁　男　子　为　主

ɳɯ˧ li˩ ɣɯ˧ o˧ ɳɯ˧ li˧ tɕɯ˩

西　与　南　两　间

ʈʰuɿ tɕʰi˧ tɬʰa˧ tɕʰi˧ lu˧

宇　宙　一　角　变

ʐɯ˩ li˧ to˧ mɛ˧ o˧ li˧ tˤi˧

以　朵　女　来　主

ɳɯ˩ li˧ ɣɯ˧ o˧ ɳɯ˧ li˧ tɕɯ˩

东　与　南　两　间

ʈʰuɿ tɕʰi˧ tɬʰa˧ tɕʰi˧ lu˧

宇　宙　一　角　变

ʐɯ˩ li˧ hi˧ zu˧ li˧ li˧ tˤi˧

以　享　子　来　主

ɳɯ˩ li˧ ɣɯ˧ kʰɯ˧ ɳɯ˧ li˧ tɕɯ˩

西　与　北　两　间

ʈʰuɿ tɕʰi˧ tɬʰa˧ tɕʰi˧ lu˧

宇　宙　一　角　变

ʐɯ˩ li˧ ha˧ mɛ˧ li˧ li˧ tˤi˧

以　哈　女　来　主

　　彝族以太阳的出没和太阳光的向背作为识别对象,确定阴与阳。因日月运动皆东升西落,故以日出为东为阳,以日落为西为阴,以左为东,以右为西;以"影子之头"为北,以"影子之尾"为南,以天为阳为父,以地为阴为母,南为天方,北为地方。卦,从圭,从卜,就是用土圭以测日影。显然,在彝族先天八卦文化里,认为宇宙不是神造的,是气升浊降的结果。因为宇宙存在气升浊降,产生哎哺的天地认识,产生四方的概念,产生八方的认识。彝族先民认为"气浊哎哺"是宇宙万物及其福禄威荣等产生的根源,以此教化民众,君王的圣德需要遵循宇宙"刚柔动静"之运行原理,一切事物均要与自然吻合,如此治理天下,福禄才会显出光辉,这是具有科学性的认识论。

　　与天文历法联系,通过"宙八卦"表达时间认识。彝族认为气升浊降的运动使天地发生变化,青线与赤线是日往月来的结果。《哎哺啥呃》中说①:

气　翻　来　是　青

浊　翻　来　是　赤

　　青线赤线是气浊在宇宙的运行轨迹,气升浊降化生出青气与赤气。青气与赤气交合,产生四时八节、四面八方等,这是彝族对时空概念的最初认识。《哎哺啥呃》中说②:

气　　腾　　腾

浊　沉　沉　一　对

它　俩　又　相　配

青　气　赤　气　交

这　样　了　后　呢

---

　　① 毕节地区彝文翻译组译,毕节地区民族事务委员会编:《西南彝志》(三、四卷),贵阳:贵州民族出版社,1991年版,第333页。

　　② 毕节地区彝文翻译组译,毕节地区民族事务委员会编:《西南彝志》(三、四卷),贵阳:贵州民族出版社,1991年版,第37-40页。

ꆂꆂꋠꊂꍝꄿ
t'ɯꜜlɯꜜȵi˥mɯ˩hu˩fu˥

宇　宙　四　方　产

ꀕꁨꍝꊂꈪꄿ
Liꜜɯmꜜȵi˥fen˩tsˋ˥

冬　春　四　季　生

ꆂꆂꈐꄵꄿ
t'ɯꜜlɯꜜhi˥tɕi˥fu˥

宇　宙　八　角　产

ꃀꄸꄵꀕꄿ
k'oꜜhuꜜhi˥ȵi˥mɯꜜdiꜜ

年　月　八　节　生

ꄂꈂꊂꁨꄿ
Foꜜhuꜜfu˥ȵi˩ȵu˩t'i˩

这　样　了　后　呢

ꇉꄿꀕꋟꈪ
noꜜȵi˩ȵi˥tʂuꜜfoꜜfen˩

春　生　与　夏　长

ꋠꋟꀕꋠꄿ
tʂ'oꜜtɡuꜜȵ̩˥mɡu˩tsɯ˩fu˩

秋　去　而　冬　分

ꀀꃴꃰꀕꄿ
Li˩pˋ˩uꜜŋeꜜɣumꜜdi˩

气　转　浊　而　生

ꃤꃬꄶꃅ
tɑꜜk'o˥tsɯ˩mɯ˩hu˩

一　年　十　二　月

ꈐꅵꄵꋟꄿ
hi˩ȵi˩mi˥mɯꜜꜜdiꜜꜜfu˩

八　节　作　的　管

ꇉꄿꄔꈪꄿ
noꜜtɡuꜜꜜɣaꜜtnoꜜfu˩

春　立　及　春　分

ꄄꄿꄔꀕꄿ
soꜜtɡuꜜꜜɣaꜜtsɯꜜkuaꜜ

立　夏　与　夏　至

tʂˤoɬguˤʋŋaɬtʂˤofuˤʐ

秋　立　及　秋　分

tsʼuˤguˤʋŋaɬtsʼuˤkuaˤʐ

冬　立　及　冬　至

tʼiˤhiˤmiˤʋŋuˤguˤ

此　八　节　里　周

miˤsaˤtiˤsaˤȵaˤ

天　气　地　气　交

miˤtɕʼeˤʋŋuˤtiˤtɕʼeˤ

天　线　与　地　线

guˤʋŋuˤtsaˤŋeˤdaˤ

中　是　气　浊　道

ȵiˤtʂoˤŋuˤʋŋuˤoˤtiˤ

青　转　赤　之　路

ŋaˤtʂoˤtɕiˤʋŋuˤŋa

赤　转　青　之　交

dʑaˤhuˤtieˤtɕeˤʐiˤ

日　月　云　星　生

duˤduˤŋiˤŋuˤbaˤ

产　生　青　赤　同

tʼiˤ ŋoˤtʼiˤɬouˤŋiˤ

它　是　这　样　的

2. 太阳周天历法是测量气浊升降变化的客观依据

青线赤线代表两条空间天文线，也就是与太阳相关的赤道南北平行着的两条线，南回归线和北回归线。① 太阳在南、北回归线之间旋转，形成春分、秋分、冬至、夏至四个时令点。从空间看，太阳就循环在南北两条回归线之间。太阳相交于南回归线，冬至；相交于北回归线，夏至；南来相交于赤道，春分；北往相交于赤道，秋分。这种时空产生的原理，彝族是用气浊运行图来表达，该图由四条青线、四条赤线和一条虚线（气浊道）组成（参见图 5-2：气浊运行图），每条线的运行均遵循周天之理，用"○⊙"表示，称之为"土鲁"。土鲁，意为宇宙。彝族先民在长期的生活实践中观察和意识到，天即由气所形成，气则由水所蒸发。于是根据轻清之气上浮为天，重浊之物下沉凝固而成地的生成原理，将天拟作"○"形，裹地在其间即成"⊙"形，以示宇宙的生成形象，并把这两个符号读作"土鲁"，即宇宙的意思。宇宙间日升月往，轮回无已，昼夜以明，则谓阴与阳。日为阳之魂，月为阴之魄。太阳一转即一天，月亮一次晦明周期即为一个月。于是始有以日月运行规律拟定而成的彝族八卦天文历法——土鲁历咪。②

在宇宙八卦文化体系里，用天圆图表示周天之数，用哎、哺、且、舍、鲁、朵、亨、哈等八个卦象分别代表四时八节在周天时度的术数布局③，彝文典籍《土鲁历咪》对此有记载。龙正清先生这样论述：

天圆图也就是八卦定四分四立 8 个 45 度的十二气二十四节气四度划分法的规图。圆周天 360 度，太阳一天计一度。④

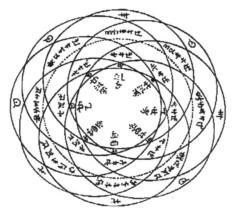

图 5-2　气浊运行图

（引自罗国义，陈英翻译；马学良审订：《宇宙人文论》，北京：民族出版社，1984 年版，第 69 页）

如将 360°圆周分为四个象限，每个象限 90°，各主 90 天，为春夏秋冬四季。如每个象限再划分为两个 45°，则为 8 个象限，各分主 45 天，以立春、春分、立夏、夏至、立秋、秋分、立冬、冬至等四分四立来划定八节时度。春分、秋分、冬至、夏至四个相交点被《黄帝内经》《哎哺啥呃》等典籍界定为阴阳二气的升降出入点和观测坐标。冬至阳气升，夏至阴气降，春分阳气出，

① 罗艳秋：《基于彝文典籍的彝族传统医药理论形成基础及学术内涵研究》，北京中医药大学博士研究生学位论文，2015 年，第 78 页。

② 龙正清：《赫章彝族大辞典》，内部资料。

③ 罗艳秋：《基于彝文典籍的彝族传统医药理论形成基础及学术内涵研究》，北京中医药大学博士研究生学位论文，2015 年，第 75-76 页。

④ 龙正清：《精气易发微-彝文献精气易八卦历法数理研究》，成都：巴蜀书社，2011 年版，第 170 页。

秋分阳气入。阳气自黄泉之下而升，出于地上，浊阴自九天之上而降，入于地下，这是每岁之中阴阳（寒暑）二气转换的具体图式。阳气与浊阴的升降运动，彝族先贤用气浊运行图表现得淋漓尽致，在此基础上，演化出十二月、二十四气、七十二候等气候学知识。对这种周期变化，彝族称之为气候斗程，用先天八卦太阳周天历法体系来表示。对太阳周天历法，龙正清如此描述：

按月亮的晦明周期订立月份，年有十二次月亮的晦明周期；每周期是 30 日，谓之为一气；每气分两节，每节分为三个火候，年 360 日即有十二气二十四节气七十二火候。从而推得节气火候日数，统称为气候斗程，称为先天八卦太阳周天历法。①②

这揭示了首、萌、长、遍、退、藏的六气循环与天气地气之升浮降沉在四时八节二十四气七十二候的运行规律。

3. 宇宙八卦与物象的关系

木、火、土、金、水等五行表达了宇宙八卦的物象。宇宙八卦是伏羲先天八卦的最初原型，保持着鲜明的彝族特色，其布局体现了天地的术数布局规律，不仅用于表达四面八方的空间规律，亦可用于表达四时八节的时度规律。宇宙八卦确立四时八节、四面八方等时空术数布局，故彝医将其称之为"宇宙八卦"。彝族先贤用宇宙八卦将各种生命规律置于八卦术数布局下进行考察，产生了木、火、土、金、水的五行认知，是气浊流行在宇宙时空具有代表性的五种物象状态，是彝族十月太阳历的具体表述。对五行的产生，《宇宙人文论》中说：

宇宙产生之后，又逐渐变化，产生"五行"，各主一方，各有其根源。哺变化生水，北方成了大海深渊的本源；哎变化生火，南方火位居高，火种从而传遍大地；且变化生木，东方就有大片森林，林木传遍世界；舍变化生金，西方金源充沛，金银遍布中国；鲁变成高山，朵变成平地，哈变化又生金，亨变化又生木。③

《哎哺啥呃》中亦说：

宇 宙 天 南 方

以 哎 父 为 主

宇 宙 天 北 方

① 龙正清：《精气易发微——彝文献精气易八卦历法数理研究》，成都：巴蜀书社，2011 年版，第 170-171 页。
② 龙正清：《贵州彝文系统记载了夜郎民族传统文化——伏羲先天八卦天文历法勾股规图体系》，载《中国传统文化与贵州地域文化研究论丛》，2008 年。
③ 罗国义、陈英翻译；马学良审订：《宇宙人文论》，北京：民族出版社，1984 年版，第 41 页。

ꄙꂿꂷꅐꑟ
ti³¹bu³³mu⁵⁵li³³ȵɡe³³

以　哺　母　为　主

ꃆꃆꅉꑌꁍꂷ
mu³³li³³mu⁵⁵fi³³ȵɯ³³

宇　宙　天　东　方

ꄙꇬꌷꅐꑟ
ti³¹ʨe³³ʦu³³li³³ȵɡe³³

以　且　男　为　主

ꃆꃆꅉꁍꂷ
mu³³o³³mu⁵⁵ȵɯ³³

宇　宙　天　西　方

ꄙꄿꁧꅐꑟ
ti³¹se³³mu³³li³³ȵɡe³³

以　舍　女　为　主

ꁍꃆꈌꂷꄙ
fi³¹ȵɯ³³kʰue³³li³³ʨo³³

东　与　北　两　间

ꃆꃆꑠꄊꄉꑝ
tu³³li³³tɕʰa³¹ʨi³³fi³³

宇　宙　一　角　变

ꄙꁍꃆꅐꑟ
ti³¹du³³ʦu³³li³³ȵɡe³³

以　鲁　男　子　为　主

ꂷꃆꊭꃆꂷꄙ
mɯ³³li³³ɣo³³mɯ³³fi³³ʨo³³

西　与　南　两　间

ꃆꃆꑠꄊꄉꑝ
tu³³li³³tɕʰa³¹ʨi³³fi³³

宇　宙　一　角　变

ꄑꀕꑴꈌꄷ
t'iˀlˀtɯˀmeˀliˀlɣeˀ

以 朵 女 为 主

ꆅꇖꇬꑴꄢ
fiˀⴈɣɯˀoˀhɯˀliˀ

东 与 南 两 间

○○⊙ꀼ
t'ɯˀluˀtʰaˀdʑiˀhuˀ

宇 宙 一 角 变

ꄑꀜꐛꑴꄷ
t'iˀhiˀtzuˀliˀlɣeˀ

以 亨 子 为 主

ꏂꇖꄜꑴꄢ
doˀⴈɣɯˀkuɘnˀhɯˀliˀ

西 与 北 两 间

○○⊙ꀼ
t'ɯˀluˀtʰaˀdʑiˀhuˀ

宇 宙 一 角 变

ꄑꀜꑴꈌꄷ
t'iˀ ʃhaˀtʰmeˀliˀlɣeˀ

以 哈 女 为 主

《哎哺啥呃》亦记载①②③： 哺变化生水，北方为水；哎变化生火，南方为火；且变化生木，东方为木；舍变化为金，西方为金；鲁变化为山，朵变化为地，哈变化为禾，哼变化为石。

显然，如果八卦缺少五行的配属，则只能称之为"八角"。由于五行的存在，产生了气与浊两类物质在时空的差异分布，从而产生了不同的力量与能量分布，用金木水火土代表。因气与浊原属属性截然相反的两类物质，二者在流行过程中会发生不同的配比，产生力量对比的变化，这时的宇宙八卦所代表就不仅仅是四时八节与四面八方的物象，还表达了气升浊降的时空运行规律。④如此，"宇宙八卦"就将人体五脏六腑、五官九窍、肢体骨肉等与气候时节、植动物等建立起了密

---

① 毕节地区彝文翻译组译，毕节地区民族事务委员会编：《西南彝志》（三、四卷），贵阳：贵州民族出版社，1991 年版，第 353–355 页。

② 罗艳秋：《基于彝文典籍的彝族传统医药理论形成基础及学术内涵研究》，北京中医药大学博士研究生学位论文，2015 年。

③ 徐士奎、罗艳秋、王正坤：《彝文典籍〈哎哺啥呃〉中的彝医理论研究》，《西部中医药》，2016 年第 9 期。

④ 罗艳秋：《基于彝文典籍的彝族传统医药理论形成基础及学术内涵研究》，北京中医药大学博士研究生学位论文，2015 年，第 76 页。

切联系，这是古人"仰观俯察，近取诸身，远取诸物"的观测结果（见表5-1：宇宙八卦取类比象表）。总体说来，这种对应关系可分为以下几类。

表5-1　宇宙八卦取类比象表①②

卦名		哎	哺	且	舍	鲁	朵	哈	哼
卦序		父	母	中男	中女	长男	长女	少男	少女
卦位		南	北	东	西	东北	西南	西北	东南
物象		火	水	木	金	山（木）	土	禾（风、木）	石（土）
人体	哎哺	哎	哺	哎	哺	哎	哺	哎	哺
	器官	大肠	小肠	心	肾	胃	肺	胆	肝
	孔窍	身	口	耳	舌	眼			
	架构	血	筋	骨	肉				
植物药材	色泽	红	黑	青（绿）	白	青（绿）	黄（花）	青（绿）	黄（花）
	味	苦	咸	酸	辛（麻）	酸	甘（淡）	酸甘（淡）	
	部位	茎	花	根	叶	全株			
	果实	核	壳	子	皮	房			
动物药材		心	肾（血）	肝（筋）	骨	角、皮	肉	胆、茸、毛	鞭
矿物药材		草木灰	金属矿	陶土	石矿				

（1）将宇宙间事物分为八类，并说明八卦的五行属性

彝族认为五行物质是构成自然界的基本元素，充满宇宙，各种生命现象均与五行有关，通过对宇宙间具有共同属性与规律事物进行分类，运用取类比象的方法，分析事物在时间与空间内的变化规律与特点，并分为八类，即哎为火、哺为水、且为木、舍为金、鲁为山（木）、朵为土、哈为禾（风、木）、哼为石（土）。③ 远古先民通过"仰观俯察""远取诸物"等方式观察天空太阳的出没，构建了"日出"为东，"日落"为西的观测坐标。宇宙八卦的八方、十二生肖、八节等概念均可在三百六十度周天范围内给予表达，时间与空间相统一，这是彝族时空观的显著特征。④ 气浊流行所产生的五行时空术数布局自然要符合三百六十度周天分布格局，这是彝医生命观得以构建的定点坐标。

（2）构建宇宙八卦与五脏六腑的对应关系

彝族传统医药理论以"人体同天体"立论，用宇宙八卦的父母、子女、长幼等关系说明脏腑、经络的配属关系，并将该认识结合人体脏腑部位、气化活动、病理变化等来阐释与揭示彝医对生

---

① 罗艳秋：《基于彝文典籍的彝族传统医药理论形成基础及学术内涵研究》，北京中医药大学博士研究生学位论文，2015年，第77页。

② 徐士奎、罗艳秋，王正坤：《彝文典籍〈哎哺啥呃〉中的彝医理论研究》，载《西部中医药》，2016年第9期。

③ 罗艳秋：《基于彝文典籍的彝族传统医药理论形成基础及学术内涵研究》，北京中医药大学博士研究生学位论文，2015年，第78页。

④ 阿苏大岭著：《破译千古易经——兼论彝汉文化的同源性》，昆明：云南民族出版社，2008年版，第211页。

命与疾病的认知方式，如《医算书》等彝文古籍中提到组方用药时要注重卦象、卦位、五行与人体脏腑的对应关系。[1] 彝文典籍《哎哺啥呃》对配属关系这样记载：

哎　宇　宙　之　者

肠　大　其　之　生

生　如　天　白　十　二　层

肠　大　十　二　簪

哺　宇　宙　之　者

肠　白　其　之　生

生　二　十　四　节　如

肠　白　二　十　四　弯　是

且　宇　宙　之　者

人　心　共　来　生

舍　宇　宙　之　者

---

① 罗艳秋：《基于彝文典籍的彝族传统医药理论形成基础及学术内涵研究》，北京中医药大学博士研究生学位论文，2015年，第78页。

人 肾 其 来 生

鲁 宇 宙 之 者

人 胃 其 来 生

朵 宇 宙 之 者

人 肺 其 来 生

享 宇 宙 之 者

人 胆 其 来 生

哈 宇 宙 之 者

人 肝 其 来 生

样 的 说 不 必

这段彝文具体表达的意思就是：

八卦中的哎，为人的大肠，如十二层天，大肠十二掐；八卦中的哺，为人的小肠，如二十四节气，小肠二十四拐；八卦中的且，为人的心脏；八卦中的舍，为人的肾脏；八卦中的鲁，即为人之胃；八卦中的朵，即为人之肺；八卦中的哈，即为人的肝；八卦中的哼，即为人的胆。①

（3）构建宇宙八卦与肢体官窍的对应关系

五脏六腑是人体的内候，而肢体、官窍则是人体之外候，内候要通过外候的表现形式得以体现。彝医通过宇宙八卦建立人体官窍、肢体等外候的各种病理变化，达到"司外揣内"的诊疗目

---

① 毕节地区彝文翻译组译，毕节地区民族事务委员会编：《西南彝志》（三、四卷），贵阳：贵州民族出版社，1991年版，第430-432页；亦可参见罗艳秋：《基于彝文典籍的彝族传统医药理论形成基础及学术内涵研究》，北京中医药大学博士研究生学位论文，2015年，第77页。

的，这是彝医诊疗疾病的认知方式。对宇宙八卦与肢体官窍的配属，《哎哺啥呃》中说：

哎　宇　宙　之　者

人　上　其　来　生

哺　宇　宙　之　者

人　下　其　与　萌

且　宇　宙　之　者

人　舌　其　来　生

舍　宇　宙　之　者

人　耳　其　来　生

鲁　宇　宙　之　者

人　肩　膀　是　的

朵　宇　宙　之　者

ᄐᄉᄅ ᄃᄂ ᄇᄀ ᄅᄀ ᄃ
tsʼɤʄkuᆈᆿㆈㆁvoʃ

人 口 是 为 的

ㄈㄋ ○ ⊙ ㄸㅅ ㄸ
hiʄtʼʊㆈʄuㆈㄒɤㆈㄒㄴ

亨 学 宙 之 者

ᄐᄉᄅ ᄃᄋ ᄇᄀ ᄇ ᄃ
tsᆿㆁㄋㆀㄒㆈㄽㄈㆈㄹㆄㆁㄏ

人 眼 是 为 的

ㄈㄋ ○ ⊙ ㄸㅅ ㄸ
hɑʄtʼʊㆈʄuㆈㄒɤㆈㄒㄴ

哈 字 宙 之 者

ᄐᄉᄅ ᄃㄷ ᄇᄀ ᄅ
tsᆿㄽㆁㄋㄹㄝㆈㄹㆈㆈㄹㆀㆿㄴ

人 鼻 子 是 的

这段古彝文意译表达的就是：

"八卦中的哎，为人的上部；八卦中的哺，为人的下部；八卦中的且，即为人的舌；八卦中的舍，即为人的耳；八卦中的鲁，即为人的肩；八卦中的朵，即为人的口；八卦中的亨，即为人的眼；八卦中的哈，即为人的鼻。"①

（4）通过宇宙八卦构建药物与人体间的对应关系

古人认识到自然界的各种物质的存在并不是孤立的，它们之间相互对立，同时又相互联系、相互影响、相互渗透。人类和地球上的各种动物、植物、矿物相比，虽泾渭分明、各属一类，但共同生长在地球这一特定的自然环境之中，都要依赖地球上的水、土、气、光、温等才能生存与发展。尽管人和动物、植物等在形态、生活习性存在各异，但却存在某些内在相通之处，如植物的色泽、气味、药用部位等。② 动物、植物、矿物是彝医临床常用药材主要来源，依据临床用药习惯，可按照宇宙八卦实现分类，如哎为茎，哺为花，且为根，舍为叶等，这是彝医"远取诸物""取象比类"等原理的临床运用。

（5）彝族医生用先天八卦说明脉象变化规律

通过诊断达到判断病情是选方用药的前提和基础，故有"非诊无以知其病，非诊无以知其治"之说③，彝医在临床实践中总结出了众多行之有效的诊断技法，其中脉诊是重要方法。彝医将寸、关、尺三部脉用"沉浮""阴阳"配以八卦交画阴阳，就出现了☰（乾）、☷（坤）、☲（离）、

---

① 毕节地区彝文翻译组译，毕节地区民族事务委员会编：《西南彝志》（三、四卷），贵阳：贵州民族出版社，1991年版，第429-430页；亦可参见罗艳秋：《基于彝文典籍的彝族传统医药理论形成基础及学术内涵研究》，北京中医药大学博士研究生学位论文，2015年，第77页。

② 陶永富、戈隆阿弘：《彝族苗族传统医药学精要象形医学》，昆明：云南民族出版社，1996年版，第14-15页。

③ 汪剑主编：《脉决汇辨校释》，北京：中国中医药出版社，2012年版，和先生作的序第1页。

☵（坎）、☶（艮）、☱（兑）、☴（巽）、☳（震）等八势脉。① 临床上彝医常将患者寸、关、尺三部脉的沉浮情况进行对比，并与五脏六腑的症候联系对应起来，根据脉势来判断患者的病根与患病情况，其中乾坤两脉为绝症死亡之脉，如寸、关、尺脉出现浮、浮、浮的脉势，俗称三强脉，多为不治之症，如癌症、肝硬化晚期等。② 其余六势脉按照五脏六腑的顺序分别进行对号排列，就能找到病症所在，如寸、关、尺脉出现沉、沉、沉的脉势时，为阴虚水肿，说明病人已病入膏肓；如切得寸、关、尺脉为沉、浮、浮，则为兑卦，得病理应为上焦虚寒，受风邪，而中焦、下焦阳火躁动，阴阳不调，经络不畅，为头痛风寒食脾之症。③

彝族先贤通过观宇宙之日月星辰，察万物之荣枯盛衰，通过宇宙八卦这个坐标来沟通天地与人体内外，遵循着三大原则：百事一理贯通，即遵循客观自然规律，探因查源，触类旁通，古今贯通，言不泛论，事不虚构；表征盛衰，即要从时间角度看待生命规律，天五行、宙八卦的运行表达出四时八节之变化，万物与人体随季节变化才有盛有衰；殷鉴常变，即从空间角度认识万物与生命的关系，地五行、宇八卦的运行表述出四面八方位之异同，万物、人体的终始、荣枯、生成呈现出地域性的周期性变化。④

因此，彝医认为各种生命之间的内在本质存在深刻的联系，如果人体内在秩序的多少、盛衰有所改变，就会产生疾病。彝族先贤以宇宙八卦为时空坐标，运用精确的太阳周天历法将人体的肢体结构、脏腑官窍等与宇宙时空的四时八节、四方四隅等联系对应起来，以此来掌握与调控人体功能的正常与失常，形成了以阴阳疗疾理论为核心的医学理论体系，这是值得重视的。⑤

（二）宇宙八卦是上古时期文明的标志

伏羲是中华上古文明的创始人，是中华民族的共祖。中国的汉文化还没有萌生之前，纯系古羌夷文化，伏羲、颛顼、大禹等皆系古代羌夷人。⑥ 而古夷人与古羌人就是当今彝族的主要来源。⑦ 显然，彝族不仅是西南土著远古濮人遗种，亦是远古羌夷族遗裔，彝汉文化具"同根同源"

① 罗艳秋：《基于彝文典籍的彝族传统医药理论形成基础及学术内涵研究》，北京中医药大学博士研究生学位论文，2015年，第78页。

② 师有福、梁红：《彝村高甸——聚焦彝族阿哲文化》，昆明：云南大学出版社，2006年版，第52页；亦可参见罗艳秋：《基于彝文典籍的彝族传统医药理论形成基础及学术内涵研究》，北京中医药大学博士研究生学位论文，2015年，第78页。

③ 师有福、梁红：《彝村高甸——聚焦彝族阿哲文化》，昆明：云南大学出版社，2006年版，第52页；亦可参见罗艳秋：《基于彝文典籍的彝族传统医药理论形成基础及学术内涵研究》，北京中医药大学博士研究生学位论文，2015年，第78页。

④ 罗艳秋：《基于彝文典籍的彝族传统医药理论形成基础及学术内涵研究》，北京中医药大学博士研究生学位论文，2015年，第54页。

⑤ 徐士奎、罗艳秋：《彝族医药古籍文献总目提要（汉彝对照）》，昆明：云南科技出版社，2016年版，第91页。

⑥ 《史记》："禹之父为鲧，鲧之父曰帝颛顼，颛顼之父曰昌意，昌意之父曰黄帝，禹者黄帝之玄孙而颛顼之孙。"黄帝部落的昌意、玄器等两个部落南迁进入岷江、雅砻江流域，与蜀山氏融合而成为彝族部落重要组成成员，《中国史稿》（郭沫若主编）说：颛顼一支自陕甘先入居川西北，继而发展到川南一带，后又向云南、贵州发展成为彝族远古先民的一部分。

⑦ 龙正清：《精气易发微——彝文献精气易八卦历法数理研究》，成都：巴蜀书社，2011年版，第11页。

性。① 在彝文典籍中都把伏羲作为彝族的始祖，由此可见，彝族自诩为"羲皇之后"是有历史渊源的。② 而汉文文献也证实其先祖夏宗室起源于西羌，在《礼纬·稽命征》中有"夏建寅，宗伏羲"的记载，大量史料证实伏羲与夏宗室均出自西羌（或称羌戎），彝汉文化同根同源是符合历史史实的。③ 据彝文古籍《坤阴运年史》记载，彝汉祖先是同源的，到公元前2600年左右，这个族群分为南北二国，南国世系发展为彝族，而北国世系传至"撮额大禹六世"时，建立了夏朝。④ 据彝文古籍《打铜织绸》记载："圣人大禹是坤地国（在今天四川）葛（指的是鲧，大禹之父）人毕德阿借的第五代孙，得王位祭祀武都悁吐博（即今天的巫山），是为汉人的发祥地。"⑤ 彝文典籍《妥鲁历咪》亦记载，混沌初开而进入文明社会的第一个纪年希弭遮纪，约公元前4437——前4318年，布包希弭遮发明出了八卦数理体系。其中"布包"是古彝夷人对教化圣师的尊称，而"希弭遮"是彝族社会历史乾阳运年时代的第一个帝王世纪年号，彝文古籍记作"人，兴于希弭遮"，汉语传说亦称"伏羲氏——为人类的始祖"。⑥ 伏羲一词曾在不同的传说中出现庖牺、炮牺、包牺、伏戏、伏牺、宓牺、伏羲等异字同名的记录符号，实为不同方言语音称谓⑦，显然，伏羲是中华民族的共祖，该词来源于古彝语"布包希弭遮"的简缩译称是有依据的。⑧

宇宙八卦等先天易学成为上古人类生存生活的必备技能。上古时期劳动分工尚未产生，辨别方位与观天象是先民在恶劣自然环境中赖以生存的一项基本技能，有方向概念才不会迷失方向，有时节概念才能狩猎耕种、躲避天灾，气象、历法与地理知识成为古人日常生活的必备常识。⑨ 远古先民在生产生活各种实践活动中观测到太阳东升西落，周而复始，留意到树木、人体、动物、山体等任何物体在阳光照射下均会出现向阳与背阴两种现象。根据太阳出没与阳光的向背作为辨

---

① 罗艳秋、徐士奎：《秉承中华上古医药理论的彝族传统医药》，载《云南中医中药杂志》，2016年第3期，第67-68页。

② 据彝文古籍《人类史》记载，彝族社会古代文化始于希弭遮纪。希弭遮（伏羲帝）、道弭能（黄帝）、侾阿索（颛顼帝）都是西南地区彝族先民。他们对中国文明文化的贡献业绩是创立了先天八卦文化体系，这至今仍完整载于彝文古籍文献之中。汉文书籍上的零星记载都是来自于传说。参见龙正清：《精气易发微》，成都：巴蜀书社，2011年版，第415页。彝族族源具有多源性，远古氐羌族是其重要来源。刘尧汉、陈久金、卢央等以考察史料文献、出土文物和田野调查等方式获取证据，证明了彝族是远古氐羌族遗裔，是伏羲的嫡出子孙，是上古时期伏羲文化的重要传承者。而汉文文献也证实了其先祖夏宗室起源于西羌，在《礼纬·稽命征》中有"夏建寅，宗伏羲"的记载，大量史料证实伏羲与夏宗室均出自西羌（或称羌戎），彝汉文化是同根同源的。而夏宗室也出自古西羌族，共同的族源关系使二者具有共同的文化起源。所以时至今日，在彝族和彝语支民族中间得以保留他们原有的古老文化。参见罗艳秋、徐士奎：《秉承中华上古医药理论的彝族传统医药》，《云南中医中药杂志》，2016年，第3期，67页。

③ 罗艳秋、徐士奎：《秉承中华上古医药理论的彝族传统医药》，载《云南中医中药杂志》，2016年第3期，第67-68页。

④ 中国彝族通史编辑委员会编：《中国彝族通史·第一卷》，昆明：云南人民出版社，2010年版，第56页。

⑤ 龙正清：《精气易发微——彝文献精气易八卦历法数理研究》，成都：巴蜀书社，2011年版，第415页。

⑥ 张新民、李红毅主编：《中华传统文化与贵州地域文化研究论丛第2辑》，成都：巴蜀书社，2008年版，第266页。

⑦ 龚鹏程主编：《八卦城谈易——首届中国特克斯世界周易论坛论文集》，北京：世界图书出版公司北京公司，2013年版，266页。

⑧ 龙正清：《贵州彝文系统记载了夜郎民族传统文化——伏羲先天八卦天文历法勾股规图体系》，载《中华传统文化与贵州地域文化研究论丛》，第351-352页。

⑨ 罗艳秋、徐士奎：《秉承中华上古医药理论的彝族传统医药》，载《云南中医中药杂志》，2016年第3期，第68页；罗艳秋：《基于彝文典籍的彝族传统医药理论形成基础及学术内涵研究》，北京中医药大学博士研究生学位论文，2015年，第75页。

别方向的坐标，将宇宙空间划分为日出方、日落方、向阳方、背阳方等四个方向，亦就是大家熟悉的东、西、南、北四方。① 以历法和地理知识为依据，古人将各种抽象、具体、零散的事物概括为普遍规律，实现科学分类与归纳总结，这是先天八卦对人类文明的贡献。② 据文献记载，公元前45至39世纪的乾阳上元天纪年时期，彝族先民已发明出八卦数理体系，制定了先天八卦太阳周天历法，开创了彝族的文明。③ 为教化民众种植五谷作物，毕摩圣师在先天八卦太阳周天历法的指导下，测度日月运行，结合气象流程推算天地二气的"首、萌、长、遍、退、藏"等流行规律，用八卦符号表示易象进制术数，确立气候时节。④ 彝族先民由此开始了以天文历法着手的全民性教化活动，形成了人人懂天文、人人熟历法的社会状态，形成了"论物必谈时空"的思维特点，"一人一宇宙""一物一宇宙"是它的真实写照。先贤用八卦代表天地、雷风、山泽、水火等宇宙自然物，概括宇宙中的各种自然现象，反应天体化生万物的共性规律。宇宙八卦成为上古时期人类生存的基本技能。

二、彝族医理论与《黄帝内经》的关系

中华上古医药理论是远古先民通过对天地日月的仰观俯察，以日出月没定出方位，结合天文地理知识，以符号图影的形式，创造了伏羲八卦、河图洛书、阴阳五行等术数布局，并结合人的生理病理特点，以人体同天体立论，开创的阴阳疗疾理论。⑤ 笔者通过对《黄帝内经》部分难题的解答，证实了彝族传统医药保留着对上古时期医学理论的认知，从以下方面可得到体现。

（一）"医实首于伏羲"的论证

任何事物均有其源头。对中国传统医药，学界一直认为其起源于黄帝时期，但大量史料证实，中国传统医学其实发端于伏羲，这一观点得到彝汉两族历代医家的普遍认同。⑥ 叶秉敬为《类经》作序时提出"医实首于伏羲"的观点：

"上古时神农、黄帝君而医，岐伯、诸公师而医，而医实首于伏羲。……太极者，天地人之心也，即所谓性命也。由一心而生八卦，复生六十四卦，列为三百八十四画。而世人之病，病在于三百八十四画中求活计，而不知一画而为总，此义之所以医千万世之病原也。"⑦

清代学者江慎修在《河洛精蕴》一书中说道：

"《素问》《灵枢》《难经》《脉诀》医家之言甚彩，曾无一字及于《易》。近世业医而肯探源于《易》理者，稍稍及之，然无亲切确实之见，犹是叩盘扪籥之谈，岂知《图》《书》、卦、画即脏腑脉候之影，脏腑脉候即《图》《书》、卦、画之形？象数同源，天人一贯，千古其谁觉

① 阿苏大岭：《破译千古易经——兼论彝汉文化的同源性》，昆明：云南民族出版社，2008年版，193页。

② 《帝王世纪》："伏牺画卦，所以六气、六俯、五藏、五行、阴阳、四时、水火升降，得以有象；百病之理，得以归类，乃偿百草而制九针，以拯天柱焉。"

③ 王天玺、张鑫昌：《中国彝族通史》，昆明：云南人民出版社，2014年版，第26-27页。

④ 龙正清：《精气易发微——彝文献精气易八卦历法数理研究》，成都：巴蜀书社，2011年版，第538页。

⑤ 罗艳秋、徐士奎：《秉承中华上古医药理论的彝族传统医药》，载《云南中医中药杂志》，2016年，第3期，第67页。

⑥ 罗艳秋、徐士奎：《秉承中华上古医药理论的彝族传统医药》，载《云南中医中药杂志》，2016年，第3期。

⑦ 张介宾著，孙国中、方向红点校：《类经——黄帝内经分类解析》，北京：学苑出版社，2009年版，第6页。

之战！"①

可见，"医实首于伏羲"这一观点不仅彝族广为流传，同时亦得到了汉族历代医家与易学家的普遍共识。虽然医圣孙思邈发出"不知易不足以成太医"之感慨，但伏羲先天易学与中国传统医药的关系却无从追溯。②

易学有先天易与后天易之分，伏羲先天易学奠定了彝族传统医药的方法学基础。河图、洛书、卦画等易学实为伏羲首创，神农、黄帝、文王等诸贤有发挥与完善，对传统医学具有重要作用，许多人已认识到了这一点。但汉学界留存至今的易学多是后天易，即文王之易，伏羲先天易学留存下来的汉文文献并不多。如果我们仔细研读《黄帝内经》《难经》《神农本草经》等早期医学典籍，会发现历代医家与易学家所说之"易"均指先天易学。齐梁时期全元起虽然运用八卦等知识注释《素问》而写成《素问训解》一书，可惜已亡佚，先天八卦与脏腑经络的关系从汉文文献已无从探究与追寻。彝族是伏羲先天八卦文化体系的真正传承者，是颛顼太阴纪年历的实践和检验者③，伏羲氏的太阳周天纪年历法八卦勾股学与颛顼高阳氏的太阴纪年逻辑学这两种历法有系统完整的彝文古籍留存于世，且随婚丧祭祀、节庆教化等彝族民间世袭传颂的各种仪式或活动而保存与流传至今。④ 先天易学有三大规律，即八卦、河图洛书⑤、太极和阴阳五行，其中伏羲先天八卦是根据运气观测而形成，故《易·系辞下传》曰：

古者，包牺氏之王天下也，仰则观象于天，俯则观法于地，观鸟兽之文与地之宜，近取诸身，远取诸物，于是始作八卦，以通神明之德，以类万物之情。⑥⑦

上古时期，社会劳动分工尚未产生，辨别方位与观天象是先民在恶劣自然环境中赖以生存的基本技能，有方向概念才不会迷失方向，有时节概念才能狩猎耕种与躲避天灾，在这样的环境下，上古时期形成了人人懂天文，人人熟历法的社会状态，天文历法已融入日常生活的方方面面，在此基础上形成与发展的彝族传统医药必然离不开上古时期"盖天派"天文历法的指导。⑧ 先天八卦、河图洛书、太极与阴阳五行均是上古时期先天易学重要内容，是中华上古医药理论形成的方法论基础。《黄帝内经》通篇均以"阴阳五行"论宇宙生命的演化之理，论养生医病之理，论人体与天地四时的和谐关系，这种事关宇宙生命的理论并不是凭空产生的，而是源于远古时期的天文历法知识，具体的源头在太阳历与阴阳合历等古代历法中⑨，而这些古老的天文历法知识与殷商以前就已出现的干支纪日、地支纪月、天圆地方、二十八宿、五行星、月相朔望以及日月食等

① ［清］江慎修著，孙国中校理：《河洛精蕴》，北京：学苑出版社，2012年版，第288页。

② 罗艳秋、徐士奎：《秉承中华上古医药理论的彝族传统医药》，载《云南中医中药杂志》，2016年，第3期，第67-68页。

③ 罗艳秋、徐士奎：《秉承中华上古医药理论的彝族传统医药》，载《云南中医中药杂志》，2016年，第3期，第67-68页。

④ 罗艳秋、徐士奎：《秉承中华上古医药理论的彝族传统医药》，载《云南中医中药杂志》，2016年，第3期，第68页。

⑤ 河图与洛书在彝族文化中分别被称之为五生十成、十生五成。

⑥ 龙正清：《贵州彝系统记载了夜郎民族传统文化——伏羲先天八卦天文历法勾股规图体系》，载《中华传统文化与贵州地域文化研究论丛》，2008年。

⑦ 冈虎：《伏羲文化——中国传统文化之源》，载《五邑大学学报（社会科学版）》，1994年第4期。

⑧ 罗艳秋、徐士奎：《秉承中华上古医药理论的彝族传统医药》，载《云南中医中药杂志》，2016年，第3期，第68页。

⑨ 刘明武：《太阳历与阴阳五行——"太阳与中华文化"之一》，载《彝族文化》，2013年，第2期，第46页。

古天文历法等相关内容一脉相承①，来源于先天八卦太阳周天历法，被完整地保留在了彝族文化里。医易学创始人邹学熹先生认为《黄帝内经》是医学与易学汇通的经典著作，其主要内容不仅包括脏腑经络、阴阳五行等基础理论，还重点记载了五运六气与天人合一等医学原理及治疗原则。这些病症治疗的基本原理与原则，是依据易学所表达的自然规律而建立的。因上古时期无文字，就用图画或符号表示，用图画表示的演化为如今之太极图；用符号表示的则演化为八卦图；用数字表示的则演化为河图与洛书。这些规律是古人通过对宇宙的仰观俯察所得，是从古代的天文、历法、气象等自然规律归纳出的基本法则。②

彝族传统医药秉承伏羲先天易学，保留了中国传统医学的源头。中华上古医药理论在《黄帝内经》等秦汉典籍中得到了继承，《黄帝内经》的理论基础都源于上古时期的天文气象学，但现存的汉文典籍却无从追溯。令人惊异的是，有关上古天文气象学的知识在彝文典籍中却得到了全面地记载，彝族称之为"先天八卦太阳周天历法"。③先天八卦太阳周天历法源于伏羲八卦的先天之学，表达了人的生理同于天象、与天地同纪的观念，用阴阳象数结合精气、天干地支、五行八卦推算日月历度的周期性以及万物、人生生长衰老死的周期规律，形成了以"气浊二元论"立论的阴阳疗疾观。④显然，从彝汉两族关于"医实首于伏羲"的认识，亦可看出彝族传统医药产生年代的久远，其秉承中华上古医药是有历史依据的。

（二）上古时期"君而医、师而医"的特点⑤

医祭混合医疗方式属彝族医药的早期形态，具体表现为"君而医"与"师而医"的特点。笔者在深入彝族聚居区广泛调研基础上，大量查阅彝汉两族的文献记载，通过对《黄帝内经》"君而医""师而医"现象的系统剖析，证实了其与毕摩社会职能转变密切相关。叶秉敬为《类经》作序时说："上古时神农、黄帝君而医，岐伯，诸公师而医。"⑥上古时期人类社会尚未有专职医生出现，是由君和师兼任医生的角色，故而才有以黄帝与岐伯君师之间一问一答形式讨论医学理论专书《黄帝内经》的问世。《黄帝内经》以岐伯"师"的回答为核心，其他诸公如僦贷季、伯高、少师、少俞、雷公、鬼臾区等亦是精通医药与天文历算的臣子。该书"君师问答"的载录风格所反映的完全是上古时期"君而医""师而医"之特点。要知道，任何理论形成都不是一时一代的产物，而是要经历相当长的历史时期，经历萌芽、成长、成熟与完善的各阶段历程。《黄帝内经》所载医学理论在秦汉时已相当完善，说明在秦汉以前相当长的历史时期，其所记载的医药理论与知识已大量存在并得到了广泛传播。《黄帝内经》虽然保留了上古时期医药理论的蛛丝马迹和

① 王洪图：《内经》，北京：人民卫生出版社，2000年版，第17页。
② 邹学熹：《医易汇通》，成都：四川科技出版社，1992年版，第1页。亦可参见邹学熹：《易学易经教材六种》，中医古籍出版社，2009年版，第199页。
③ 根据彝文典籍中的"父子连名制"和彝族谱牒进行逆向追溯，公元前45至前39世纪的乾阳上元天纪年时，彝族氏族已形成，他们在象形文字基础上创造了表意文字，发明了八卦数理；在公元前39至33世纪的乾阳中元地纪年时，彝区的君王制度已经完备，形成了彝族太阳周天日历等天文历法。参见王天玺、张鑫昌：《中国彝族通史》，昆明：云南人民出版社，2012年版，第26页。
④ 罗艳秋、徐士奎：《秉承中华上古医药理论的彝族传统医药》，载《云南中医中药杂志》，2016年，第3期。
⑤ 罗艳秋、徐士奎：《毕摩在彝族传统医药知识传承中的地位和作用》，载《云南中医中药杂志》，2016年，第3期，第101-104页。
⑥ 罗艳秋、徐士奎：《秉承中华上古医药理论的彝族传统医药》，载《云南中医中药杂志》，2016年，第3期，第68页。

传播形式，但其很难反映当时医药的起源与分化情况。然而，我们要知道，中华民族是多民族的大家庭，在汉族这一称谓出现以前，其是以夷戎蛮狄等形式出现的。从目前所能追溯的毕摩经书和遗存来看，具有"活化石"功能的彝族社会结构分化能明晰地反映出远古社会的角色分化和医生职能的演变。

毕摩是彝族社会从事原始宗教活动的祭师，是彝族文化的传承者，是古代彝族的语言、文字、哲学、历史、谱牒、地理、天文、历法、民俗、伦理、文学、艺术、医学、农学、技艺等丰富知识的集大成者，不仅是宗教仪式的主持者，也是主要的疾病诊疗实施者。①② 对毕摩传抄经书的社会职能，众多的古彝文献和口碑文献均如此述说："毕摩诵经文，毕职行斋祭，经史得流传"。③毕摩通常由部落的长者与文化人担任，因为这些人通晓彝文，故彝文书籍传抄与吟诵及献药作祭等事项通常由毕摩承担。社会角色决定毕摩必然要通晓古彝文，肩负传承包括医药在内各种文化的重任。毕摩文化也就成为了举足轻重的、具有主导性的"官方文化"。

目前学术界对毕摩文化的研究均侧重研究其文字、历史、文学、谱牒、民俗、宗教等方面内容，忽略了对医药相关内容的研究。④⑤ 即使有研究，也以"巫医不分"概言之。但事实的真相又如何呢？《金枝》针对巫师的社会职能这一问题，如此说：

他们不仅是内外科医生的前辈，也是自然科学各分支的科学家和发明家的前辈。⑥

《山海经》记载的巫彭等10位传说中的巫师都是医术高超的医师。⑦《论语》说："南人有言曰：人而无恒，不可以作巫医。善夫！"《史记·日者列传》引当时博士贾谊所言："吾闻古之圣人，不居朝廷，必在卜医之列"。在古代，巫医与卜医社会地位非常高，被视为圣人。显然，我国古代巫与医二者是合为一体的，甚至一身兼有数职。彝族毕摩文化就是古代巫医文化在当今社会的遗存，这是有道理的。

巫术作为一种"信仰疗法"，至今仍然深深扎根于彝族民众思想之中。⑧ 对这些"信仰疗法"，学界一般是将其归入民俗信仰或宗教仪式范畴。其实，古代中医也将由巫引申出来的"信仰疗法"与其他类别医书并列，称为"神仙"。最早的目录学书籍《七略》在"方剂略"下将医书分为四类，即医经、经方、房中、神仙4类。⑨ 从孔子所说的"巫医"与贾谊的"卜医"可以看出，古人将巫术与医术都视为治病手段，彝族也是如此。巫医结合是彝族传统医药发展过程中的特定阶

① 沙学忠：《彝族毕摩仪式治病的医学理论初探》，载《中国民族医药杂志》，2012年，第10期，第8-9页。
② 罗艳秋：《基于彝文典籍的彝族传统医药理论形成基础及学术内涵研究》，北京中医药大学博士研究生学位论文，2015年。
③ 张纯德、龙倮贵、朱琚元：《彝族原始宗教研究》，昆明：云南民族出版社，2008年版，第2页。
④ 罗艳秋、徐士奎、郑进：《毕摩在彝族传统医药知识传承中的地位与作用》，载《云南中医中药杂志》，2015年第7期，第102页。
⑤ 罗艳秋：《基于彝文典籍的彝族传统医药理论形成基础及学术内涵研究》，北京中医药大学博士研究生学位论文，2015年。
⑥ 罗艳秋、徐士奎、郑进：《毕摩在彝族传统医药知识传承中的地位与作用》，载《云南中医中药杂志》，2015年第7期，第101页。
⑦ 罗艳秋、徐士奎、郑进：《毕摩在彝族传统医药知识传承中的地位与作用》，载《云南中医中药杂志》，2015年第7期，第101页。
⑧ 罗艳秋、徐士奎、郑进：《毕摩在彝族传统医药知识传承中的地位与作用》，载《云南中医中药杂志》，2015年，第7期，第101页。
⑨ 罗艳秋：《基于彝文典籍的彝族传统医药理论形成基础及学术内涵研究》，北京中医药大学博士研究生学位论文，2015年。

段，表现为彝族先民对天地与人体的认识以某种混合的统一性来领悟世界万物，学者将此现象称为"互渗律"。从这个角度来说，毕摩不仅是祭司，更是彝族的"兼职医生"，这些现象可解释彝医理论中的某些概念在以某种混合统一性领悟世界万物时为何会与道家概念有相通之处。①② 显然，对待毕摩文化，我们要从客观、辩证的角度去看待。

在人类社会早期，各氏族首领职责主要为"兴祭奠、造文字、立典章、设科立"，他们不仅要掌握天文历算、习俗礼仪等自然文化知识，还掌握着辨药识药及医理诊病的医学知识。③ 伏羲、神农、黄帝等氏族首领是代表人物，是中国传统医学的缔造者。彝文典籍《哦姆支杰察》记载了氏族首领英臣什诺采百草、尝百药的故事，"什诺"就是"神农"的音译。这是彝族医药早期发展阶段，为彝族医药发展奠定了基础。《哦姆支杰察》④ 中记载：

"在荒古年代，世上的人们，有病不会医，病了吟哼哼。我们的祖先，有英臣什诺，上山采百草，尝遍苦酸辛。百草有百样，一样采一百，百样治百病，有病不再哼。后人学什诺，如火星火种，什诺的医药，一代传一代"。⑤⑥

毕摩作为彝族氏族部落的首领即执政者，不但在彝族共祖的阿普笃慕时代如此，而且延续到了有汉文献可资考察的唐宋时期。⑦ 毕摩作为彝族早期的执政者，是"君而医"的典型代表。但后期随着社会发展，毕摩逐渐从执政阶层中分化，形成"君""臣""毕（即师）"三位一体的统治阶层。之后逐渐分化为"兹（酋长）、莫（谋臣）、毕（毕摩）、格（工匠）、鲁（平民）、者（奴隶）"六位一体的氏族部落社会结构，其中毕摩（师）专司祭祀、传授传统文化，传抄彝文书籍。⑧⑨ 早期氏族部落中，毕摩就是酋长，每个部落只有一个毕摩著书立说，因此著写经书数量有限，仅有部分医药知识得到了记载，医药类专书更是寥寥无几。后来，毕摩职司从部落首领权力中分化出来，形成了分工明确、传承严格的部落"兹、莫、呗"三位一体的统治阶层。毕摩的传承逐渐从祖传制向师传制延伸，形成了具有特殊社会功能的群体⑩⑪，才有更多人群通过师传方式从事毕摩职业，"君而医"向"师而医"转化是上古时期社会结构发生分化的标志。

---

① 罗艳秋、徐士奎、郑进：《毕摩在彝族传统医药知识传承中的地位与作用》，载《云南中医中药杂志》，2015 年第 7 期，第 102 页。

② 罗艳秋：《基于彝文典籍的彝族传统医药理论形成基础及学术内涵研究》，北京中医药大学博士研究生学位论文，2015 年。

③ 罗艳秋、徐士奎、郑进：《毕摩在彝族传统医药知识传承中的地位与作用》，载《云南中医中药杂志》，2015 年，第 7 期，第 101 页。

④ 流传于云南新平地区的彝文典籍。

⑤ 罗艳秋、徐士奎、郑进：《毕摩在彝族传统医药知识传承中的地位与作用》，载《云南中医中药杂志》，2015 年，第 7 期，第 102 页。

⑥ 罗艳秋：《基于彝文典籍的彝族传统医药理论形成基础及学术内涵研究》，北京中医药大学博士研究生学位论文，2015 年。

⑦ 朱琚元：《彝族文化研究荟萃》，昆明：云南民族出版社，2007 年版，第 127 页。

⑧ 朱琚元：《彝文文献概览——兼谈彝文文献于明际以来始多见的历史成因》，载《彝族文化》，第 3 期，第 65 页，2001 年。

⑨ 秦晓莉：《彝文文献产生发展与载体形制研究》，载《西南民族大学学报（人文社会科学版）》，2013 年第 10 期。

⑩ 罗艳秋：《基于彝文典籍的彝族传统医药理论形成基础及学术内涵研究》，北京中医药大学博士研究生学位论文，2015 年。

⑪ 徐士奎、罗艳秋：《彝医药古籍文献明清时期多见的成因分析》，载《云南中医中药杂志》，2016 年，第 8 期。

元明时期，是毕摩"师而医"分化的鼎盛时期，这一时期，产生了大量的医学著作。元明之际，中原统治者对西南各民族实施羁縻政策，土司制度的出现，促使毕摩的社会职能转变更加剧烈，从一个部落只有一名毕摩，演变为专司氏族公共祭祀毕摩、各家土官土司专职毕摩及专司平民人户祭祀毕摩的职能分化。毕摩的师传制更加广泛，毕摩也由原来严格的祖传制开始转变为兼有师传，有的地方彝族土官甚至支持兴办彝文学校以培养平民毕摩，如寻甸县矣卜罗土司所在地曾集中培养过毕摩。① 临安知府在府衙还曾举行科举考试，分别设汉文与彝文考试，汉文考"乡员"，彝文考"毕摩"，考中者都视为上制文人；新平县鲁奎山和磨盘山也曾举办过类似的彝文学校和会考，考中者加封为"毕摩"。② 从元明时期到民国年间，毕摩以师传制世代承袭传统文化的习制得以沿袭，加上土官实行的以彝文考"毕摩"的科举制度，这种科举制度必然会激励越来越多的人愿意从事毕摩职业，毕摩数量随着这种传习制度激增起来。在相同领域从事同样职业的毕摩数量也相应增多，必然会出现竞争，会促使某些专业性较强的毕摩出现，侧重于从事医药治疗的专职毕摩越来越多，这是明清时期医药典籍多见的重要原因。③④ 楚雄彝族文化研究院李世康曾对滇川黔地区的四十多位彝族毕摩开展调查，据其统计，三分之一的毕摩均为草医，且存在另外两种情况：一种是祖上为毕摩，后来绝传了，但毕摩神一直供奉着，后嗣当了医生，彝民认为有毕摩神保护的医生能治好病；另一种是毕摩家族中，有的做毕摩，有的当医生。⑤ 这样的例子很多，如四川省凉山州越西县申果庄区沙玛比古是毕摩，其长子是医生；楚雄州南华县五街乡咪黑村公所五力么村的周正元是毕摩兼道士，其弟是医生；武定县猫街镇石板河村的李应高，其家族中，有的做毕摩，有的当医生。⑥ 并且可以证实的是，彝族的毕摩神谱中有一位药王神，各地毕摩都奉药王神，说明在彝族毕摩中是比较重视医药的，医术是其掌握的重要技能之一，毕摩在传抄经书时涉猎医学内容也就无可厚非了。⑦ 毕摩在以医祭混合的医疗方式治疗疾病时，也会应用一些医药知识。我们发现，在许多毕摩经书上经常记载有医药知识，包括药物和药方等。⑧ 当前留存于世的彝文医药典籍，无论是医药类专书，还是医经合一的记事类或历史类彝文典籍，多由通晓文字的毕摩抄写而成，如《供牲献药经》等古籍文献。⑨ 众多史实案例均证实，彝族毕摩文化经历了"君而医""师而医"到专职彝医的转变过程，其秉承中华上古医药是有其历史出处的。

① 秦晓莉：《彝文文献产生发展与载体形制研究》，载《西南民族大学学报（人文社会科学版）》，2013 年，第 10 期，第 56 页。

② 朱琚元：《彝文文献概览——兼谈彝文文献于明际以来始多见的历史成因》，载《彝族文化》，2001 年，第 3 期，第 66 页。

③ 罗艳秋：《基于彝文典籍的彝族传统医药理论形成基础及学术内涵研究》，北京中医药大学博士研究生学位论文，2015 年。

④ 徐士奎、罗艳秋：《彝医药古籍文献明清时期多见的成因分析》，载《云南中医中药杂志》，2016 年，第 8 期。

⑤ 李世康：《毕摩药神与献药经》，载《彝族文化》，2001 年，第 3 期，第 51-52 页。

⑥ 李世康：《毕摩药神与献药经》，载《彝族文化》，2001 年，第 3 期，第 51-52 页。

⑦ 罗艳秋、徐士奎、郑进：《毕摩在彝族传统医药知识传承中的地位与作用》，载《云南中医中药杂志》，2015 年第 7 期，第 102 页。

⑧ 罗艳秋、徐士奎、郑进：《毕摩在彝族传统医药知识传承中的地位与作用》，载《云南中医中药杂志》，2015 年第 7 期，第 102 页。

⑨ 罗艳秋、徐士奎、郑进：《毕摩在彝族传统医药知识传承中的地位与作用》，载《云南中医中药杂志》，2015 年第 7 期，第 101 页。

（三）盖天派观测法是彝医理论与《黄帝内经》共同的观测坐标

中国古代天文历法发展史上存在"盖天派"和"浑天派"两个重要历史时期，其中"盖天派"产生于中华上古时期，而"浑天派"产生于汉代，由落下闳、张衡等发明。[①] 如果我们通读《黄帝内经》《易经》等周人、秦人的著作，就会发现，这些汉文典籍中的理论基础基本属于盖天派的观点。盖天之说，汉晋以来在汉文文献中已经沦亡，只能从古人的断简残篇稍见其端倪，至今尚未发现完整专论留存后世[②③④]，但"盖天派"天文知识却在彝族天文历法与医学中意外地得到完整保存与运用。据彝文古籍记载，乾阳中元地纪时期（公元前39—33世纪）就已形成了彝族太阳周天历法（其中十月历和十二月历是两个重要历法），先人创立的易理哲学文化，[⑤] 至今在彝族地区仍广为流传。太阳周天历法的观测方法属于上古时期"盖天派"的方法，从其形成时间公元前39—33世纪来看，距今至少有六千多年的历史，远早于汉代"浑天派"的学说。

彝族自古就有用向天坟定位、插竿观测日影变化等方式观测天象变化的习俗。[⑥] 美姑县的阿克甲兹在他家西山墙旁立了一根竿子，太阳下山时看竿影投在墙上的方位并作记号，就知道到了什么节令该干什么农事了，由于他勤于观察，指导别人适时播种，往往能取得丰收。[⑦] 但彝族先民是如何通过向天坟观测日月运行，实践先天八卦历法的呢？从贵州威宁、楚雄武定等地发现向天坟所在的位置看，均取向南北或北南的方向，便于南向观察太阳运动定冬夏，北向观察斗柄指向定寒暑，它综合了彝族十月太阳历的两种观测方法。[⑧] 彝族先民的这种"白天面南而立，以日出日入定东西方向；晚上面北而立，以星宿测昏中旦"的观测方法与中国上古盖天派"面南而命其位以昼参日影，面北而命其位以夜考极星"的观测方法是一致的。[⑨⑩] 据《晋书·天文志上》记载，有两种"盖天说"。"周髀家"认为"天圆如张盖，地方如棋局"，认为天是悬在空中的车盖或雨伞，是圆形的，地像棋盘，是方形的，后人称这种古老的天圆地方说是"第一次盖天说"。[⑪] 彝族先贤认为星宿绕北斗而转，万物以圆为至善至美的标志，称苍天宇宙为圆宇，将一年三百六十天称之为"周天"，为年周定律，在先天八卦中纪为周天度数为三百六十度，是典型的盖

---

① 罗艳秋、徐士奎：《秉承中华上古医药理论的彝族传统医药》，载《云南中医中药杂志》，2016年，第3期。

② 邹学熹：《中国医易学》，成都：四川科学技术出版社，1989年版，第10页。

③ 罗艳秋、徐士奎：《秉承中华上古医药理论的彝族传统医药》，载《云南中医中药杂志》，2016年，第3期，第68页

④ 罗艳秋：《基于彝文典籍的彝族传统医药理论形成基础及学术内涵研究》，北京中医药大学博士研究生学位论文，2015年，第54页。

⑤ 中国彝族通史编辑委员会编著：《中国彝族通史·第一卷》，昆明：云南人民出版社，2010年版，第27页。

⑥ 罗艳秋：《基于彝文典籍的彝族传统医药理论形成基础及学术内涵研究》，北京中医药大学博士研究生学位论文，2015年，第54页。

⑦ 刘尧汉、卢央：《文明中国的十月太阳历》，昆明：云南人民出版社，1993年版，第146页。

⑧ 卢央：《彝族星占学》，昆明：云南人民出版社，1989年版，第12页；亦可参见罗艳秋：《基于彝文典籍的彝族传统医药理论形成基础及学术内涵研究》，北京中医药大学博士研究生学位论文，2015年，第52-53页。

⑨ 罗艳秋：《基于彝文典籍的彝族传统医药理论形成基础及学术内涵研究》，北京中医药大学博士研究生学位论文，2015年，第52页。

⑩ 罗艳秋、徐士奎：《秉承中华上古医药理论的彝族传统医药》，载《云南中医中药杂志》，2016年，第3期。

⑪ 参见"盖天说"词目。徐振韬：《中古古代天文学词典》，中国科学技术出版社，2012年版，第64页。

天派观测法。而三百六十五天是太阳年运数，表达的是"天度"之数，与年周定律是不同的。因此，彝族至今保留着一年过两个星回节的习俗，每年共 360 天，另有 5 至 6 天为过年日，不计在一年之中。显然，彝族先贤发明了先天八卦太阳周天历法，运用历时制度推理和运算气象流程，并推演日月运动规律，是古夷文化的一门尖端科学，它的产生即是现今彝族文化的文明源头。①

先天八卦太阳周天历法是在上古时期先天易学的基础上形成的古天文学、气象学记录方法，起源于天皇之首的伏羲氏时代，鼎盛于颛顼时期而传于大禹。② 对太阳周天历法确定年、月、日、时、刻的方法，学者龙正清认为：

彝语称年为"课"，即周之意，指 360 度周天；称月为"洪"，即月亮，指月亮的一次晦明周期；称日为"尼"，即太阳，指太阳的一次照面；称时为"拖"，即停顿，指时光停顿于十二宫的间歇；称刻分度为朝富（辰分）。③

这是彝族先贤根据周天历法确定年、月、日、时、刻等各种时间分度的方法，被称之为历时制度，是依据日月围绕地球的运转规律逐渐推理得出，显然是属盖天派观测法。每月初一至十五的 15 天，彝语称之为"弥打尼"，意指阳数上升的历度日数。初一月亮自坤卦之位起运，渐益行至乾卦位而圆，故彝语将十五称之为"洪谷"，即望日。望日之后，即每月十六至三十，月亮由圆渐缺，彝语称之为"弥迁"，意指阴数开始下流，即黑夜渐临。由此推之，望日第二天为黑夜下流 1 点，第三天下流 2 点，……第十五天黑夜下流 15 点至坤卦之位而为晦朔，故称"洪打"，即月又上（朔）之意。如此一个周期循环完毕，即为一个月。每岁月亮循环十二个周期，太阳运转三百六十五又四分之一天，而每岁周天历度数为三百六十天，超出五又四分之一天。④ 而每天太阳东升西落，有 12 次停顿的间歇，故一天（包括昼夜）则为 12 个时辰，用 12 "尼能"即十二兽代表。

"盖天派"观测法以地球为静点，观测太阳绕地球的转动规律，而不是地球绕太阳的公转。《哎哺啥呃》和《宇宙人文论》等彝文典籍多次描述了太阳与月亮各按其轨道转动的规律，如"太阳一年十二月转一周"等。这些均可说明彝族天文观测法认为太阳与月亮是围绕地球在转，可以断定太阳周天历法属"盖天派"的天文观测方法。

彝文典籍对"天地"的记载间接证明了彝族天文历法秉承上古时期的"盖天派"。《哎哺啥呃》中说⑤：

① 黄美贤著：《建国五十周年贵州彝族历史文化文学选粹丛书文献卷》，北京：今日中国出版社，1999 年版，第 213 页。

② 王正贤、龙正清、王继超著：《当代彝族学者彝学研究文选》，贵阳：贵州大学出版社，2011 年版，第 120 页；亦可参见龙正清：《精气易发微——彝文献精气易八卦历法数理研究》，成都：巴蜀书社，2011 年版，第 542 页。

③ 黄美贤著：《建国五十周年贵州彝族历史文化文学选粹丛书文献卷》，北京：今日中国出版社，1999 年版，第 209 页；王正贤、龙正清、王继超著：《当代彝族学者彝学研究文选》，贵阳：贵州大学出版社，2011 年版，第 116 页；亦可参见龙正清：《精气易发微彝文献精气易八卦历法数理研究》，成都：巴蜀书社，2011 年版，第 62 页。

④ 黄美贤著：《建国五十周年贵州彝族历史文化文学选粹丛书文献卷》，北京：今日中国出版社，1999 年版，第 209 页；王正贤、龙正清、王继超著：《当代彝族学者彝学研究文选》，贵阳：贵州大学出版社，2011 年版，第 116 页；亦可参见龙正清：《精气易发微彝文献精气易八卦历法数理研究》，成都：巴蜀书社，2011 年版，第 62 页。

⑤ 毕节地区彝文翻译组译，毕节地区民族事务委员会编：《西南彝志》（三、四卷），贵阳：贵州民族出版社，1991 年版，第 16 页。

ꐜꇉꌺꑌ
fiɪ˧ʤiʊɪ˧tʃoɪ˧tʃuŋ˧lɪ˧

东 与 南 两 间

ꐮꄹꉻꆫꑳ
hollɛom˧boʊ˧kɔɪ˩tʃim

天 一 边 不 足

ꐜꇉꈌꑌ
ɡoɪ˧lʤiʊɪ˩kʰuɛɪ˧lʤoɪ˧tʃ

西 与 北 两 间

ꇓꄹꉻꆫꑗ
mittʃaɪ˩boʊ˧maldɛɪ˩tʃim

地 一 边 不 满

彝族先民在观测天地时已明确提出"天盖"与"地块"等概念，并认为在东南方位的"地块"不满，存在缺口，地上各种水流从此流入大海；而在西北方位的"天盖"是合拢不上的，日月星辰等从此出入。[1] 彝族这种"盖天派"的天文观测方法，与《列子·汤问》篇记载的上古时期"共工氏与颛顼争为帝，怒而触不周山，折天柱，绝地维，故天倾西北，日月星辰就焉，地不满东南，故百川水潦归焉"之说不谋而合。[2] 据《彝族天文学史》证实，中国上古时期著名的天文学家苌弘、鹖冠子等是彝族先民，说明彝族先贤在天文历法研究与运用方面非常具有代表性。[3] 彝文典籍所记载的"东西两天间"说明彝族先民是以地面为静点观测太阳的日周运动与年周运动，发现了"日体朝见于东，上悬天中，夕没于西，而入地下"的东升西落之运行规律。根据日体的东出夕入确定太阳的"日周运动"，以分判昼夜，通过观察日月的运行，以太阳定季节，以月亮定朔望成为远古彝民重要的生存本领[4]，亦为彝族传统医药的产生奠定了认识论基础。

彝族古籍对"九星"的记载，亦证明了上古时期"盖天派"观测法是彝族医药与《黄帝内经》共同的观测坐标。《素问》引《太始天元册》曰：

---

① 罗艳秋、徐士奎：《秉承中华上古医药理论的彝族传统医药》，载《云南中医中药杂志》，2016年，第3期，第68页。

② 罗艳秋、徐士奎：《秉承中华上古医药理论的彝族传统医药》，载《云南中医中药杂志》，2016年，第期，第68-69页；亦可参见罗艳秋：《基于彝文典籍的彝族传统医药理论形成基础及学术内涵研究》，北京中医药大学博士研究生学位论文，2015年，第53页。

③ 罗艳秋、徐士奎：《秉承中华上古医药理论的彝族传统医药》，载《云南中医中药杂志》，2016年，第3期，第69页；亦可参见罗艳秋：《基于彝文典籍的彝族传统医药理论形成基础及学术内涵研究》，北京中医药大学博士研究生学位论文，2015年，第52页。

④ 罗艳秋：《基于彝文典籍的彝族传统医药理论形成基础及学术内涵研究》，北京中医药大学博士研究生学位论文，2015年，第91页。

九星悬朗，七曜周旋。

说明太古之时，北斗原来可见九星，[1] 七星（七曜）是九星之中的七颗星，但后由于天体发生变化，现今只能看到七星。[2] 其中周旋的"七星"亦被称为七曜，即今日所见之北斗七星。王冰针对"九星"与"七星"之事曾注文曰：

九星则天蓬、天芮、天冲、天辅、天禽、天心、天柱、天任、天英。中古道德稍衰，标星藏曜，故星之见者七焉。太古之时斗之九星皆见，圣人始著之典册。[3]

这段记载是目前汉文典籍对"九星"仅存的记载，但在彝文文献中却有翔实记载。[4] 彝文古籍《宇宙生化》中记载，每天有一颗星轮值，其顺序为：育斯纪、橙省纪、何底纪、啥谷纪、往省纪、布慕纪、踞慕纪、弘周纪、吕楼纪，这九星称之为"陀尼九星"。[5] 彝族以"天罡"，即北斗星斗柄指向纪日。[6] 陀尼九星轮值四次的时间为一罡，共 36 天，也是十二地支轮转三周的时间，这与十月太阳历每个月的天数吻合。两罡合则为一煞，即每煞为 72 天，5 煞则为 $7 \times 25 = 360$ 天。彝族十月太阳历通过观测北斗九星（即陀尼九星）斗柄指向，将一年分为 10 个月，每月 36 天，两月为一季，10 月共为 5 季，每季 72 天，共 360 天。[7] 一季为一行，每行主管 72 天，故彝族称之为"一行一根本"。这与《管子·五行》篇所记载的产生于黄帝时代的"五行历"表达方式一致，据此可以推测五行的产生与十月太阳历有直接关联。[8] "十月太阳历"是太阳周天历法系统的重要历法，彝族传统医药以太阳周天历法等"盖天派"观测坐标为理论依据而构建，据此可以推算，十月太阳历早在《太始天元册》前就已产生，而彝族传统医药理论产生早于《黄帝内经》的成书年代也就不奇怪了。[9]

① 罗艳秋、徐士奎：《秉承中华上古医药理论的彝族传统医药》，载《云南中医中药杂志》，2016 年，第 3 期。

② 罗艳秋：《基于彝文典籍的彝族传统医药理论形成基础及学术内涵研究》，北京中医药大学博士研究生学位论文，2015 年，第 56 页。

③ 参见"九星"词目。徐振韬主编：《中国古代天文学词典》，北京：中国科学技术出版社，2009 年版，第 117 页。

④ 罗艳秋、徐士奎：《秉承中华上古医药理论的彝族传统医药》，载《云南中医中药杂志》，2016 年，第 3 期。

⑤ 陈世鹏：《贵州民族学院学术文库——黔彝古籍举要》，贵阳：贵州民族出版社，2004 年版，118 页。

⑥ 罗艳秋、徐士奎：《秉承中华上古医药理论的彝族传统医药》，载《云南中医中药杂志》，2016 年，第 3 期。

⑦ 罗艳秋、徐士奎：《秉承中华上古医药理论的彝族传统医药》，载《云南中医中药杂志》，2016 年，第 3 期。

⑧ 邓立光：《周易象数义理发微》，上海辞书出版社，2008 年版，第 150 页；亦可参见罗艳秋：《基于彝文典籍的彝族传统医药理论形成基础及学术内涵研究》，北京中医药大学博士研究生学位论文，2015 年，第 56 页。

⑨ 罗艳秋、徐士奎：《秉承中华上古医药理论的彝族传统医药》，载《云南中医中药杂志》，2016 年，第 3 期，第 69 页。

第六章　彝族医药文化的结构机制

彝医学是彝族先民根据所创制的太阳周天历法测度日月运行规律,将人体与时空的关系放入宇宙八角这个术数布局之中,结合"四时八节、二十四气、七十二候"气候时节的"阴阳状态",推算生命的"首萌长遍退藏"在一日、一月、一年的节律变化,在此基础上形成以气浊的升浮降沉的圆运动变化规律阐释生命-时空关系为核心的阴阳疗疾医学理论体系。[①] 太阳周天历法是彝族医药理论得以构建的方法论基础。凡是处于天体运行之下的各种事物必然蕴含着与古天文学、古气象学共通的规律,在此天人共通律的影响下,彝族先民将这些方法和规律引入医学领域并创造出了独特的彝族传统医药理论,我们将这些方法和规律称之为彝族传统医药理论构建的哲学基础。[②] 在天文历法这个严密的数理体系中,彝族先贤运用气浊哎哺、五生十成、十生五成、青线赤线、宇宙八卦、天地五行、六色、天干地支、八方位年等原属彝族古代哲学范畴的理论来思考生命与疾病,贯穿整个彝族医药文化体系的生理、病理、诊断、治疗等各个方面,体现的是彝族医药本质属性与原创性思维。[③] 正是因为彝族传统医药将生命与疾病放入时间与空间中探究,不仅认识到人体生命活动的本质性规律及人与自然社会的互动关系,并发展出用于预防、治疗疾病和保健的各种医疗实践、知识经验和技能,形成了彝族医药特有的学术内涵,这是彝族医药体系区别于其他医学体系的根本性区别,充分体现了彝族传统的哲学观念、认知方式、价值观及其对生命与疾病的研究方法。[④] 从这个角度看,要想有效保护与传承彝族医药文化遗产,就必须从宇宙与生命的哲学高度入手,从理、法、方、药一线贯通等多层面、多角度地开展研究。

第一节　彝族医药文化的结构

彝族医药文化是由许多结构因素整合而成的。各个文化要素彼此独立,但又相互联系,构成了一张满足疾病治疗、生命养护需要的互相联系的网,其中的每一个节点、每一个现象、每一个要素,都像生物体中的每一个器官一样,具有一定的功能。这张网有自身内在的运动机制,其整体大于各构成特质的总和。彝族医药文化的结构包括三个层次:外显层的文化要素与层次、内隐层的文化心理和中间层的文化行为。

一、文化要素与层次

外显层指的是构成彝族医药文化外在表现形式的各种要素和层次,涉及彝族医药理论体系和

① 徐士奎、罗艳秋:《彝医理论溯源》,昆明:云南科技出版社,2019年,第17页。
② 罗艳秋:《基于彝文典籍的彝族传统医药理论形成基础及学术内涵研究》,北京中医药大学博士研究生学位论文,2015年。
③ 罗艳秋:《基于彝文典籍的彝族传统医药理论形成基础及学术内涵研究》,北京中医药大学博士研究生学位论文,2015年,第63页。
④ 罗艳秋:《基于彝文典籍的彝族传统医药理论形成基础及学术内涵研究》,北京中医药大学博士研究生学位论文,2015年,第63页。

诊疗体系中的具体内容。彝族医药文化要素与层次体现了彝医特定的医学原理与自然、社会、历史三种现象的文化关系，包括医史、医理、医算、病理、诊法、治则治法、辨病、药材、药材炮制与制剂、病症、调护和作祭献药等12项内容，每一项内容均是彝族医药知识体系这个大系统中的小系统，从不同的角度和程度折射出这种文化关系。

1. 医史

医史是关于彝族医药起源、形成、发展过程和发展规律，阐释政治经济、社会文化、科学技术、哲学思想以及世袭居住地的地势、星野、天候、物候等诸种因素与彝族医药发展的关系，揭示各历史时期彝族医药产生和发展的特征和本质。可以通过文献、器物、人物、事件的追溯和考证获取彝族医药起源、形成、发展及其规律的认识。

2. 医理

在彝医原创思维的指导下，以"人体同天体"为认识论基础，以天文历法为方法论基础，认识生命与疾病关系过程中所形成的各种基本医学理论，包括气浊哎哺理论、形影脏腑理论、脉度血峰理论、六色运变理论等，用于指导疾病诊治和生命养护。

3. 医算

运用五运六气、八方位年、天干地支、血峰人辰、天年常度等理论和方法，分析患者的出生时间、患病时间与症候之间的关系，从而推导患者的寿数长短和疾病安危，反映天地日月与生命的关系。

4. 病理

疾病产生的机理，包括病因、病机、病根和病相等四个方面，对这些要素间的层次关系，彝医是用"树"形图来比喻的。

4.1 病因

病因如同一棵大树的树枝。病因与彝族所处的自然环境、社会状况和生活习俗有关，往往是错综复杂的，不会以单一病因的形式出现，往往以集合的形式出现。总的来说，病因包括邪、毒、伤三大类。邪又分风邪和杂邪两类，毒又分脏毒和肤毒两类，伤又分暗伤和明伤两类。

表 6-1 病因类别

病因类别	致病因素	致病情况
自然环境	气候	气候失常、交节前后①加减衣物不及时、风邪染疾②
	居住环境	居住环境差
社会状况	饮食	饮食不节、饮食不洁
	起居	起居失常、房事无节
	其他	灾荒兵乱
生活习俗	精神	精神伤害
	心理	情志失调
自身因素	盛衰年	处于衰年③
	人辰血峰	误治损伤人辰血峰
其他	明伤	跌扑扭挫
	暗伤	中毒

---

① 节令前后两三天是患病的高发期。

② 从外界风速、温度、湿度的变化来推断致病的机理。

③ 病人发病的那一年正处于他生命历的衰年，则预后不佳。

4.2 病机

如同一棵大树的树干。病机指疾病发生、发展、变化的机理，强调疾病发展的过程与治病的时机。

4.3 病根

如同一棵大树的根。病有百因，只有一根。病因与病根是次要矛盾与主要矛盾的关系。起病的根本找到了，知道体内气浊升降紊乱的地方，才能药到病除。

4.4 病相

病相如同一棵大树的树叶。基于对《哎哺啥呃》"一者一属相""一角是一根"的认识，把肢体五官等组织器官的外在表象统称为相。于是，彝医把生命体的疾病按病位分为八相病，即上部、下部、舌、耳、肩膀、口、眼、鼻，这些位置的组织器官发生异常，称为病相。

5. 诊法

诊断疾病的各种方法和手段。主要包括诊断思路、诊断策略与方法，诊疗技法和工具。

6. 治则治法

指广大彝医治疗各种疾病的法则，包括治疗方法与治疗原则两个方面的内容。彝医学以"气浊二元论"立论，彝族古代哲学观"人体同天体"是彝医学的认识论基础，在"哎哺啥呃"等相关医学理论指导下，彝医根据病根学说诊断患者所患疾病，并依据患者临床症候制订相应的治疗原则与治疗方法。治则是彝医临证时选方用药的法则与依据，在治病与防病方面起到指导作用。彝医学有一整套比较完整和系统的治疗原则理论，如因形察气、查症求根，察候辨因，窝病统治等，在临床治疗上起着重要指导作用。

7. 辨病

对疾病的辨识称之为辨病，包括五行辨病、六气辨病两大类。

8. 药材

彝医常用药材涉及植物药、动物药、矿物药等类别。该项内容包括药材的采集、初加工、炮制、制剂与用法用量等内容。

10. 病症

指各种疾病，包括内科、外科、妇产科、儿科、肿瘤科、皮科、骨伤科、五官科、男科、其他科等疾病。

11. 调护

各种疾病调养和护理的方法。

12. 作祭献药

毕摩作祭时必有一场"献药"的祭仪，将多种药材熬煮为汤液，加入动物的胆汁，前来吊丧的亲友均要喝此药汁。从侧面反映对药物功效性味的认识和选配方法。

二、文化行为

中间层的文化行为是彝医群体医疗实践行为的集合，由对医学原理的追溯、医学理论的总结、临床实践的验证、药物性能的判断等需求和动机引发的对彝族医药的认知、改造和创造的各种行为活动，在一定文化机制的指引下，形成相应的行为模式。

1. 寻医找药

通过寻医找药，实现对疾病和药物认识的发展和经验的积累。从事彝族医药活动主要有三类人：一类是彝族的祖先，通过类似神农尝百草的方式积累了大量药物知识，如彝族祖先英臣什诺；一类是代代传承医术的世家，如古代略氏家，略比尔玉嫫既能打卦占卜又能医治疾病；一类是在不断劳动实践中积累医药经验的劳动人民。①

2. 理论总结

古籍文献、家传师承、临床实践、广泛的群众基础构成彝族医药的传承体系。彝族医药知识传承体系的研究和建立要从古籍文献入手，只有对彝族医药古籍进行准确地阐释和系统地梳理，方能理清彝族医药的发展渊源和传承方式。彝族医药诊疗方法和用药经验通过家传或师承方式进行传承，其中起关键作用的就是典籍。彝族医药古籍承载了历代医学流派与医家对人天关系、疾病、健康及生命的各种现象及本质规律的认识，以及在临床实践过程积累的各种行之有效的诊疗方法，具有权威性、概括性和系统性的特点，代表某一阶段彝族医药的发展历史和医疗状况。②现实生活中，彝族医药传承不仅需要师父的言传身教，更多是通过弟子研读典籍，将彝医的思维方式和认知特点形成自己对理法方药的认识，方能指导临床诊疗活动。有建树的名老彝医在其成长经历中无不重视对经典的阐释和研读。彝族医药经典内含的学术思想是熏陶、培养学习者对彝族医药认知方式和思维模式形成的"模塑剂"。可见，加强典籍的整理释读，发挥古籍尊古通今、承前启后、继往开来的历史使命，将彝族医药古籍的内涵加以揭示和阐释，可赋予彝族传统医药知识传承体系研究新的内涵和生命力，维持其系统性与稳态性。

3. 临床实践

临床实践与医学理论研究关系密切，从临床实践可实证医理之真伪，并能对各种医学理论不断完善而实现升华，通过理论研究可对各种临床实践经验进行系统的总结与归纳。通过反复地临床实践与理论总结，不断推动彝族医药知识体系的完善与发展。

4. 著书立作

历代文献虽历经兵燹，缺失严重，但依然能得以代代相传，发扬光大，就在于历代医家保留着传写抄录、辗转刊刻、校勘训诂、注释辑佚、分门别类、编纂目录的良好习惯。彝族传统医药知识体系来源于典籍的记载和临床诊疗经验的总结，历代彝医的成长无不是从原创典籍中求得学问真谛。《彝族诗文论》包括 5 篇论文，即《论历史和诗歌的写作》《论诗歌和故事的写作》《经书的写法》《医书的写法》和《谈工艺制作》等③，设有专篇论述"医书的写法"，书中明确指出，对药物记载必须写明药性与功效，治疗疾病必须详查病根。④

5. 开山立派

在长期历史发展过程中形成具有独特学术思想或学术主张及独到临床诊疗技艺，有清晰的学术传承脉络和一定历史影响与公认度的学术派别被称之为医学流派，简称医派⑤。医派是彝族医药传承体系的最小单位，掌握着彝族医药的认知方法、核心概念、思维方式和诊疗技术，如同机体的细胞一样，发挥着不可替代的重要作用。

6. 师徒授受

彝族传统医药知识体系的传承仪轨包括以下几个步骤：第一，对老师的要求。在当地有威望的彝医传承人的知识、技术和实践必须有学术传承性和历史延续性，方能行医治病，收徒教化。

①　罗艳秋：《基于彝文典籍的彝族传统医药理论形成基础及学术内涵研究》，北京中医药大学博士研究生学位论文，2015 年，第 48 页。

②　罗艳秋：《基于彝文典籍的彝族传统医药理论形成基础及学术内涵研究》，北京中医药大学博士研究生学位论文，2015 年。

③　康健、王子尧翻译整理：《彝族诗文论》，贵阳：贵州人民出版社，1988 年版，第 22-24 页。

④　罗艳秋：《基于彝文典籍的彝族传统医药理论形成基础及学术内涵研究》，北京中医药大学博士研究生学位论文，2015 年，第 22 页。

⑤　国家中医药管理局制定的《中医学术流派传承工作室建设项目实施方案》（以下简称"方案"）对医派的概念作了全面系统的诠释。

第二，择徒条件。老师选徒十分严格，要求入门弟子必须具备"不管早和晚，不管晴和雨，不怕路难走，不怕山坡陡""学识无止境，早晚勤练习"等品德方能收入门下。弟子通过三至四年研读彝文医药典籍，方能跟随老师采药识药。在此基础上，老师觉得学生符合条件，方能传授其算病方法，并在实践中结合病人的症候讲授彝族医药理论、治疗原则、组方原理、用药技巧和医技医术等。第三，重视医德的培养。彝医有严格的医训和医约来教化后辈，要求弟子一旦入师门，就要培养良好的医德，这是彝族医药人员在行医时共同遵守的公约。第四，要求弟子苦练基本功。彝医传承人极其重视培养门人弟子在临床上的认知方式和思维模式，重视医学理论的传授，强调彝医对生命和疾病的现象和本质的认识。这就是为什么同样是三七，在中医理论指导下使用的三七称为中药，而在彝医理论指导下使用则称为彝药的原因所在。第五，重视对典籍的释读和应用。师承过程中，要求徒弟必须抄写医药典籍，并且每天诵读和研习。师承是彝族医药知识传承的重要方式，对继承和发展彝族传统医药知识具有重要作用，能保持彝族医药的保真性、延续性和系统性。

7. 辨识药性

彝族先贤尝遍百草，辨识药性，以"雪族十二支"对各种药物进行分类，总结了药物的采摘时节、加工炮制、应用宜忌。如古代略氏家既能打卦占卜又能医治疾病的略比尔玉嬷、救治诸葛亮南征士兵喉疾的孟节、入宫治疗皇帝眼疾的彝族女医生准塔娃等彝医均熟悉药性而能辨识。

8. 推算日月历算

通过观察日月运行，发明先天八卦太阳周天历法，以气浊哎哺、五生十成、十生五成、天地五行、宇宙八卦等数理模型表达宇宙与生命的关系，奠定了彝族医药的理论雏形，如彝族先祖施滴添自、希弥遮等。

三、文化心理

内隐层的思维方式和价值取向处于彝族医药知识体系的核心地位，是区别不同民族医药体系的内在依据，与外显层互为表里，互为因果。彝族先贤运用类比、隐喻、思辨等方法，以古天文历法为纽带，形成了彝族传统医药独具特色、无可比拟的思维特征，"人体同天体"成为广大彝医认知生命的重要工具。透过医理反究其自然哲理，以哲理推动医理的完善、创新与升华，形成彝族医药固有的思维方式与价值取向。以"观天识人-以数运象-以理论命-形影一体-气浊二元"的彝医原创思维模式为指导，通过"以天文论人文、以天体论人体、以太阳论生命、以气浊论升降、以哎哺论万物"等思维行为，将人体生命与宇宙运行联系起来，是彝族医药文化心理的直接体现，成为彝族医药保护与传承的最核心内容。

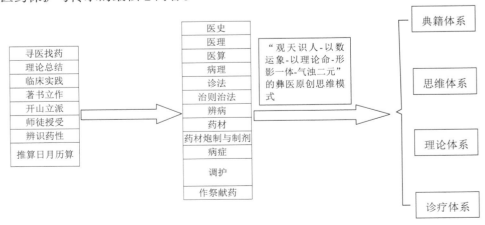

图6-1 彝族医药文化结构与知识体系的关系

第二节 彝族医药文化的基本内涵

彝族医药文化遗产保护与传承研究除构建支撑彝族医药的四个体系外，更要解析各体系背后所蕴含的科学内涵，方能系统、整体性地保护与传承彝族医药文化的精髓。其基本内涵主要包括以下三个方面。

内涵研究之一：彝族医药文化遗产的源头在哪里？彝族医药文化遗产传承体系庞大且内涵丰富，但主要由理论、思维、诊疗、典籍等四个核心子体系构架而成。要意识到，这四大子体系并非是各自独立的，而是相互联系的有机整体，成为支撑各种彝族医药文化遗产项目历经千年传承而不绝灭的灵魂支柱。据彝文典籍《突鲁历咪》记载，彝族医药的阴阳疗疾理论在乾阳运年（即公元前45—27世纪）时期就已出现①，至今已历经了五千年的历史。历史跨度较大，但其传承脉络却从未间断。人们不禁要问，彝族医药究竟是依靠什么在维系它的稳态传承呢？笔者发现，彝族传统医药以先天易学立论，彝族先贤通过长期观测总结概括出日月星的运行规律并发明创造出以十月太阳历为核心的太阳周天历法，以天文历法为观测坐标，将生命在一日、一月、一年的"首萌长遍退藏"和一生的"生长壮老已"运化规律系统总结而形成独具特色的阴阳疗疾理论。

彝族医药作为以阴阳疗疾理论为核心的独立医学理论体系，与汉族医药具有同源异流关系，秉承中华上古医药理论，能解答《黄帝内经》的诸多难解之题并在临床与生活实践中不断得以验证、创新与发展。据彝文古籍记载，在文字产生前的史前时期，彝族先贤观测"土鲁（即宇宙）"的运行规律，创造出气浊哎哺、五生十成、十生五成、先天八卦等数理模型，在此基础上总结概括出广大彝医认识生命、疾病与健康的原创性思维模式，是彝族医药文化得以延续至今的源头性认识。

内涵研究之二：找到源头后，彝族医药文化的流又表现为何种形态呢？在具体医疗实践活动中又是如何运用的呢？有没有规律可循？这是彝族医药知识体系构建需要明确的第二个问题。研究者要清楚地意识到，彝族医药文化无论"流"向何方，总要体现彝族医药文化"源"的特征，也就是体现彝医的原创性思维与认知方法。如果脱离彝族固有的思维方法与认知方法所产生的医药文化，就不能算作纯正的彝族医药文化，也就不能达到彝族医药文化遗产保护与传承的真实目的。要知道，彝族医药理论在传承中虽然要不断地创新与发展，其诊疗方法等亦日渐丰富与完善，但其中不变的是认知方法与思维方式，这是彝族医药文化能够流传至今的根本原因。笔者通过文献整理、彝医访谈、临床实践等研究方式与方法，对相关理论反复印证，总结出彝族医药的认知方法为"以六气认识人体命理""以五行认识疾病内因""以八卦认识疾病外因"等，而其整体思维特点可概括为"以天体论人体，以太阳论生命，以气浊论升降、以哎哺论万物"。（如图6-2）

以上两点是彝族医药文化遗产得以传承的根本所在。可以说，如果丢失了源与流这两个根本，保护与传承也就成了空谈。

内涵研究之三：彝族医药文化遗产历经五千年的发展历史而自成体系，其在当前新的历史时期下的价值又是什么，会不会过时呢？这亦是彝族医药文化遗产内涵研究需要解决的关键问题。彝文典籍《哎哺啥呃》的一句话"太阳天之根，闪闪万物兴"勾勒出彝族医药的认识起点。无论时代如何变迁，科技如何发达，生命都不可能脱离时空而存在。在"天体-人体-时空"这样宏观性认识论和方法论指导下所形成的医学在任何时候都不会落后或消失。彝族先贤科学地阐释了生命与宇宙的关系，由此创造出以"生命-时空"为核心的医学理论，也就是把食物-环境-人体

---

① 中国彝族通史编辑委员会：《中国彝族通史·第一卷》，昆明：云南人民出版社，2010年版，第49页；罗艳秋、徐士奎：《秉承中华上古医药理论的彝族传统医药》，载《云南中医中药杂志》，2016年，第3期，第67页。

（生理、心理）联系在一起的太阳医学理论。若用最简洁的语言表达，就是太阳与地球、月亮活动所形成的轨迹叫时间；太阳的光温能波及到的区间叫空间。彝医将生命、健康、疾病等与宇宙时空联系起来探究，不仅认识人体自身的生命活动规律，亦认识人与自然、社会的互动关系。① 正因为彝族医药论述的是生命与宇宙时空的关系与规律，恰是名副其实的宇宙时空医学，彝医关于"生命-时空"理论的内涵诠释深刻体现这一点。

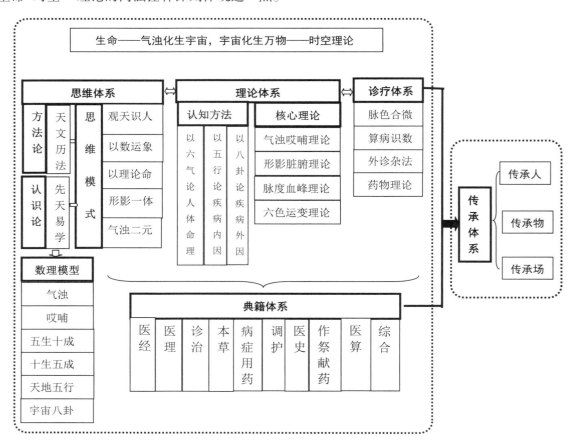

图 6-2　彝族医药文化遗产知识体系结构图

据生物学家研究，从物种起源至今，人是少数勉强活下来的物种之一。由于环境污染、气候变异等因素导致生物物种正急剧消逝，给人类敲响了警钟：

人类仅仅是普天之下许多物种中的一个物种，人命由天生，人体由天养，尸屍由天灭。人怎么能脱离宇宙、天地、时空而存在呢？

只要宇宙秩序不变，每天太阳还是东升西落，每月月亮还是朔望交替，每年四季还是春夏秋冬，彝医学遵循的就是这种天地之道。显然，天道与地道均不会变，彝医学自然就不会过时。同时亦要意识到，当今社会生产力的快速发展为人类衣食住行提供了强有力的保障，但人口数量剧增，老龄化趋势凸显，彝族医药传承面临着在新时期社会生产生活样式发生了巨大的变化而带来的社会生活转型逐渐弱化的困惑。与人类日益增长的医疗需求相比，"慢节奏"的传统医学似乎已不再适应当前乃至未来社会的变迁而日渐凋亡，而"快节奏"的现代医学顺应社会

---

① 罗艳秋：《基于彝文典籍的彝族传统医药理论形成基础及学术内涵研究》，北京中医药大学博士研究生学位论文，2015 年。

需求，自然成为当前社会的主流医学、大有取代传统医学，一统天下的趋势。但人类要清醒地认识到，人体除以生命个体形式出现之外，更是宇宙时空秩序主导下的生命形态。对于强调整体化治疗的传统医学来说，其注重应用天然药物，通过激发人体自身的机能，达到自我修复受损组织器官功能的目的，治疗速度表面上虽然滞后于重视靶点治疗的现代医学，但更符合人类对生命与生活规律的认知。人类不得不承认，无论是古代人还是现代人，都应遵循其固有的生活方式与规律。任何先进的工具、新型的食品、新兴的生活习惯等如果违背人体生命应遵循的规律，对人体的健康均是不利的。比如，在狩猎、采集或者是游牧时代，人类的进食量、消耗量基本是匹配的，现如今人体的活动量已经远不如古人，而进食量，特别是富含糖、脂肪的食物却远远超过古人，于是人类的健康受到了损害，肥胖、糖尿病、冠心病、高血压、慢性失眠症、蛀牙、焦虑症、抑郁症、近视、项背痛等病症就应岁而生，应时而生。何况人体受控于天体运行的黑白（夜昼）节律，圆缺（朔望）节律，寒暑（冬夏）节律，这些彝医统称"哎哺"节律的节律是人天关系的节点，当人体和这些节律不匹配时，人体自然就会出现异常症候。显然，这些异常症候是"快节奏"的靶点医学无法解决的，彝医学等传统医学在当前乃至未来等新的历史时期应发挥其价值，使其有用武之地。

彝医生命-时空理论的内涵诠释

● **健康状态：** 人体运化与天地造化要同步。

● **衰老表现：** 有限的人体命数不能和永恒的天体气数同步。

● **疾病状态：** 饮食不节、劳逸失度造成人体节律调整与黑白（夜昼）节律，

圆缺（塑望）节律，寒暑（冬夏）节律失调、滞后，则出现异常症候。

图6-3　彝族生命-时空的内涵诠释

　　总之，彝族传统医药作为沟通天文、历法、人体、天地、宇宙相互关系的一门宏观医学，虽然可不能与现代力求微观的精准医学相比较，但从现阶段医学发展状况看，微观的精准医学也并非能解决医学领域的一切问题，尤其是日益更新不断出现的疾病。[①] 这就提醒我们、迫使我们对多元医学共同存在的必要性的思考，对待民族医药文化，更要谨慎，不能一概否之。[②]

---

① 徐士奎、罗艳秋：《气浊学说：彝医认识宇宙与生命运动的核心理论》，载《云南中医中药杂志》，2016年，第7期，第86页。

② 徐士奎、罗艳秋：《气浊学说：彝医认识宇宙与生命运动的核心理论》，载《云南中医中药杂志》，2016年，第7期，第86页。

第七章　典籍体系①

　　彝族医药古籍指的是 1949 年以前（含 1949 年）用文字记载于不同载体形制，以抄写或刊刻等形式著写成书并在一定区域或人群内流传，记载了彝医治疗与预防各类疾病和保健的医学理论和临床经验的各类文献。② 受历史因素与环境制约，彝族医药古籍流传范围狭窄，极少刊刻出版，多为历代彝医手抄的孤本，按照古籍分类原则可分为 1949 年前形成的传本（称为原生古籍）及 1949 年以后按原文抄录或复制的抄录本或复制本（称为再生古籍），或是对原生古籍注释、疏证的衍生古籍，或因原生古籍已佚，后人从其他引用书中逐条钩辑汇编的新生古籍。③④

　　彝文古籍作为彝族各种知识世代相传的重要载体，受到了广泛重视，有关专家还对其开展了调查与分类管理研究。二十世纪三十年代末到四十年代初，马学良深入云南武定、禄劝、宣威、寻甸等彝族聚居区，对彝族的宗教礼俗、语言文字等进行调查研究并对彝文典籍的内容进行了初步的分类和研究。马学良将其收集的彝文文献分为 9 类：（一）祭经：（1）作斋经；（2）作祭经；（3）百解经；（4）除崇经。（二）占卜经：（1）膀卜经；（2）鸡骨卜经；（3）签卜经；（4）占梦经。（三）律历。（四）谱牒。（五）伦理。（六）古诗歌及文学。（七）历史。（八）神话。（九）译著等。⑤ 朱琚元先生将滇川黔桂四省区的彝文文献分为 15 类，其中第 10 类为"医药类"，主要是记载各种治病药物验方及各种病症诊断的彝文文献。这些彝文古籍文献的分类体系一般只细分到医药类，在医药项之下再无具体的划分，这造成了彝族医药古籍文献的管理混乱，如第 1 类"宗教类"典籍数量多且内容繁杂，往往包含着与医药相关的知识和理论，如《献药供牲经》本是用于祭奠亡灵时给亡者献药献牲时所诵念的经书，但该古籍所记载的有关人体生理及医药知识的相关内容占据了较大篇幅⑥，应该归属彝族医药类古籍文献。经过系统的文献回顾和对大量彝医的实地访谈，笔者发现，当前学界现收集整理的古籍仅有 28 种，尚有大量古籍流散民间，不能真实地反映古籍类彝族医药文化遗产的概貌与内涵。为弥补现存古籍占有量少的缺陷，笔者深入云贵川等彝族聚居区，首次搜集了彝族医药古籍文献 222 部并建立了完备的分类体系（参见表 7-1：彝族医药古籍文献发掘情况一览表）。笔者根据所调查彝族医药古籍文献的学科属性和内容特征，将彝族医药古籍分为医经、医理、

　　① 徐士奎、罗艳秋：《彝族医药古籍文献总目提要（汉彝对照）》，昆明：云南科技出版社，2016 年，第 1-3 页。

　　② 罗艳秋：《基于彝文典籍的彝族传统医药理论形成基础及学术内涵研究》，北京中医药大学博士研究生学位论文，2015 年。

　　③ 罗艳秋、徐士奎、郑进：《少数民族医药古籍文献分类体系构建研究（上）——对民族医药古籍文献概念及其传统分类方法的解析》，载《中医学报》，2014 年第 11 期。

　　④ 罗艳秋：《基于彝文典籍的彝族传统医药理论形成基础及学术内涵研究》，北京中医药大学博士研究生学位论文，2015 年。

　　⑤ 朱琚元著：《彝文文献概览——兼谈彝文文献于明际以来始多见的历史成因》，载《彝族文化研究荟萃》，云南民族出版社，2007 年，第 184 页。

　　⑥ 朱琚元著：《彝文文献概览——兼谈彝文文献于明际以来始多见的历史成因》，载《彝族文化研究荟萃》，云南民族出版社，2007 年，第 185 页。

诊治、本草、病症用药、调护、医史、作祭献药、医算、综合等 10 大类。① 所发掘的 222 种彝族医药古籍之中，医经类有 8 种，占总数的 3.6%；医理类有 6 种，占总数的 2.7%；诊治类有 9 种，占总数的 4.05%；本草类有 11 种，占总数的 3.6%；医史类有 20 种，占总数的 9%；作祭献药类有 55 种，占总数的 24.77%；医算类有 45 种，占总数的 20.27%；综合类有 8 中，占总数的 3.6%。

一、医经类

所谓医经，指的是能够反映彝族医药主导思想与原创思维的经典类古籍，承载了彝医学的原创性思维模式和核心观念等，具有权威与不可替代性等特点。"医经"一词最早见于《汉书·艺文志》，该书将医学等古籍归为"方技略"类，包括医经、房中、经方、神仙等 4 类，其中医经类典籍记载主要是有关生理、病理、治疗等原则性内容的基础性医学著作，包括《扁鹊内经》《黄帝内经》《白氏内经》《黄帝外经》《扁鹊外经》《白氏外经》和《旁篇》等。②

彝医将气浊哎哺、天地五行、宇宙八卦、天干地支、五生十成、十生五成等属彝族古代哲学范畴的各种认识论运用于对生理病理、病根病症、诊治等方面，体现了彝族医药的本质属性和原创性思维③，这些内容构成了彝族传统医药的理论基础。这些理论基础是基于对天文历法的观测基础上而形成的哲学思想④，彝医将这种哲学思想向生命健康范畴推衍和延伸并具体运用于疾病阐释与诊疗方面，包含以上相关基础理论内容的彝文医药典籍均可归入"医经"类目，最具代表性的古籍文献有《宇宙人文论》和《哎哺啥呃》等。

二、医理类

医理是在主导观念与原创思维指导下对生理、病理、发病、解剖等医学活动的系统归纳与概括性总结，是每个医种最核心、最根本的基础性理论。事关生命、脏腑、气血、气浊路、精神意念、养命养性、五运六气等核心概念的相关医学理论均属此类⑤，是彝族医药知识体系最基础性的内容。记载彝族医药相关医药理论或原理的典籍文献均可入此类，如《疾病的根源》《诺柞数》等古籍文献。

三、诊治类

诊疗技术是彝族传统医药不可或缺的重要组成部分，涉及七门六路、四腑四脏、七孔二窍、四肢百骸和肌肤毛发等方面内容，具体的医技医术包括"五技""十术"和"十二法"等。"五技"包括骨伤医治、敷贴疗法、针刺放血、抠痧、刮痧、放痧和鼻内给药等；"十术"分为吹喷术、拔吸术、气浴术、水浴术、发汗术、熏洗术、拍打术、按压术、结扎术和埋药术等；"十二

① 罗艳秋：《基于彝文典籍的彝族传统医药理论形成基础及学术内涵研究》，北京中医药大学博士研究生学位论文，2015 年。

② 罗艳秋、徐士奎、郑进：《少数民族医药古籍文献分类体系构建研究（下）－民族医药古籍文献的分类体系研究》，载《中医学报》，2014 年第 12 期。

③ 罗艳秋：《基于彝文典籍的彝族传统医药理论形成基础及学术内涵研究》，北京中医药大学博士研究生学位论文，2015 年，第 63 页。

④ 罗艳秋：《基于彝文典籍的彝族传统医药理论形成基础及学术内涵研究》，北京中医药大学博士研究生学位论文，2015 年。

⑤ 罗艳秋：《基于彝文典籍的彝族传统医药理论形成基础及学术内涵研究》，北京中医药大学博士研究生学位论文，2015 年。

法"包括年月历算法、生辰历算法、孕产历算法、耳背测病法、疾病部位推算法和疾病预后推算法等。① 诊断与治疗是医者治疗疾病不可或缺的步骤,凡是记载诊断与治疗的各种方法与技术,或记载相关技法操作步骤与注意事项的各种古籍均入此类目。但此类医籍所记载内容与"病症用药"类记载的诊疗内容具有明显区别,"诊治类"通常将各种诊断与治疗疾病的方法归纳总结并分类记载或单独罗列②③,是自成体系的;而"病症用药"类医籍记载的诊疗内容通常是对病症的简单描述,仅是依据药物临床用途而记载。

四、本草类

"本草"的称谓最初是在《汉书·平帝纪》中出现的,而《汉书·艺文志》等早期书目对本草类典籍却未见任何著录。凡属本草类的典籍及相关注释、研究的著作,均可入此类目之下。当前所挖掘出的彝族医药古籍中,并未出现本草类原生古籍,是后人根据原始版本整理与辑录而成。如《哀牢本草》是彝医专家王正坤依据哀牢山地区的各种古彝文医药手抄本记载的内容整理并辑录而成,共收载彝药 988 种;在所收载药物中,植物类药最多,达 701 种,其次是动物类彝药,共 244 种,而矿物类彝药仅 31 种,其他类别彝药仅 12 种,可归入"本草类"。④

五、病症用药类

彝医在临床用药的突出特点表现为"根据病症进行统药",称之为"病症用药",这是彝医依据药物治疗疾病特点而实现彝药分类的方法,是临床组方用药的理论依据。如古籍《彝人病痛药方》将风邪染疾分为"风邪染疾,周身无力"和"风邪染疾,昏迷不醒"两类病症,其中"风邪染疾,周身无力"类病症这样记载:"用虎杖、十大功劳、土大黄、大亮叶尖、垂杨柳煨水吃。萝卜叶春捣成绒后,包敷在病人额头上也很好。⑤ 臭牡丹既可春捣包敷,也可煨水吃";而"风邪染疾,昏迷不醒"类病症下则记载:"用紫背天葵根、黄锁梅根煨水灌下去能好。臭壳虫的壳、家蜂、门外粪堆边上那种清丝丝的积水,掺入温开水中泡吃。圆金刚寄生、紫草根、鱼腥草、青蒿煨水吃。针刺脚趾手指头后放点血,或针刺鼻尖,然后用烧过的寡鸡蛋拌葱白,涂搽针刺处也会好"。彝医这种遵循临床病症特点对彝药分类的思想是其药物配伍的主要依据,也是"视病化裁,以症定法"的窝病统治理论、"方随症变"的药材择配原则、"量随病易"的剂量统调原则、"效随时移"的服药择辰理论等理论基础的主要来源。⑥ 凡有关彝医依据病症特点对彝药分类的古籍均可入此类目。

六、调护类

彝族医药古籍虽未明确提出了"养生""调护"等概念,但其记载内容却充分反映出彝医已

① 罗艳秋:《基于彝文典籍的彝族传统医药理论形成基础及学术内涵研究》,北京中医药大学博士研究生学位论文,2015 年,第 22 页。

② 罗艳秋:《基于彝文典籍的彝族传统医药理论形成基础及学术内涵研究》,北京中医药大学博士研究生学位论文,2015 年。

③ 罗艳秋、徐士奎、郑进:《少数民族医药古籍文献分类体系构建研究(下)——民族医药古籍文献的分类体系研究》,载《中医学报》,2014 年第 12 期。

④ 罗艳秋、徐士奎、郑进:《少数民族医药古籍文献分类体系构建研究(下)-民族医药古籍文献的分类体系研究》,载《中医学报》,2014 年第 12 期。

⑤ 罗艳秋:《基于彝文典籍的彝族传统医药理论形成基础及学术内涵研究》,北京中医药大学博士研究生学位论文,2015 年。

⑥ 罗艳秋:《基于彝文典籍的彝族传统医药理论形成基础及学术内涵研究》,北京中医药大学博士研究生学位论文,2015 年。

产生了"养生"与"调护"的医学理念，部分古籍记载充分反映了这种认识论。为体现彝医知识体系的完整性与现实需要，本分类体系将这些古籍独立分类并设为"调护类"，凡记载调养身体、养命、养性等相关彝医理论、理念、技术或方法的古籍文献均可入此类目。

七、医史类

医史类古籍是记载彝族医药源流、形成发展及其流变规律的各种载体形制的古代文献，如彝族民间广为流传的创世史诗或英雄史诗的内容很多是讲述医药的起源、医药的传播等内容。但史诗型彝族文献多为综合性文献，其内容包罗万象，需对事关彝族传统医药发展历史的内容辑录，以全面揭示彝族医药的历史价值和医学价值。凡以专门著作形式或史诗体裁记载事关彝族医药起源、传播、发展的内容均可入此类目。

八、作祭献药类

毕摩是彝族社会的知识分子，彝文文献多为毕摩所掌握和书写。毕摩作祭时必有一场"献药"祭仪，将香附根、艾蒿、生姜、草果、胡椒、鸭蛋壳等多种药物放入土锅中煎煮并加入动物胆汁等，前来吊丧的亲友均要喝此药汁。[①] 彝族通过对亡灵献药，反映出该民族对药物的选择和使用情况，在一定程度上记录和保存了彝族医药知识，促进了彝族医药的发展，诸如《献药供牲经》《寻药找药经》《献药经》等毕摩经书，均记录了大量的彝族医药知识。[②] 凡属在作祭仪式中对亡灵进行献药的典籍均可入此类目。

九、医算类

凡属运用占卜和历算等方式将疾病发生的时令、环境和患者生辰结合起来认识疾病的古籍均可归入此类。

"医算"是彝族传统医药的特殊现象，以占卜和历算形式来认识疾病发生发展的客观规律，是历代彝医在生命、健康与疾病方面的独特认知，揭示了宇宙运动变化规律对人类疾病的影响及天体与人体之间的相互联系。[③] 通过占卜和历算等方式将疾病发生的时令、环境等与患者的生辰八字相互联系并进行归纳和分类，通过对规律性知识的记载，当医者在临床遇到类似情况时可采取类似的方式与方法实施医学治疗。如在云南省红河地区广为流传的古籍《诺札尼黑然额》是彝族尼苏颇支系的占病书，记载了彝医临床常用的各种占病法，医者可依据患者患病的时间分析、推算与判断该患者患病的原因，并将其称之为"病根"，根据病根可确定治疗疾病的措施。

彝族将八卦、八方位、十二尼能、五行和六色等结合起来推算和预测人体的生命节律，包括盛衰年、盛衰月、盛衰日、盛衰时辰等，这是彝族医算的主要特点。彝族对每个人的盛衰年、盛衰月、盛衰日、盛衰时辰等通常用五行来推算，年、月、日、时等与"五行"的关系，是用被称为"春牛图"的"历书"来表达的。"春牛图"彝族人家一年一张，规规矩矩地贴在正房中堂右侧的板壁上，识字的人只要抬头一看，上述涉及的内容就可以一目了然，当年雨水多寡、年成丰

① 罗艳秋：《基于彝文典籍的彝族传统医药理论形成基础及学术内涵研究》，北京中医药大学博士研究生学位论文，2015年。
② 罗艳秋：《基于彝文典籍的彝族传统医药理论形成基础及学术内涵研究》，北京中医药大学博士研究生学位论文，2015年。
③ 罗艳秋：《基于彝文典籍的彝族传统医药理论形成基础及学术内涵研究》，北京中医药大学博士研究生学位论文，2015年。

歉、疾疫平安等情况都可预先得知。①彝医治病时通过"盛衰"推算来有针对性地采取有效的调整和预防措施。通常彝医将盛衰年分为衰年（月、日）和盛年（月、日）两种。衰年（月、日）推算即预测人体功能处于虚弱、低下状态的时间为何年何月何日；人体盛年（月、日）推算即预测人体功能处于旺盛、有余状态的时间为何年何月何日。此外，《医算书》记载了彝医在组方用药时注重卦象、卦位、五行与人体脏腑间的对应关系；《医算书》《戈泽特依》与《看人辰书》等彝族医药古籍列出了每天的禁刺部位和时辰，这也属彝族医算的范畴。②王天玺等在《先民的智慧——彝族古代哲学》一书中说："彝族古代哲学认识的两大对象：宇宙与人类——先宇宙而后人类。"彝族在认识自然、探索宇宙、发明创造的历史长河中已经形成了"宇宙空间化生一切事物"的认识，获得具有自己本民族特色的认知方式和思维模式，但可悲的是，这些认知方式和思维模式却由于某些历史因素导致了传承的脱节或断档现象，被后世当做神话传说而代代相传。③④

笔者在调查中共搜集到"医算类"彝族医药古籍34种，前人在整理研究中大多将此类书籍归为占卜类彝文古籍，未归入医药古籍之列。云南省红河州在调查彝文古籍时就发现了大量的占卜类书籍，达300余部，将这些古籍划分为星相占、命占、病占、吉凶占、亡魂占等类别，其中，对疾病占卜的古籍占了重要组成部分。事实上，"医算"的概念在彝文医药古籍中是被认可的，彝语称之为"拃数"，意为"推算"或"测算"，是彝医诊断疾病的方法，是独具特色的方法。⑤⑥

十、综合类

除以专书记载外，彝族医药古籍更多是将各种医药知识记载在同一本书上，称之为"综合类"。根据形式的不同可分为通论、合刻、合抄、丛书、汇编等。对同本书既记载医学理论又记载方剂、药物、诊断或其他内容的彝族医药古籍称之为"通论"；将两本或多本古籍的内容刻印或抄写于同本古籍上，称为"合刻"或"合抄"；将多本彝族医药古籍内容分别抄写后合并在同本书内，并依据内容对该书重新拟定书名，称之为"丛书"；除将医药类古籍抄写在同套丛书外，还有将医学书籍与其他学科的书籍汇编在同套丛书内的，称之为"汇编类丛书"。凡属通论、合刻、合抄、丛书、汇编类丛书中的彝族医药古籍著作均可入此类目。

总之，典籍体系构建是彝族医药文化保护与传承的重要内容，其分类整理应综合考察古籍的内容特点、外部特征、流传情况并充分考虑彝族不同支系的历史特点、语言文字特点、社会环境等因素的影响，客观、真实、全面地反映彝族医药古籍的概貌，揭示其所蕴含的医学价值与学术内涵，从挖掘整理、知识重组与知识发现的角度综合考虑彝族医药古籍研究的思路与方法，可为相关学科发展与创新提供基础数据，为学术研究、传承教育、产业发展等提供最有利的依据与凭证。⑦

① 易谋远主编：《彝族史要》，北京：社会科学文献出版社，2007年，第818页。
② 罗艳秋：《基于彝文典籍的彝族传统医药理论形成基础及学术内涵研究》，北京中医药大学博士研究生学位论文，2015年。
③ 罗艳秋：《基于彝文典籍的彝族传统医药理论形成基础及学术内涵研究》，北京中医药大学博士研究生学位论文，2015年。
④ 徐士奎、罗艳秋：《气浊学说：彝医认识宇宙与生命运动的核心理论》，载《云南中医中药杂志》，2016年第7期。
⑤ 罗艳秋：《基于彝文典籍的彝族传统医药理论形成基础及学术内涵研究》，北京中医药大学博士研究生学位论文，2015年。
⑥ 王正坤主编：《彝医揽要》，昆明：云南科技出版社，2004年，第59页。
⑦ 徐士奎、罗艳秋：《彝族医药古籍文献总目提要（汉彝对照）》，昆明：云南科技出版社，2016年版，第10页。

表 7-1　彝族医药古籍文献发掘情况一览表①

类目	书　名	版　本	发掘地点	收藏地点
医经	宇宙人文论	1939 年手抄本	贵州省大方县安乐公社	毕节市彝文文献翻译研究中心
	宇宙人文论	1984 年油印本	不详	北京民族出版社
	西南彝志	17 世纪中期手抄本	贵州省大方县三元公社陈朝光处	北京民族文化宫图书馆
	西南彝志（卷2）	17 世纪中期手抄本	贵州省大方县三元公社陈朝光处	北京民族文化宫图书馆
	西南彝志（卷3）	17 世纪中期手抄本	贵州省大方县三元公社陈朝光处	北京民族文化宫图书馆
	西南彝志（卷4）	17 世纪中期手抄本	贵州省大方县三元公社陈朝光处	北京民族文化宫图书馆
医理	八卦天文历算（一）	不详	贵州省赫章县	贵州省赫章县民委古籍办
	董怀兴《彝文古籍译注》手抄本	不详	云南省峨山彝族自治县岔河地区董怀兴处	云南省玉溪市王正坤处
	疾病的根源	不详	贵州省赫章县	贵州省毕节市彝文文献翻译研究中心
	诺柞数（张忠汉）	不详	贵州省毕节县普宜区	贵州省毕节市彝文文献翻译研究中心
	把暑	不详	贵州省毕节县龙场区麻乖处	贵州省毕节市彝文文献翻译研究中心
	土鲁窦吉	不详	贵州省毕节县彝文翻译组王子国处	贵州省毕节市彝文文献翻译研究中心王子国处
	斯色比特依	不详	四川省凉山彝族自治州	云南省昆明市徐士奎处
	吡嘎鲁硕	不详	贵州省赫章县财神区	贵州省赫章县财神区王秀品处
诊治	看人辰书	不详	云南省楚雄彝族自治州双柏县	云南省昆明市徐士奎处
	看穴位书	不详	云南省哀牢地区	云南省社会科学院楚雄彝族文化研究院
	二十八穴针灸	不详	云南省红河彝族哈尼族自治州弥勒县五山乡	云南省红河彝族哈尼族自治州弥勒县五山乡刘世忠处
	热审查	不详	云南省红河州	云南省红河州民族研究所
	热泽苏	不详	云南省红河州弥勒县	云南省红河学院龙保贵处
	诺奇卓苏	不详	云南省红河州石屏县	云南省红河州石屏县

---

①　详细信息参见《彝族医药古籍文献总目提要》。

续　表

类目	书　名	版　本	发掘地点	收藏地点
诊治	泚载泚夺	不详	贵州省赫章县财神区王品秀处	贵州省赫章县财神区王秀品处
	诺谷数（王子禄）	不详	贵州省赫章县财神区王子禄处	贵州省赫章县财神区王子禄处
本草	超度书·吃药好书	清嘉庆年间木刻本	云南省昆明市禄劝县	云南省昆明市禄劝县卫生局
	药典	清道光二十年手抄本	四川省攀枝花市	四川省攀枝花地区
	药理经	不详	云南省楚雄彝族自治州	云南省楚雄彝族自治州图书馆
	峨山彝族药	不详	云南省玉溪市峨山彝族自治县	云南省玉溪市食品药品检验所
	彝药志	1983年四川民族出版社出版	云南省楚雄彝族自治州	云南省楚雄彝族自治州药检所
	彝医动物药	1986年四川民族出版社出版	四川省贺廷超、李耕冬发掘	四川省贺廷超、李耕冬处
	彝医植物药	1990年四川民族出版社出版	四川省贺廷超、李耕冬发掘	四川省贺廷超、李耕冬处
	彝医植物药：征求意见稿	不详	四川省贺廷超、李耕冬发掘	云南省昆明市徐士奎处
	哀牢本草	1991年山西科学技术出版社出版	云南省玉溪市新平县哀牢山彝族村寨	云南省玉溪市王正坤处
	元江彝族药	不详	云南省玉溪市元江县	云南省玉溪市食品药品检验所
	彝医植物药·续集	不详	四川省贺廷超、李耕冬发掘	不详
	明代彝医书	民国五年（1916年）手抄本	云南省楚雄彝族自治州双柏县雨龙公社彝族医生杨思有献出	不详
	明代彝医书	不详	云南省玉溪市峨山县	云南省昆明市徐士奎处
	彝文医药：译本	不详	云南省楚雄彝族自治州药品检验所	云南省昆明市徐士奎处
	彝文医药书：彝汉对照	1979年12月施学生等整理油印本	云南省楚雄自治州药品检验所	云南省楚雄彝族自治州图书馆
	明代彝医书：译文	1982年11月上海嘉定县教育局、文化馆打印本	不详	云南省昆明市徐士奎处
	彝族治病药书	清光绪三十二年手抄本	云南省普洱市江城哈尼族彝族自治县	不详
	启谷署	清雍正年间抄本	贵州省怀仁县王荣辉处	贵州省怀仁县王荣辉处

续 表

类目	书 名	版 本	发掘地点	收藏地点
本草	医病书	清雍正八年手抄本	云南省禄劝县茂山乡	云南省昆明市关祥祖处
	老五斗彝医书	民国三年（1914年）抄本	云南省玉溪新平彝族傣族自治县老五斗乡	云南省玉溪市新平彝族傣族自治县老五斗乡罗武寨李文政处
病症用药	彝族医药：竜者及其门生所著民国三年抄本	1989年抄本	云南省玉溪新平彝族傣族自治县聂鲁发掘	云南省昆明市徐士奎处
	老五斗李文政医药书	民国三年（1914年）抄本	云南省玉溪新平彝族傣族自治县老五斗乡	云南民族出版社
	彝族医药之书	民国八年（1919年）抄本	云南省新平彝族傣族自治县老厂乡底巴都村	云南玉溪市新平县科委方锦明、赵永康处
	彝族医药：新平老厂河流传，竜者著民国八年本翻译稿	不详	峨山彝族自治县彝文翻译室发掘	云南省昆明市徐士奎处
	底巴都竜者医药书	民国八年（1919年）重编本	云南省新平彝族傣族自治县老厂乡底巴都村	云南玉溪市新平县科委方锦明、赵永康处
	医病好药书	不详	云南省禄劝县茂山乡甲甸	云南省昆明市关祥祖处
	医病好药书	1991年编译注释本	云南省禄劝县茂山乡甲甸	中国医药科技出版社
	医药书	民国五年（1916年）手抄本	云南省哀牢地区	云南省社会科学院楚雄彝族文化研究院
	元阳彝医书	清道光二十年手抄本	云南省元阳县攀枝花公社猛品村	红河哈尼族彝族自治州元阳县卫生局
	尼苏诺期：元阳彝族医药	不详	云南省元阳县攀枝花公社猛品村	红河哈尼族彝族自治州元阳县卫生局
	洼垤彝族医药抄本（一）	民国初期（1912年）手抄本	云南玉溪市元江哈尼族彝族傣族自治县洼垤三马头李四甲处	云南省新平县科委
	洼垤李四甲医药书	2009年四行对译本	云南玉溪市元江哈尼族彝族傣族自治县洼垤三马头李四甲处	云南民族出版社
	洼垤彝族医药抄本（二）	不详	云南省玉溪市元江哈尼族彝族傣族自治县洼垤乡李荣春处	云南省新平县科委
	洼垤李荣春医药书	2009年四行对译本	云南省玉溪市元江哈尼族彝族傣族自治县洼垤乡李荣春处	云南民族出版社
	此母都齐	不详	四川省甘洛县团结乡木几罗卡处	四川省凉山州甘洛县语言文字工作指导委员会
	造药治病书	16世纪末17世纪初手抄本	四川省甘洛县语言文字工作指导委员会工作人员沙光荣处	云南省昆明市徐士奎处
	造药治病书	不详	四川省甘洛县语言文字工作指导委员会工作人员沙光荣处	四川省凉山州甘洛县语言文字工作指导委员会

续 表

类目	书 名	版 本	发掘地点	收藏地点
病症用药	诺齐书	清代抄本	云南省哀牢山地区	云南省景东县文化馆
	彝族医药	民国十年（1921年）抄本	云南新平彝族傣族自治县迤施河	玉溪市新平彝族傣族自治县科委方锦明、赵永康处
	彝医病方	民国三年（1914年）抄本	云南省玉溪市新平彝族傣族自治县	云南省昆明市徐士奎处
	彝医病方：民国三年新平甲本	民国三年（1914年）抄本	云南省玉溪市新平彝族傣族自治县	云南省昆明市徐士奎处
	民国三年（新平甲本）	彝医病方：直译本 1989年抄本	云南省玉溪市新平彝族傣族自治县	云南省昆明市徐士奎处
	彝文药书	1981年手抄本	云南省楚雄彝族自治州双柏县	云南省昆明市徐士奎处
	元阳民间单验方	1985年手抄本	云南省红河哈尼族彝族自治州元阳县	云南省昆明市徐士奎处
	医药书	不详	云南省元阳县	云南省少数民族古籍整理出版规划办公室
	哀牢山彝族医药	2007年手抄本	云南省楚雄南部哀牢地区的彝族聚居地	云南省楚雄彝族自治州图书馆
	医药书	2008年手抄本	云南省普洱市江城县	云南省楚雄彝族自治州图书馆
	彝族医药验方	2010年手抄本	云南省红河州弥勒县	云南省楚雄彝族自治州图书馆
	医药经	不详	不详	云南省昆明市禄劝县茂山乡养德村毕摩李加禄处
	李仲芳药书	上册清代中叶抄本 下册民国年间抄本	云南省红河哈尼族彝族自治州个旧保和乡李仲芳毕摩处	云南省红河州民族研究所
	诺果索	清道光十九年手抄本	云南省红河州弥勒县彝族阿哲颇地区	不详
	彝族医药（1）	不详	云南省玉溪市新平彝族傣族自治县昌源鱼都莫村李兴毕摩处	云南省玉溪市新平彝族傣族自治县昌源鱼都莫村李兴毕摩处
	彝族医药（2）	不详	云南省玉溪市新平彝族傣族自治县昌源鱼都莫村李兴毕摩处	云南省玉溪市新平彝族傣族自治县昌源鱼都莫村李兴毕摩处
	治疥疮	不详	贵州省赫章县兴发区陈正忠处	贵州省赫章县兴发区陈正忠处
	靡诺巧	不详	贵州省赫章县财神区王子禄处	贵州省赫章县财神区王子禄处
	除风湿病经	不详	不详	丽江市宁蒗彝族自治县大兴镇毕摩阿余乌撒处
	彝族医药手抄本（1）（2）	不详	云南省昆明市禄劝彝族苗族自治县茂山乡村民张文忠处	云南民族大学张纯德处

续　表

类目	书　名	版　本	发掘地点	收藏地点
病症用药	武定彝族医药	2009 年出版	云南省楚雄彝族自治州武定县高桥镇已梯彝村毕摩凤学安处	云南民族出版社
	民族民间医草	1958 年据口传记录本	贵州王荣辉处发掘	云南省昆明市徐士奎处
	贵州彝族民间医药秘方验方选编	1990 年出版	贵州王荣辉处发掘	贵州民族出版社
调护	劝善经	明代抄本	云南省楚雄彝族自治州武定县	云南省楚雄彝族自治州图书馆
	劝善经	2010 年手抄本	云南省楚雄彝族自治州武定县	云南省楚雄彝族自治州图书馆
	彝文《劝善经》译注	1983 年中央民族学院民语所彝族历史文献编译室翻译整理	不详	中央民族学院民语所彝族历史文献编译室
	彝文《劝善经》译注	1986 年马学良等翻译	不详	中央民族学院出版社
	指路书	明末清初抄本	不详	中国社会科学院民族研究所
	小儿生长书	1991 年出版	云南省昆明市禄劝县团街	中国医药科技出版社
	查诗拉书	不详	哀牢山地区彝族村寨	不详
	几答几习若莫些赫	不详	云南省红河两岸彝族尼苏颇民间	不详
医史	勒俄特依	不详	四川凉山彝族自治州	四川省博物馆
	勒俄特依·彝族古典长诗	1986 年出版	四川凉山彝族自治州	四川民族出版社
	中国彝文典籍译丛·第一辑·勒俄特依	2006 年出版	四川凉山彝族自治州	四川民族出版社
	寻药找药经	不详	四川凉山彝族自治州	不详
	尼苏夺节	不详	云南红河、元阳县等彝族地区	云南省少数民族古籍整理出版规划办公室普学旺处
	尼苏夺节	不详	云南省红河州民族古籍研究所	不详
	挖药炼丹	清光绪二十一年抄本	云南省红河州弥勒县五山乡西扯邑普正兴	不详
	诺札切塑黑	不详	云南省红河州彝族尼苏颇地区	不详
	徐阿额依媄	不详	云南省红河州石屏县彝族地区	不详

续　表

类目	书　名	版　本	发掘地点	收藏地点
医史	哦母支吾察	不详	云南省玉溪市新平、元江地区	云南省玉溪市新平彝族傣族自治县昌源鱼都莫村毕摩李兴处
	寻药书	不详	贵州威宁县麻奢处	毕节市彝文文献翻译研究中心
	治病书	不详	贵州大方县沙厂区杨德明处	贵州大方县沙厂区杨德明处
	献药书	不详	贵州威宁县李宪通处	贵州省毕节市彝文文献翻译研究中心
	投确数	不详	贵州省大方县响水区陈世方处	贵州省大方县响水区陈世方处
	确数	不详	贵州省大方县沙厂区王昭文处	贵州省大方县沙厂区王昭文处
	沘避沘陡数	不详	贵州省兴发区陈正忠处	贵州省兴发区陈正忠处
	祭祀经·找药	2009 年出版	云南省社会科学院楚雄彝族文化研究院	云南民族出版社
	尼苏史诗·寻药治病	2009 年出版	云南省红河彝族哈尼族自治州红河县乐育乡窝伙垤彝村毕摩世家白谷处	云南民族出版社
	丧葬祭辞·寻医找药	2009 年出版	云南省楚雄市树苴乡九街村委会依七么村	云南民族出版社
	彝族诗文史·医书的写法	1988 年出版	不详	贵州人民出版社
作祭献药	彝文《作祭献药供牲经》译注	1980 年中央民族学院彝族历史文献编译组刻印	云南省禄劝彝族苗族自治团街安多康村毕摩张文元处	中央民族学院
	丧葬祭经·献药经	2007 年出版	不详	云南民族出版社
	丧葬祭经·献水	2007 年出版	不详	云南民族出版社
	丧葬祭经·禳邪经	2008 年出版	不详	云南民族出版社
	丧葬祭经·丧葬请师经	2008 年出版	不详	云南民族出版社
	丧葬祭辞·药祭	2008 年出版	云南省楚雄州永仁县猛虎村箐头片区拉可乍村	口碑文献,由李荣相吟诵,四行对译本,收录于《彝族毕摩经典译注》（云南民族出版.2008 年）第 37 卷
	丧葬祭辞·人生	2008 年出版	云南省楚雄州永仁县猛虎村箐头片区拉可乍村	云南民族出版社
	丧葬祭辞·灸祭	2008 年出版	云南省楚雄州永仁县猛虎村箐头片区拉可乍村	云南民族出版社
	丧葬祭辞·毒祭	2008 年出版	云南省楚雄州永仁县猛虎村箐头片区拉可乍村	云南民族出版社

续　表

类目	书　名	版　本	发掘地点	收藏地点
作祭献药	丧葬经书·撵兽找药篇	2009 年出版	滇南彝族地区	云南民族出版社
	丧葬祭辞·天翻地覆	2009 年出版	云南省楚雄市树苴乡九街村委会依七么村	云南民族出版社
	丧葬祭辞·推年轮	2009 年出版	云南省楚雄市树苴乡九街村委会依七么村	云南民族出版社
	丧葬祭辞·解思除念	2009 年出版	云南省楚雄市树苴乡九街村委会依七么村	云南民族出版社
	丧葬祭辞·灵药	2009 年出版	云南省楚雄牟定毕摩潘猫乡碑厅村茅草冲组黑明典、凤屯镇新房村小利黑组黑万德处	云南民族出版社
	丧葬祭辞·寻医问药	2009 年出版	云南省楚雄牟定毕摩潘猫乡碑厅村茅草冲组黑明典、凤屯镇新房村小利黑组黑万德处	云南民族出版社
	丧葬祭辞·治病	2009 年出版	云南省楚雄牟定毕摩潘猫乡碑厅村茅草冲组黑明典、凤屯镇新房村小利黑组黑万德处	云南民族出版社
	释梦经	不详	云南省楚雄彝族自治州双柏县大麦地乡下莫且法村方贵生毕摩处	云南省楚雄彝族自治州双柏县大麦地乡下莫且法村方贵生毕摩处
	献药正经	民国时期抄本	云南省省楚雄彝族自治州武定县插甸杨映发处	云南省社会科学院楚雄彝族文化研究院
	寻药献药正经	不详	滇东北	云南省社会科学院楚雄彝族文化研究院
	献药祭牲经（甲）	民国时期抄本	云南省楚雄彝族自治州武定县插甸杨映发处	云南省社会科学院楚雄彝族文化研究院
	献药祭牲经（乙）	不详	不详	云南省社会科学院楚雄彝族文化研究院
	述说药理经	不详	不详	云南省社会科学院楚雄彝族文化研究院
	述药经	不详	不详	云南省社会科学院楚雄彝族文化研究院
	作祭献药供牲经	不详	不详	云南省社会科学院楚雄彝族文化研究院
	献药供牲经（一）	不详	不详	云南省社会科学院楚雄彝族文化研究院
	献药供牲经（二）	不详	不详	云南省社会科学院楚雄彝族文化研究院
	献药经	不详	不详	云南省社会科学院楚雄彝族文化研究院

续　表

类目	书　名	版　本	发掘地点	收藏地点
作祭献药	献药经	不详	不详	云南省楚雄彝族自治州武定县民宗局
	献药经	不详	不详	云南省楚雄彝族自治州武定县民宗局
	献药经	不详	不详	云南省楚雄彝族自治州武定县民宗局
	献药经	不详	不详	云南省楚雄彝族自治州元谋县江边乡阿卓村李跃祥处
	献药经	不详	不详	云南省楚雄彝族自治州民族事务委员会
	治病书	不详	不详	云南省楚雄彝族自治州民族事务委员会
	治病书	不详	不详	云南省楚雄彝族自治州武定县白路乡李学增处
	播药经	不详	不详	云南省楚雄彝族自治州元谋县江边乡大卡莫村杨生荣处
	献药经	不详	不详	云南省楚雄彝族自治州元谋县江边乡大卡莫村杨生荣处
	作祭献药经	不详	不详	云南省楚雄自治州档案局
	作祭献药经	不详	不详	云南省楚雄自治州档案局
	献药经	不详	不详	云南省楚雄自治州档案局
	献药经	不详	不详	云南省楚雄自治州档案局
	献药正经（一）	不详	不详	云南省社会科学院楚雄彝族文化研究院
	献药正经（二）	不详	不详	云南省社会科学院楚雄彝族文化研究院
	祭日神经	不详	云南省楚雄彝族自治州双柏县	云南省社会科学院楚雄彝族文化研究院
	供牲献药经	不详	不详	不详
	猎獐寻药经	不详	不详	云南省社会科学院楚雄彝族文化研究院
	火把节祭祀经·除病	不详	云南省双柏县法脿和雨龙等地	辑录内容，双柏县毕摩李应才收藏
	革罗们查	清乾隆五十五年抄本	云南省元阳、红河、建水、石屏、绿春、金平等彝族地区	云南省少数民族古籍整理出版规划办公室
	卓基们查	清代抄本	云南省元阳、红河、建水、石屏等彝族地区	云南省少数民族古籍整理出版规划办公室

续 表

类目	书 名	版 本	发掘地点	收藏地点
作祭献药	们聂母（一）	清乾隆十年抄本	云南省元阳、绿春、金平、石屏、建水、金平、峨山、元江等县彝族地区	云南省少数民族古籍整理出版规划办公室
	们聂母（二）	清代抄本	云南省红河州元阳县毕摩施文科处	云南省少数民族古籍整理出版规划办公室
	依基们聂母	清代抄本	云南省元阳、红河、建水、石屏等彝族地区	云南省少数民族古籍整理出版规划办公室
	吾查	民国八年（1919年）抄本	云南省元阳、红河、建水、石屏、金平、春绿、新平、峨山、元江等彝族地区	云南省少数民族古籍整理出版规划办公室
	们查	民国八年（1919年）抄本	云南省元阳、红河、建水、石屏、金平、春绿、新平、峨山、元江、双柏等彝族地区	云南省少数民族古籍整理出版规划办公室
	解冤经	不详	贵州省威宁县猴场镇妥洛村阿铺振夫布摩处	贵州民族图书馆
	挖药治病	不详	不详	云南省昆明市石林县档案馆
医算	病理占卜书	明清时期抄本	云南省红河州建水县	云南省红河州建水县文物管理所
	医算书	不详	四川省凉山州	四川省凉山州西昌彝族医药研究所
	招魂经	清代抄本	不详	云南省少数民族古籍整理出版规划办公室
	驱病疫经	清代抄本	不详	云南省少数民族古籍整理出版规划办公室
	驱"洁"邪"耐"邪经	清代抄本	不详	云南省少数民族古籍整理出版规划办公室
	占病书	民国十九年（1930年）抄本	不详	云南省楚雄州图书馆
	择日看病书	民国年间抄本	云南省弥勒、开远、华宁等彝族地区	云南省红河哈尼族彝族自治州民族研究所师有福处
	历算全书	民国年间抄本	云南省楚雄州武定县插甸杨映发处	云南省社会科学院楚雄彝族文化研究院楚雄州图书馆
	驱天上星神书：送星神书	1950年抄本	不详	云南省楚雄州图书馆
	测病书	不详	云南省楚雄州双柏县	云南省楚雄彝族自治州双柏县大麦地乡下莫且法村毕摩方贵生处
	测病书	不详	云南省楚雄州双柏县	云南省楚雄彝族自治州双柏县文化馆文物室

续　表

类目	书　名	版　本	发掘地点	收藏地点
医算	看日出相病书	不详	不详	云南省楚雄彝族自治州双柏县大麦地乡下莫且法村方贵生处
	历算书	不详	不详	云南省楚雄彝族自治州元谋县江边乡大卡莫村杨生荣处
	占亡日吉凶书	不详	不详	云南省楚雄彝族自治州元谋县江边乡阿卓村李跃祥处
	看病书	2010 年抄本	不详	云南省楚雄彝族自治州图书馆
	鸡卦卜病情	不详	云南省楚雄州武定和禄劝县	不详
	诺札尼黑然额	不详	云南省红河州红河县彝族尼苏颇地区	不详
	诺呢期代苏	不详	云南省红河州石屏县彝族尼苏颇地区	不详
	驱瘟疫经	不详	云南省红河州	不详
	驱死邪经	不详	云南省红河州	不详
	查病神方位书	不详	不详	云南省红河州民族研究所师有福处
	测眼病	不详	不详	云南省红河州民族研究所师有福处
	十二地支测病因	不详	不详	云南省红河州民族研究所师有福处
	初儿日测病	不详	不详	云南省红河州民族研究所师有福处
	月份测病	不详	不详	云南省红河州民族研究所师有福处
	年龄测病	不详	不详	云南省红河州民族研究所师有福处
	测饮药吉日	不详	不详	云南省红河州民族研究所师有福处
	五行测寿	不详	不详	云南省红河州民族研究所师有福处
	病况预测书	不详	不详	云南省昆明市石林县民委文史研究室
	遣送村寨瘟疫神经	不详	不详	云南省昆明市石林县图书馆
	历算书	不详	不详	云南省社会科学院楚雄彝族文化研究院

续 表

类目	书 名	版 本	发掘地点	收藏地点
医算	患病历算书	不详	不详	云南省社会科学院楚雄彝族文化研究院
	测头痛	不详	不详	云南省社会科学院楚雄彝族文化研究院
	按月占病书	不详	哀牢地区	云南省社会科学院楚雄彝族文化研究院
	看精神病书	不详	哀牢地区	云南省社会科学院楚雄彝族文化研究院
	按月占病书	不详	不详	云南省社会科学院楚雄彝族文化研究院
	看肚子痛	不详	哀牢地区	云南省社会科学院楚雄彝族文化研究院
	按年占病书	不详	哀牢地区	云南省社会科学院楚雄彝族文化研究院
	看眼病书	不详	哀牢地区	云南省社会科学院楚雄彝族文化研究院
	看病书	不详	不详	云南省社会科学院楚雄彝族文化研究院
	诺柞数（麻乖）	不详	贵州省大方县麻乖处	贵州省毕节市彝文文献翻译研究中心
	诺柞数（文道荣）	不详	贵州省威宁县文道荣处	贵州省毕节市彝文文献翻译研究中心
	悉赛陡	不详	贵州威宁县龙天福处	贵州省毕节市彝文文献翻译研究中心
	诺谷数（付文明）	不详	贵州省赫章县妈姑区付文明处	贵州省赫章县妈姑区付文明处
	彝族毕摩百解经	2009 年出版	不详	巴蜀书社
综合	聂苏诺期	1988 年出版	云南省玉溪新平地区	云南民族出版社
	凉山彝医	1980 年稿本	四川凉山地区郝应芬发掘	云南省昆明市徐士奎处
	哀牢山彝族医药	不详	/	云南省昆明市徐士奎处
	哀牢山彝族医药	1990 年出版	/	云南民族出版社
	彝族医药珍本集	1991 年出版	/	中国医药科学出版社
	医病书	1991 年出版	/	中国医药科技出版社
	彝族医籍录	不详	/	成都军区民族民间医药研究所
	彝族医药学	1993 年出版	/	云南民族出版社

第八章　思维体系

2014年2月24日，习近平总书记在中共中央政治局第十三次集体学习时说："博大精深的中华优秀传统文化是我们在世界文化激荡中站稳脚跟的根基。"中华优秀传统文化是基于中华民族原创性思维指导下所创造和发明的精神文明和物质文明的总和。原创性思维对民族发展来说十分重要，是民族文化得以传承与发展的根本所在。如果说中华优秀传统文化是各民族得以生存与发展的土壤，那么原创性思维就是各民族文化赖以生存的根。离开根，大树能生长吗？小草能生长吗？显然各个民族文化的传承与发展均离不开原创性思维这个根本。文化一词听起来十分抽象，包括人们所创造的各种物质财富和精神财富。我们在对待文化时，不能仅仅只看到创造的结果，更应重视创造活动本身，重视创造活动发生的源头。各民族用什么来指导创造活动呢？就是代代相传的经验所积累下来的思维方式。通过不断的实践活动逐渐固化下来就形成了一种文化的特征。创造的物会过时，但先贤创造的思维方式是不会过时的，原因就在于思维方式历经时代沉淀、不断创新发展而得到完善优化。物质财富会随着时代的变迁而成为过去，但优秀的文化却是引领民族走向未来的精神力量和认知导向。文化是每个民族的根本，任何民族丢掉了自己本民族的文化，自己本民族的思维方式自然而然也就消失殆尽了，由此所导致的严重后果就是不会用自己本民族的思维方式去提出问题和解决问题，自然也不会用自己的思维方式去发明、去创造了。引进别人的成果，只是买别人瓜田里的瓜，只是买别人果园里的果。不会用自己的思维方式提出问题、解答问题，也就不会有自己的创造和发明。

思维模式是彝族医药区别于其他医种的根本标志，是彝族医药的灵魂，是彝族医药文化最重要的层面。彝医学是彝族运用传统文化和古代哲学，针对生命与时空的关系，构建思维认知体系。并在思维认知体系的指导下所形成的科学与人文互补的学科体系，形成了独特的原创思维，体现了原创优势与成就。彝医原创思维模式决定了彝医学发展有其自身的特点和规律。对彝族传统医药思维体系的研究，首先要解决三大问题。第一，找源头。彝族传统医药的核心概念、医学原理、认知方式、主导观念的形成经历了不断地演化发展，演化发展的原动力和出发点是什么？讲清楚这个源头就意味着勾勒出了彝族传统医药的发展脉络、基本走向和独特价值。第二，找轨迹。文化不仅有源，还有流。从古至今，彝族医药文脉代代相承，始终遵循本民族的发展轨迹。对发展轨迹的追溯，正是探索彝族传统医药在各个历史时期"传承精华、守正创新"的思路和方法。反观历史经验，总结各个时代取得的新进步和新发展，提炼彝族人民对彝族传统医药不断补充完善和改造拓展活动中可资借鉴的经验和方法，用于今天的研究和实践。第三，找自身特点。任何类别的事物之间都有显著性差别，寻找某类事物与其他类别事物间的区别点，是研究者必须掌握的基本方法。彝族医药作为独立医种，是在彝族特定环境与历史条件下形成的医学体系，思维模式与其他医种具有明显的区别，是彝族医药认识论和方法论的总括，具有鲜明的原创优势。对彝族医药文化遗产有效保护的前提就是要探源知流，总结概括彝族传统医药的思维方法。

第一节　方法论基础

彝医原创思维是在彝族传统文化的特定历史条件下形成的，是历代医家贤者对宇宙时空与人体生命现象不断探索、不断思考、不断求故明理而逐渐形成的固有思维模式。历史告诉我们，任何学科的产生与发展，都必须采用一定的方法论来认识其本质内涵，而方法论的性质往往是决定所构建理论特点和实质的关键因素。彝医原创思维源于彝族传统文化和古天文学中的哲学思想，具有独具特色的认识论与方法论。从这个角度看，理解和把握彝医原创思维的认识论与方法论特征，对彝医学术体系内涵和科学性的把握都是十分必要的。

一、精气易哲学体系是彝族医药理论构建的基础之学①

王天玺在《先民的智慧——彝族古代哲学》一书中说："彝族古代哲学认识的两大对象：宇宙与人类——先宇宙而后人类。"② 可见，古彝人是通过认识宇宙来认识生命规律并构建医学理论体系的，对宇宙时空的认知成为广大彝医认识生命的方法论基础，而精气易哲学体系是重要的认识工具。彝族先贤所创造的各种文化均是来自其对"人天关系"的认识，医学也产生于对"人天关系"认识的基础之上。

天文历法是人类进入文明的重要标志。中华民族的古代先民，无论在渔猎时代或农耕时代，都发现并掌握了天象知识，这对人畜、五谷皆有好处，有利于生产和生活，所以，在古代，人人皆有一定的天象知识。③ 清代学者顾炎武说：

三代以上，人人皆知天文。"七月流火"，农夫之辞也；"三星在天"，妇人之语也；"月离于毕"，戍卒之作也；"龙尾伏辰"，儿童之谣也。④

彝族先贤在 5000 多年的历史长河中，通过仰观天象，辨别方向，俯察万物荣枯，体察气候更替，历法应运而生，用于教化民众作息与生产，成为先民的"行动指南"。先民们的生活生产实践逐渐从盲目性、随意性向主动性和明确性转化。可以说，历法的产生实现了野蛮向文明的转换，古代文明由此而产生，天文历法作为一种生活常识而被普及，成为人人皆知、人人皆晓的大众知识。几乎在各个彝族村寨都有熟知天文者，真有点所谓"三代（夏、商、周）以上人人皆知天文"的局面。⑤ 刘明武先生说：

天文学是人类的第一学，历法是人类的第一法，这是东西方的共同点。中华先贤以天文学为坐标创建了阴阳五行学说，奠定各个学科的理论基础。从亲缘关系上看，天文学应该是各学科的母亲学。⑥

彝族先贤通过测度日月运行规律、荣枯规律并结合气象流程来推算生命的"首萌长遍退藏等周期循环"，用八卦符号表示易象进制术数，以之确立气候时节而科学地管理耕牧等农事及起居活动，由此创造出精气易八卦天文历法⑦，并将其原理总结为精气易哲学。

《哎哺啥呃》《宇宙人文论》《土鲁历咪》《凯咪数》《能数恒索》《恒特数》等彝文典籍告诉我们，彝族先民认知哲学层次的思维表现为"在天讲日月运行，在地讲日月运行对万物所产生的

① 罗艳秋：《基于彝文典籍的彝族传统医药理论形成基础及学术内涵》，北京中医药大学博士研究生学位论文，2015 年，第 47-60 页。

② 徐士奎、罗艳秋：《气浊学说：彝医认识宇宙与生命运动的核心理论》，载《云南中医中药杂志》，2016年，第 7 期，第 84 页；亦可参见罗艳秋：《基于彝文典籍的彝族传统医药理论形成基础及学术内涵》，北京中医药大学博士研究生学位论文，2015 年，第 51-52 页。

③ 邹学熹主编：《易学图解》，成都：四川科学技术出版社，1993 年版，第 3 页。

④ ［清］顾炎武撰，黄汝成集释：《日知录集释》卷 30《天文》，上海古籍出版社，2006 年版，第 1673 页。

⑤ 陈久金：《彝族天文学史》，昆明：云南人民出版社，1984 年版，第 3 页。

⑥ 刘明武：《十月太阳历与〈黄帝内经〉》，载《彝族文化》，2013 年，第 2 期，第 77 页。

⑦ 龙正清：《精气易发微》，第 1 页。

化生过程的影响，在人体则讲气升浊降的运动变化"①，从而形成自我保护、增进生命健康、预防和治疗疾病的医药理论和医疗实践。彝医理论以日月运行之理为纲纪，揭示万物在宇宙间的消长进退和对立统一规律，运用"遮辞""尼能"等标度日月星辰的运行规律并以此把握太阳对人体及万物的影响。② 精气易哲学如同黏合剂般起到了纽带作用，将各种知识点有机统一起来，使各种散在的有关生命、健康与疾病的知识点有序地排列组合起来，这是彝族医药知识体系构建的基础。

然而，长期以来，由于彝族居住分散，地域偏僻，文化交流滞后，加之历史上长期存在的民族歧视和对少数民族的偏见等原因，致使彝族传统医药成为不为人知的处女地。对于外界的大部分人来说，彝医和彝药为何物，不仅说不清，甚至有的学者认为彝族"俗尚鬼巫""彝族无医药"或"彝族有药无医"等。③ 究其缘由，在于以往的研究仅是对彝族医药现象的关注与研究，没有从彝族医药产生的源头进行深究，只是就现象论现象。但事实告诉我们，在医学产生之初，古人出于生存生活的本能，发明创造的不仅是医药知识，更有对天文、地理、历法的科学观测。④ 这些知识是彼此联系、相互借鉴的，与医药成为一个整体，一起融入了古人的生活生产实践之中。经过不断地理论总结与实践检验，进而凝聚为该民族独特的思维方式，从而形成该民族特有的文化习俗。⑤ 后来由于学科分类的细化，天文历法知识被单独另列门类，在彝族传统医药中保留的只是相应的名词术语，给后人留下了一系列难题。欲对这些名词术语进行解答就需要运用精气易哲学与气浊哎哺理论，以生物与气象流程所表现的"四时八节、二十四气、七十二候时制"等规律为桥梁，解析现象背后的医学原理和认知方式。如何运用精气易哲学等深入探求彝族传统医药理论发生发展的源头性认识是文化遗产保护与传承的核心内容。

彝族医药是以精气易哲学为基础而建立的生命时空理论，与彝族古代自然科学、社会科学知识与方法等发展成就相关，特别与彝族古代天文历法的卓越成就密不可分。离开精气易哲学，这些理论就成了无源之水、无本之木。如果脱离精气易哲学这个本质谈彝族医药理论的内涵外延，难免有"就事论事"之嫌。总之，开展彝族医药研究，不能从理论到理论，以医论医，应该从发生学的角度运用彝文典籍逆向追溯，以田野调查作为旁证资料，透过医理反究其哲理，以哲理推动医理的完善、创新与升华。从而对彝医理论的形成基础和学术内涵进行动态考察，解读彝族传统医药"源于哪里""讲了什么""价值何在"等关键问题。彝族古天文学、古气象学是精气易哲学产生的源头活水，认识精气易哲学的学术内涵，方能追本溯源，考究彝族医药理论的形成基础，从而揭开彝族医药的神秘面纱。⑥

彝族不仅有自己的天文学并且在上古时期就很发达，彝文典籍《乾阳运年纪》记载了上

① 罗艳秋：《基于彝文典籍的彝族传统医药理论形成基础及学术内涵》，北京中医药大学博士研究生学位论文，2015年，第58页。
② 罗艳秋：《基于彝文典籍的彝族传统医药理论形成基础及学术内涵》，北京中医药大学博士研究生学位论文，2015年，第20页。
③ 杨本雷等：《彝医张之道专家医技医术传承现状与对策个案研究报告》，民族医药发展论坛论文集，2010年10月，第58页。
④ 罗艳秋：《基于彝文典籍的彝族传统医药理论形成基础及学术内涵研究》，北京中医药大学博士研究生学位论文，2015年，第61页。
⑤ 罗艳秋：《基于彝文典籍的彝族传统医药理论形成基础及学术内涵研究》，北京中医药大学博士研究生学位论文，2015年，第61页。
⑥ 罗艳秋：《基于彝文典籍的彝族传统医药理论形成基础及学术内涵》，北京中医药大学博士研究生学位论文，2015年，第48页。

古时期就形成的精气易八卦天文历法（又称"太阳周天纪年历法"），直接证实了这一观点。[①] 但可悲的是，这些源头性的思想观念和价值取向在传承过程中，由于某些历史因素而导致异化，甚至出现断档现象，被后世当做神话传说而代代相承的流传下来。此外，为便于广泛传播和深化记忆，毕摩等文化人对这种认知模式经常用"拟神"的手法将日、月、星等各种天体赋予神灵的形象，造成了后人在认知上的误解。然而不管是神话传说，还是拟神手法，其产生的原型也是基于客观存在的各种自然现象或历史史实而塑造出来的，是有出处的。以往在田野调查中，我们曾多次见到或听到过彝族祭祖有插树枝的习惯，当时仅从原始宗教意义方面去考察，现今从天文学角度去分析他的内容，才知道其包含着丰富的天文学知识——插枝图原来就是一幅完整的彝族星图。[②] 可见，对一个事物的研究，不能仅从其外在的表象去认识，还需要对其原型的出处展开深入挖掘，才能正确领会该民族的认知方式和思维模式。[③] 精气易哲学体系内容深奥，涵义晦涩，被记载于历史文献之中，世袭传诵于各种仪式活动之中，尤为厚重。只有探明其对彝医在认知哲学层次上的思维对理论形成之塑造影响作用，才能讲清楚彝族医药的原创优势及其对中国传统医学的贡献。

二、彝医原创思维是建立在类比、隐喻等方法上的科学思维

在西方科学迅猛冲击中国传统文化的数十年间，人们总是认为只有形式逻辑加实验才算是科学。爱因斯坦对此却提出疑问：为什么中国古代圣贤没有走形式逻辑加实验的道路却拥有如此众多的古代成就？李约瑟也曾提出疑问：尽管中国古代对人类科技发展做出了很多重要贡献，但为什么16世纪以后近现代文明却没有在中国发生？这就是著名的李约瑟之问。[④] 这两个问题很少有人认真地思考过，如果将这两个问题放入中国传统文化与现代文化发展的历史长河中进行对比研究，我们就会得出答案：除了建立在解剖、分解、还原等实验基础上的形式逻辑外，还存在形象思维、隐喻、类比、思辨等非逻辑形式的思维方式，亦属于科学思维范畴。近400年来，随着细胞、分子、原子、中子等科学研究的发现与进步，分解论与还原论一直占据世界科学的统治地位，建立于其上的"科学标准"一直作为衡量各种事物的"金标准"，而中医药乃至东方文明的这种"非逻辑思维方式"受到冷落和质疑也成为必然。但我们应意识到，生命是一个完整的整体，对医生而言，任何疾病都源于生命整体信息的反映，是各种病"象"的集中体现。对医疗活动来说，医生的医疗手段和诊疗方法，都必须从维护整体这一思想出发，才能有较好的疗效。显然，东方文明的"非逻辑思维方法"更符合人类生命的整体性特征，应受到重视。

事实上，在当代思潮快速发展的过程中，西方也涌现出一批建立在类比、隐喻、思辨等思维方式基础上的新理论，如蝴蝶效应、沙堆理论等。一只蝴蝶在南美洲亚马孙河扇动几下翅膀，在美国得克萨斯州引起一场龙卷风，这是气象学的著名理论[⑤]，并被广泛运用于经济、政治等领域。

① 陈久金：《彝族天文学史》，昆明：云南人民出版社，1984年版，第8页。
② 徐士奎、罗艳秋：《气浊学说：彝医认识宇宙与生命运动的核心理论》，载《云南中医中药杂志》，2016年，第7期，第85页。亦可参见陈久金：《彝族天文学史》，昆明：云南人民出版社，1984年版，第4页。
③ 徐士奎、罗艳秋：《气浊学说：彝医认识宇宙与生命运动的核心理论》，载《云南中医中药杂志》，2016年，第7期，第85页。
④ 王琦：《打开东方思维的钥匙——论中医原创思维模式的构建》，载《中国中医药报》，2012年9月5日。王琦：《专题讲座-中医原创思维十讲（九）中西医思维特质比较》，载《中华中医药杂志》，2012年第10期，2606页；亦参见《走进973-深入解读中医原创思维与健康状态辨识——访973项目首席科学家北京中医药大学教授王琦》，载《世界中医药》，2013年1月15日。
⑤ 王琦：《打开东方思维的钥匙——论中医原创思维模式的构建》，载《中国中医药报》，2012年9月5日。

钱学森曾经说过："形象思维是 21 世纪科学的突破口。"① 如果在类比、隐喻、思辨基础上构建的西方理论是理论，是科学思维，那么中国传统文化所采取的类比、隐喻等方法所建立的理论也必然能够称之为理论，属于科学思维；而中国传统医学在此基础上，以独特的认知模式和思维方法研究、解读人体的生命、健康和疾病现象，更属于科学思维，并且直接对接思维科学的前沿。从这个角度说，中国传统医药的原创思维模式研究不单纯是中医药的问题、中国文化的问题，更是整个东方世界的问题、人类思想史上的问题。②

彝族先贤运用类比、隐喻、思辨等方法，提出了彝族传统医药独具特色的"以天文论人文、以天体论人体、以日月论生命、以气浊论升降、以哎哺论万物"的思维特征。正是通过"人天关系"的类比、隐喻、思辨等思维方式，将人体生命与日月运行联系起来，"人体同天体"自然成为广大彝医认知生命的思维方式。彝医所遵循的宇宙-生物理论，是把食物-环境-人体（生理、心理）联系在一起的生命时空理论。彝文典籍《哎哺啥呃》中说的"动会命有生"，讲的就是日月的有序运行产生了生命体，因此"生命体"所产生的疾病、症候都与宇宙、天地、日月、星云等攸关。而最重要的因素就是太阳，"太阳天之根，闪闪万物兴"，离开了太阳，什么都没有。太阳的运行产生了冬至与夏至两个端点，一年之中寒暑交替，是万物"首萌长遍退藏"变化的根源，太阳相交于南回归线，为阳旦；太阳相交于北回归线，为阴旦。一阴一阳是万物的父母，一阴一阳的变化皆来源于太阳在不同季节的形影变化。

彝族先贤以天地气浊在"四时八节二十四气七十二候"这一节律单位的升降变化，影射人体气浊的升降变化，提出"天头地尾及左右"与"人体术数"的概念。以八卦来拟布天地与人体格局：

乾阳四象即乾坤坎离，坤阴四象即震巽艮兑。八象配合称天局以应人的头：乾象为头，坤象为躯，坎为舌，离为皮，震为肩，巽为口，艮为目，兑为耳。乾阳四卦即乾坎震艮，坤阴四卦，即坤离巽兑，八卦配合称地局，以应人的腹：乾局应大肠，坤局应小肠，坎为心，离为肾，震为胃，巽为肺，艮为胆，兑为肝。

天运中的五行星拟布东西南北中，地运中的五行相应称木金火水土，人文中的五行以应肝肺心肾脾。天地与人如此配局而以青赤气象与五行作推理其间的生克关系。③

八卦拟布格局将气浊变化的规律用五行、尼能、遮辞在"四时八节二十四气七十二候"360度周天这个坐标中表现出来，故将此认知思维概括为"人体同天体"。《能数恒索》指出：

彝族数学是头顶青天，脚踏赤地的"斯阿哺"以天地之至数拟布的人体格局，即数始于一而终于九，以应九宫的自身的科学术算。天地至数在九宫的分布规律为"天九地一，左三右七，二四为肩，六八为足，五居中央之躯体"。该拟布格局将宇宙划之为天、人、地三部，每部均三候。进而而求得二十四节气、七十二候及 360 度周天。④

此科学术算的原理龙正清先生称为"彝汉数理的同源关系"，现将相关资料摘录如下：

① 王琦：《打开东方思维的钥匙——论中医原创思维模式的构建》，载《中国中医药报》，2012 年 9 月 5 日。王琦：《专题讲座——中医原创思维十讲（九）中西医思维特质比较》，载《中华中医药杂志》，2012 年第 10 期，2606 页。亦参见《走进 973——深入解读中医原创思维与健康状态辨识-访 973 项目首席科学家北京中医药大学教授王琦》，载《世界中医药》，2013 年 1 月 15 日。

② 王琦：《打开东方思维的钥匙——论中医原创思维模式的构建》，载《中国中医药报》，2012 年 9 月 5 日。

③ 此段文字来源于《土鲁历咪》"论人的生理同于天象"。参见龙正清：《精气易发微——彝文献精气易八卦历法数理研究》，四川出版集团巴蜀书社，2011 年版，第 156 页。

④ 龙正清：《精气易发微——彝文献精气易八卦历法数理研究》，四川出版集团巴蜀书社，2011 年版，第 68 页。

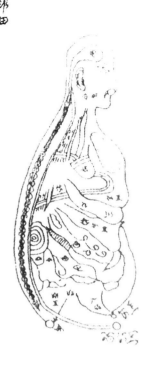

图8-1　"人体同天体"拟布格局

彝汉数理的同源关系

所谓三部，即二九四上部、三五七中部，六一八下部，而各有天，各有地，各有人。三而成天，三而成地，三而成人，合则成九，九分九宫，九宫化九野，九野应九藏，九藏而合于天度，天度则合于人体。所以彝族先民无论是祭天祀地，还是祭祀祖先，皆把斯阿哺当做文明之鼻祖而祭祀。其五脏部位，彝文典籍《撮斗俱》即《人生仪式经》载："肾（脏）属水为黑，与壬癸同位于北主冬；肝属木为青，与甲乙同位于东主春；心属火为赤，与丙丁同位于南主夏；脾属土为黄，与戊己同位居于中央主四季（四季之月）；肺属金为白，与庚辛同位于西主秋。五行通人体，撑掌天和地。"从古迄今，彝族大小祭祀仪式的设立，都是基于这个原理，并以杀牲而祭之。彝语谓仪式为"几"，相当于汉语的"堂"。其"几"一般以权木插示出外阳内阴的场面。也称"挣节"，意为祭祀道场，即以一、三、五、七、九、十一之权木数插布四周，示意出各方的主神灵位。上为天神灵位，下为地神灵位，左右则均为仙神水怪及五方帝神灵位。堂内即以双数按其祭祀所需的部位插示执法项目之要隘。若不需设堂的小型祭祀，也少不了插示象征天、地和人的黑、白、花三道退脱吉利的波木（五倍子树）权门。就是打醋坛用的石头，也必须用9个山头石，6个山腰石，3个山脚石，如此则可表示用量具备，否则法事失灵。彝族祭祖经书《匹斋数》说："很古很古时候起，凡立柱、丧事、办喜之际，皆设超嘎，即迎宾棚。其所设的十二道要隘，象征日月的通行关口，阿匹额索则是坐镇超嘎的第一代始祖。"《六祖源流》说："自汉兴以来，建庙作供奉，焚香又化纸，敬奉死菩萨，夷人不兴此汉俗，自古夷礼仪，杀牲作祭祀，超度插权木，汉不兴夷俗。"《礼记·月令·孟春》说：古文所说讲五脏与五行的配合部位，是根据祭祀时所宰杀的动物（牲）向南的五脏实际部位排列的。以此观之，刘志一在其《论民族文字的起源、发展与消亡》中所说："彝族曾是夏代的统治者，彝文曾是夏代的官方文字，为夏代文化立下了汗马功劳"，可谓正确。妈姑海子头村的陈执忠老先生曾说："彝族的礼俗文化，即是从夏禹王的时代就承传至今天的。"《史记集解》引皇甫谧的话说："孟子称：禹生于石纽，西夷之人也。"《水经注·若水》说："（广柔）县有石纽乡，禹所生也，今夷人共营之。地方百里，不敢居牧。有罪逃野，捕之者不逼。能藏三年，不为人得，则共原之，言大禹之神所佑也。"《楚庭稗珠录》载："昔轩辕、大禹玉帛万国，非碎裂九州之土而万之，盖总计四海八荒之外，来朝贡者而合盈数也。武王伐纣，且从蜀、庸、羌、髳、微、泸、彭、濮，则川、蜀、滇、黔之国也。"章太炎《么些文字序》说："汉出自西羌，大禹一出，而定九州之疆土，吾今所以为中夏者，实西羌之才俊使然。"《华阳国志·南中志》载："夷中有桀黠能言议屈服种人者，谓耆老，便为主，论议好譬喻物，谓之夷经。今南人言论虽学者，亦半引夷经。"正如刘尧汉先生所说："在若干天文学理论和知识方面，不是彝族接受汉族的，而是汉族向彝族学的。"（见《彝族天文学史》前言）张澍粹集补注本《世本·帝系篇》说："颛顼生鲧，鲧生高密，是为禹。"以上史料足以证实，今彝族即是古夷人的后裔，为夏代文化的保存者是无疑的。"彝族数学就是在夏代先天八卦的基础上，长期生存于彝族原始宗教的祭祀领域而延续至今的。《周易尚氏学》序言说："易卦起源于原始宗教中巫术占验方法之一的八索之占。古也称绳为索，八索即八条绳子。金川彝族所保持的原始式八索之占，系用牛毛绳八条；掷诸地上以占吉凶。《易·系辞》称庖羲氏（即伏羲氏）始作八卦，乃指八索之占言之。八索之占是八卦的前身，八卦是八索之占的继续和发展。近年来的学者们，都说八卦与伏羲氏完全无涉，这就未免'数典忘祖'，截断了易卦的来源。"今彝族崇奉"斯阿哺"而所设立的祭祀道场仪式，即彝族自古沿袭至今的祭祀制度，则是夏代原始宗教中巫术占验法的再现。《周易尚氏学》又说："明堂者即九室，二九四、七五三、六一八，即今书之横图数。九室即九宫。又孙星衍云：北周甄鸾注数术记遗九宫算云：'九宫者即二四为肩，六八为足，左三右七，戴九履一，五居中央。'"其所谓"明堂"，即彝族所崇奉的"斯阿哺"，其居于天地间的中央太室，是祭祀制度的核量者，故汉语则称之明堂。彝族以仪式拟人而神化，汉族则以直观祭祀的场面或来自他人的口述而言之，两者虽称谓不同，其实都是同一回事。但是正宗的承传者当是彝族，因为它既是中国文明最早的古夷文化，又是彝族自古世袭传继至今的一种杀牲祭祀的制度，而汉人则不兴此习俗。今彝族所唱的祭祀古歌《夷侯巴》说："道场设得大，三六九为经，四七二八柱，三十六神位，七十二祭师"，就是基于此理。所设立的祭祀道场仪式必须以其运算所得的因数而用权木插示。如解身退脱洁净祈求安的仪式，以12道权木插示，叫"魂插三道"，大型祭丧插72道，中型插36道，小型插9道，尼模即超度祖灵列谱则插120道，祭雷电神插24道等，都是基于崇奉"斯阿哺"的祭祀制度而执事的，并皆以杀牲而祭之。《中国宗教史大纲》认定这种祭祀制度即是三代时期的教法纲领，"夏代称为世室，殷商称阳馆或重室，周时称之明堂。"三代明堂的制度，我们觉得不很清楚，惟《大戴礼·盛德篇》所记，较为详细："明堂者，古有之也，凡九室，室而有四户八牖，三十六户，七十二牖，以茅盖屋，上圆下方。又论：明堂月令，赤缀户也，白缀牖也，二九四、七五三、六一八，堂高三尺……九室十二堂，室四户，户二牖，堂方百四十四尺，坤之英也，屋圆径二百一十六尺，乾之英也，太庙明堂三十六丈，通天屋九丈，阴阳九六之变，圆盖方载，六九之道，八闼以象八卦，九室以象九州，十二宫以应十二辰，三十六户七十二牖，以四户八牖乘（音绳）九室之数也。户皆外设而不闭，示天下不藏也。通天屋八十一尺，黄钟九九之室也；二十八柱，列于四方，亦七宿之象也；堂高三尺，以应三统，四方五色，各象其行，外博二十四丈，以应节气也。"（详见《中国宗教思想史大纲》的三代时期的《宗教思想篇》）。以上所说完全符合于今彝族所崇奉的祭祀制度。其之九室符合彝书之九宫即八方加中央，四户八牖即四方八角，三十六户即天干之历度日数，七十二牖即五方帝神的分成日数。上圆下方即指以圆为天，以方为地的仪式框架。二九四、七五三、六一八，堂高三尺即指撑于天地间的彝族"斯阿哺"。九室十二堂，即指九宫十二辰。堂方百四十四尺，坤之莫也，即是二十四乘以六气所得的因数。屋圆径二百一十六尺，乾之莫也，即是天干之三十六数乘以六气所得的因数。故说太庙明堂三十六丈，通天屋九丈，阴阳九六之变，圆盖方载，六九之道，八闼以象八卦，九室以象九州，十二宫以应十二辰，三十六户七十二牖，以四户八牖乘九室之数也。其所说皆同于彝族古歌所说的"天地四方，四七二八柱，三十六神位，七十二祭师。青赤黑白黄，各是一方神，掌管四时数。三三而九；九九更为八十一，盛开于中央等数"。彝族先民所发明制定的八卦数理，即是开拓彝族文化融合的基本旋律和制度。其在汉文古籍中却有着零星的记载，这是由于有部分彝族先民融于汉族的缘故。同样可以说，汉族的先进文化即是吸收各少数民族的优秀文化而形成的，是诸少数民族文化的结晶。《后汉书·周駹夷传》说，"冉駹夷"王侯颇知文书。像樊敏这样的王侯，不但颇知文书，而且是深知文书的。叔向在春秋时代就以博学著称，他出自周之阳樊。《国语晋语》说，阳人有夏、商之嗣典，他们就是夏商文化的保存者。中国天文学会理事长张钰哲为刘尧汉《彝族天文学史》写的序言中说："在中国天文学史上，彝族曾经写下光辉的一页。据本书研究，中国历史上著名的天文学家茇弘、鹖冠子、落下闳等，就是彝族的先民。四川阆中县的灵台遗址，便是彝族先民建立的天文台。由此可见，彝族天文学在我国上古时代就已经很发达了。"

总之，受"人体同天体"观念的影响，彝医学在医疗实践基础上逐渐形成了独特的观察、认识与研究宇宙生命现象和疾病规律的方法论与认识论。在"人体同天体"这一认知思路与认识方法的指导下，形成了独具特色的彝医原创思维，并渗透到彝医的生命观、疾病观和健康观之中。

第二节 价值标准

文德尔班认为，一切价值命题都是表示主体对于对象的一种评价。但进行这种评价的主体的意识不是作为心理学意义上的特殊的意识，而是具有普遍性意义的意识。人们依靠标准意识才能按照普遍的价值标准对实际经验（对象）进行评价。[1] 彝医生命时空理论是建立在以"四时八节二十四气七十二候"这一节律单位为标准的基础上，认识生命的"首、萌、长、遍、退、藏"变化规律，基于古代历法而形成的精气易哲学是彝医理论构建的基础之学。彝族将天文历法作为具有普遍性意义的价值标准，建立了体现本民族思想意识的生活秩序，成为彝族医药理论体系得以构建的基础性框架。

天文知识是远古先民生活生存必须掌握的基本技能。天文历法在彝族社会生活中扮演十分重要的地位，是日常生活、生产劳动中不可缺少的知识。人类早期的天文、天象观察等活动远早于耕作和畜牧农业的文明，它是引发或唤起人类早期文明的一个重要方面，并成为文明延续的力量。[2]

太阳与人类关系最密切，对人类生活影响最大，所以人们观察天象，最先观察的就是太阳。先民们在长期对日月的观察中，逐渐掌握日月运行的规律及其对人类生活和万物生长的影响，根据日月运行规律建立起指导人类生活活动准则的古代历法。[3] 但是，能将天文历法推导出的关于生物与气象流程关系的原理和方法，上升到哲学层次并用于指导医学理论体系构建的民族首推彝

---

① 《哲学大辞典》下册，上海辞书出版社，2007年版，第1787页。

② 胡火金：《中国古代天文学对传统农业的影响》，载《南京农业大学学报（社会科学版）》，2001年，第1卷，第3期，第54页。

③ 田合禄、田峰：《周易与日月崇拜——周易·神话·科学》，北京：光明日报出版社，2004年版，第37页。

族。彝族系统完整地提出了"先天精气易八卦天文历法数理哲学",并开创了 360 度周天坐标推衍人体和日月的关系。彝族先贤通过观测太阳定季节,确立五方、八方、十月、二十四节气、七十二候等概念,建立独特的天文知识和观测坐标。① 据文献记载,彝族在上古乾阳运年时代(公元前 45 至前 27 世纪)已经形成了太阳周天历法,荀阿娄、阿娄朴时代已经开始描绘"天星云图",有了天文知识;三世朴朴苏能时代,就开始绘制地图,有了地理格局;四世苏能拉戛时代,已开始推算日月历度推算。② 可见,天文历法知识在彝族古代科学技术中占有主导地位,在古代彝族人群中深入人心。"心里想知识,口里谈知识,传诵着知识"是古时彝民族的生活写照,天文历法在这些知识中扮演着主要地位。③《哎哺啥呃》对这一现象记载如下:

kɯthuˈʒaˈnuˈnuˈ

九　百　之　多　多

luˈluˈmˈtʃuˈʒuˈluˈ

样　样　高　上　生

kɯthuˈtʃuˈʑiˈluˈ

九　百　纸　张　产

ɣoˈtʃuˈliˈsuˈguˈ

华　纸　张　三　卷

tʃuˈluˈtɕoˈʒuˈdzoˈ

宇　宙　象　上　有

tˈuˈmsˈliˈluˈ

白　纸　张　三　百

tˈuˈʒuˈtɕeˈtseiˈliˈ

面　上　星　载　来

tˈoˈtuˈʒaˈkoˈ

宇　宙　宫　之　中

dɤˈʑeiˈdiˈʒˈpiˈŋgiˈ

日　影　生　之　首

---

① 陈久金:《彝族天文学史》,昆明:云南人民出版社,1984 年版,第 1 页。
② 王天玺、张鑫昌:《中国彝族通史》,昆明:云南人民出版社,2014 年版,第 37 页。
③ 三代指夏、商、周。

迷甲玚工肖
túʃɑ̃ʑitsɯɪhuʃtseiɬ
纸　张　三　百　段

中凵玚十肖
kuʃɣɯɪsɯɪʃtsɯɪʃtseiɬ
均　为　三　十　节

芍田肖已肖
túʃmaʃtseiɬliʃᶊiʃ
乾　未　辨　来　还

芍肖已沭分
túʃtseiɬliʃɣeiʃŋgoʃ
乾　辨　来　象　写

夊田分凵肖
tʼiʃmaʃkuaʃɣɯɪʃᶊiʃ
坤　未　分　之　还

夊分已沭分
tʼiʃkuaɬliʃɣeiʃŋgoʃ
坤　分　来　象　写

这段古彝文如果用现代汉语诠释就是：

"种类繁多，样样都有，有各种书卷。三种书卷，有宇宙图像。部分书卷中，有星象记载，宇宙空中，日影生之首。① 书卷三百段，分为三十节。天有待辨识，辨识后再写；地有待辨识，辨识后再写。"②

这段文字告诉我们，彝族对天文历法学的记录、整理、总结有悠久的历史和数代的积淀。谁能把历法授予人民，谁就有可能成为人民的领袖。③ 对于任何一个部落或民族来说，一旦掌握了天文学知识，就可以通过观象授时这样一种形式来实现他对整个民族或其他民族的统治。《哎哺啥呃》在"哎哺九十根源"篇讲述人类产生之后彝族最古老的"哎哺"部落经历 90 代的发展过程，通过"心想而口述，眼观而手书"，积累了丰富的知识，这些知识大部分是事关宇宙时空与天文历法的。④ 据《彝族源流》记载，哎哺部落有天文知识丰富的娄师颖，有使用文字并写下无数经典的举哲奢等人，每个氏族都有"心里想知识，口里讲知识，手里写知识"的智者，写下了"成千的天文、上万的地理"知识，将大地分为九块，"大地有九方，九方为九宫"。⑤ 这些知识经过不断地积累和锤炼，逐渐凝聚为彝族先民古老的宇宙观，把宇宙自然的取象规图拟为人体的取象规

---

① 译者注"日影生之首"意为"太阳第一"。
② 毕节地区彝文翻译组译：《西南彝志》（三、四卷），贵阳：贵州民族出版社，1991 年版，第 208-210 页。
③ 冯时著：《星汉流年——中国天文考古录》，成都：四川教育出版社，1996 年版，第 10 页。
④ 罗艳秋：《基于彝文典籍的彝族传统医药理论形成基础及学术内涵研究》，北京中医药大学博士研究生学位论文，2015 年，第 52 页。
⑤ 罗艳秋：《基于彝文典籍的彝族传统医药理论形成基础及学术内涵研究》，北京中医药大学博士研究生学位论文，2015 年，第 52 页。

图，是形成"人体同天体"认知理念的源头活水，是不容忽视的。①

彝族在认识自然、探索宇宙、发明创造的历史长河中，基于对日月星的观察，对天文变化与气候变化之间对应规律的总结，产生了所有事物由宇宙时空化生的认识论，并由此形成了彝族特有的宇宙观念与生命理论，以之推算天文历法与万物间的对应关系，阐释日月运行规律对生命体的"生长化收藏"生理周期与"生长壮老已"生命周期的影响，并将这种规律记录与传承下来，不仅人文之历产生了，医学理论亦得到了构建。可以说，历法是天文向人文转换的重要成果，是人类文明开始的象征。自从以历法为纽带将各种"天文-时间-空间-万物"的变化规律记录下来开始，人类对宇宙与生命关系的认识也就发生了根本性变化，逐渐积累下来成为知识体系。

彝族文明源于早熟但发育完善的天文历法体系，天文历法是其他优秀文化特别是彝族医药产生的源头活水。彝族先贤将生命与宇宙关系的认识论基础概括为"人体同天体"，并运用精气易哲学阐释人体生命与疾病的变化规律，而这些认识在当前流传的各种版本的彝文典籍中均有详细的记载，被众多彝医和毕摩广泛运用于临床实践。可见，要想弄懂彝族传统医药源于何处、讲了什么、有何价值等关键问题，就必须明确彝族古代天文学、历法学、气象学等相关科学原理对彝族传统医药理论的借鉴和启示作用。②

一、严密的观测系统

彝族先贤历来重视对日、月、星运转规律的观测，总结出了"天地日月星辰系统"认识论。③天文指的是日月星辰等天体在宇宙间的分布、运行等现象；天文学是研究天体、宇宙的结构和发展的科学，包括天体的构造、性质和运行的规律等。④ 据《彝族天文学史》研究证实，中国上古时期著名的天文学家苌弘、鹖冠子、落下闳等就是彝族先民。⑤ 彝族先贤是如何观测日月星的？观测的对象是什么？观测方法是什么？我们非常有必要回顾一下彝族的历史，看看智慧的彝族先贤是怎么完成这一艰巨工作的。

天地形成之初，虽然有日月星云，各种生命体有了生存的必备条件，人类过着狩猎耕种的生活，但都属于无序状态。太阳在地平线的什么方位出没？鸟兽鱼虫什么时候开始出现，什么时候开始繁衍？哪里有水源？果树什么时候开花，什么时候结果？诸多生存问题一一涌现。无序状态无法保证日常生活补给之必需，《哎哺啥呃》将这种状况称之为"会动不会吃""有命不喝水"。对没有掌握天文历法知识以前的社会状态，彝族先民在《哎哺啥呃》中是这样形容的⑥：

$$miʃ˧ot˧diel˧mal˧ti˩ꞏ$$

天　没　有　定　界

---

① 中国彝族通史编委会编，陇贤君执笔：《中国彝族通史纲要》，昆明：云南民族出版社，1993 年版，第 15 页。

② 罗艳秋：《基于彝文典籍的彝族传统医药理论形成基础及学术内涵研究》，北京中医药大学博士研究生学位论文，2015 年，第 52 页。

③ 罗艳秋：《基于彝文典籍的彝族传统医药理论形成基础及学术内涵研究》，北京中医药大学博士研究生学位论文，2015 年，第 54 页。

④ 中国社会科学院语言研究所词典编辑室编：《现代汉语词典》，北京：商务印书馆，1979 年版，第 1124 页。

⑤ 徐士奎、罗艳秋：《秉承中华上古医药理论的彝族传统医药》，载《云南中医中药杂志》，2015 年，第 3 期，第 69 页。

⑥ 毕节地区彝文翻译组译：《西南彝志》（三、四卷），贵阳：贵州民族出版社，1991 年版，第 249-251 页，260-261 页。

ꁈꑸꆇꆈꆅꑗ
miꝶ ꆏꑸ꜕ꁈ꜕ꆅꑗ

天　没　有　边　际

ꆅꆉꆂꑕꁈꆇ
tíꝶꝡꜗ ꏢ꜕ꝶ꜕ꆅꆇꝶꟙ

地　没　有　记　号

ꆅꆉꑷꁈꆇ
ꝶ꜕ꆇꝶꟙꁈꝶꝶꟙ

地　没　有　边　际

ꁈꆅꆂꑗꄜ
miꏂꜗꝶꟙꑗꏂꝶꟙꝶꄜ꜕

天　时　地　刻　错

ꑬꁳꑴꆈꑵ
ꄟꝶꄟ꜕ꑴ꜕ꄜ꜕ꆅꑗꝶꑵ꜕

日　行　月　过　乱

ꁈꑸꆇꆅꑗ
miꝶꑸꜗ꜕ꑕꆅꝶꟙꑗ꜕ꆇꝶꑗ

天　不　定　边　际

ꊈꑷꂎꆇꊈ
ꁸ꜕ꄜꝶꑷꑴ꜕ꑸꝶꁸ꜕

天　威　势　不　高

ꆅꆉꆂꑕꁈꆇ
tíꝶꝡꜗ ꏢ꜕ꝶ꜕ꆅꆇꝶꟙ

地　没　有　记　号

ꐥꀋꑵꆈꑸꈌ
tsʼuꝶꑸꄜꝶꑴ꜕ꆅꑗꝶꇁꟙ

地　威　荣　不　大

ꇖꀜꀘꆅꑌ
lu꜕ꄜꝶkuꝶꄜzu꜕ꆅꑗꝶꄜꝶ

会　动　不　会　吃

ꈁꆅꀜꄘꈁ
koꝶꄜꑴꝶꄜʼi꜕ꆅꑗꝶꆅꄘꝶ

有　命　不　喝　水

ꊈꑸꆂꆅꑈ
tsʼoꜗꝶꑸꆇ꜕ꑕꜗꆅꑗꝶꄜꑈ꜕

人　的　知　识　不　足

毗毌罖田卫

dut̠ dut̠ kʼut̠ mat̠ ŋt̠

人 的 威 信 不 高

出于生存与生活的需要，彝族先贤开始将日月星的运动变化与万物的"生长化收藏"联系起来，认识太阳运行的周期，认识月亮运行的周期，认识北斗星运行的周期，认识金、木、水、火、土等五星运行的周期，由此形成对方位的认识，对年、月、日等周期的纪理，气浊、哎哺、阴阳、五行等核心概念也随之出现，医药学知识也逐步自成体系。

（一）日月运行、一白一黑

彝族认为天地是万物的父母，"天地主宰一切"。彝文典籍有"天白地黑间，倾斜的在着，天地头尾转，日月云星从，天地权掌同"之论述。天地间日月运行产生气浊运动变化，从而形成气风、淫雨、雾霭、雪霜等自然现象，造就了万物的"生长化收藏"和"生长壮老已"两套生命体系。对日月运行所产生的各种变化规律，彝族先民概括为"哎哺"，意为影形。"日月运行、一寒一暑"的天体运动及其产生的气候变化规律对人与万物产生极大的影响，它们之间存在着共通的规律。[1]《哎哺啥呃·论日月出没》曰[2]：

罖米田米罖

Haɖpʰat̠ ol̠ lut̠ hmt̠ lo hnaɖoH

日 与 月 相 配

又里罗兀

mit̠ tɕʼut̠ lit̠ lut̠ hlut̠

万 类 种 种

佐罟乖工歌

dʑit̠ lut̠ nzt̠ kut̠ zut̠ mt̠ lit̠ɓ

都 产 生 了

所谓的"阴阳之义象日月"，就是强调天地间的各种阴阳变化均是日月运行造成的。日月运行，产生一寒一暑的周期性规律，所以天道为万化之源，故曰"立天之道，曰阴与阳"。观察太阳与月亮运行规律，彝族先民产生了对白天与黑夜之认识，确立了阴阳等概念，认为天哎、男为阳，而地哺、女为阴（见图 8-2：哎哺图）。最初这些规律是用刻画符号记录，最终归纳总结出图影的形式予以表达。彝文典籍所说的"云星日月生，人类图影萌"就是彝族对天象变化及其对万物影响规律的高度概括，并用"五生十成""十生五成"等符号图影予以表达。[3]

---

① 罗艳秋：《基于彝文典籍的彝族传统医药理论形成基础及学术内涵研究》，北京中医药大学博士研究生学位论文，2015 年，第 54 页。

② 毕节地区彝文翻译组译：《西南彝志》（三、四卷），贵阳：贵州民族出版社，1991 年版，第 361 页。

③ 罗艳秋：《基于彝文典籍的彝族传统医药理论形成基础及学术内涵研究》，北京中医药大学博士研究生学位论文，2015 年，第 54 页。

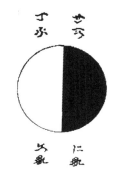

	天哎（乾）
	是阳（阳）
	地哺（坤）
	是阴（阴）

图 8-2 哎哺图

（采自罗国义、陈英翻译；马学良审订：《宇宙人文论》，北京：民族出版社，1984 年版，第 83 页。）

彝族以太阳的出没和太阳光的向背作为时空识别对象。卢央等论述日月运行与方位观念时说：

"随着人们生产的扩展，交流的日益增加，往往要走很远的地方，于是就要找到在广大的范围内群众公认的方位标志，这样就采用太阳升起和下落的方位来作基本方位标志。"①

日运动皆东升西落，故以日出为东为阳，以日落为西为阴，以左为东，以右为西；以"影子之头"为北，以"影子之尾"为南；以天为阳，为父，以地为阴，为母；南为天方，北为地方，以此确立了"上南下北、左东右西"的观察坐标。彝族先贤以此坐标来"昼参日影""夜考极星"，通过辨星纪、正日影、定节气的方法，发现了宇宙运转规律、生物盛衰规律，并以各种图影、符号来表示所产生的各种天象、地象与物象。《哎哺啥呃》里说：

ɬoʂtʂúɬtʂútʂútɬɯʃkʰɛb

日 之 一 周 转

huʃɟɯɬtʂʰátɬvɛiɬtʰɯʃɟɣ

月 也 一 运 归

ɳiɬtʂuɬtpɯʂɬiɬtmuɬtɕu

二 十 四 节 间

tʰáʃhuʃtʰáʃmuɬtɕʂʔ

一 月 一 节 移

tʰáʃsuɬtʰáʃndɛiɬdɯɬ

一 道 一 径 路

ɬiɬvɯʃtɕɑʂjəɬvuʃɣ

有 的 还 是 呢

---

① 卢央著：《彝族星占学》，昆明：云南人民出版社，1989 年版，第 53 页。

ɯ ɕ ʨ ɿ ɿ
t'aⁿ k'o̱ ʧsᵚɯlɪɯ lⁿhuⁿ

一　年　十　二　月

ɕ ɯ ʐ ɯ ɿ
ʦ'uⁿʣᵚnⁿɪ kᵚɯ dᵚⁿ iɑⁿʐⁿ

此　太　阳　之　者

ɯ ɕ ɕ ɯ ɿ
nᵈᵚⁿliᵚⁿ lᵚᵚⁿʣᵚⁿ ɕi lᵚᵚ̱

经　过　道　七　条

ʐ ɯ ɕ ɿ
Hiⁿhᵚⁿlᵚⁿtᵚⁿɲᵚⁿlᵚⁿviⁿ

要　的　就　是　呢

ɕ ɯ ɿ ɯ
t'iⁿliⁿlᵚⁿ kᵚⁿttᵚ́ɣⁿlhuⁿ

一　虎　九　狗　月

ɯ ɕ ɯ ɿ
dᵚⁿpⁿⁿlⁿɣⁿti'ᵚⁿtⁿfⁿlᵚⁿkᵚⁿp

日　从　辞　地　出

ɕ ɯ ɯ ɿ
lɑⁿʣⁿⁿlᵚⁿbⁿmⁿti mⁿlⁿzᵚⁿp

飞　往　昌　地　降

ɯ ɕ ɯ ɿ
huⁿlᵚⁿʣⁿⁿlⁿdʣᵚⁿlmⁿi tⁿdᵚⁿ

月　从　遮　地　经

ɕ ɯ ɯ ɿ
lɑⁿʣⁿⁿlᵚⁿxeiⁿmᵚⁿlⁿzᵚⁿt

驰　往　惠　地　降

ʐ ɯ ɕ ɿ
Hiⁿhᵚⁿlᵚⁿtᵚⁿɲᵚⁿlᵚⁿviⁿh

要　的　就　是　呢

ɯ ɕ ɯ ɿ
ɲⁿiⁿlᵚⁿɯⁿthi lhuⁿɲoⁿt

二　与　八　月　呢

ɕ ɯ ɯ ɿ
dᵚⁿpⁿⁿlⁿɣⁿthⁿⁿlⁿⁿɣⁿⁿmⁿi thⁿⁿkᵚⁿp

日　从　兔　地　出

ꍔꂷꀿꅝꑥ
tʂɿ ʐɯ ɣa mi tsa
飞 往 鸡 地 降

ꉬꂷꏂꑽꒉ
hu ʐɯ pʰu mi bu
月 从 兔 地 出

ꊂꂷꀿꅝꏂ
tʂɿ ʐɯ ɣa mi li
下 往 鸡 地 降

ꐯꂷꏂꉘꄷ
tʂa ʐɯ hu mi kʰa
日 与 月 相 配

ꐯꀸꉘꀸꈜ
tʂa dɯ hu dɯ kʰu
日 道 月 道 口

ꄷꉘꐯꂷꑟ
tʂɿ ni tʂa hu la ʂɿ
此 乃 日 月 随

ꆀꉘꂷꌦꑬ
ni hu mi sa tʂɿ
二 月 天 气 更

ꉘꀕꑌꑭ
hi hu tʰa da tie
八 月 内 上 满

ꄀꌘꐯꑊꏂ
di su tʂa ʐɯ li
说 的 这 是 呢

ꌳꉘꑴꉘꉻ
su hu li hu no
三 月 七 月 呢

ꐯꂷꏂꉘꄷ
tʂa ʐɯ pʰu mi kʰa
日 从 遮 地 出

ꍔꂷꑭꅝꑥ
tsa ʐɯ xi mi tsa
降 往 惠 地 下

ꅬꑩꊪꆈꃀꉆ
hu˩ʑu˩tɕi˩tʰu˩mi˩do˩

月　从　辞　地　出

ꋪꑩꋑꆈꁂ
za˩ʑu˩tɕu˩mi˩za˩

降　往　吕　地　下

ꄏꅬꅍꅬꄡ
di˩hu˩do˩hu˩tʰu˩ip

四　月　六　月　呢

ꄮꑩꆹꃀꈌ
dɯ˩ʑu˩lu˩mi˩kʰɯ˩p

日　从　虎　地　出

ꋪꑩꄿꆈꁂ
za˩ʑu˩tʰu˩mi˩za˩

降　往　狗　地　下

ꅬꑩꇐꆈꉆ
hu˩ʑu˩lu˩mi˩do˩

月　从　龙　地　出

ꋪꑩꊰꆈꁂ
za˩ʑu˩ou˩mi˩za˩

降　往　猴　地　下

ꃀꄮꅬꈬꄮ
m̩˩tʰɑ˩ʑu˩ko˩tou˩

马　一　月　里　呢

ꄮꑩꊪꃀꈌ
dɯ˩ʑu˩ʑu˩mi˩do˩

日　从　鲁　地　出

ꁂꑩꄿꆈꁂ
za˩ʑu˩mi˩tmi˩za˩

飞　往　乾　地　降

ꅬꑩꑝꆈꉆ
hu˩ʑu˩hi˩mi˩do˩

月　从　亨　地　出

ꁂꑩꄿꆈꁂ
za˩ʑu˩mi˩tmi˩za˩

飞　往　坤　地　降

ꇗꑴꄔꆆꃅ
hax t'a ʃhu ʃko ꪪnoꪪ

鼠　这　月　里　呢

ꄸꐚꈨꇂꃅ
dʑa ʃu hi ꪪmiꪪ doꪪ

日　从　亨　地　出

ꀋꐚꄆꇂꀋ
ꪪza ʃu t'ɯ ꪪmi ꪪza

降　往　坤　地　下

ꄔꐚꎷꇂꃅ
hu ʃu ꪪ du ꪪmi ꪪdo

月　从　鲁　地　出

ꀋꐚꄓꉜꀋ
ꪪza ʃu mi ꪪ ɳgu ꪪza

降　往　乾　门　下

ꊪꄔꐚꇤꆈ
ʦɯ hu ʃu ꪪ ꪪ siɯ ꪪɳaꪪ

十　月　与　十　二

ꄔꇤꆆꃅ
t'i ꪪɳa ʃhu ʃko ꪪnoꪪ

此　两　月　间　呢

ꄸꐚꄆꇂꃅ
dʑa ʃu ꪪ ꪪlu ꪪmi ꪪdo

日　从　龙　地　出

ꀋꐚꄕꆆꀋ
ꪪza ʃu ꪪnoꪪ mi ꪪza

降　往　猴　地　下

ꄔꐚꇥꇂꃅ
hu ʃu ꪪ ꪪlu ꪪmi ꪪdo

月　从　虎　地　出

ꀋꐚꄘꇂꀋ
ꪪza ʃu t'ɤꪪ mi ꪪza

降　往　狗　地　下

这段古彝文如果用现代汉语意译就是：

"太阳转一周，月轮回一次。二十四节气，逐月推移，逐道运行。此外还有，一年十二月，太阳的运行，经七条轨道，这是必然的。正九两月，日出于乙，而入于庚，月出于甲①，而入于辛，这是必然的。二八两月，日出于卯，而入于酉，月出于卯，而入于酉。日月相随，日月同轨，日月运行。二月后变热，八月后变寒，是这样说的。三七两月，日出于甲，而入于辛，月出于乙，而入于庚。四六两月，日出于庚，而入于戌，月出于辰，而入于申。唯有五月，日出于震，而入于乾，月出于艮，而入于坤。唯有子月，日出于艮，而入于坤，月出于震，而入于乾。十月十二月，这两个月，日出于辰，而入于申，月出于寅，而入于戌。"②

这段文字需要我们对彝族的二十四方位有深入地了解方能识读。彝族通过观测，产生了方位概念。首先是确立四方四隅，产生八方位的概念，东方叫"且"，南方叫"哎"，西方叫"舍"，北方叫"哺"，东南方叫"哼"，西南方叫"朵"，西北方叫"哈"，东北方叫"鲁"，这是彝族八卦最早对方位的表示〔参见图8-3（a）彝族八方图〕。③后来由于生产的发展，仅仅用八个方位显然是不够的，在四正四隅基础上，彝族先贤将八方扩展成十二方，用十二种属相动物各主一方，分别代表由子到亥的12个方位〔参见图8-3（b）十二方位图〕。但后来十二方位也不敷应用，就扩展到了二十四方位，即在十二方位基础上，将十天干中的甲、乙、丙、丁、庚、辛、壬、癸（戊己不用）加入，再加入四隅方位的巽、坤、乾、艮四卦，构成了二十四方位〔参见图8-3（c）二十四方位图〕。④此图可以概括成四个大方位，东面五个方位为寅、甲、卯、乙、辰，南面五个方位是巳、丙、午、丁、未，西面五个方位是申、庚、酉、辛、戌，北方五个方位则是亥、壬、子、癸、丑，而乾、坤、艮、巽四卦则分占西北、西南、东北、东南的四角方位。从八方位、十二方位图、二十四方位图等三个方位图，我们就可以理解《哎哺啥呃》所讲的月亮出入方位的真正内涵了。当然讲的是月圆时的出没方位，而不是每天出没的方位。

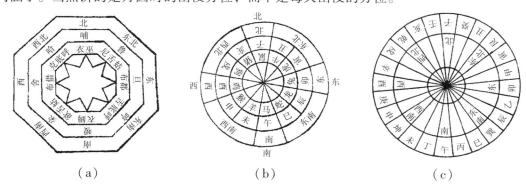

（a）　　　　　　　　（b）　　　　　　　　（c）

图8-3　彝族方位图

〔（a）彝族八方图：采自卢央：《彝族星占学》，昆明：云南人民出版社，1989年版，第54页；（b）彝族十二方位图：采自卢央：《彝族星占学》，昆明：云南人民出版社，1989年版，第55页；（c）彝族二十四方位图：采自卢央：《彝族星占学》，昆明：云南人民出版社，1989年版，第55页〕

彝族先贤通过日月运行认识时空规律。结合《哎哺啥呃》文字所述和3个方位图，不仅可以说明太阳的运行规律，还可以明确地表达月亮运行规律。我们可以知道太阳的运行规律：以冬至

---

① 对照《宇宙人文论》，此处疑为笔误，应为"申"。

② 毕节地区彝文翻译组译，毕节地区民族事务委员会编：《西南彝志》（三、四卷），贵阳：贵州民族出版社，1991年，第363-368页。

③ 卢央著：《彝族星占学》，昆明：云南人民出版社，1989年版，第54页。

④ 卢央著：《彝族星占学》，昆明：云南人民出版社，1989年版，第55页。

为始点，太阳出辰入申；以春秋分为始点，太阳出卯入酉；以夏至为始点，太阳出寅入戌。① 据彝文典籍记载，太阳（包括月亮）出没的方位，因时间不同而不同，正月与九月，二月与八月，三月与七月，四月与六月，五月与十一月，十月与十二月，有七种不同的运行线路。古人根据观察经验，分析归纳出日月出没的七条不同线路，② 反映了日月出没地平的规律，见日月出没图（见图8-4 日月出没图）。③

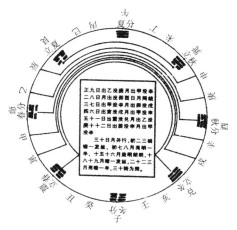

图 8-4 日月出没图

（引自楚雄彝族自治州人民政府编：《彝族毕摩经典译注第六十六卷八卦天文历算（一）》，昆明：云南民族出版社，2010 年版，第 122 页）

总体规律为：十月、十一月、十二月、一月、二月、三月这半年中，太阳正在赤道以南的黄道上运行，因此都是偏南升出地平，也偏南没入地平；而四月、五月、六月、七月、八月、九月这六个月，太阳于赤道之北的黄道上运动，因此在偏北出没地平。④ 彝族先贤通过对太阳运行规律的观测，创制了先天八卦太阳周天历法。先天八卦太阳周天历法中，每一卦位各代表太阳在不同时期的运动活动状态，其过程是用八个卦象表示的，表达的是月亮反射太阳光线所产生的八种状态，不仅表示空间，还可表示时间。对于日月运行，彝族学者龙正清在《精气易发微——彝文献精气易八卦历法数理研究》中指出：

"代表青气之精的太阳运动谓之乾男，取月明日数计量。代表赤气精的月亮运动谓之坤女，以晦明象作计量。月明运率与晦明运率各十五日。日升月往，轮回无几。青赤精气所照清新，所至降福禄，理论就这样。"⑤

通过对日升月往规律的观察，古人发现晦明规律，在彝文典籍有详细的记载：

坤地按月运。初二初三间，日月并行，相错不过一发丝。初七到初八，转角度，月也照半边，半明半暗。十五十六间（子时），日照乾天，月明坤地，形象明显。乾阳坤阴气结合，坤阴气上涨，银月明朗朗，清浊气分明，阴阳气运生出万物。十八到十九，日又转角度，月也转角度。二十二与二十三时，日转角度，月之有象，精气的结合，月亮明一半，半阴半阳。月运接交在三十，日月相并行，日运青气，月动赤气，以月率观象。坤运局的中央，代表青赤气的星辰上亿数。会

① 罗艳秋：《基于彝文典籍的彝族传统医药理论形成基础及学术内涵研究》，北京中医药大学博士研究生学位论文，2015 年，第 92 页。
② 罗国义、陈英翻译，马学良审订：《宇宙人文论》，北京：民族出版社，1984 年版，第 116 页。
③ 龙正清著：《精气易发微——彝文献精气易八卦历法数理研究》，成都：巴蜀书社，2011 年版，第 123 页。
④ 卢央：《彝族星占学》，昆明：云南人民出版社，1989 年版，第 84 页。
⑤ 龙正清著：《精气易发微——彝文献精气易八卦历法数理研究》，成都：巴蜀书社，2011 年版，第 121 页。

动有生命，福禄显光辉，是精气的结合。写其原理留后世，造就后世人的精明。①

可见，彝族先贤通过长期对日月运行的观测，认识到了白昼与黑夜变化的时空规律，月帝晦明望三魂图与日月五行图就是古人描绘昼夜规律的具体图形（见图8-5　月帝晦明望三魂图，及图8-6日月五行图）。故而可以说先天八卦可表示晦、朔、弦、望的月周期运动，表示春夏秋冬的年周期变化，整个图象是古天文家用于记录年、月、日、时周期的符号。

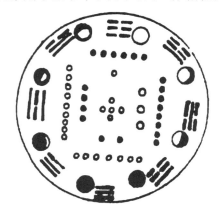

图8-5　月帝晦明望三魂图

（引自龙正清：《彝族先天易学》，北京：民族出版社，2015年版，第27页。）

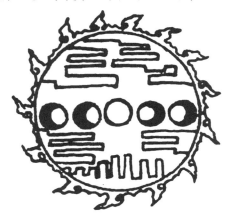

图8-6　日月五行图

（引自龙正清：《彝族先天易学》，北京：民族出版社，2015年版，第27页。）

如"月帝晦明望三魂图"中以"☷"表示冬至，以"☰"表示夏至，以"☲"表示春分，以"☵"表示秋分，以"五生十成"表达"中极"。彝族先贤通过严密的观测系统实现了对日与月的观测，认识到了白天与黑夜、寒与暑之间交替变化的规律，建立起了阴阳对待与流行的二元认识论，成为了彝医学理论体系得以构建的重要思维方式。

古人通过观测日月运行发现了五运规律并运用指导临床诊疗活动。《黄帝内经素问·五运行大论》篇中对五运所主给予详细解释：

黄帝坐明堂，始正天纲，临观八极，考建五常，请天师而问之曰：《论》言天地之动静，神明为之纪，阴阳之升降，寒暑彰其兆。余闻五运之数于夫子，夫子之所言，正五气之各主岁耳，首甲定运，余因论之。鬼臾区曰：土主甲己，金主乙庚，水主丙辛，木主丁壬，火主戊癸。

---

① 龙正清著：《精气易发微——彝文献精气易八卦历法数理研究》，成都：巴蜀书社，2011年版，第121～122页。

古人观察太阳与月亮运转，产生了对阴阳的认识并意识到通过寒暑的形式表现出来。古人观察太阳的运转规律，阐明了丹、黅、玄、苍、素等"五天之气"色象，目的就是将气的运动划分为五个阶段，以把握太阳对地面之生长化收藏的影响。《黄帝内经素问·五运行大论》篇中记载如下：

帝曰：愿闻其所始也。岐伯曰：昭乎哉问也！臣览《太始天元册》文，丹天之气，经于牛女戊分；黅天之气，经于心尾已分；苍天之气，经于危室柳鬼；素天之气，经于亢氐昴毕；玄天之气，经于张翼娄胃。所谓戊已分者，奎壁角轸，则天地之门户也。夫候之所始，道之所生，不可不通也。①

《素问·五运行大论》所载的《太始天元册》内容，乃三代②时的天文遗产，这是医易学的重要天文依据，不可等闲视之，医家多不知此段文的来历，其解有如痴人说梦。③ 这是邹学熹先生结合家传和老师蔡福裔先生所传之学，系统考证《太始天元册》所得出的结论，认为《太始天元册》确属古代专论天文、气象的书，属盖天派的天文观点，采用的是仰观俯察法，但可惜的是该书已亡佚。据《太始天元册》记载，一岁之中的二分、二至与中极是"五天之气"的五个始点，须从列宿测定。邹学熹先生对"五天之气"作出了详细解释，认为"五天之气"皆与太阳有关，丹、黅、玄、苍、素代表了各时令昏旦二时的天之色象，与彝族先贤"六色运变理论"不谋而合。丹天、黅天、玄天是从日体相对地平面的上、中、下之位观察所见，而苍天、素天则是从日运的升降来观察。对"五天之气"，邹学熹这样说：

（1）丹天，在地平之上的北极天顶，恰当冬至，日运由此渐向北，一阳初生，日体本色显著，故名丹天。

（2）黅天，在地平所见之天，地平有土之黄色，日体在中，故名黅天（黔当为黅之误，黅音令，为土色）。

（3）玄天，指地平之下，幽深黯黑，日体在此，故名玄天。

以上的丹天、黅天、玄天等三天之气表示的是日体相对于地平面而表现出上中下三个不同位置色象。

（4）苍天，从冬至到春分，属春气用事，东方色苍，故名苍天。

（5）素天，从秋分至冬至，属秋气用事，为晴空色相，故名素天。④

以上苍天、素天等两天之气表示日体左右之运。邹学熹先生精辟论述了"五天之气"的特点及其形成，是符合古人观测法的。古人采用盖天派观测，用天空的二十八星宿作为观测定点坐标，以乾、坤、艮、巽等四卦为基点，将二十八宿等28个坐标分为四组，分布在二十四方位图中，通过这种办法，古人将地面之方位与天空之星座对应起来（参见图8-7：五天五运图），二十八宿等天之宿列自然也就成为了观察五天之气的天体坐标。对"五天之气"与双重列宿的对应问题，现句释如下：⑤

"苍天之气，经于危室柳鬼"，冬至日出辰入申，计五个时辰，以此计算昏旦相距时间，则危室二星在亥宫，为昏中点，由亥宫推至未宫，为旦中点，也距五个时辰。苍天之气正当此令，合昏旦四宿而言，故曰"经于危室柳鬼"。

"素天之气，经于亢氐昴毕"，言春秋分日出卯入酉，计七个时辰，以此计算昏旦相距时间，

① ［唐］王冰撰：《黄帝内经素问》，北京：人民卫生出版社，1963年版（2003年重印），第369-371页。
② 三代指夏、商、周。
③ 邹学熹编著：《中国医易学》，成都：四川科学技术出版社，1989年版，第222-223页。
④ 邹学熹编著：《中国医易学》，成都：四川科学技术出版社，1989年版，第223-224页。
⑤ 三代指夏、商、周。邹学熹编著：《中国医易学》，成都：四川科学技术出版社，1989年版，第223页。

则昴毕二星在酉宫，为昏中点，由酉宫推至卯宫，为旦中点，相距七个时辰。素天之气正当此令，合昏旦四宿而言，故曰"经于亢氐昴毕"。

"玄天之气，经于张翼娄胃"，言夏至日出寅入戌，计九个时辰，以此计算昏旦相距时间，则张翼二星在午宫，为昏中点，由午宫推至戌宫，为旦中点，相距九个时辰。玄天之气正当此令，合昏旦四宿而言，故曰"经于张翼娄胃"。

"丹天之气，经于牛女戊分；黔天之气，经于心尾巳分。"丹天、黔天各二宿，加一戊分、巳分何意呢？因周天28宿，其余8宿为艮河系所遮，所以丹天、黔天的又一重列宿，则以戊分、巳分代之。夏至太阳出寅入戌，丹天当夏至点，夏至为日入之终点，戌时又为终点之终点，戌宫有奎壁二宿隐没不可见。冬至太阳出辰入申，黔天当冬至点，冬至为日出之始点，辰时又为始点之始点，辰宫有角轸二星。牛女为昏中点，则戊为旦中点，巳为昏中点，则心尾为旦中点。奎壁角轸在戊巳分，戊巳分当天门、地户之处，故曰"奎壁角轸，则天地之门户也"。①

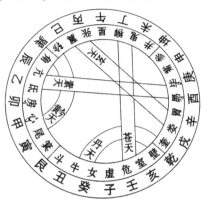

图 8-7　五天五运图

(引自孙国中，方向红点校，张介宾著：《类经》北京：学苑出版社，2005年版，第1627页。)

《西南彝志·金锁管天象》中记载：

上古天未产，哎哺未生时，气浊先产生。气产青幽幽，浊产红形形。青变黑漆漆，赤变晴朗朗。哎呈银晃晃，哺现金灿灿。它俩又结合，产生十五色。在苍天上面，努娄哲来抚，天空形成了。②

哎哺代表物质的影形，是由气浊（清浊二气）变化交合后形成的物质元素。③上述文字反映了万物从气变阶段到色变阶段的变化过程，这亦是物质的生成过程。气升浊降因速度、节律的不同，所形成的物质元素的"气色"也不同。整个宇宙通过气色的运转渐变而创造出万事万物。对这种渐变阶段，古籍记载如下：

一是仙气哎，二是蝌蚪哺，三是暖和风，四是团团雾，五是高空虹，六是大地电，七是密集星，八是晶莹日，九是长天河，十是宽银河。④

整个宇宙的"气色"反映了物质的"气性"。"气性""属性"是两个完全不同的概念。"属性"指的是事物所具有的性质、特点；"气性"主要强调万物随不同的时间和空间的变化而变化所产生的特性，这种特性富含五运之五色，即"黑、白、红、绿、黄"。五色与五位密切相关。

彝族的方位概念与色变哲学紧密相关。彝族四方五位为东绿、南红、西白、北黑、中黄。基

① 邹学熹编著：《中国医易学》，成都：四川科学技术出版社，1989年版，第224页。
② 师有福：《红河彝学二十年》，昆明：云南民族出版社，2012年，第173页。
③ 师有福：《彝族文化论》，昆明：云南民族出版社，2000年，第51页。
④ 师有福：《红河彝学二十年》，昆明：云南民族出版社，2012年，第174页。

于此而产生的六气则是清、浊、阴、阳、红、绿。卦名与卦义合一的彝族八卦为红（西）、雷（东北）、河（西南）、清（北）、浊（南）、旱（西北）、湿（东南）、绿（东）。在四方里，绿色为东，与八卦卦位相同。彝族八卦把整个宇宙一分为二时，是以卯酉线为基准，其北半为绿，为阳极；其南半为红，为阴极。以子午线为准，则东半为绿，为阳极；西半为红，为阴极。[①]

彝族色变哲学创造了具有"上观天时，下察地利，中定人事"功能的八卦。汉族后天八卦（又称文王八卦）与洛书图式中，洛书用各种色代表方位：东碧三（震）、东南绿四（巽）、南紫九（离）、西南黑二（坤）、西赤七（兑）、西北白六（乾）、北白一（坎）、东北白八（艮）。后来四方发展成东青龙、南朱雀、西白虎、北玄武来代替。五色、五行和天干相配，则衍生出：东方甲乙木，为青帝；南方丙丁火，为赤帝；西方庚辛金，为白帝；北方壬癸水，为黑帝；中央戊己土，为黄帝。金木水火土等五元素是根据植物颜色和其实用特征来取用的。五行与五位相联，都是阴阳的另一种表示法。根据彝族阴阳学，金水为阴，火土为阳性，木属中性。青黑白为阳性，赤黄红为阴性。[②]

（二）四分四立，六气循环

彝族先贤通过观测日月运行规律，发现了四时八节、二十四气等年节规律。气与浊是宇宙天地间存在的两类属性相反物质，气与浊同时具有对待与流行两种关系，哎哺、形影、阴阳等均是气浊流行规律的具体体现。气浊流行规律对万物产生了重要影响，气浊流行所产生的"哎种种，哺门门"之变化，是物质形成的。[③] 这种变化是有规律可循的。彝族先民用四条青线、四条赤线和一条虚线（为青红二线交轨之处）共九条线描绘出日月运行轨道，根据日月在二十四方位出入运行的规律将一年十二月分为四时八节[④]。在这"九线八点"基础上准确地定出了二十四节气[⑤]。对此，《哎哺啥呃》里这样说[⑥]：

青线赤线交

青线是四条

赤线是四条

① 师有福：《彝族文化论》，昆明：云南民族出版社，2000年，第55页。
② 师有福：《彝族文化论》，昆明：云南民族出版社，2000年，第55页。
③ 罗艳秋：《基于彝文典籍的彝族传统医药理论形成基础及学术内涵研究》，北京中医药大学博士研究生学位论文，2015年，第54页。
④ 八节即四分四立：立春、春分、立夏、夏至、立秋、秋分、立冬、冬分。
⑤ 罗艳秋：《基于彝文典籍的彝族传统医药理论形成基础及学术内涵研究》，北京中医药大学博士研究生学位论文，2015年，第55页。
⑥ 毕节地区彝文翻译组译编：《西南彝志》（三、四卷），贵阳：贵州民族出版社，1991年版，第363—364页。

　　ꇤꄎ　ꇠꄎ　ꌤ　ꈈ
　　gu⁴li³tsa⁴lŋe⁴tau¹
　　中　　是　　气　　浊　　道

　　ꈎꁧ　ꇬ　ꇬꈎ
　　kɯ⁴t ɕʰe³t su⁴t au⁴tuɯ⁴m³
　　九　　线　　并　　行　　的

　　ꇠꄎꇡꄎ　ꇤꄎꇠꄎ
　　lŋat li⁴θ⁴ŋ⁴ɯ⁴m⁴lɯ⁴ŋ⁴li³
　　东　　西　　两　　天　　间

　　ꇤꄎꇠꄎꇡꄎ
　　loθt ŋuɯ⁴tʰ⁴t⁴a⁴t ɕʰu⁴ŋ⁴kʰo³
　　日　　之　　一　　周　　转

　　ꈎꄎꇡꄎꈎ
　　hu⁴mɯt⁴i⁴tʰ⁴⁴a⁴t⁴iŋt⁴tuu⁴
　　月　　也　　一　　运　　归

　　ꇠꄎꌤꄎꇬ
　　ŋ⁴i⁴tsuɯt⁴li³bʰmɯt⁴sʐ⁴li⁴
　　二　　十　　四　　节　　间

　　ꄎꈎꄎꌤ
　　tʰ⁴a⁴t hu⁴tʰ⁴a⁴m⁴uɯt ts⁴ⁿ⁴
　　一　　月　　一　　节　　移

　　ꄎꌤꄎꈎꇤ
　　tʰ⁴a⁴t su⁴tʰ⁴a⁴t ⁴uɯ⁴bʰmɯt⁴t⁴a⁴
　　一　　道　　一　　径　　路

　　本段古彝文如果用现代汉语阐释，则表达如下意思：

　　"天地线交织，天线有四条，地线有四条，中为气浊轨道，九条线平行。在东西之间，太阳转一周，月轮回一次。二十四节气，逐月推移，逐道运行。"

　　在十二月基础上定出八节。《哎哺啥呃》里说①：

　　ꄎꇬ十ꌤꇠ
　　tʰ⁴a⁴t kʰo⁴ts⁴u⁴li⁴ŋ⁴i⁴lɯu⁴
　　一　　年　　十　　二　　月

　　ꇬꈎꌤꇡ
　　hi⁴ lmɯt⁴ tɕʰi⁴m⁴ tʰ⁴u⁴
　　八　　节　　为　　之　　分

　　ꈎꇬꈎꇬ
　　nə⁴fɯu⁴no⁴nə⁴fɯu⁴
　　春　　立　　而　　春　　分

　　① 毕节地区彝文翻译组译：《西南彝志》（三、四卷），贵阳：贵州民族出版社，1991 年版，第 405—406 页。

ꀕ ꌺ ꂷ ꈬ ꇁ
ɕɯˈɬguɯˈɣaˈɬɕɯˈfuɯˈ

夏　立　而　夏　分

ꄮ ꌺ ꂷ ꄮ ꇁ
tʂʰoˈɬguɯˈɣaˈtʂʰoˈfuɯˈ

秋　立　而　秋　分

ꋊ ꌺ ꂷ ꋊ ꇁ
tsʰuˈɬguɯˈɣaˈtsʰuˈfuɯˈ

冬　立　到　冬　至

ꄯ ꇬ ꊨ ꒝ ꅇ
tʰiˈhiˈɬiˈmiˈɲuˈtʂʰoˈtʰ

此　八　节　相　随

ꂷ ꌺ ꂷ ꆹ ꌋ
ʐaˈɬɯˈmiˈtʰiˈɣaˈtʰuɯˈɬaˈ

天　气　与　地　气

ꌋ ꆹ ꍝ ꈔ ꂷ ꇴ
ɬuɯˈɬiˈzdiˈtuɯˈmuˈɲoˈʂ

交　往　着　在　的

　　天上日月云星之变化，产生了冬春夏秋之交替，确立了宙之四季；产生了哎哺且舍之宇之四方，在宇之四方基础上产生了宇八角。在宙之四季基础上产生了四分四立等宙之八节之交替，即冬至、夏至、春分、秋分、立春、立夏、立秋、立冬。气浊升降受"四时八节"控制，进而影响万物的"生长壮老已"与"生长化收藏"，也就是说万物的生存均离不开日月地球所形成的时间与空间之中。如果我们脱离了时间与空间，该怎么生存呢？显然这是不可能的。对"天地日月星辰系统"运转观测所产生的先天精气易八卦天文历法数理体系正是彝族对"气浊流行规律"的高度归纳和总结。

　　日、月、星的运行方位并不是一成不变的，而是存在差异，这种差异决定气浊的流行规律，表现为萌、生、长、沉、收、藏等六气状态。萌、生、长、沉、收、藏六气不仅反映了天气与地气的离合关系及其运动规律，亦反映对气浊在天地宇宙之间流行规律的认识，映射出人体气浊的变化规律[1]，这正是王天玺所概括的"论人体必论宇宙"的真实反映。对天气与地气，彝文古籍《土鲁窦吉》中说[2]：

ꋊ ꍔ ꇢ ꈬ ꄮ ꈌ
nuˈtɕhnˈzhˈ ɣoˈhiˈtʂˈ tsʰuˈ

春　生　与　冬　枯

_____

　　① 罗艳秋：《基于彝文典籍的彝族传统医药理论形成基础及学术内涵研究》，北京中医药大学博士研究生学位论文，2015年，第55页。
　　② 该段译文参见彝文古籍《土鲁窦吉》的"天气地气交"篇。彝族认为天气以气为主，气多浊少，故亦称之为清气；而地气以浊为主，浊多气少，故亦称之为浊气。

ꌺꇖ ꅺꐒ ꌺꀨ ꊂꑌ
这 样 的 现 象

ꉍꌺ ꄲꁨ ꌺꀃꑌ
就 是 天 地 气

ꍈꅮꇬ ꅇꑌꎿ ꉜꐯ
交 合 形 成 的

对于天气与地气交合所产生的气浊运动规律，彝文典籍《土鲁窦吉》中则这样论述①：

ꄻꅺ ꌺꑌꇬ ꇎꑌ
清 浊 气 生 后

ꄲꅊꈀ ꌺꑌ ꀀꃀ
气 生 气 相 盈

ꌺꑌꈁ ꌺꑌ ꀑꁧ
气 生 气 翻 腾

ꌺꑱꈽ ꌺꑌ ꄈꑌ
气 退 气 相 息

ꌺꑌ ꊇꑌ ꅇꑌ
气 生 成 之 后

ꄉꀉꃀ ꄉꂷ ꅐꅪ
各 月 生 主 气

对天气与地气如何化生六气，彝文典籍《土鲁窦吉》中这样论述：

ꌦꀃꑌꈀ ꊬ
子 主 十 一 月

ꉍꌺ ꄿ ꌺ ꑱ
天 生 了 一 气

<hr/>

① 该段译文参见彝文古籍《土鲁窦吉》的"天气地气交"篇。彝族认为气是生命的动力，浊（水）是生命的物质基础，彝医在临床上强调气为用，浊为体，强调气对生命的能动作用，是"体用"关系中"用"的具体应用，故在部分医学典籍中常有"六气"等术语。参见王子国整理翻译：《土鲁窦吉》，贵阳：贵州民族出版社，1998，第143页。

tɛ́ʃɡ̃ʒíʔ tɕíʔ ʒɛ̃ʔ líɡ̃ʔ ʒíʔ
丑 主 十 二 月

hɯʔ saʔ ŋíʔ saʔ ʑíʔ
天 生 了 二 气

líɡ̃ʔ ʒíʔ tɕíʔ ʒíʔ tɕ̃ʃɛʔ líɡ̃ʔ
十 一 和 十 二

tɛʔʃʔ ŋíʔ hɯʔ ʑɛʔ noʔ
这 两 个 月 里

tɕ̃ʃɛʔ saʔ líʔ ʃɛ̃ɡ̃ʔ zɛʔ
首 气 为 主 气

tɛ́ʃɡ̃ʒíʔ ʃɛ̃ɡ̃ʔ hɯʔ líʔ saʔ
寅 主 的 一 月

hɯʔ saʔ sɛ̃ʔ saʔ ʑíʔ
天 生 了 三 气

ŋíʔ hɯʔ ʑɛʔ líʔ sɛ̃ʔ
卯 主 的 二 月

hɯʔ saʔ ʑɛʔ saʔ ʑíʔ
天 生 了 四 气

tɛʔʃʔ ŋíʔ hɯʔ ʑɛʔ noʔ
这 两 个 月 里

ŋíʔ saʔ líʔ ʃɛ̃ɡ̃ʔ zɛʔ
繁 气 为 主 气①

_____

① 繁气也翻译为萌气，形容天气萌发之状。

三 尸 它 卫 克
sɜɿ huɹ ꪁꪁ ꪁꪁ sɛɹ

辰　主　的　三　月

꓿ 矛 五 矛 爪
huɹ saɹ ŋuɹ saɹ ꪗꪁ

天　生　了　五　气

ꪥ 尸 乞 卫 克
ꪗꪁꪁ huɹ ꪁꪁꪁ ꪁꪁ sɛɹ

巳　主　的　四　月

꓿ 矛 元 矛 爪
huɹ saɹ ꪁꪁꪁꪁ saɹ ꪗꪁ

天　生　了　六　气

ꪣ 二 尸 ꓾ 乐
ꪁꪁꪁ ꪗꪁ huɹ ꪗꪁꪁ noꪁ

这　两　个　月　里

ꪣꪣ 矛 卫 乞 ꪁꪁ
ꪗꪁꪁ saɹ ꪁꪁ ꪁꪁꪁ ꪁꪁꪁ

长　气　为　主　气

五 尸 ꓾ 卫 克
ŋuꪁ huꪁ muꪁ ꪁꪁsɛꪁ

午　主　的　五　月

꓿ 矛 ꪁꪁ 矛 ꪣꪣ
ꪁꪁꪁ saꪁ ꪁꪁꪁ saꪁ ꪗꪁꪁ

地　生　了　一　气

元 尸 ꪣꪣ 卫 克
ꪁꪁꪁhuꪁ hoꪁ ꪁꪁ sɛꪁ

未　主　的　六　月

꓿ 矛 二 矛 ꪣꪣ
ꪁꪁꪁ saꪁ ꪁꪁꪁ saꪁ ꪗꪁꪁ

地　生　了　二　气

ꪥ 二 尸 ꓾ 乐
ꪁꪁꪁ ꪗꪁꪁ huꪁ ꪗꪁꪁ noꪁ

这　两　个　月　里

ndзɪ saɪ ʝɪɪ ʂɛɪ zзɪ

端 气 为 主 气①②③

ɢiɪ huɪ nɔɪ ʝɪɪ sɛɪ

申 主 的 七 月

tзɪ saɪ sзɪ saɪ зoɪ

地 生 了 三 气

hɪɪ huɪ ʁɑɪ ʝɪɪ sɛɪ

酉 主 的 八 月

tзɪ saɪ зiɪ saɪ зoɪ

地 生 了 四 气

tʑɪɪ ðiɪ huɪ ʁɑɪ nɔɪ

这 两 个 月 里

ʒgɔɪ saɪ ʝɪɪ tзɪ zзɪ

退 气 为 主 气

tɕзɪ huɪ tзɪ ʝɪɪ sɛɪ

戌 主 的 九 月

tзɪ saɪ ŋuɪ saɪ зoɪ

增 生 了 五 气

tsзɪ huɪ vaɪ ʝɪɪ sɛɪ

亥 主 的 十 月

tзɪ saɪ tɕoɪ saɪ зoɪ

增 生 了 六 气

---

① 端气也翻译为遍气，此时天气已达极点，转换由地气主气。

② 端气也翻译为遍气，此时天气已达极点，转换由地气主气。

③ 息气也翻译为藏气，形容地气收藏于地下之意。参见王子国整理翻译：《土鲁窦吉》，贵阳：贵州民族出版社，1998 年，第 143-146 页。

这 两 个 月 里

息 气 为 主 气①

可见，天六气与地六气间离合关系可用"萌、生、长、沉、收、藏"予以概括（见图8-8：六气运行图）。②

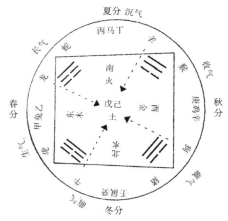

图8-8 六气运行图

（引自楚雄彝族自治州人民政府编：《彝族毕摩经典译注第六十六卷八卦天文历算（一）》，昆明：云南民族出版社，2010年版，第142页）

（三）斗柄旋转，一寒一暑

彝族不仅掌握了太阳运行白道轨迹和月亮运行的黄道轨迹，且有丰富的恒星知识，能运用北斗斗柄指向以星座（主要为二十八宿）来判断季节，定寒暑③。据《地球运行历算》中记载④：

地 球 路 日 历 算

地 球 斜 着 转

---

① 息气也翻译为藏气，形容地气收藏于地下之意。参见王子国整理翻译：《土鲁窦吉》，贵阳：贵州民族出版社，1998年，第143-146页。

② 萌、生、长等三气为三阳气，即少阳、太阳、阳明，此为阳半年；沉、收、藏等三气为三阴气，即少阴、太阴、厥阴，此为阴半年。这种关系实际上是气浊间的离合关系的具体体现，有的彝医称之为阴阳交抱或气浊交抱。

③ 罗艳秋：《基于彝文典籍的彝族传统医药理论形成基础及学术内涵研究》，北京中医药大学博士研究生学位论文，2015年，第54页。

④ 楚雄彝族自治州人民政府编：《彝族毕摩经典译注·第一卷 武定彝族历算书》，昆明：云南民族出版社，2010年版，第108页。

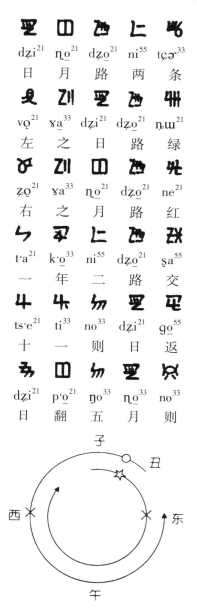

dzi²¹　ŋo̠²¹　dzo̠²¹　ni⁵⁵　tçɚ³³
日　　月　　路　　两　　条

vo̠²¹　ɣa³³　dzi²¹　dzo̠²¹　ŋɯ²¹
左　　之　　日　　路　　绿

zo̠²¹　ɣa³³　ŋo̠²¹　dzo̠²¹　ne²¹
右　　之　　月　　路　　红

t'a²¹　k'o³³　ni⁵⁵　dzo̠²¹　ʂa⁵⁵
一　　年　　二　　路　　交

ts'e²¹　ti³³　no³³　dzi²¹　go⁵⁵
十　　一　　则　　日　　返

dzi²¹　p'o̠²¹　ŋo³³　ŋo̠³³　no³³
日　　翻　　五　　月　　则

图8-9　太阳与北斗的运行

（引自楚雄彝族自治州人民政府编：《彝族毕摩经典译注第一卷　武定彝族历算书》，昆明：云南民族出版社，2010年版，第109页。）

注：文中"一年交二次"一句，说明了太阳与北斗的运行是异向同步的，是错综对称的双螺旋运动。据周士一教授的研究，如图所示：图中○表示太阳，逆时针运行，☆表示北斗，顺时针运行，x表示北斗在子午之东、太阳在子午之西为阳，北斗在子午之西、太阳在子午之东为阴，亦即本节所记载的"道红、道绿"。当太阳在南、北、西方时为春夏，当太阳在南、北、东方时为秋冬。北斗十二辰从子向丑运行，太阳十二次从丑向子运行，整个运动是异向同步、错综对称运动。北斗所指的是阴的方向，太阳所指的是阳的指向，春夏为阳，秋冬为阴。当北斗在子午之东为龙，当北斗在子午之西为虎。在龙虎之间有一个北斗星，龙东虎西。这是远古时代留下来的巨大的天文信息，这就是天象观测最巨大的信号。说明了彝族是一个有高度天文学知识的民族，是一个善于观察宇宙间阴阳两极力量异向同步错综对称的双螺旋运动的民族，彝族十月历看到的是阴阳两极力量在宇宙间运行的双螺旋运动。西方历法看到的天文学是同心圆水晶球体运动，亦即单向观测，而以彝族为代表的中国天文学是双向观测，如太极图、双龙戏珠、龙虎斗等都是双向观测的结果。

彝族根据北斗星斗柄指向定季节，当北斗星斗柄正上指时为大暑，斗柄正下指为大寒。每年有两个新年，一个即为大暑时候过火把节，一个为大寒时候过星回节。[①] 文中"一年交两次"点明太阳与北斗星的运行属异向同步的错综对称的双螺旋运动，北斗所指为阴的方向，而太阳所指则为阳的方向，当太阳在南、北、西方时为春夏，当太阳在南、北、东方时为秋冬[②]，故广大彝医认为春夏为阳，秋冬为阴是有出处和依据的，北斗星的斗柄指向成为了古人判定寒暑两季的天地指向柄。

盖天派观测法奠定了彝医认识宇宙生命的认知基础——寒与暑是重要起点。以古天文历法为观测坐标，在"人体同天象"这一认识论的指导下，彝医将生命规律置于宇宙时空中考察。夏至与冬至是彝族群众每年最盛大的两个节日，其中"以六月二十四日为年"过火把节，是为夏至，而"以十二月二十四日为岁首"过星回节，是为冬至。[③] 这两个节日正处每岁季节的一寒一暑两端，分别代表一年中最热和最冷的时候，冬至与夏至，寒暑交替，千古不变，其奥秘就在于太阳在南北回归线之间的无限循环。[④] 彝族将阴阳在每岁内转换的过程用"首、萌、长、遍、退、藏"给予概括。《宇宙人文论》中说："冬至时阳气初生，冬月生天气一，腊月生天气二"，意味着阳气起头，故称为"首"，以此类推下去直至"藏"。[⑤] 以此强调阳气在浊阴中的潜藏过程，阳气是生命运动变化之动力，是一切生命活动的主宰，而水浊是生命运动的物质基础，是万物枯荣的内在因素，是生命得以存在的本源。这是彝文典籍最早对气浊在"四时八节、二十四气、七十二候"中变化规律的记载，并用"气浊运行图"表达气升浊降在四时八节与四面八方的流行规律，与人类生老病死有直接关系。

彝医认为太阳出入地平面所形成的六条法线保持恒常不变，这是古代先贤认识六气，也是《素问·气交变大论》篇论述"六经"的切入点。风、寒、暑、湿、燥、火等六气之变化，皆是从寒与暑两个起点开始变化和结束变化的，如此则六气可分为三阴与三阳。在太阳则病多从寒化，在阳明则从燥化，在少阳则从火化，在太阴则从湿化，在少阴则从热化，在厥阴则从风化。从天象看，冬至时令，北斗星斗柄下指，当寅时，日月会于亥宫，取寒为一年之始点。研究人体之气化活动，皆从此算起，这就是张仲景《伤寒论》立论的基础。夏至时令，北斗星斗柄上指，从暑这个起点算起，来研究人体气升浊降的生命活动，这就是温病三焦学说立论的基点，与天地日月运行相关。张景岳在其所著《类经》中说：

三焦确有一府，盖脏腑之外，躯体之内，包罗诸脏，一腔之大府也。[⑥]

三焦是人体腔之大府，包括解剖学上的胸膜、腹膜、横膈等在内，在气浊运行方面与膜原、腠理等相通。考据"焦"字，与火、与热有关，《庄子·在宥》曰：

人心排下而进上，上下囚杀，淖约柔乎刚强，廉刿雕琢，其热焦火，其寒凝冰，其疾仰俯之

① 罗艳秋：《基于彝文典籍的彝族传统医药理论形成基础及学术内涵研究》，北京中医药大学博士研究生学位论文，2015年，第54页。

② 楚雄彝族自治州人民政府编：《彝族毕摩经典译注第一卷 武定彝族历算书》，昆明：云南民族出版社，2010年版，第109页。

③ 罗家修：《古今彝历考》，成都：四川民族出版社，1993年版，第82页。

④ 罗艳秋：《基于彝文典籍的彝族传统医药理论形成基础及学术内涵研究》，北京中医药大学博士研究生学位论文，2015年，第78—79页。

⑤ 罗艳秋：《基于彝文典籍的彝族传统医药理论形成基础及学术内涵研究》，北京中医药大学博士研究生学位论文，2015年，第79页。

⑥ 张介宾著，孙国中、方向红点校：《类经——黄帝内经分类解析》，北京：学苑出版社，2009年版，第50页。

间而再抚四海之外。①

此处之"焦火"乃指炽热的火，形容火之热也，可见三焦之"焦"是形容热量多少的，与暑、与火、与热有关，指人体上、中、下三个热度不同的腔体。从热度看，上焦最高、中焦次之、下焦热度最低。正因三焦热度有差异，其功能也存在差别，故有"上焦如雾，中焦如沤，下焦如渎"的说法，这与《内经》日行三道之说是相符的。但暑热寒凉从何而来？显然是从天地间太阳、月亮、北斗星等运行而来。显然，三焦指明了人体不同位置的热量是有区别的，热量分布的差异性直接影响着气浊的运行速度和运动频率，而这种热量差异性分布又受控于四时八节之寒热变化。《素问·五运行大论》中指出：

故风寒在下，燥热在上，湿气在中，火游行其间，寒暑六入，故令虚而生化也。②

该段话告诉我们，太阳运行之路线在不同时节是不同的，存在上、中、下三道。燥暑在上，与时令之夏秋相配，与心肺相应。风寒在下，与时令之冬春相配，与肾肝相应。而湿气居中道，火游行其间，与时令之长夏相配，与脾土相应，正所谓"火土同宫"。对此，《温病条辨》中亦说：

东西者，阴阳之道路，由东而往，为木，为风，为湿，为火，为热，……火也者，南也；由西而往，为金、为燥、为水、为寒，水也者，北也。水火者，阴阳之征兆也。南北者，阴阳之极致也。……偏于火者，病温病热，偏于水者，病凉病寒。③

寒暑交替是天、地、人之间气化活动通约的前提条件。寒暑变更决定了"气始而生化，气散而有形，气布而繁育，气终而象变"④演化过程的次序。无论如何变化，只有寒热两端。故而病有百因，但其纲领只有寒热两因。

二、精确的坐标体系

彝族先贤通过总结"天地日月星辰系统"认识论，构建了严密观测坐标体系，认为宇宙与生命的关系是可以度量的。历法是彝族医药诊疗疾病的主要依据，发挥着不可或缺的重要作用。通过对太阳、月亮、星宿等天体运转规律及各种自然现象与生命现象的观测研究，彝族历代先贤总结出了以太阳历为核心的系列太阳周天历法，并为广大彝医运用于生命与疾病的认知与诊疗等理论研究与临床实践，这是彝族古代天文历法在健康生命方面的具体应用。所谓历法，指的是用年、月、日计算时间与空间的方法，古人通过对年、月、日、时等周期的纪理来度量各种气浊流行与分布规律，在春、夏、秋、冬四季基础上构建出了二十四节气、七十二候等准绳来度量阴阳在时空的分配规律与制度。对于阴阳分配制度，《淮南子》曰：

阴阳大制有六度：天为绳，地为准，春为规，夏为衡，秋为矩，冬为权。绳者所以绳万物也，准者所以准万物也，规者所以员万物也，衡者所以平万物也，矩者所以方万物也，权者所以权万物也。⑤

显然，在中国古代文化中，阴阳是依据春夏秋冬变化规律来度量的，具体的方法就是用历法度量，这从古代"明堂之制"亦可得出佐证。《黄帝内经》"五运行大论篇"中说：

---

① 参见《庄子·在宥》。

② 刘明武：《黄帝内经素问原文》，长沙：中南大学出版社，2007年版，第162页。

③ 参见《温病条辨》。

④ 参见《素问·五常政大论》。

⑤ 绳：测量物体的曲直。准：测量物体是否水平。规：测量物体是否圆。衡：测量物体是否平衡。矩：测量物体是否方正。权：称重。参见（汉）刘安撰：《淮南子》，郑州：中州古籍出版社，2010年版，第88页。

"黄帝坐明堂，始正天纲，临观八极，考建五常，请天师而问之曰：论言天地之动静，神明为之纪。"①

从该段话可看出，天纲、八极、五常等均是以"明堂"为坐标而建立起来。何谓"明堂"？有何用处？对此，《淮南子》中如此说：

明堂之制，静而法准，动而法绳，春治以规，秋治以矩，冬治以权，夏治以衡。是故燥湿寒暑以节至，甘雨膏露以时降②。

从以上关于"阴阳大制有六度"及"明堂之制"的论述可以看出，万事万物与时空的关系是可以度量的，建立可供度量的坐标体系是发现规律进而总结理论的前提。

四时八节是制约万物生存的基本法则，是认识生命的立足点。如果说天地是影响生命状态的"坐标体系"，那么四时八节就是度量生命状象的"规矩权衡"。19世纪初，生物学相关学科相继问世，事关"生命"的各种概念亦同时产生，出现了植物学、动物学、分子生物学等等众多围绕各类生命体而构建的学术领域与学科群体，不同领域研究者从各自专业角度针对"生命定义"给出不同的诠释。③ 彝族却从不同的视域给出了另类解答，以太阳周天历法为坐标体系对生命与时空的关系做出了诠释。

（一）一年十月的十月历

彝族十月历产生的历史可追溯到乾阳运年时代并使用于夏朝，后来由于通用阴阳合历历法（即十二月历）后，十月历才逐渐被人们遗忘，但至今在彝族聚居区老人间仍然广为流传。④ 十月历属伏羲太阳周天历法的十分法，贯穿整个中华上古文化，现代通用的十天干就源于十月历，是殷商及其以前用来纪年、月、日的历法。⑤ 十月历依据太阳移动确定每年10个月，或用十兽纪月，或用土、铜、水、木、火等纪月，可分别称之为"十月兽历""十月太阳历"。彝文典籍对"十月兽历"有详细的记载，经师有福发掘并整理⑥：

戈施蛮毕摩生活于公元前4700年⑦，测绘太阳轨道的运行规律，是用分别竖立的十颗杆影的移动情况，与南北和东西二线焦点上的水珠反光时发射出的光环变化来确定其轨道的至南和至北，从而分出年、季、月。把一年分为阴阳两截，一至五月为阳年，六至十月为阴年，并用虎、水獭、鳄、蟒、穿山甲、麂、岩羊、猿、豹、四脚蛇十兽来分别代替月份和年份，形成十年逢一次虎年虎月虎日的十兽纪月历法。

彝族十月兽历每月36天，每年十个月共360天，一年分阴阳两截。每月36天分上中下三旬，一旬12天。每年剩余5~6天为"阴阳交替节"（俗称"火把节"或"星回节"）和"十一年尾上下联"的"过年日"。一年共365天或366天。"阴阳交替节"和"过年日"不计在十月兽历纪

---

① 郭霭春主编：《黄帝内经素问语译》，北京：人民卫生出版社，2013年版，第364页。

② ［汉］刘安撰：《淮南子》，郑州：中州古籍出版社，2010年版，第91页。

③ 刘虹著：《医学与生命》，南京：东南大学出版社，2011年版，第6页。

④ 罗艳秋：《基于彝文典籍的彝族传统医药理论形成基础及学术内涵研究》，北京中医药大学博士研究生学位论文，2015年，第79页。

⑤ 师有福：《彝族文化论》，昆明：云南民族出版社，2000年版，第139页；亦可参见陈本明、傅永祥编著：《昭通彝族史探》，昆明：云南民族出版社，2001年版，第294页；云南民族学会彝学专业委员会编：《云南彝学研究第五辑》，昆明：云南民族出版社，2007年版，第52页；张纯德，白兴发，朱琚元主编：《彝文古籍与西南边疆历史》，北京：社会科学文献出版社，2013年版，第69页。

⑥ 师有福：彝文《十月兽历》的收集翻译以及历史影响，载《彝族文化》，2013年，第2期，第182-184页。

⑦ 据彝文典籍《苏颇·祭笃慕》和《施滴添自》两书考证。

日之内，如此每年则按照 360 度周天之数计算。

除"十月兽历"外，早在 20 世纪 80 年代，刘尧汉、陈久金、卢央等学者结合文献记载和田野调查对彝族"十月太阳历"做过详细研究，得出了以下结论：

彝族十月太阳历将一年分为 10 个月，共分为五季，分别以木金（铜）水木火命名，一季有两个月，以公母区分：一月叫土公月，二月叫土母月，三月叫铜公月，四月叫铜母月，五月叫水公月，六月叫水母月，七月叫木公月，八月叫木母月，九月叫火公月，十月叫火母月。[①] 每个月 36 天，每季 72 天，每年共 360 天，另有 5 至 6 天为过年日，不计在一年之中。如果加上过年日则每年共 365～366 天，若遇到闰年则为 366 天。[②]

十月历由观测太阳移行规律而建立，用十二兽纪日。十月历将每年循环的周天之数确定为 360 天，即每月 36 天，分为 3 个轮回，每个轮回 12 天，分别用虎、兔、龙、蛇、马、羊、猴、鸡、狗、猪、鼠、牛等十二种兽类来纪日，如此每月天数即 12 天/轮回×3 轮回＝36 天。彝医将十月历这种"十二兽纪日"用于临床诊疗，形成了具有特色的"医算"诊疗技法，如云南省红河哈尼族彝族自治州高甸村毕摩认为，根据十二属相取日熬药和服用，能增强药物的治疗效果。[③] 亦有彝医认为结合十二属相纪日、患者属相以及方位等推测患者患病的方位与病势，从而针对性用药，可使患者阴阳之气平秘、表里、内外、上下之气浊顺通。[④] 此外，彝医"十二兽法推算"（亦称为"十二属相周推算法"或"十月太阳历推算法"）则根据太阳历中的季节和属相日来推算疾病的病根及预后，亦根据季节与属相日的生克乘侮来推算针刺的禁忌部位，这些均是十月历的"十二兽纪日法"在彝医针刺临床方面的具体运用。[⑤]

（二）一年十二月的十二月历

十二月历是阴阳合历，即将一年的十二月分为四季，分别为冬春夏秋。十二月历属于伏羲太阳周天历法的十二分法，即将每年周天之数三百六十日分为 12 个月，每月三十日。一日分十二时，每时得八刻，每刻分为六十五分。对周天的概念，《哎哺啥呃》中说：

整个周天，三百六十五度又四分。太阳一天一行度，一年余五度。[⑥]

365 度用来表达天度，而历法则用来计算气数，天度与气数之间存在差异，即"五度又四分"。顾名思义，太阳周天历法就是用整个周天 360 度来衡量每年的气候变化规律，亦是度量太阳运行规律。太阳周天历法以苍天为象，拟定圆周三百六十度，四时节令以春夏秋冬的交替循环，周而复始。对这种十二分法，古籍文献《哎哺啥呃·定年份月份》[⑦] 中这样论说：

① 张纯德、朱琚元、白兴发：《彝文古籍与西南边疆历史》，北京：社会科学文献出版社，2013 年版，第 69 页。

② 刘尧汉：《文明中国的十月太阳历》，昆明：云南人民出版社，1986 年版，第 47-49 页。

③ 罗艳秋：《基于彝文典籍的彝族传统医药理论形成基础及学术内涵研究》，北京中医药大学博士研究生学位论文，2015 年，第 56 页。

④ 罗艳秋：《基于彝文典籍的彝族传统医药理论形成基础及学术内涵研究》，北京中医药大学博士研究生学位论文，2015 年，第 56 页。

⑤ 罗艳秋：《基于彝文典籍的彝族传统医药理论形成基础及学术内涵研究》，北京中医药大学博士研究生学位论文，2015 年，第 56 页。

⑥ 毕节地区彝文翻译组译，毕节地区民族事务委员会编：《西南彝志》（三、四卷），贵阳：贵州民族出版社，1991 年，第 页。

⑦ 毕节地区彝文翻译组译，毕节地区民族事务委员会编：《西南彝志》（三、四卷），贵阳：贵州民族出版社，1991 年，第 267-268 页。

ꄪꈁꊪꇗꄷ
t'a˩k'o˩tsɯ˧zɿ˧ȵi˩lɯ˩

一 年 十 二 月

ꌦꅪꀕꑞꄹ
ɕʉ˧ɬu˩ ɯ˧ȵi˩ m̩˧tu˩

四 季 为 之 立

ꐛꄷꑴꄷꈜ
tsɿ˧ɬu˩ɳɯ˧ɬu˩ kua˩

冬 月 春 月 辨

ꌬꄷꐰꄷꑱ
sɿ˧ɬu˩ tɕo˩ɬu˩ ɯ˧ sɿ˩

夏 月 秋 月 易

正月、二月、三月，共 90 天，为春天时令；四月、五月、六月共 90 天，为夏天时令；七月、八月、九月，共 90 天，为秋天时令；十月、十一月、十二月，共 90 天，为冬天时令。春夏秋冬时令各为 90 天，即以 360 天均分为四季，也即 360 度圆周天的四象勾股法。[1] 彝族将周天之数定为 360 天，分为乾阳六气与坤阴六气。龙正清先生提出：

十一月为乾阳一气，十二月为乾阳二气，正月为乾阳三气，二月为乾阳四气，三月为乾阳五气，四月为乾阳六气。阳气极则阴气生，五月为坤阴一气，六月为坤阴二气，七月为坤阴三气，八月为坤阴四气，九月为坤阴五气，十月为坤阴六气。[2]

彝族不仅将一年 360 天实行十二分法而实现纪月，对一日，即一天一夜亦实行十二分法。将一日分为 12 段而成十二时，用十二属相纪时，以子时为一天的开始，十二属相顺序依次为子、丑、寅、卯、辰、巳、午、未、申、酉、戌、亥，这就是太阳周天历法 12 分法在纪日方面的延伸。古籍文献《哎哺啥呃·定年份月份》中这样论说[3]：

ꄪꈁꌕꇍꉬꊪꃀ
t'a˩k'o˩ sɯ˧ɬu˩ȵi˧tó˩tsɯ˧lɯ˩

一 年 三 百 六 十 日

ꄪꃀꊪꑴꐰ
t'a˩ȵi˩ tsɯ˧ɳɯ˩ȵi˩t'u˩

一 日 十 二 时

ꄉꍣꊪꑴꇬꄷ
mi˩t'u˩ tsɯ˧ɳɯ˩t'i˩li˩ ɳoi̯˩

天 地 十 二 层 来 管

---

① 龙正清：《精气易发微——彝文献精气易八卦历法数理研究》，巴蜀出版社，2011 年版，第 537 页。

② 龙正清：《精气易发微——彝文献精气易八卦历法数理研究》，巴蜀出版社，2011 年版，第 536 页。

③ 毕节地区彝文翻译组译，毕节地区民族事务委员会编：《西南彝志》（三、四卷），贵阳：贵州民族出版社，1991 年，第 269-270 页。

ʦ'a̠ ʨ'i ʨ'ɔ⁻ʨi ŋʨ'a̠⁻

一　时　是　八　刻

ʦ'a̠ ʨ'i ꜒ŋʨu⁻ʦ ꜔ʦ'a̠ ꜒

一　刻　是　的　呢

꜔tɕ'ɔ꜕ʦɯ꜔ŋu ꜔ʦie ꜔ŋu⁻

六　十　五　分　是

从上述记载我们可以看出，彝族创制的太阳周天历法十二分法是相当科学的，与当前所用的十二月历相当接近，春夏秋冬四季变化是遵循气浊流行规律的。

（三）太阳周天历法

纵观彝族先贤对历法的研究，在其历史上曾使用过五种历法，分别为人体历法、十八月历、十月兽历、十月太阳历和十二月历，这些历法无不是建立在对宇宙天体运行与生命活动规律观测基础之上，其中最为成熟和系统的是十月历和十二月历。其实，这五种历法之外，彝族先贤还有一种历法——彝族先天八卦历法。彝族先天八卦历法起源于伏羲时代，鼎盛于颛顼时期而传与大禹。① 测度日月运用规律，观察生物而结合气象流程进行推算，确立四时八节二十四气七十二候气象流程，用八卦符表示易象进制术数，从而建立"天象-气象-易象-物象"之间的衔接关系，用人禀天地的三统历时制度予以概括。

三统历时制度也就是将周天拟为 360 度的圆周形，再把"天九地一，左三右七，二四为肩，六八为足，五居中央"的易象人体术数拟裹于周天间，以之分周天 360 度为两仪或四向八角二十四节，故阴阳两仪各占 180 度，四向各占 90 度，八角各占 45 度，二十四节各占 15 度。每度为一日，以五日为一火候，全年即有 72 候。一年 360 天即有 12 次月亮的晦明周期，简称十二月，每月 30 天。每天 12 个阴阳时，每个阴阳时有 8 个刻度 120 个分度。② 并以八卦符号配属八节的立春、春分、立夏、夏分（至）、立秋、秋分、立冬、冬分（至）等时令度数，划分出立春、雨水、惊蛰、春分、清明、谷雨、立夏、小满、芒种、夏分、小暑、大暑、立秋、处暑、白露、秋分、寒露、霜降、立冬、小雪、大雪、冬分、小寒、大寒等二十四气象，谓八卦演二十四象。二十四象各划分为孟、仲、季三个火候时令，每候为五日，年三百六十天即有七十二候。以此为气象术数布局来推衍宇宙与人体的气浊动变规律。在此基础上，建立中央戊己土的人体象数布局。中央戊己土是地球的易象称谓，是金木水火土物质的载体，易象拟人即称"偶撮"，意为五脏易象或五脏易数。易数布人体，即称为"偶撮蒙以数"，译言为"人体象数经络书"，误为"洛书"也。

---

① 根据正清先生考证，伏羲、颛顼、大禹皆系古夷人。

② 龙正清：《赫章彝族大辞典》。

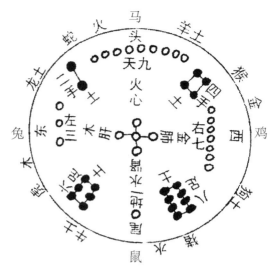

图 8-10 易数经络图

(引自龙正清手稿：《伏羲先天八卦、在哪里？》，第 11 页。)

易数经络图阐释的是彝医生命时空理论的基本原理。木应于肝，金应于肺，火应于心，水应于肾，土应于脾。乾卦应于头，易数是九。坤卦应于尾，易数是一。坎卦应于左胁，易数是三。离卦应于右胁，易数是七。震卦应于左脚，易数是六。巽卦应于右手，易数是四。艮卦应于左手，易数是二。兑卦应于右脚，易数是八。十二月应大肠，二十四气应小肠，震卦应于胃，青气应于气，赤气应于血，周围 360 度应于皮毛。肺金生肾水，肾水生肝木，肝木生心火，心火生脾土，脾土生肺金。肺金克肝木，肝木克脾土，脾土克肾水，肾水克心火，心火克肺金。人体象数经络书是阴阳疗疾的根本依据。①

《哎哺啥呃》中说："天上天白界，三百六十度"，说的就是太阳周天度数。一年三百六十天，三十日为一月，每月分为两节，每节分为三个火候。② 龙正清先生通过系统翻译整理《妥鲁历咪》《恒特数》等彝文典籍，认为太阳周天历法在伏羲氏时代就已使用，在《精气易发微——彝文献精气易八卦历法数理研究》一书中对太阳周天历法与二十四节气、七十二气候的关系如此论说：

《精气八卦历法数理》发明创造而始用于彝族先民布包希弭遮（包希即伏羲）氏时代，希弭遮氏仰则观象于天，俯则观法于地，拟取宇宙规图为 360 度，以之测度日月的运转规律，又以日月运规律结合圆角八卦勾股法，推理和运算气象物候时段，教民按时节气候耕耘。年界定 360 天，月界定 30 天，每月初一为太阳生日，十六是月亮的生日，5 天为一个气象火候。一年有十二月气，每气划分为两节，每节 15 天，全年即有二十四节气象、七十二个火候时限。③

每 5 天为一个气象火候，每月有 6 个火候。对此，古籍文献《哎哺啥呃·定年份月份》中如此记载：

卯丙尢丑甲
tuꞏtoytħaꞏꞌꞌtɯꞌꞌ

时　首　子　为　立

---

① 据彝族学者龙正清家藏彝文古籍整理。

② 一年三百六十天，三十日为一日，每月分两节，每节分为三个火候。则可知一年有二十四气，七十二候。"二十四节""七十二候"等节气均是根据气浊流行规律划分，其中"气之多少"的变化是划分的主要依据。

③ 龙正清：《精气易发微——彝文献精气易八卦历法数理研究》，巴蜀出版社，2011 年版，第 536 页。

另市又敗敗码
t'i˧hɯ˩lu˧mi˧liɑ˥ŋi˥

其　日　根　源　是　了

ɔ四三十囡
t'ɑ˩hu˩sɯ˩tsɯ˩hɑ˩

一　月　三　十　夜

元乇丑尔迈
tɕo˥mu˥mi˩mɯ˩mɔu˩

六　元　为　用　管

罗布氺当定
lu˩ku˩ko˩t'ku˩t'ui˩

动　会　命　所　有

五市心里亚
ŋu˥bu˩ti˩'a˩tsu˩li˩

五　天　一　样　生

尔山工敗码
lɯ˩ʐu˩tu˩ŋɯ˩vi˩

要　的　就　是　了

另三四三彐
k'o˩diɛ˩hu˩diɛ˩ti˩

年　界　月　界　定

另氺乇山夻
t'i˩lo˩tʋɯ˩ol˩ŋu˩li˥

此　从　以　后　呢

丁四芎山丁
t'o˩hɯ˩pɯ˩ti˩ʐu˩lin˩

天　地　开　之　中

这段古彝文意译则是：

"以子时为首，为一日开始。一月三十夜，由六元分管。会动有命的，五天生一样，就是这样的。定了年月份，从此以后呢，开辟了天地。"①

每年分七十二个气候，各种生命现象是天气与地气在天地间配合的结果。对七十二候，古籍文献《哎哺啥呃·定年份月份》中如此记载②：

---

① 从该段文字可以看出彝族将每月30日分为6段，称之为"六元"，每元5日。每5日为一个气候，生命发生1个变化。参见毕节地区彝文翻译组译，毕节地区民族事务委员会编：《西南彝志》（三、四卷），贵阳：贵州民族出版社，1991年，第270-271页。

② 毕节地区彝文翻译组译，毕节地区民族事务委员会编：《西南彝志》（三、四卷），贵阳：贵州民族出版社，1991年，第273-274页。

ɬuzʂɿˉtʂuˋtʂɿˉnˋɬuˋɬuˊ

宇宙亮堂堂

miˋsaˊtɕʰɯˋsaˊpaˊ

天气地气配

ɕiˊtsɿˉɲiˊsaˊpaˊ

七十二气配

m̩ˉtʂʰɿˉmiˊnaˋtɕuˉ

天白地黑间

zaˋɬoˊtdaˊloˊlizˋ

上升下降着

tsɿˊhuˋnɛˊhuˋkuaˊ

冬月春月分

ʂɿˋhuˋtsʰoˊhuˋhaˉ

夏月秋月辨

saˊfuˋtɕʰiˉɲɯˋviˊ

是以气分辨

dʑɛˊmɯˉdʑɛˊmɯˋmaˊ

都是正确的

luˊpˊtɕʰoˊsaˊlduˊ

天地六气生

huˉʒiˊtdʑaˉguˋldʑuˊ

是月令的主道

ɕiɐˊmɯˉsuˋtseiˊɲɯˋsuˉ

智者辨与观

ȵei˧bu˧mɯ˧mɯ˧ldi˥

哎　哺　样　样　生

sa˩ŋe˧dʑi˧dʑi˧ndzɯ˩

气　浊　连　连　随

mi˩sa˩t'i˩ɣɯ˩dʑi˧

天　气　往　下　降

tʰiɯ˩sa˥dbɯ˩ɣɯ˩ha˥

地　气　往　上　升

lu˧ku˧t'i˧ɣɯ˩di˥

动　会　其　中　生

ko˧di˥t'i˧ɣɯ˩mi˧o˥

命　有　其　中　根

dʑu˩Les˩i˩si˩o˧vɯ˥

人　生　知　识　备

kuei˧fu˧ȵi˧bu˩dzaɯ˥

福　禄　也　丰　富

cu˧lu˧lu˧

成　千　会　动　的

ȵi˧ɕi˧sa˩

亿　万　有　气　血　的

lə˩dʑo˥ɣɯ˩tsʰɯ˩dʑei˥

春　生　而　冬　枯

mɯ˩ɣɯ˩dzɿ˥mɯ˩sɿ˥

如　此　存　在　的

彝族先民认为，宇宙天地间因气浊流行而存在地气与天气两种状态与属性不同的气。一年之中天气与地气上下结合，形成一年的七十二气。① 每年分四季，共七十二气象火候。每年的节气确定从正月初一起算，在春季，冰雪融化，万物复苏，树木开花，其间为春天三月，共 90 天，包括立春到立夏间的 6 个节气：

气象火候即从正月初一立春节数起，三个气象火候 15 天至雨水节，即自雨水节起，气候从冰雪气象转入到雨水气候。自雨水节三个气象火候 15 天至惊蛰节，即二月初一，这时万物开始萌动。又经历三个气象火候 15 天则到春分节，这时春天时令的 90 天已去半数，故称为春分节。又经历三个气象火候 15 天就到了三月初一清明节，这时冰雪气象已断清，故称为清明。又经历三个气象火候 15 天则到谷雨节，这时是农事下种的最佳火候时节，故称为谷雨节。又经历三个气象火候 15 天则到四月初一立夏节，这时夏天时令开始。②

立夏为夏季的开始。在夏季，树木花草茂盛，立秋时凋谢，其间为夏天三月，共 90 天，包括了 6 个节气：

这时三个气象火候到小满节，即夏季作物的成熟时节到了。又经历三个气象火候 15 天到五月初一芒种节，即下种时节已过。又经历三个气象火候 15 天到夏分（至）节，即夏天时令 90 天已去 45 天，故为夏分节。又经历三个气象火候 15 天到六月初一小暑节，即乾阳寒气转入坤阴热气而称暑节。又经历三个气象火候 15 天到大暑节，即全年最高气温时节来临。又经历三个气象火候 15 天到七月初一立秋节，即夏时转入秋时。③

立秋是由夏天进入秋天的转折点，标志着秋季的开始。在秋季树果成熟，其间为秋天三月，共 90 天，包括从立秋到立冬间 6 个节气：

从立秋经历三个气象火候 15 天到处暑节，告诉人们万物水量逐渐减退的时节来到了。又经历三个气象火候 15 天则到八月初一白露节，即阴露不养万物的时节。又经历三个气象火候 15 天则到秋分节，即秋天时令 90 天已去半数 45 天，故为秋分节。又经历三个气象火候 15 天则到九月初一寒露节，即露水转寒气时节。又经历三个气象火候 15 天则到霜降节，即青气露水转赤气霜冻得时节。又经历三个气象火候 15 天则到十月初一立冬节，即冬天时令开始了。④

立冬是由秋天进入冬天的标志。在冬季，树叶枯落、天寒地冻，其间为冬天三月，共 90 天，包括立冬至立春间的 6 个节气：

从立冬经历三个气象火候 15 天则到小雪节，即阴雨变小雪的时节。又经历三个气象火候 15 日则到十一月初一大雪节，即冰天雪地的时节。又经历三个气象火候 15 日则到冬分（至）节，即冬天时令 90 天已过 45 天，故为冬分节。又经历三个气象火候 15 日则到十二初一小寒节，即全年气温转入低潮。又经历三个气象火候 15 日则到大寒节，即全年最低气温时节。又经历三个气象火候 15 日则到正月初一立春节，即全年气象流程的十二气二十四节已完成，复于立春日周而复并始重新计算。⑤

———————————

① 天气与地气结合的规律可参见《天气地气变化表》，这里的七十二火候与七十二气的意义相等同。

② 龙正清：《精气易发微——彝文献精气易八卦历法数理研究》，巴蜀出版社，2011 年版，第 536 页。

③ 龙正清：《精气易发微——彝文献精气易八卦历法数理研究》，巴蜀出版社，2011 年版，第 536-537 页。

④ 龙正清：《精气易发微——彝文献精气易八卦历法数理研究》，巴蜀出版社，2011 年版，第 537 页。

⑤ 龙正清：《精气易发微——彝文献精气易八卦历法数理研究》，巴蜀出版社，2011 年版，第 537 页。

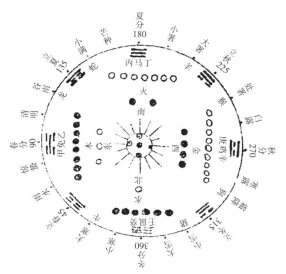

图 8-11　周天历度道纪图

（引自龙正清著：《精气易发微——彝文献精气易八卦历法数理研究》，成都：巴蜀书社，2011 年版，第 170 页。）

　　二十四节七十二候是医生必须熟记的内容。因为只有"谨量气候"，才能做到"精熟阴阳"，从而对疾病的预后会有全面的把握，可谓是"病忌之准可知，生死之疑可决"。明代医家张介宾在其著写医学典籍《类经》中对二十四节七十二候①的具体内容与含义有详细解释：

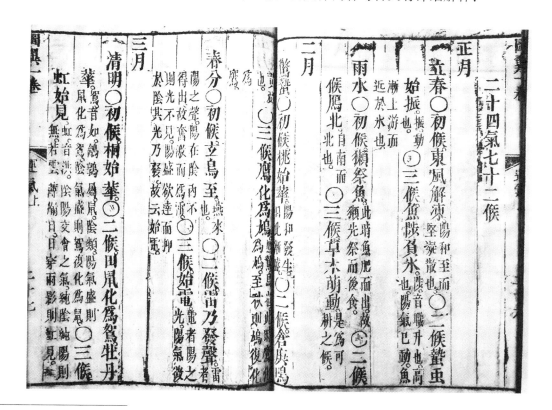

---

　　①　张介宾著，孙国中、方向红点校：《类经——黄帝内经分类解析》，北京：学苑出版社，2009 年版，第 1605 页。《类经》原文写作"二十四气七十二候"，这里二十四气与二十四节的意义是等同的，为统一规范，故统一称为"二十四节七十二候"。我们人体跟二十四节气发生联系，实际上是跟候发生联系，每 5 天一个小的变动。三个 5 天就是一个中等的变化。

穀雨〇初候萍始生〇二候鳴鳩拂其羽（兩翼相拍農急時也）〇三候戴勝降於桑

四月　立夏〇初候螻蟈鳴〇二候蚯蚓出〇三候王瓜生　小滿〇初候苦菜秀〇二候靡草死〇三候麥秋至

五月　芒種〇初候螳螂生〇二候鵙始鳴〇三候反舌無聲　夏至〇初候鹿角解〇二候蜩始鳴〇三候半夏生

六月　小暑〇初候溫風至〇二候蟋蟀居壁〇三候鷹始摯　大暑〇初候腐草為螢〇二候

七月　立秋〇初候涼風至〇二候白露降〇三候寒蟬鳴　處暑〇初候鷹乃祭鳥〇二候天地始肅〇三候禾乃登

八月　白露〇初候鴻雁來〇二候玄鳥歸〇三候群鳥養羞　秋分〇初候雷始收聲〇二候蟄蟲坯戶〇三候水始涸

九月　寒露〇初候鴻雁來賓〇二候雀入大水為蛤〇三候菊有黃花

土潤溽暑〇三候大雨時行

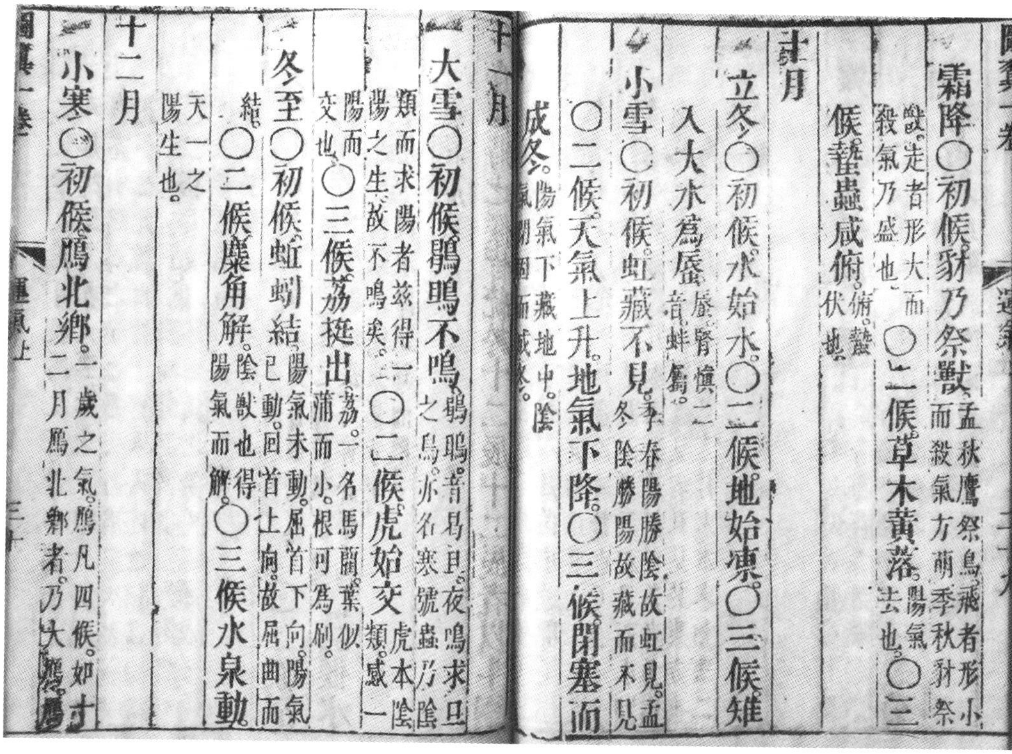
類經圖翼一卷 運氣上 二十九
霜降○初候豺乃祭獸。孟秋鷹祭鳥，飛者形小而殺氣方萌；季秋豺祭獸，走者形大而殺氣乃盛也。○二候草木黃落。陽氣去也。○三候蟄蟲咸俯。俯，蟄伏也。
十月
立冬○初候水始冰。○二候地始凍。○三候雉入大水為蜃。蜃，蚌屬。
小雪○初候虹藏不見。季春陽勝陰，故虹見；孟冬陰勝陽，故藏而不見。○二候天氣上升，地氣下降。○三候閉塞而成冬。陽氣下藏地中，陰閉固而成冬。
類經圖翼一卷 運氣上 三十
十一月
大雪○初候鶡鴠不鳴。鶡鴠，音曷旦，夜鳴求旦之鳥，亦名寒號蟲，乃陰類而求陽者，茲得一陽之生，故不鳴矣。○二候虎始交。虎本陰類，感一陽而交也。○三候荔挺出。荔，一名馬藺，葉似蒲而小，根可為刷。
冬至○初候蚯蚓結。陽氣未動，屈首下向；陽氣已動，回首上向，故屈曲而結。○二候麋角解。陰獸也，得陽氣而解。○三候水泉動。天一之陽生也。
十二月
小寒○初候鴈北鄉。一歲之氣，鴈凡四候。如十二月鴈北鄉者，乃大鴈，雁之

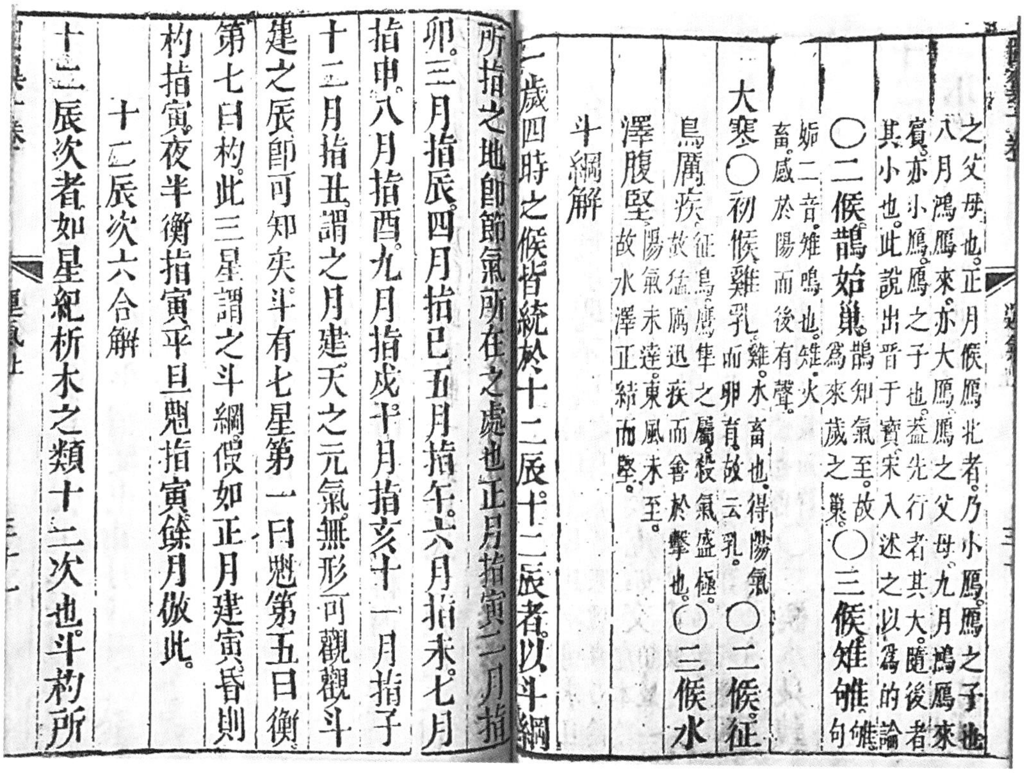
類經圖翼一卷 運氣上 三十一
父母也。正月候鴈北者，乃小鴈，鴈之子也。八月鴻鴈來，亦大鴈，鴈之父母；九月鴻鴈來賓，亦小鴈，鴈之子也。蓋先行者其大，隨後者其小也。此說出晉干寶，宋人述之，以為的論。○二候鵲始巢。鵲知氣至，故為來歲之巢。○三候雉雊。雊，雉鳴也。雉，火畜，感於陽而後有聲。
大寒○初候雞乳。雞，木畜也，得陽氣而卵育，故云乳。○二候征鳥厲疾。征鳥，鷹隼之屬，殺氣盛極，故猛厲迅疾而善於擊也。○三候水澤腹堅。陽氣未達，東風未至，故水澤正結而堅。
斗綱解
一歲四時之候，皆統於十二辰。十二辰者，以斗綱
類經圖翼一卷 運氣上 三十二
所指之地，即節氣所在之處也。正月指寅，二月指卯，三月指辰，四月指巳，五月指午，六月指未，七月指申，八月指酉，九月指戌，十月指亥，十一月指子，十二月指丑，謂之月建。天之元氣無形可觀，觀斗建之辰，即可知矣。斗有七星，第一曰魁，第五曰衡，第七曰杓，此三星謂之斗綱。假如正月建寅，昏則杓指寅，夜半衡指寅，平旦魁指寅，餘月倣此。
十二辰次六合解
十二辰次者，如星紀、析木之類，十二次也。斗杓所

图 8-12 《类经》对“二十四节气”的论述

图片来源：《类经》明天启四年刻本

正月

立春

初候，东风解冻。阳和至而坚凝散也。二候，蛰虫始振。"振"，动也。三候，鱼陟负冰。"陟"，音职，升也，高也。阳气已动，鱼渐上游而近于冰也。

雨水

初候，獭祭鱼。此时鱼肥而出，故獭先祭而后食。二候，候雁北。自南而北也。三候，草木萌动。是为可耕之候。

二月

惊蛰

初候，桃始花。阳和发生，自此渐盛。二候，仓庚鸣。黄鹂也。三候，鹰化为鸠。"鹰"，鸷鸟也，此时鹰化为鸠，至秋则鸠复化为鹰。

春分

初候，玄鸟至。燕来也。二候，雷乃发声。雷者，阳之声，阳在阴内不得出，故奋激而为雷。三候，始电。电者，阳之光，阳气微则光不见，阳盛欲达而抑于阴，其光乃发，故云始电。

三月

清明

初候，桐始花。二候，田鼠化为鴽，牡丹花。"鴽"音如，鹌鹑属。"鼠"，阴类，阳气盛则鼠化为鴽，阴气盛则鴽复化为鼠。三候，虹始现。"虹"音洪。阴阳交会之气，纯阴纯阳则无。若云薄漏日，日穿雨影则虹现。

谷雨

初候，萍始生。二候，鸣鸠拂其羽。飞而两翼相拍，农急时也。三候，戴胜降于桑。织纴之鸟，一名戴鵀，降于桑以示蚕妇也，故曰："女功兴而戴鵀鸣。"

四月

立夏

初候，蝼蝈鸣。"蝼"，蛄也。诸言蚓者非也。二候，蚯蚓出。蚯蚓阴物，感阳气而出。三候，王瓜生。王瓜色赤，阳之胜也。

小满

初候，苦菜秀。火炎上而味苦，故苦菜秀。二候，靡草死。葶苈之属。三候，麦秋至。秋者，百谷成熟之期，此时麦熟，故曰麦秋。

五月

芒种

初候，螳螂生。俗名刀螂，《说文》名拒斧。二候，鵙始鸣。"鵙"，居畜切，伯劳也。三候，反舌无声。百舌鸟也。

夏至

初候，鹿角解。阳兽也，得阴气而解。二候，蜩始鸣。"蜩"，音调，蝉也。三候，半夏生。药名也。阳极阴生。

六月

小暑

初候，温风至。二候，蟋蟀居壁。亦名促织，此时羽翼未成，故居壁。三候，鹰始挚。"挚"，音至。鹰感阴气乃生杀心，学习击搏之事。

大暑

初候，腐草为萤。《离》明之极，故幽类化为明类。二候，土润溽暑。"溽"，音辱，湿也。三候，大雨时行。

七月

立秋

初候，凉风至。二候，白露降。三候，寒蝉鸣。蝉小而青赤色者。

处暑

初候，鹰乃祭鸟。鹰杀鸟。不敢先尝，示报本也。二候，天地始肃。清肃也。三候，禾乃登。稷为五谷之长，首熟此时。

八月

白露

初候，鸿雁来。自北而南也。一曰："大曰鸿，小曰雁"。二候，玄鸟归。燕去也。三候，群鸟养羞。羞，粮食也，养羞以备冬月。

秋分

初候，雷始收声。雷于二月阳中发声，八月阴中收声。二候，蛰虫坯户。"坯"，音培。坯户，培其穴中之户窍而将蛰也。三候，水始涸。《国语》曰："辰角见而雨毕，天根现而水涸。雨毕而除道，水涸而成梁。"辰角者，角宿也。天根者，氐、房之间也。现者，旦现于东方也。辰角现九月本，天根现九月末，本末相去二十一日余。

九月

寒露

初候，鸿雁来宾。"宾"，客也。先至者为主，后至者为宾，盖将尽之谓。二候，雀入大水为蛤。飞者化潜，阳变阴也。三候，菊有黄花。诸花皆不言，而此独言之，以其华于阴而独盛于秋也。

霜降

初候，豺乃祭兽。孟秋鹰祭鸟，飞者形小而杀气方萌。季秋豺祭兽，走者形大而杀气乃盛也。二候，草木黄落。阳气去也。三候，蛰虫咸俯。"俯"，蛰伏也。

十月

立冬

初候，水始冰。二候，地始冻。三候，雉入大水为蜃。"蜃"，肾慎二音，蚌属。

小雪

初候，虹藏不现。季春阳胜阴，故虹见。孟冬阴胜阳，故藏而不现。二候，天气上升，地气下降。三候，闭塞而成冬。阳气下藏地中，阴气闭固而成冬。

十一月

大雪

初候，鹖鸣不鸣。音曷旦，夜鸣求旦之鸟，亦名寒号虫，乃阴类而求阳者，兹得一阳之生，故不鸣矣。二候，虎始交。虎本阴类，感一阳而交。三候，荔挺出。"荔"，一名马兰，叶似蒲而小，根可为刷。

冬至

初候，蚯蚓结。阳气未动，屈首下向，阳气已动，回首上向，故屈曲而结。二候，麋角解。阴兽也，得阳气而解。三候，水泉动。天一之阳生也。

十二月

小寒

初候，雁北乡。一岁之气，雁凡四候。如十二月雁北乡者，乃大雁，雁之父母也。正月候雁北者，乃小雁，雁之子也；八月鸿雁来，亦大雁，雁之父母；九月鸿雁来宾者，亦小雁，雁之子也。盖先行者其大，随后者其小也。此说出晋干宝，宋人述之以为的论。二候，鹊始巢。鹊知气至，故为来岁之巢。三候，雉雊。"雊"句、姤二音，雉鸣也。"雉"，火畜，感于阳而后有声。

大寒

初候，鸡乳。"鸡"，木畜也，得阳气而卵育，故云乳。二候，征鸟厉疾。"征鸟"，鹰隼属，杀气盛极，故猛盛迅疾而善于击也。三候，水泽腹坚。阳气未达，东风未至，故水泽正结而坚。

彝族运用二十四节七十二候来认识生命与疾病演变规律。物候是阴阳状态的外在表现形式。"候"指的是事物变化中的情况。物候与气象都反映了天气与地气间阴阳的状态。所谓气象，指的是大气的冷热、干湿状态以及风、云、雷、雨、雪、霜等自然现象。彝族古代先贤虽然尚未明确提出"气象学"这一概念，但已深刻认识到霜、雪、风、雨、云、雷、电、雾、霭等气候现象与时令的关系，认识到与生命活动规律之间的关系，已能够观察判断异常气候对人体及其他生物造成的各种影响，并发现了与之相应的医学原理。[①] 如风邪染疾等医学理论就相当具有代表性。

彝族先贤认识到风是气流动的结果。彝医认识到"风"由气发展而来，发展出了独具特色的"风邪染疾"理论。彝文古籍《土鲁黎咪数·一股气生一阵风》对气如何生成风进行了论述：

树都有鸟栖，山都有雾布，水都有鱼聚。从头来说起，远古天开气喷喷，伴沉沉的浊。两者相交合，气喷喷升，浊沉沉而降，气一股，产生一类风。随即交合后，形成青幽幽，红彤彤景色。[②]

从上述文字可知，风是气与浊交合运动的结果，是气与浊流动的产物。同时，彝族也认识到风对生命繁衍与万物生长荣枯的重要作用。彝医董怀兴收藏的《彝文古籍译注》（手抄本）对风有更为详细的描述，如此说：

风从宇宙间水积聚的地方来，有天空中的风，为公，有地面的风，为母。……风是维系万物的一种灵气，它充满人类的生存空间，一切生命都离不开它。春季的风，是唤醒万物的风；夏天的风，是催生万物的风；秋季的风，是使万物成熟远游的风；冬天的风，是使万物藏匿的风"。"万物繁殖要靠它，人的生命也是以他为根本""整个宇宙间，万物的生、万物的长、万物的荣、

---

① 罗艳秋：《基于彝文典籍的彝族传统医药理论形成基础及学术内涵研究》，北京中医药大学博士研究生学位论文，2015年，第56页。
② 王继超、罗世荣主编：《土鲁黎咪数》，贵阳：贵州民族出版社，2015年版，第10—11页。

万物的枯，都由风掌管。"①

彝医不仅认识到气与水是风产生的源头，亦认识到了风与宇宙时空的关系。《哎哺啥呃》等典籍对季节与风方位之间的关系这样论说②：

na˧ꄲfie˧ɯ˧fi˩dʑɑ˩
春 令 天 东 在

fi˥hi˩dʑu˧li˩fou˩
东 风 行 来 呢

ʑɿ˥fie˧ɯ˧ʑo˩dʑɑ˩
夏 令 天 南 在

ʑo˩hi˩dʑu˧li˩fou˩
南 风 行 来 呢

tʂo˧fie˧ɯ˧ɿ˩dʑɑ˩
秋 令 天 西 在

ɿo˩hi˩dʑu˧li˩fou˩
西 风 行 来 呢

tsɿ˩fie˧ɯ˧kue˩dʑɑ˩
冬 令 天 北 在

kue˧hi˩dʑu˧li˩fou˩
北 风 行 来 呢

《宇宙生化·天地人生象》中有关于春夏秋冬四季风的论述，如下③：

fou˩fo˩xu˩ʑo˩hɿ˩
从 此 以 后

----

① 罗艳秋：《基于彝文典籍的彝族传统医药理论形成基础及学术内涵研究》，北京中医药大学博士研究生学位论文，2015年，第56-57页。

② 毕节地区彝文翻译组译，毕节地区民族事务委员会编：《西南彝志》（三、四卷），贵阳：贵州民族出版社，1991年版，第297-299页；亦可参见罗艳秋：《基于彝文典籍的彝族传统医药理论形成基础及学术内涵研究》，北京中医药大学博士研究生学位论文，2015年，第57页。

③ 王子国译著：《宇宙生化》，贵阳：贵州民族出版社，2016年版，179-180页。

ꉃ ꈘ ꉗ ꉆ ꀻ
hxi qui ʒat hot dʐol

风　雨　的　轨　道

ꄜ ꁱ ꒒ ꉻ ꃀ
dot ʈɕʰ bil yʒl vit

开　始　产　生　了

ꂾ ꎷ ꌾ ꒾ ꂿ
mit ʂil sel lut ʐul

东　方　木　行　青

ꆪ ꒜ ꂾ ꎷ ꅞ
nɛl ʂɛl mit ʂil dʐal

春　由　东　方　管

ꎷ ꉃ ꃅ ꒿ ꆈ
ʂil hxt mut lʑl not

东　风　吹　过　后

ꉃ ꆏ ꒾ ꀻ ꒐
hxt hʌp ʐɛl dyl dyt

万　物　有　生　气

ꂾ ꃮ ꉆ ꒿ ꀈ
mit vot hot lut nʑl

南　方　火　行　赤

ꀻ ꒜ ꂾ ꃮ ꅞ
tol ʂɛl mit vot dʐat

夏　由　南　方　管

ꃮ ꉃ ꃅ ꒿ ꆈ
vot hxt mut lʑl not

南　风　吹　过　后

ꉃ ꆏ ꌝ ꀜ ꀜ
hxt hʌp sal tɕil tɕil

万　物　绿　油　油

ꂾ ꎷ ꒿ ꒒ ꂶ
mit ʂil lʑl lut lul

西　方　金　行　白

ꀜ ꒜ ꂾ ꎷ ꅞ
tɕʰl ʂɛl mit ʂil dʐal

秋　由　西　方　管

ꀈꊪꃅꃪꎹ
ꒉ hxʂmxʂ ꒌꈬ nox
西　风　吹　过　后

ꃅꆈꉙꑌꌦ
hxʂ ꒌ bxʂ kʂ kʂ
万　物　皆　萧　瑟

ꂶꑌꉻꃅꃅ
mixꑌ kʂ ꒌꈬ max
北　方　水　行　黑

ꋍꑌꂶꑌꊇ
tsxꑌ fʂ mixꑌ kxʂ
冬　由　北　方　管

ꑌꀈꊪꃅꃪꎹ
kʂ hxʂmxʂ ꒌꈬ nox
北　风　吹　过　后

ꃅꆈꄮꎍꌦ
hxʂ ꒌ hxʂbxʂ xʂ hxʂ
万　物　皆　枯　焦

ꀐꑌꋹꌦ
txʂ ꒌ txʂ ꇬ
宇　宙　的　四　方

ꃅꑌꈍꃅꊒ
hxʂ qxʂ ꒌ hoxꄜxʂ
风　雨　的　运　行

ꀂꆏꀋꑌꑋ
dxʂ txʂ bxʂ ꒌ vxʂ
这　样　产　生　了

ꂷꋹꃪꂷꅰ
maxtxʂ noxmax dxʂ
不　说　不　知　道

ꋹꃪꑋꌦꄷ
txʂ noxꄜ ꇬ txʂ
说　是　这　样　的

彝文典籍告诉我们，春夏秋冬一季一种风，四季有四种风。一种风一种功能，四种风有四种功能。春风万物生，夏风万物长，秋风万物熟，东风万物藏。试想，如果春季刮西风，秋季刮东风，会给农作物的收成、人体的健康带来什么样的影响？彝族先贤不仅认识到风对生命具有"生长化收藏"的作用，也认识到风能致病，将风邪染疾理论作为一个庞大的系统，是彝医诊断外感疾病的总纲，包括"咪西聂莫豪、咪西豪、纠豪、牛泽豪、庇诺豪、骨豪、诺别豪、豪疵布都"等多种风邪疾病，统称为"咪西豪"。[①]

通过对风的观察与规律总结，形成"风为百病之始"的认识。彝医非常重视风与疾病的关系，众多彝医典籍都以反复或重复的方式论述了风与百病的关系。对风的认识有正风与虚邪贼风的区分。所谓正风就是风之行令严格遵循正常的气象规律，对各种生物具有润泽作用，不会对人体造成伤害，有时令性，有方向性，也有定量性。定时，定在四时八节、二十四节气与七十二候上。定向，定在东西南北中之四象五行上，定在九宫八方上。定量，定在适度与大小上，除合乎时令与方向性，还有适度问题，既不是暴烈的实风，也不是与时令相反的虚风。如人体不察觉，不注意防护，外界之实风或虚风偷偷侵袭肌体而为病则为贼风；如素体虚弱，外界之实风或虚风趁虚侵袭肌体而为病则为虚邪。无论虚邪还是贼风，都会对机体造成伤害而致病，这是彝医对风的认识。

第三节　标准模型

彝族先贤在几千年前既没有先进的实验室，也没有精密的仪器，但却率先解答了一系列人类先贤必须解答的问题。彝族先贤是用什么方法解答问题的呢？正如爱因斯坦在《西方科学的基础与中国古代的发明》一文所评价的那样，解答问题，中华先贤和西方走的不是同一条路。彝族先贤采取取象比类、触类旁通、举一反三、以一论万、以道观尽的独特方式方法来解答各种时空现象，形成了具有中华民族特色的医药理论体系，彰显了生命时空医学特色。这种"独特方法"就是彝文典籍记载的"术数布局"，是彝族认识宇宙的"标准模型"。宇宙的各种生命现象均是放在这些"标准模型"中进行推考的，是彝族医药思维体系的最真实写照。

《古今汉语词典》将"术"解释为：学说，理论，学术，学问。[②]"术数布局"意为运用白圈代表天数，黑点代表地数，不同奇偶的黑点、白圈在不同方位的拟布格局表达气浊的流行之序和升降之理。[③]"术数布局"是上古时期图影功能的延续和完善[④]，是彝族传统医药思维体系得以构建的标准模型，这个模型论证时间与空间的坐标就是天地日月。"术数布局"作为以先天八卦太阳周天历法为坐标建立的彝医文化，是从太阳之理中抽象出的哲学原理，遵循着"气升浊降"的天地之道，不仅是严密的数理体系，也是精美的哲学体系。天地日月这个坐标是精确的，不仅反映

①　罗艳秋：《基于彝文典籍的彝族传统医药理论形成基础及学术内涵研究》，北京中医药大学博士研究生学位论文，2015年，第57页。

②　商务印书馆辞书研究中心编：《古今汉语词典》，商务印书馆，2002年版，第1339页。

③　彝文典籍运用一、二、三、四、五、六、七、八、九、十这十个数字，以奇数代表天数，偶数代表地数，描述天地万物的生成关系。《哎哺啥呃》中说："上古气与浊善聚，天地形海溢，如时之中，天白地黑间，倾斜的在着，天地头尾转，日月云星从，人类未产生，又是一番变，天地权掌同，此从远之后，天一头为立，天二尾为立，天三左为立，天四右为立，天五足为立，天六手为立，天一而地二，天三而地四，天五而地六，天七而地八，天九而地十，此从远之后，天生二十五，地兴乃三十，冬春秋夏易，四季为之立，天东天西间，四万八千度。"从上述文字可知，一、三、五、七、九为天数，二、四、六、八、十为地数，天数之和二十五，地数之和三十。彝族先民运用天数地数与方位相结合，以术数布局表达和反映天体运行及其气象变化的规律。参见罗艳秋：《基于彝文典籍的彝族传统医药理论形成基础及学术内涵》，北京中医药大学博士研究生学位论文，2015年，第58页。

④　彝族对天文历法的认识和观测产生年代非常久远，在文字产生之前是用符号图影来记录事物及其规律，故而彝文典籍《哎哺啥呃》中说"云星日月生，人类图影萌"。彝族先贤通过立杆测影所产生的形影长短变化反映季节变化，由符号图影记录进而归纳推衍出各种计数的方式方法，彝文典籍中所记载的"五生十成"和"十生五成"等表达的形与数均可证明这一点。参见罗艳秋：《基于彝文典籍的彝族传统医药理论形成基础及学术内涵》，北京中医药大学博士研究生学位论文，2015年，第47页。

出了一岁的气候之数，亦决定着万物"生长化收藏"的完整生命运动过程。彝族先民通过对天文及其气象变化的观察，指导日常的生活劳动实践，以历法反映气候的正常与异常，从而评判物候的正常与异常，并将这种认识论延续到了对生命的认识。[①] 阴阳二气升降出入的圆周运动，被中华先贤界定在四个时令点中，四个时令点决定着万物生长收藏的四种状态。[②] 太阳、月亮、北斗星的圆周运动也决定着人体气血运动的动静涨落。宇宙万物"化生存异灭"与"生长化收藏"的生成规律都必须在宇宙这一时间空间内活动，因此产生从"盛衰""荣枯""生成""终始"的周期性变化来掌握"人体生命与疾病的时空变化"的认识，形成了彝族具有原创性思维特点的传统医药理论。[③] 这一认识论基础产生的各种术数布局图就是彝族医药的标准模型，"论人体必论宇宙，论宇宙必论气浊，论气浊必论流行与对待关系"，这是彝族医药思维体系的最根本特征，亦是彝族医药"标准模型"科学化的理论依据所在，对于彝族传统医药的创新性发展和创造性升华尤其重要。

"人天关系"是彝族医药"标准模型"构建的认识论基础。任何针对彝族传统医药所开展的研究都必须遵守其自身发展规律这个前提和原则。如果脱离彝族传统医药的认识论基础开展与之原理相悖的研究工作，不仅是"隔靴搔痒"，甚至会"背道而驰"，会将彝族医药的发展方向引入歧途。彝医将人体作为"天人相应"的"人"来观察，其中天文历法扮演重要角色。精气易哲学是彝族古代先贤通过观测天象、地象、物象等"象-数"规律而形成的彝族特有的认知方式，而五生十成、十生五成、宇宙八卦等则是在该数理体系下孕育的标准模型。通过天文历法的观测记录，结合彝族古代哲学范畴的相关理论，加以总结并将生命与疾病放入时间与空间中探究，认识到人体生命活动规律及人与自然社会的关系并发展出用于预防治疗疾病和保健的各种医疗实践、知识经验和技能，形成彝族特有的认知方法。[④] 对于人与"天地"的关系，张之道先生提出：

人的出生时间不同，受天体运转、天文点的影响各有不同，人体内五行元素的多少也就不同，在强调"天人相应"这一整体观念的前提下，又根据个人的五行元素多少，产生疾病的各种因素，进行有针对性的治疗；在这一思想指导下，彝医治病用八卦分析疾病的外因，即时间、季节、气候、外部环境、八方位年；用五行分析疾病的内因，即根据病人的属相、年龄、发病时间、致病因素，分析人体五行的盛衰。[⑤]

在"将生命与疾病放入时间空间探究"这一认知方法指导下，彝族对人体生理、病理、疾病、药物的认识已经具备完善的理法方药体系，表现出鲜明的地域特色和民族特色。[⑥]

生命是气浊交合的结果，可用术数表达其动变现象与规律。彝族先民通过对日月周天行度之记录和推衍，概括、描述和推导各种生命现象、疾病传变与宇宙日月间的全息关系，从而建立了各种标准模型，推导宇宙时空与人体内气浊流行及其演变规律，据此构建出了彝族传统医药知识体系，在临床实践中得到实际应用。数学作为研究现实世界的空间形式和数量关系的科学，在彝

① 罗艳秋：《基于彝文典籍的彝族传统医药理论形成基础及学术内涵》，北京中医药大学博士研究生学位论文，2015年，第47页。

② 刘明武：《十月太阳历与针经〈灵枢〉》，载《彝族文化》，2013年，第2期，第97页。

③ 罗艳秋：《基于彝文典籍的彝族传统医药理论形成基础及学术内涵》，北京中医药大学博士研究生学位论文，2015年，第47-60页。

④ 罗艳秋：《基于彝文典籍的彝族传统医药理论形成基础及学术内涵》，北京中医药大学博士研究生学位论文，2015年，第21-22页。

⑤ 张之道：《彝族医药理论探源》，载《彝族古文献与传统医药开发国际学术研讨会论文集》，昆明：云南民族出版社，2002年版，第33-34页。

⑥ 罗艳秋：《基于彝文典籍的彝族传统医药理论形成基础及学术内涵》，北京中医药大学博士研究生学位论文，2015年，第21-22页。

族医药"标准模型"构建中发挥了重要作用。《易传·系辞上》中说：

"参伍以变，错综其数，通其变，遂成天下之文；极其数，遂定天下之象。"

可知，数可以说明万物的生成与变化，说明宇宙全息律的存在，说明生命的动变规律。但何为宇宙全息律？宇宙全息律认为宇宙间有限的时空与物质均包含着整个宇宙的信息，每个事物乃至宇宙都具有四维立体全息性；同一个体的部分与整体之间，同一层次的事物之间，不同层次与系统中的事物之间，事物的开端与结果，事物发展的大过程与小过程、时间与空间，都存在着相互全息的关系。[①] 天地与人、与各种生物之间存在共通律，人体气浊在每个昼夜的运转规律，与每个年岁春生、夏长、秋收、冬藏的气浊流行规律是相应的，人体各种生物与天地间在气升浊降上表现出同步的规律性。正是因这个"共通律"的存在，生命的动变规律可在"标准模型"中推衍与考察。故而，疾病在昼夜则表现为旦慧、昼安、夕加、夜甚的规律性。对此，黄帝与岐伯如此论述：

黄帝曰：……夫百病者，多以旦慧、昼安、夕加、夜甚，何也？岐伯曰：四时之气使然也。黄帝曰：春生、夏长、秋收、冬藏，是气之常也，人亦应之。以一日分为四时，朝则为春，日中为夏，日入为秋，夜半为冬。朝则人气使生，病气衰，故旦慧；日中人气长，长则胜邪，故安；夕则人气始衰，邪气使生，故加；夜半人气入脏，邪气独居于身，故甚也。[②]

该段所说的"人气"指人之形体所附着的各种"气"，来自宇宙之太阳对人体的影响，体现人体内外阳气对生命活动的共同作用。彝医认为早上如同春天，阳气初生，万物始萌芽生发，病气也相对衰减，故病情逐渐衰退，感觉也较清爽。白天如同夏天，阳气极盛，万物成长，正气可镇压邪气，病人也多表现为安静。黄昏如同秋天，阳气已衰，万物成熟收敛，邪气重新亢盛，所以病情加重。夜间如同冬天，阳气伏藏，邪气独盛，病情更甚。这些认识都是符合天地间气浊之流行规律的。正因为掌握了寒暑、昼夜、荣枯、生死等循环变化规律，彝医提出了"人辰""血峰""输必孜"等医学概念，在治疗疾病时强调须注意人体在不同时辰的气血盛衰变化，在诊疗疾病时通过"盛衰年"的推算以便有针对性地采取有效的调整与预防措施。[③]"盛衰年"推算分为衰年（月、日）和盛年（月、日）两种，衰年（月、日）推算即预测人体功能处于虚弱、低下的状态时间为何年何月何日，而人体盛年（月、日）推算即预测人体功能处于旺盛、有余的状态时间为何年何月何日[④]，这些均依靠各种标准模型而认知，主要体现在以下方面。

一、以数字符号表达对生成与动变现象的认识

生与成互为因果，彝医用数字符号表达对生成关系的认识。彝文典籍运用一、二、三、四、五、六、七、八、九、十这十个数字，以奇数代表天数，偶数代表地数，描述天地万物的生成关系，认为万物不是天生地成，就是地生天成。尤其强调生数"五"与成数"六"的重要性，凡是成数都必须在生数基础上加五，体现土生万物的作用。[⑤] 对于生数"五"与成数"六"，《宇宙生

① 冯契：《哲学大辞典》，上海辞书出版社，2007年版，第1019页。

② 吴润秋主编：《中华医书集成·第一册·医经类·灵枢经》，北京：中医古籍出版社，1999年版，第52页。

③ 罗艳秋：《基于彝文典籍的彝族传统医药理论形成基础及学术内涵》，北京中医药大学博士研究生学位论文，2015年，第55页。

④ 罗艳秋：《基于彝文典籍的彝族传统医药理论形成基础及学术内涵》，北京中医药大学博士研究生学位论文，2015年，第55-56页。

⑤ 罗艳秋：《基于彝文典籍的彝族传统医药理论形成基础及学术内涵》，北京中医药大学博士研究生学位论文，2015年，第58页。

化》中这样论述①②：

    天　三　和　地　二

    互　相　有　交　合

    天　数　地　数　交

    三　变　六　去　了

    地　数　天　数　合

    二　变　作　五　了

    五　六　入　中　央

    分　阴　阳　两　方

    五　行　生　十　干

    六　甲　十　二　相

---

①　彝族文化用"5"代表天数，称之为五行，可生成十天干；用"6"代表地数，称之为六甲，可生成十二地支，是从天与地两个角度实施的天文观测。而交与合是彝族对天数与地数的两种不同运算方法：交指天数与地数的重逢，即5×6＝30；而合则指天数与地数的合二为一，即5+6＝11。

②　王子国译著：《宇宙生化》，贵阳：贵州民族出版社，2016年版，第89页。

ㄊ ㄓ 彐 元 ㄣ
mil ŋul mil tɕʰol ʝol

天 五 地 六 有

ㄊ ㄓ ㄕ 彐 元
mil ŋul ʂel mil tɕʰol

天 五 和 地 六

ㄇ ㄠ ㄨ 回 ㄣ
tʰɯl ʑel tɕʰuel lʐ ʝol

互 相 有 交 合

ㄊ ㄏ 彐 ㄏ ㄌ
mil sul mil sul tɕʰɯl

天 数 地 数 交

ㄓ ㄠ ㄈ ㄨ ㄦ
ŋul ʝel sal tsʰol lol

五 变 成 三 十

彐 ㄏ ㄊ ㄏ 回
mil sul mil sul dzyl

地 数 天 数 合

元 ㄠ ㄨ ㄇ ㄦ
tɕʰol ʝel tsʰol til lol

六 变 作 十 一

天数与地数的变化与交合产生春夏秋冬四季的更替。对天数与地数,《哎哺啥呃》中如此描述①:

ㄊ ㄎ ㄟ ㄩ ㄍ 回 ㄨ
also lʂahʝul tʰŋel tsul gul

上 古 气 与 浊 善 聚

ㄒ ㄢ ㄞ 吕 曳
lul tiul bul txul mbul

天 地 形 海 溢

ㄌ ㄞ ㄔ ㄩ ㄒ
dʐal tʰul lul ʝul kol

如 时 的 之 中

① 毕节地区彝文翻译组译,毕节地区民族事务委员会编:《西南彝志》(三、四卷),贵阳:贵州民族出版社,1991年,第33页。

ꀕꃅꁮꆪꑌ

天　白　地　黑　间

ꊿꈐꄷꃅꇬ

倾　斜　的　在　着

ꀕꃆꁯꀕꊿ

天　地　头　尾　转

ꊪꄂꇁꈦꈥ

日　月　云　星　从

ꀕꆏꋠꈌꂿ

类　人　未　产　还

ꑟꑟꂧꄉꁱ

又　是　一　番　变

ꃅꆏꈝꎭꄃ

天　地　权　掌　同

ꄕꇐꇬꃚꄉ

此　从　远　之　后

ꃅꄂꊿꑖꃅ

天　一　头　为　立

ꃅꑍꀕꑖꃅ

天　二　尾　为　立

ꃅꌕꃴꑖꃅ

天　三　左　为　立

ꃅꇖꋤꑖꃅ

天　四　右　为　立

ⴻ ꊈ ꆹ ꃀ ꑮ
ɱɯ³ŋɯ³tɕ̂i³ɱɯ³tu³

天 五 足 为 立

ꊈ ꒉ ꏂ ꃀ ꑮ
ɱɯ³tɕ̂o³ɭa³ɱɯ³tu³

天 六 手 为 立

ꊈ ꋐ ꐎ ꃅ ꋃ
ɭi³tʂ̂i³ɣu³ɱi³ɳi³

天 一 而 地 二

ꊈ ꌕ ꐎ ꃅ ꇖ
ɱɯ³su³ɣu³ɱi³di³

天 三 而 地 四

ꊈ ꉬ ꐎ ꃅ ꋠ
ɱɯ³ŋɯ³ɣu³ɱi³tɕ̂o³

天 五 而 地 六

ꊈ ꏃ ꐎ ꃅ ꉩ
ɱɯ³ɕi³ɣu³ɱi³hi³

天 七 而 地 八

ꊈ ꈎ ꐎ ꃅ ꊰ
ɱɯ³kɯ³ɣu³ɱi³tsʰɯ³

天 九 而 地 十

ꊉ ꉪ ꑟ ꀉ ꇃ
tʂʰo³ŋɯ³tʰu³ŋɯ³li³

此 从 远 之 后

ꊈ ꒭ ꊰ ꉬ ꈩ
ɱɯ³dɯ³ɳi³tsʰɯ³ŋɯ³

天 生 二 十 五

ꃅ ꐥ ꆹ ꌕ ꊰ
ɱi³dʐu³li³su³tsʰɯ³

地 兴 乃 三 十

ꃅ ꃅ ꉆ ꃅ ꇍ
tsʰu³ɳɯ³tʂʰo³ɕɛ³li³

冬 春 秋 夏 易

ꇖ ꏾ ꃀ ꑱ ꑮ
di³tɕʰi³ɱi³ji³tu³

四 季 为 之 立

天 东 天 西 间

四 万 八 千 度

从上述文字可知，一、三、五、七、九为天数，以白圈〇表示。而二、四、六、八、十为地数，以黑点●表示，天数之和二十五，地数之和三十，彝族先民运用天数地数与方位相交合，以"五生十成"和"十生五成"表达和反映天体运行及其气象变化的规律（可参见本章的图 8-16 五生十成与图 8-17 十生五成）。① 那么，天数与地数从哪里的来呢？答案是从气与浊之流行与动变规律而来。

上古时期文字尚未兴起，彝族先民主要通过口耳相传的方式相互传授各种宝贵的经验与知识，用图影和数字记述各种"气升浊降"的动变现象，使其得以保存下来。对于这种现象，孔子在《论语·述而》中提出一个观点，叫"述而不作，信而好古"。什么是"述而不作"，根据笔者的理解，就是利用口述的方式传述古代的文化，复述祖先口耳相传的知识。彝族至今仍保留着这种"口述"传统，在彝医与毕摩群体中非常具有代表性，可以说是彝族文化传承的活化石，是活的社会存在，这就是"述而不作"的直接证据。"信而好古"中的"古"，不是今天所说的复古之"古"，而是指对优秀的历史文化传统的记忆和传述。中国历史经历了几千年"述而不作，信而好古"的时期，也逐渐意识到这种方式的局限性，社会发展也不断需求和促使采用其他记述方式来取代或弥补这种缺陷。图影作为重要的记述方式也应运而生。故《哎哺啥呃》中说："云星日月生，人类图影萌"，图影作为认识彝族文化的枢纽，是认识和理解彝医诊疗疾病思想观念的切入点。②

每个人都知道，宇宙是运动的，天体是运动的。天地是运动的，生命是运动的，气象变化也是运动的。"气升浊降"的动变规律告诉我们，运动是永恒的，静止是相对的，绝对静止的事物是不存在的，这也就决定整个宇宙、整个历史长河中存在的各种事物、各种现象的动变性。要知道，静止的事物是容易表达的，而动变的事物是复杂的，这与我们今天所观看的平面电影与"3D""4D"电影的道理是相通的。如何表述这种动变现象及其动变规律，这就是数字符号与刻画符号产生的时代背景。古人利用刻画符号的方式记录天体运行及其气象变化规律，构建了"哎哺""阴阳""五生十成""十生五成"等系列时空模型，以白圈代表天数一、三、五、七、九。以黑点代表地数二、四、六、八、十。以不同数量白圈、黑点在不同方位的拟布格局代表气与浊的流行和动变规律③，从而沟通万物与天地间的关系，天文、历法、气象、数学等学科也就由此诞生。

二、以时空模型解析对生成与动变规律的理解

"气升浊降"不仅是天地宇宙的基本运动形式，亦是人体生命活动遵循的核心法则，是通过各种标准模型给予说明的。《灵枢·针解篇》所说的"一天、二地、三人、四时、五音、六律、七星、八风、九野，身形亦应之"，就是把天体运行所产生的各种气浊动变规律与形式及气象变化与

① 罗艳秋：《基于彝文典籍的彝族传统医药理论形成基础及学术内涵》，北京中医药大学博士研究生学位论文，2015 年，第 58 页。

② 罗艳秋：《基于彝文典籍的彝族传统医药理论形成基础及学术内涵》，北京中医药大学博士研究生学位论文，2015 年，第 58 页。

③ 罗艳秋：《基于彝文典籍的彝族传统医药理论形成基础及学术内涵》，北京中医药大学博士研究生学位论文，2015 年，第 58 页。

人体的各种精气互化活动对应起来，认识各种生命现象、规律与健康问题。① 日月星有象可识，故用天度以纪事，用尼能、遮辞等符号以数推衍，所形成的规律和原理用宇宙八卦、五生十成、十生五成等时空模型进行表达，万事万物的生成与动变规律均可在这些模型中推考。② 彝族先贤从观察日月运行及其所产生的气浊之升降出入变化中发现了一整套认识、分析、处理问题的方法和规律，它好像一把打开中国传统文化宝库的钥匙，可称之为一部宇宙代数学；由气浊所衍生的输必孜、土鲁、哎哺、太极、天地五行、宇宙八卦、五生十成、十生五成、罡煞图等图象，又相当于这部代数学里的万能公式，可以把宇宙间一切事物都代入其中进行阐释。③

笔者在研究彝族文化与医药过程中，从那史④、彝文典籍和漆画中发现一些非常具有代表性的表达气升浊降、天地宇宙形成的图形。仔细分析这些图形，我们会惊奇地发现，这几幅图如同串联而成的珍珠项链，完整表达了彝族对天地、宇宙、生命生成顺序的认识：输必孜（混沌时期，混成状态）→土（天宇时期，即气升时期，用〇表示）→鲁（即浊降形成天地时期，出现太极状态，用⊙表示）→哎哺（阴阳对待）→两仪（即阴阳变动）→四象（四方与四时）→五行与八角（天地五行与宇宙八角），这是彝族先贤认识宇宙生命的基本程式。⑤ 彝族古人认为宇宙生命在形成时，首先是从"输必孜"开始的，经历过三次大的"天地人生"形成理论，可解答天地与生命产生的过程。⑥ 总体说来，这些时空模型可分为二元模型、三元模型、五元模型八元模型及混成模型等。

（一）二元时空模型

中国彝族古代属于二元哲学，这已被证实。⑦ 笔者运用彝文古籍考据、考古、田野调查相结合的历史学三重证据法对彝族医药理论的源头展开逆向追溯，发现众多证据均指向气与浊，指向宇宙中无处不在的"输必孜"，指向"气升浊降"所形成的哎哺、阴阳等。对彝族古代哲学二元哲学的论述，主要分为"输必孜二元模型""图洛二元模型""哎哺二元模型""阴阳二元模型"等几类。

1. 输必孜二元模型

何为"输必孜"？"输必孜"属于气浊混成时期，此时期天地尚未产生，气与浊两类物质互相纠缠、互相混合，宇宙处于"混沌状态"。

---

① 罗艳秋：《基于彝文典籍的彝族传统医药理论形成基础及学术内涵》，北京中医药大学博士研究生学位论文，2015 年，第 67 页。

② 罗艳秋：《基于彝文典籍的彝族传统医药理论形成基础及学术内涵》，北京中医药大学博士研究生学位论文，2015 年，第 58 页。

③ 参见邹学熹著：《中国医易学》，成都：四川科学技术出版社，1989 年版，第 1 页；亦可参见罗艳秋：《基于彝文典籍的彝族传统医药理论形成基础及学术内涵》，北京中医药大学博士研究生学位论文，2015 年，第 66 页。

④ 那史：彝语"那史"意为绘画、图形，它是彝族的一种原始古老的绘画，用于丧葬和祭祀活动。参见《中国贵州·黔西北彝族美术：那史·彝文古籍插图》，贵阳：贵州人民出版社，2014 年版，第 35 页。

⑤ 此生成顺序是通过将贵州赫章彝文翻译组彝文专家的口述资料整理而成。

⑥ 笔者根据贵州赫章彝文翻译组与毕节彝文翻译组的古籍翻译专家的口述资料整理而成。参见王子国译著：《宇宙生化》，贵阳：贵州民族出版社，2016 年版，第 99 页。

⑦ 参见龙正清著：《精气易发微——彝文献精气易八卦历法数理研究》，成都：巴蜀书社，2011 年版，第 3 页。

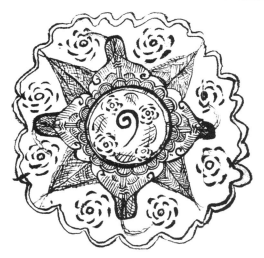

图 8-13　宇宙本源图

（宇宙本源图表达了气浊生哎哺，哎哺化输必孜，生八卦（角），生万物的原理。采自《中国贵州·黔西北彝族美术：那史·彝文古籍插图》，贵州人民出版社，2014年版，第58页。）

《土鲁窦吉》在"气浊产生"篇中如此论述①②：

万 我 刀 曲 匹
aɪ soɪ hɪˈmaɪ dɘɪ

远 古 天 未 形 成

世 曲 丑 矶 娄
tɘɪ maɪ doɪ 孖 孖

地 未 产 生 时

泫 曲 匹
孖 maɪ dɘɪ

哎 未 产 生

习 曲 丑 矶 娄
bɪˈmaɪ doɪ 孖 孖

哺 未 出 现 时

矛 罘 地 矶 匹
saɪ 孖 孖 孖 dɘɪ

气 浊 先 产 生

气 匹 矛 砣 飞二
saɪ dɘɪ saɪ 孖 hɪˈ

气 生 气 腾 腾

罘 匹 罘 少 飞二
孖 dɘɪ 孖 koɪ koɪ

浊 生 浊 沉 沉

---

① 根据部分彝文翻译专家建议，本句话译成"气浊先产生"更恰当，更符合实际情况。

② 根据彝文古籍《土鲁窦吉》的"气浊生成"篇翻译整理而成。

sai ddi rra mol mol

气 生 青 幽 幽

nga ddi rra qo rru

浊 生 红 彤 彤

rra mol mol

青 幽 幽 的 气

rra qo qo szi rru

红 彤 彤 的 浊 先 产

rra pu li tei rru

青 的 翻 来 变 成 哎

rra pu li tei bu

红 的 覆 来 变 成 哺

sai ddi rra nga ddi

气 生 与 浊 产

ddi sui tei rru lop

就 是 这 样 的

从该段彝文所记载的内容可以看出，"输必孜"先天地而生，先哎哺而生，由气与浊两类物质构成，相当于老子所说的"道"时期。对"道"，老子如此论述：

有物混成，先天地生，寂兮廖兮，独立而不改，同行而不殆，可以为天下母，吾不知其名，字之曰"道"者是也。

又云：

"一阴一阳谓之道。"

从老子对"道"论述亦可以看出"二元论"的存在。老子所说的"道"显然并非单一的纯物质，而是由两种物质混合而成，并且这两种物质呈现出"独立而不改，同行而不殆"的特性。什么叫"独立而不改"呢？实际上该段话告诉我们，这两种物质原属于两种属性不同的事物，其特性与本质不会因对方而改变，保持其固有的特质是构成"道"的基本条件。什么叫"同行而不殆"？这是告诉后人，形成"道"的两种物质是随时随刻均相伴而行的，任何一方都不会因对方的消亡而存在，否则就是双方均消亡。

无论是老子所说的"道"还是彝族文化中的"输必孜"，均是混合体，并非是单一的纯物质，这是否在启示后人，中华文明的源头是从"二"开始的？如此看来，"中国彝族古代哲学是二元哲学"是有依据的。但这两种物质是什么呢？系列彝文典籍告诉后人，这两类物质是气与浊。《字宙人文论》所载的彝书《八卦》方位图，该图中心是一圆圈，该圆圈写有 ✦ 与 ✦ 两个古彝文，这是在告诉后人，气与浊相混就是无极的混沌状态，彝医将"输必孜"称之为"哎哺合体"或"气浊合体"是有道理的。

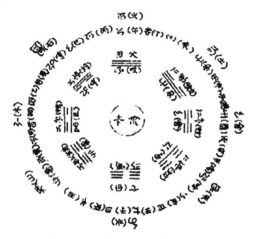

图 4-14 《宇宙八卦》方位图

（采自罗国义，陈英翻译；马学良审订：《宇宙人文论》，北京：民族出版社，1984 年版，第 80 页。）

对于输必孜的形成，彝族认为是"气滚团"的结果。什么叫"气滚团"？"气滚团"是由气与浊相互纠缠、持续滚动而形成的各种现象。因为有气的流行、滚动，浊才能形成团；因为有浊的存在，各气团才能发生连续的圆转，形成层次分明的气团，如天空的云团一般。"气滚团"已成为彝族先民认知宇宙生化规律的源头性认识，融入了他们生活的方方面面，在各种服饰、各种生活器具上所绘制的各式各样的"气滚团"图案无时无刻不在向后人传达这样的信息：中国彝族古代哲学是二元哲学，古彝人是从气与浊来认识宇宙与生命的。由此可见，老子所说的"道"事实上与彝族文化中的"输必孜"是同类事物，属气浊二元混合体，此为"气浊二元论"是彝族文化最初源头之证据之一。

2. 土鲁二元模型

"土鲁"是彝族典籍中表示时间与空间的核心词汇，从古彝文音译而来，汉译则为"宇宙"。其中"土"之彝文写作"⬤"，表示气浊流行之无极状态，代表天宇[1]，而"鲁"之彝文写作"⬤"，表示气浊对待之有极状态，表示天极与地极二元的离合状态，其中外部之圆圈代表天宇，而圈中之点则代表地极。镶嵌地极在天宇之内，地极为轴，天宇围绕地极而转。因为"⬤"之出现，古人在认知空间的同时也认识到时间的存在，"土鲁"也成为一个固定的词汇出现在古彝人的日常生活中而用来表示宇宙，表示空间与时间。[2] 这是古代彝人从天体运行规律总结出的关于天地、宇宙的认知雏形。对于"土"之形成与"鲁"之形成，彝文典籍《宇宙生化》的"论天地人生"篇分别用"气升"理论[3]与"浊降"理论进行了论述[4]。现将"气升"理论抄录如下[5]：

---

[1] 有的彝文典籍也称天盖。

[2] 个别彝文典籍也用"土鲁"来代表天地。

[3] 彝族认为"清气上升"为天地人产生的第一次理论，即天盖（宇）形成是气往上升的结果。

[4] 王子国译著：《宇宙生化》，贵阳：贵州民族出版社，2016 年版，第 99-107 页。

[5] 王子国译著：《宇宙生化》，贵阳：贵州民族出版社，2016 年版，第 99-100 页。

ꉘꊱꎭꇬꋚ
aↄ soↄ ʂzↄ ʈↄ koↄ

遂　古　之　初

ꌷꇬꄜꋚꄎꋚ
ꋚꇓ ꄜꇓ ꄊꂱ ꈷ ꄎ

至　尊　策　举　祖

ꀊꄷꄷꄜꈬꂷ
ꄴ ꈷ ꄜ ꄵ ꀖmbaↄ

第　一　次　理　论

ꄷꋧꄜꇬꄷ
ꄵ saↄ ꄜꁨꇬꄜ haↄ

天　气　往　上　升

ꈬꎭꈬꄳꈝ
hↄ bↄ ꈝ ꄵ ꀘↄ

形　成　了　天　盖

ꈬꂪꂷꄜꈬ
hↄgↄ miↄ ꄵ koↄ

出　现　了　苍　天 ①

ꄜꈬꄜꄜꄐ
ꄜꄌꇬꄜꄜ ꄮↄ

其　产　生　之　后

ꄮ ꄜꌬ ꀀꌷ
ꄮↄ ꄜↄ ꎭↄ ꄜↄ

上　下　之　间

ꈤꄜꊾꄜꌣ
nↄ ꇬꄜ ꂱↄ ꎭↄ ꄜↄ tseↄ

分　辨　日　月

ꄷꀀꊾꄜꇬ
ꄷꇬ ꄜↄ hↄ ꄜↄ kaↄ

运　行　的　轨　道

ꀊꌷꈬꄜꌷ
ꄜↄ ꄜ zↄ ꀀↄ ꄜↄↄ

虎　星　定　中　央

_____

①　苍天在彝文中被称为"弥图（音译）"。

日　和　月　二　星

往　返　地　旋　转

普　照　着　大　地

年　月　由　此　分

大　年　小　月

冬　夏　两　季　分

首　尾　有　辨　别

大　小　有　始　终

定　年　定　月

由　此　来　论　定

冷　热　由　此　分

就　是　这　样　的

从该段论述我们可以看出，古代彝族先贤认为"天气上升"形成天盖，通过对日月运行轨道的观测，已确定出冬至与夏至两个端点，并将一年分为冷热两季。根据"气升"理论，古彝人已形成关于冬季与夏季的时间观念，奠定了彝族关于五季、六气、十月太阳历、十二月历等历法知识的基础。对于大地的形成，《宇宙生化》如是说①②：

遂　古　之　初

至　尊　策　举　祖

第　二　次　理　论

地　气　往　下　降

凝　成　了　地　底

大　地　的　中　央

这　样　形　成　的

地　的　五　方　位

五　行　主　地　支

管　大　地　中　央

从该段论述中我们可以看出，古代彝族先贤认为"地下降"形成地底，通过对地理方位的观

---

① 苍天在彝文中被成为"弥图（音译）"。

② 王子国译著：《宇宙生化》，贵阳：贵州民族出版社，2016年版，第103页。

测，已确定出东西南北中"五方位"概念，进而形成"五行"概念并主管十二地支。根据"浊降"理论，古彝人已形成关于"五方位"的空间观念。至此，古代彝人对"天地人生"的"气升"理论与"浊降"理论均已完备，他们构建出了完整的"气升浊降"理论，宇宙时空观念也随之产生，为彝医的"气浊哎哺理论"形成奠定基础。

3. 哎哺二元模型

"哎哺"在彝族文化中是表达阴阳对待关系的核心概念，强调阴阳的物质性与存在性，从古彝文音译而来，汉译则为"形影"。彝族先贤认为宇宙由气升浊降的运变规律产生，分为对待关系和动变规律，其中哎哺表达的是对待关系，而阴阳（即两仪）则表达动变规律。"哎"之彝文写作"𖽃"，为阳，为影，为气；而"哺"之彝文则写作"𖿱"，为阴，为形，为浊。彝医认为物质的形体为"哺"，属于阴，主要是由浊化生而来，故有"浊阴"之说；太阳光在形体的投影则称之为影，属于阳，主要由气化生而来，故有"清阳"之说。浊阴具成形、滋润等浊化作用，而清阳则要发挥气的温煦、推动、卫护等气化功能。气化与浊化是人体内气浊主要的运化功能，气浊互化是二者主要的转化模式。天地万物是有形的，气化活动是无形的，而无形的气化活动总要以有形的物体为依托，强调清阳与浊阴二元对生命的作用，这是中国彝族古代人文哲学之形影论的立足点。彝医通过对"形影"功能的概括，形成"气附于形"的医学概念，在临床诊疗上强调"人体同天象、因形察气、审因察症"。《黄帝内经·阴阳应象大论篇第五》中论述了气与形的关系，说道：

故积阳为天，积阴为地。阴静阳燥，阳生阴长，阳杀阴藏。阳化气，阴成形。[1]

彝医的基本理论、医学原理、诊疗技术都是本于"哎-哺"对待关系而建立，并由此而衍生出无数的"二元"对待关系，如"气-形"关系、"气-浊"关系、"气-精"关系、"气-血"关系、"形-神"关系，等等。哎哺二元模型以二进制表示两两事物之间的对待关系，涵盖了寒暑、明暗、动静、形影、盛衰、荣枯、生死、终始等相反相成的成对事物，反映的是彝族万物雌雄观，表示万物的互根互用和对立制约关系。[2]

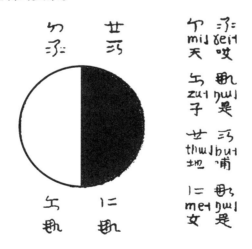

图 8-15　哎哺图

（采自罗国义、陈英翻译、马学良审订：《宇宙人文论》，北京：民族出版社，1984 年版，第 83 页。）

4. 阴阳二元模型

① 刘明武注：《黄帝内经素问原文》，长沙：中南大学出版社，2007 年版，162 页。
② 罗艳秋：《基于彝文典籍的彝族传统医药理论形成基础及学术内涵》，北京中医药大学博士研究生学位论文，2015 年，第 58-59 页。

彝族先贤除认识到二元的对待关系外，还认识到了二元的动变规律。哎哺表达二元对待关系，而阴阳则表达二元动变规律。彝医认为动变由阴阳所决定，万事万物，没有阴阳，就不会有动变，就不会有变化发展。"阴"之彝文写作"ꑴ"，为阴，为沉，而主静，而"阳"之彝文则写作"ꀨ"，为阳，为升，而主动。对于阴阳的关系，《土鲁窦吉·气浊产生》[1] 曰：

sɑɪ ŋɤɪ pʰuɪ ɣɤɪ moɪ

气 浊 阴 与 阳

tʰɤɪ lɪɪ tʰɤɪ dɤɪ noɪ

叙 述 要 详 明

sɑɪ pʰuɪ dɤɪ

气 阳 出 现

ŋɤɪ moɪ qoɪ sɪɪ tʰuɪ

浊 阴 产 生 时

sɑɪ pʰuɪ tɕɪɪ nuɪ sɤɪ

气 阳 像 细 钍

ŋɤɪ moɪ lɪɪ lɤkʰɤɪ moɪ sɤɪ

浊 阴 像 发 丝

tɕɪɪ nuɪ tɕʰɤkʰɤɪ noɪ

细 针 与 发 丝

sɑɪ ŋɤɪ pʰuɪ moɪ ȵɤɪ

是 气 阳 与 浊 阴

hɪɪ dɤɪ sɑɪ tɕʰɪɪ tɕʰɪɪ

天 生 气 徐 徐

tʰɤɪ dɤɪ ŋɤɪ kʰoɪ kʰoɪ

地 产 浊 沉 沉

彝医认为阴阳是天地、自然、宇宙、人体、动物、植物等万事万物演变和发展的内在因素，

---

① 根据彝文古籍《土鲁窦吉》的"气浊生成"篇翻译整理而成。参见《土鲁窦吉》，第2-3页。

阴阳由"气升浊降"的动变规律而产生，宇宙中的天象、地象都在不断地动变，自然界的风、云、雷、电、雨、雪、雾、露、霜、霭等都是气浊不断动变的结果，而这种动变结果是通过阴阳二气之流行与动变来表达的。对阴阳，著名医家张介宾有过精妙的论述：

> 天地之道，以阴阳二气，而造化万物；人生之理，以阴阳二气，而长养百骸。《易》者，易也，具阴阳动静之妙；医者，意也，合阴阳消长之机。虽阴阳已备于《内经》，而变化莫大乎《周易》。故曰天人一理也，一此阴阳也；医《易》同原者，同此变化也。[1]

古人发现，宇宙万有的运动变化，其原动力皆来源于太阳，所以首先采取昼参日影的俯察法，这种观测方法属于上古时期的盖天派观测法，认为天体是运动周流不息，故曰圆；地平作为观测天体运动的观察基点，属于固定的标准，故曰方。这种取法地平作为观测天体运动的参考标准，有如力学上的相对运动，必须取一个物体作为静点标准来观察另一个物体的运动。这种方法是从太阳的"位"去测定它的"运"，也就是从太阳的东出西没，分判昼夜，确定它的日周运动。在此基础上根据太阳出入的轨迹有高卑位置的移动，以左升右降一周为一年来确定太阳的年周运动，分判寒暑。古人发现，无论是日周运动还是年周运动均存在阴阳渐变的流行规律，存在规律性的动变，"运"是阴阳的基本特性，由此也产生五运六气、四时八节、二十四节气、七十二候等天文历法知识，可见气浊流行所产生的阴阳之动变是中华民族古代天文历法与医学产生之基础。

（二）天地水三元模型

中国彝族古代哲学属于二元哲学，在二元基础上亦发展出了三元哲学，即"天、地、水"三元哲学。彝族文化里，"升降出入"是宇宙气浊流行的基本方式，因"气升浊降"而产生了天与地，宇宙产生两极的分离，此谓之二元文化，亦即阴阳文化。但二元文化并不是中华文化的止点，在此基础上产生了"三元文化"。对于"三元文化"，许多研究者一直认为是"天、地、人"，但我们要知道，人作为天地间的一类生物体，与其他各种动物除语言、文字、思维等有差异外，并没有存在太多的区别。对于一、二、三、五等数字之间的关系，彝文典籍《宇宙生化》一书中是如此论述的[2]：

天一和地二

互相有交合

天数交地数

一变二去了

① 张介宾著，孙国中、方向红点校：《类经——黄帝内经分类解析》，北京：学苑出版社，2009年版，第2007页。

② 王子国译著：《宇宙生化》，贵阳：贵州民族出版社，2016年版，第87-88页。

地　数　合　天　数

二　变　作　三　了

有　天　三　和　地　二

天　三　和　地　二

生　成　了　五　行

从该段话我们可以看出，天数与地数的相交，由一变二。所谓二，也就是告诉我们产生了天与地。地数与天数的相合，由二变三。什么叫合？对于"合"，彝文用"3"表达的，可以看出"合"指的是两个物体的相互碰撞，也就是阴阳两极的碰撞，也就是天与地的碰撞。彝族认为阴与阳发生碰撞，就会产生阴阳的交接地带，被称之为"不阴不阳"或"半阴半阳"，二元也就变成三元。此时的"不阴不阳"代表五行中的"土"，而原来的"地"也就变为"水"了。"三元时空模型"表达的是"天、地、水"，或称为"天、土、水"三者的关系，该模型在天地之间是气浊流行的时空框架，在人体则仿此而论之，故彝医有"肺为天，肾为地"之说，亦有"心为天之日，脾为中土，肾为水"之论，这就是"天、地、水"三元模型在人体的具体运用。我们都知道最初的"天"由气升形成，而"地"由浊降形成。但气与浊是什么？笔者曾经就此问题请教了王继超先生等多位彝文翻译专家，均得到了相同的答案：

气（即　）表现为气态，以气为主，而浊（即　）则表现为气态、固态、液态的混合态，以浊为主，属半流动状态。

显然，彝族文化的气与浊涵盖气、液、固等三态，其中气上升而为天，而液态、固态等沉降而为地，而地主要由水与土组成，如此，彝族文化按照上、中、下分为三个层次，即天、土（地）、水。而彝族医药理论遵循"人体同天体"的认知方式，其中气浊、阴阳等运变规律亦通过模拟"天、地、水"三元模型而得到表达。基于对气浊与"天、地、水"关系的理解，彝医形成独具特色的"气升浊降"理论，而这些恰是彝族医药理论体系得以构建的立论点。[①]

气升浊降是彝医表示宇宙与生命运动的基本形式，天地定位是人类对宇宙的最早认知，天地是古彝人认识宇宙的最初模式，彝医将人体拟作天体，故有"肺为天，肾为地"的说法。无论天气还是地气，无论是气还是水的互化，都必须由中土来运转。在此基础上，彝医提出了"脾胃为轴，四象为轮"的理论认识。在诊脉方面，彝医完全是按照天、地、水来分配的。因心肺居隔膜

① 气浊二元医派是具有代表性的医派，其医学理论以"二元论"为核心，认为万事万物均是"合二为一，一分为二"，"合二为一"是"一分为二"的前提和基础。

上，法天，故配之以寸，为上中之上，诊断胸部、喉等部位疾病。而脾胃居隔膜下，脐下 2 寸，法地，故配之以中土。何为中土？上下左右轮转之枢机也，故配之以"关"。肝肾居脐下，法水，故配之以下，属下者下也，少腹、腰、股、膝、颈、足等部位疾病多与肾有关，故配之以"尺"。

显然，天、地（土）、水三元模型构架出宇宙与人体的上中下三元立体格局，这是彝医三元学说得以成立的标准化模型。气浊、阴阳等流行与动变均应符合天、地（土）、水三元模型的特点与规律，如果违背这些本应固有的规律则会产生疾病，《黄帝内经·生气通天论篇第三》中说：

夫自古通天者生之本，本于阴阳。天地之间，六合之内，其气九州、九窍、五脏、十二节，皆通乎天气。其生五，其气三，数犯此者，则邪气伤人，此寿命之本也。

所谓"其气三"就是指"天、地（土）、水"三元的气浊流行，气浊在上中下配合比例存在差异，形成了"上焦如雾、中焦如沤、下焦如渎"等认识。可见，"天、地（土）、水"三元模型作为认知宇宙与人体的基本模式，是为医者不可不知的基本医学原理。

彝医在"天、地（土）、水三元学"说基础上发展出"气、水、色"理论。彝族医药理论的核心内容是围绕彝族古典哲学的气、水、色原理来论证，也就是说，彝族传统医药对生命的认识和理解是围绕气、水、色三要素展开的。"肺为天，肾为地"是彝医理论与临床的核心内容，强调气与水间的配比与互化。气升是由水化气的过程，而浊降是由气成水的过程，在"气升浊降"循环往复的过程中，气与水的比例逐渐变化而显现出各种"色"的过程。正是由于存在气水比例的"量变"，才出现各种"色"的"象变"，量变通过象变得到观察，对此，彝医概括为"无气不运，无水不生，无色不现"。雾在气水转化过程是重要环节，是各种"色变"产生的物质基础，故彝族在万物生成方面形成了"气生雾，雾生水，水生万物"的认识论。对于"雾"的重要性，《滇彝古史》中这样论说：

《审戈节妮》查，黑白已分清，八方五位分，一段记下来，天地衍生书，人亡要招魂，变书记天道，星宿连成片，天衍书上载，载雾变规律，运转变万物。[1]

如果说气浊是各种生命现象产生的物质基础，阴阳是生命产生的基本条件，那么雾就是气浊互化的关键节点，而青赤二线则是生命自我完善的外在表现形式。"气、水、色"理论将气浊在不同时节、不同状态的动变关系放入了天、地（土）、水三元模型之中，成为彝医观测与认知宇宙生命的时空构架，基于此总结为六色运变理论，用于指导临床诊断活动。

（三）天地五行之五元模型

彝医认为五行是气浊运行之结果，提出世间万物均依靠五行来化生，五行是万物化生的根本动力。五行之理，是太阳运行之理，五行之数，是太阳运行之数。[2] 五行对生命的重要性，彝文典籍《土鲁黎咪数》中这样论述[3]：

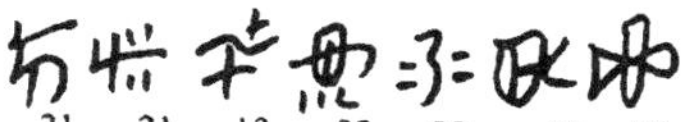

� ꃅ字

a²¹ so²¹ sa¹³ ŋe³³ zi³³ tsu⁵⁵ gu³³

最初 气 浊 成 就 哎

① 楚雄彝族自治州人民政府编：《彝族毕摩经典译注·滇彝古史》，昆明：云南民族出版社，2008 年版，第 23 页。

② 罗艳秋：《基于彝文典籍的彝族传统医药理论形成基础及学术内涵》，北京中医药大学博士研究生学位论文，2015 年，第 59 页。

③ 王继超、罗世荣主编：《土鲁黎咪数》，贵阳：贵州民族出版社，2015 年版，第 31 页。

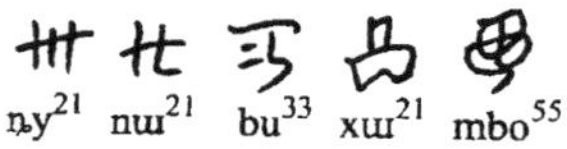

ꋶ ꋠ ꁱ ꒘ ꂷ
ɲy²¹ nɯ²¹ bu³³ xɯ²¹ mbo⁵⁵

青　赤　哺　遍　布，

ꌐ ꇬ ꉼ ꌌ
dʑi²¹ tsʼo¹³ hu²¹ ndzo²¹

日　月　运　行。

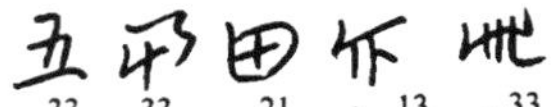

ꉬ ꌐ ꂷ ꄮ ꌒ
ŋu³³ zi³³ ma²¹ du¹³ sɿ³³

五　行　出　现　前，

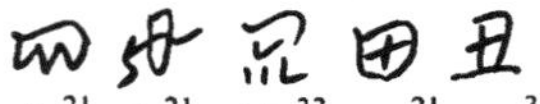

ꇷ ꄴ ꈙ ꂷ ꃅ
pʼu²¹ du²¹ kʼu³³ ma²¹ mu³³

土　地　威　望　低，

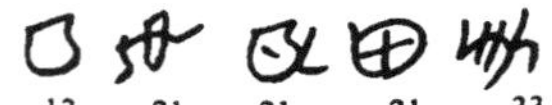

ꆈ ꄴ ꉼ ꂷ ꊋ
no¹³ du²¹ hu²¹ ma²¹ ʐe³³

土　地　势　力　小，

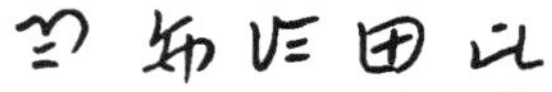

ꇁ ꈪ ꊰ ꂷ ꑾ
lɯ³³ kɯ¹³ tʂɛ⁵⁵ ma²¹ yo²¹

生　物　无　根　基，

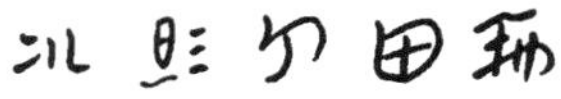

ꈌ ꄸ � ꂷ ꀞ
ko¹³ di¹³ hi²¹ ma³³ bo²¹

生　命　无　本　源。

同时彝族亦认识到，受太阳、月亮等运行影响，天地之间的气浊产生了升降浮沉运动，从而产生了哎哺，进而产生了五行。对五行的产生，彝文典籍《土鲁黎咪数》中这样说①：

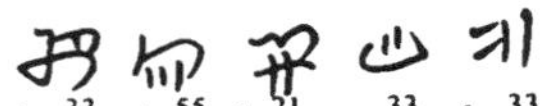

ꋠ ꄮ ꇉ ꌠ ꈌ
dza³³ tʼu⁵⁵ lu²¹ zu³³ ko³³

当　此　之　时，

ꂰ ꄮ ꐰ ꊈ ꌚ
mi³³ tʼu¹³ tɕʼy¹³ tɕʼo¹³ ndzu²¹

苍　天　聚　形　态，

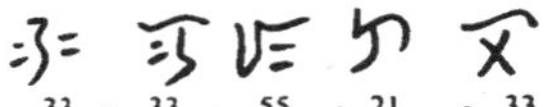

ꁹ ꁱ ꊰ ꈽ ꉾ
zi³³ bu³³ tʂɛ⁵⁵ hi²¹ he³³

哎　哺　育　根　本，

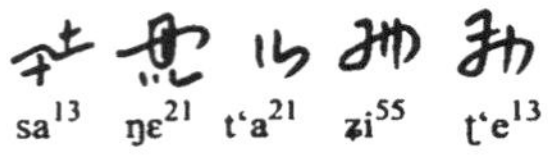

ꌩ ꆀ ꄮ ꁳ ꄷ
sa¹³ ŋe²¹ tʼa²¹ zi⁵⁵ tʼe¹³

气　浊　一　番　变，

ꎭ ꌦ ꋭ ꄹ ꆀ
ʂe¹³ sɿ³³ zi²¹ to¹³ nɯ¹³

金　木　水　火　土，

① 王继超、罗世荣主编：《土鲁黎咪数》，贵阳：贵州民族出版社，2015 年版，第 31 页。

五　𪏲　𰀁　弓　𫝀
ŋu³³　zι³³　mo²¹　mo²¹　duɯ¹³

聚　全　了　五　行，

𰀃　𪐀　𫝆　已　𫝋
nɯ⁵⁵　pʻu²¹　mbo⁵⁵　lι²¹　su¹³

在　世　间　分　布。

𫝏　𫝏　𫝏　𪏻　𪏴
tʻa²¹　su¹³　tʻa²¹　pʻu²¹　tʂʻa³³

各　从　一　方　起，

𫝏　𫝏　𫝏　𫝀　乂
tʻa²¹　su¹³　tʻa²¹　tʂe⁵⁵　hι²¹

为　一　类　根　源，

千　𫝏　分　𫝑　𫝒
dɯ⁵⁵　su¹³　tʻy²¹　ŋu³³　mo²¹

是　这　种　说　法。

彝医通过对天地的观测，总结出了五元时空模型并将其运用于生命与时空关系的阐释。彝医将"五行"称为"天地五行"，分为天五行、地五行与人五行，实现了天、地、人的统一。对天地五行及其对应关系，彝文典籍《土鲁黎咪数》中这样记载①：

𪐈　𪐉　𪐊　𪏲　𪐋
hι²¹　no³³　ŋu³³　zι³³　no³³

天　上　的　五　行，

𫝀　𪐌　𫝀　𫝓
mi³³　yo¹³　mi³³　kʻɛ³³

天　南　与　天　北，

𫝀　𫝔　𫝀　世
mi³³　fι⁵⁵　mi³³　ʈo¹³

天　东　与　天　西，

𫝕　𫝖　𫝗　𪐍　𪐎
gu²¹　te¹³　tɕι¹³　dzi²¹　hu²¹

为云星日月和天空；

𫝖　𫝘　五　𪏲　𪐋
tʻɯ²¹　zɯ³³　ŋu³³　zι³³　no³³

地　上　的　五　行，

乙　弓　力　𪐏　𪐐
ʂe¹³　se³³　zi²¹　ʈo¹³　nι¹³

金　木　水　火　土；

---

①　王继超、罗世荣主编：《土鲁黎咪数》，贵阳：贵州民族出版社，2015年版，第95-96页。

$$\text{甩凶五邪乐}$$
ts'o²¹ zuɯ³³ ŋu³³ zɿ³³ no³³

人 类 的 五 行,

$$\text{步几岁名扔}$$
tɕ'y⁵⁵ se³³ ne³³ dɛ²¹ zɛ⁵⁵

心 肝 脾 肺 肾。

$$\text{乎瓜扨邪米}$$
duɯ⁵⁵ su¹³ tʂʐ²¹ ŋuɯ³³ mo²¹

是 这 样 说 的。

彝医认为天五行运转会对地五行与人五行产生影响和制约作用，地五行与人五行必须顺应天五行的常变规律。如果地五行无法顺从天五行的变化规律，地球上生活的人群、动植物等就会发生群体性的疾病，彝医称之为"天病了、地病了"，这也是瘟疫等流行性、传染性疾病发生的根本原因。而人体五行如果不能顺应天地五行的运转规律，疾病就会产生，彝医称之为"人病了"。彝医认识到了天五行、地五行、人五行间的对应关系并阐明了其气化功能。对五行的空间分布与职能，彝文典籍《土鲁黎咪数》中这样记载[1]：

$$\text{五邪卜瓜乐}$$
ŋu³³ zɿ³³ sɿ³³ su¹³ no³³

五 行 中 的 木,

$$\text{世些分已叔}$$
fi⁵⁵ mo⁵⁵ t'y²¹ lɿ²¹ sɛ²¹

是 东 方 之 主,

$$\text{世乙分已什}$$
fi⁵⁵ fe¹³ t'y²¹ lɿ²¹ zuɯ³³

掌 管 着 东 方;

$$\text{五邪乙瓜乐}$$
ŋu³³ zɿ³³ sɛ¹³ su¹³ no³³

五 行 中 的 金,

$$\text{女些分已叔}$$
ɬo¹³ mo⁵⁵ t'y²¹ lɿ²¹ sɛ²¹

是 西 方 之 主,

$$\text{女乙分已什}$$
ɬo¹³ fe¹³ t'y²¹ lɿ²¹ zuɯ³³

掌 管 着 西 方;

$$\text{五邪反瓜乐}$$
ŋu³³ zɿ³³ ɬo¹³ su¹³ no³³

五 行 中 的 火,

① 王继超、罗世荣主编：《土鲁黎咪数》，贵阳：贵州民族出版社，2015年版，第32页。

mi³³　yo¹³　t'y²¹　lɪ²¹　sɛ²¹

是　南　方　之　主，

yo¹³　fe¹³　t'y²¹　lɪ²¹　zɯ³³

掌　管　着　南　方；

ŋu³³　zɿ³³　zi²¹　su¹³　no³³

五　行　中　的　水，

mi³³　k'ɛ³³　t'y²¹　lɪ²¹　sɛ²¹

是　北　方　之　主，

k'ɛ³³　fe¹³　t'y²¹　lɪ²¹　zɯ³³

掌　管　着　北　方；

ŋu³³　zɿ³³　nɪ¹³　su¹³　no³³

五　行　中　的　土，

t'u³³　lu³³　t'y²¹　lɪ²¹　dɯ¹³

生　宇　宙　万　物，

nɯ⁵⁵　p'u²¹　t'y²¹　lɪ²¹　sɛ¹³

是　中　央　之　主。

可见，彝医通过天地五行的五元模型，认识到了木、火、金、水四维与中央土的关系并产生了"土生万物"的认识论，这是彝医"脾胃为轴，四象为轮"理论的形成基础。彝医不仅产生"土生万物"，即"万物归土"的认识，还强调水对生命的重要性，彝文典籍《土鲁黎咪数》说[1]：

t'y²¹　lo³³　vu³³　yo²¹　no³³

过　了　很　久　后，

hɪ²¹　gu²¹　zɛ⁵⁵　tʂ'u³³　tʂo¹³

空　中　水　辗　转，

na³³　zi³³　ze⁵⁵　me³³　ndzo³³

把　江　河　发　源，

---

① 王继超、罗世荣主编：《土鲁黎咪数》，贵阳：贵州民族出版社，2015年版，第32-33页。

ꇉ ꊱ ꈐ ꐫ
luɯ³³ ku¹³ ko¹³ dɪ¹³

生 物 生 命，

四 ꦷ ꑘ ꊉ ꌦ
p'a¹³ nu³³ ya³³ tɕɪ¹³ sa³³

树 叶 样 无 数，

ꆹ ꉛ ꀨ ꀋ ꀊ
ltʂɛ⁵⁵ hɪ²¹ ku³³ bi²¹ bi²¹

根 本 都 深 厚，

ꌧ ꀿ ꌺ ꊰ ꍓ
sɪ²¹ yo²¹ zi⁵⁵ dzɛ²¹ dzɛ²¹

得 以 显 多 彩，

ꌶ ꌿ ꅉ ꑘ ꌦ
suɯ⁵⁵ zɯ³³ dza³³ ya²¹ su¹³

这 都 得 益 于，

ꉬ ꇐ ꌺ ꉬ ꃤ
ŋu³³ lu³³ zi²¹ ŋɯ³³ vi²¹

五 行 中 的 水。

彝医构建了"天地五行"五元模型，并用"五生十成"表达天地合气的转运规律。彝医认为气与浊是天地间的两类属性截然相反的本源物质，气上升，产生天气，而浊下降，产生地气。地气左升，谓之"气升"或"清升"，天气右降，谓之"浊降"。天气与地气围绕五行旋转而产生"气升浊降"，即"清升浊降"的往复循环运动。对这种运动规律，彝医用"五生十成"来进行阐述，《土鲁黎咪数》中说[1]：

ꉬ ꆏ ꌐ ꑘ ꉠ
ŋu³³ ɬi⁵⁵ zo²¹ ya³³ ŋɯ⁵⁵

我 探 索 五 生

十 ꐰ ꌺ ꑘ ꄜ
ts'ɯ²¹ dzɿ²¹ zo²¹ ya³³ tɛ⁵⁵

与 十 成 原 理

ꄜ ꑍ ꉬ ꇖ ꆀ
t'y²¹ ŋɿ⁵⁵ ŋɯ³³ lo²¹ ne³³

两 者 的 关 系

ꂷ ꂿ ꑍ ꄮ ꐚ
mi³³ mi¹³ ŋɿ⁵⁵ tɪ²¹ tɕo⁵⁵

天 地 之 间

---

① 王继超、罗世荣主编：《土鲁黎咪数》，贵阳：贵州民族出版社，2015 年版，第 48-49 页。

ꊒꇇꏂꄮꇇ
hɿ²¹ sa¹³ ʐɯ³³ t'ɯ²¹ sa¹³
天　气　与　地　气

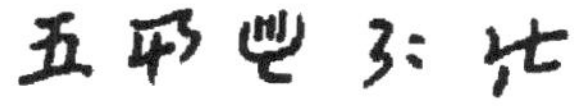

ꉷꋍꃅꃅ�
ŋu³³ zɿ³³ mo²¹ mo²¹ tso¹³
围　绕　着　五　行　转

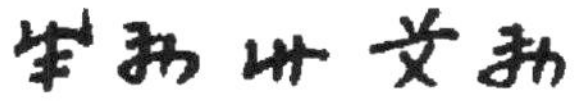

ꃤꄘꑍꑳꄘ
vɛ²¹ t'e¹³ ya³³ ʐu²¹ te¹³
左　变　右　化

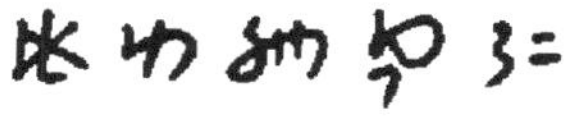

ꈬꃴ ꌬꊿꊿ
ke⁵⁵ fu³³ ʐi⁵⁵ dze²¹ dze²¹
使　富　贵　生　辉

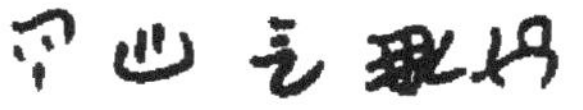

ꇐꏂꄮꉷ�ꊿ
lɯ⁵⁵ ʐɯ³³ tɯ³³ ŋɯ³³ vi²¹
原　理　是　这　样

　　"五生十成"图用白圈与黑点数分别表达天气与地气的流行方向，即两者相合后各自的"运行"方向。从"五生十成图"可看出：一、六为水，二、七为火，三、八为木，四、九为金，五、十为土。该图向世人充分展示了彝族十月太阳历所代表十月的气浊流行规律：气浊从生数一、二、三、四、五（即生数的水、火、木、金、土），完成一周流行后，又经成数六、七、八、九、十（即成数的水、火、木、金、土），完成一岁的季节循环。其中一月、二月、三月、四月、五月等五个月为天气当令，为生数，气多浊少，谓之阳半年；而六月、七月、八月、九月、十月为地气当令，为成数，浊多气少，谓之阴半年。① 天之五行在地之五方位的流行与变动，产生了寒、暑、燥、湿、风等五气。对此，《黄帝内经·天元纪大论篇第六十六》中这样说：

　　天有五行，御五位，以生寒暑燥湿风。②

　　不仅天地可产生五气，人体五脏亦可化生五气而产生情志变化，如《黄帝内经·天元纪大论篇第六十六》中说：

　　"人有五脏，化五气，以生喜怒思忧恐。"③

　　天地五行的五元模型不仅总结了天五行与地五行的对应关系，并将此对应关系运用于认知人体的生理规律，产生了对五脏与五气的认识，是彝医认识宇宙生命的重要说理工具。

（四）宇宙八角时空模型

　　彝族先贤用宇宙八角时空模型来表达空间与时间概念。彝医认为宇宙八角的形成亦是气浊流行之结果。气升浊降，产生了宇宙天地，哎哺也就形成了。哎哺产生了宇宙四象，在此基础上产生了宇宙八角。从这个角度看，实际上宇宙八角也是"气浊二元"等彝医二元模型的延伸。对气

---

①　陈久金著：《贵州少数民族天文学史研究》，贵阳：贵州科技出版社，1999年版，第150页。
②　刘明武注：《黄帝内经素问原文》，长沙：中南大学出版社，2007年版，154页。
③　刘明武注：《黄帝内经素问原文》，长沙：中南大学出版社，2007年版，154页。

浊如何产生哎哺，产生四象，产生八角，彝文古籍《土鲁黎咪数》中这样记载①：

sa^{13} duu^{13} ηe^{21} $k'o^{21}$

气　升　浊　降，

mi^{33} $t'u^{13}$ $tşu^{21}$ $nd\epsilon^{21}$

苍　天　在　上，

$t'u^{33}$ lu^{33} duu^{13} luu^{55} yo^{21}

宇　宙　形　成　后，

dzi^{21} $ts'o^{13}$ hu^{21} $ndzo^{21}$

日　月　运　行，

φi^{55} t'^{21} tu^{21} zuu^{33} zuu^{33}

高　天　亮　闪　闪，

$p'u^{21}$ ti^{55} no^{13} dzi^{21}

土　地　产　生，

zi^{21} bu^{33} do^{21} η^{33} zuu^{33}

由　哎　哺　形　成。

η^{21} so^{21} $tşe^{55}$ $p'u^{21}$ vu^{55}

实　勺　根　立　地，

$t'u^{13}$ h^{21} zy^{55} gu^{21} $tc'y^{13}$

如　银　屋　完　善。

dza^{33} $t'u^{55}$ lu^{21} ya^{33} ko^{33}

当　此　之　时，

$t'u^{33}$ lu^{33} ti^{33} mo^{21} $t'e^{13}$

宇　宙　四　象，

$t'u^{33}$ lu^{33} hi^{13} $tc'y^{13}$ lo^{13}

变成了八角（卦）。

彝族先贤产生了八角等方位概念并用之主管八方。彝族先贤通过对气浊流行规律的观察，已

---

① 继超、罗世荣主编：《土鲁黎咪数》，贵阳：贵州民族出版社，2015年版，第35页。

认识到了气浊在八方的变化规律并用哎、哺、且、舍、鲁、朵、哈、哼等进行概括，从而建立了八方与八角的配属关系，称之为"八方位"。对八方位，彝文典籍《土鲁黎咪数》这样记载①：

t'u³³ lu³³ yo¹³ k'ɛ³³
天　南　地　北

ti³³ mo²¹ mu³³ luɯ⁵⁵ du²¹
形　成　四　象

t'u³³ lu³³ mi³³ k'ɛ³³ mo⁵⁵
宇　宙　的　北　方

t'y²¹ a²¹ sɿ³³ lɿ²¹ se²¹
是　谁　来　管

t'u³³ lu³³ mi³³ yo¹³ mo⁵⁵
宇　宙　的　南　方

t'y²¹ a²¹ sɿ³³ lɿ²¹ se²¹
是　谁　来　管

t'u³³ lu³³ mi³³ fi⁵⁵ mo⁵⁵
宇　宙　的　东　方

t'y²¹ a²¹ sɿ³³ lɿ²¹ se²¹
是　谁　来　管

t'u³³ lu³³ mi³³ to¹³ mo⁵⁵
宇　宙　的　西　方

t'y²¹ a²¹ sɿ³³ lɿ²¹ se²¹
是　谁　来　管

sa¹³ hɿ²¹ bu³³ xɯ²¹ mbo⁵⁵
气　的　海　洋

---

① 王继超、罗世荣主编：《土鲁黎咪数》，贵阳：贵州民族出版社，2015年版，第36-38页。

ㄅ ㄈ ㄈ ㄐ ㄈ
hɪ²¹ duɯ¹³ lɯ⁵⁵ ko¹³ ŋge²¹
坐　稳　了　天　轴

ㄈ ㄐ ㄝ ㄩ ㄡ
zɿ³³ bu³³ sɿ³³ ʐɯ³³ hɪ²¹
哎　哺　有　起　源

ㄈ ㄈ ㄈ ㄩ ㄐ
dzaʂ³³ tʼu⁵⁵ lu²¹ ya³³ ko³³
就　在　这　时　候

ㄈ ㄈ ㄈ ㄈ ㄈ
tʼu³³ lu³³ zɿ²¹ zɿ²¹ tʼe¹³
宇　宙　循　序　变

ㄈ ㄈ ㄈ ㄈ ㄈ
tʼu³³ lu³³ hɪ¹³ mo²¹ lo¹³
形　成　了　八　方

ㄈ ㄐ ㄈ ㄩ ㄈ
zɿ³³ bu³³ pʼu⁵⁵ ya³³ mo²¹
以　哎　哺　父　母

ㄈ ㄈ ㄈ ㄈ
sɿ³³ se³³ dzɿ²¹ kʼɯ³³
作　为　头　绪

ㄈ ㄈ ㄈ ㄈ ㄈ
tsʼɛ¹³ ʂe¹³ ʐɯ³³ hy¹³ ha³³
且　舍　与　哼　哈

ㄈ ㄈ ㄈ ㄈ ㄈ
ɬu¹³ to³³ yɯ²¹ lu²¹ tɕʼo¹³
鲁　朵　数　第　六

ㄈ ㄈ ㄈ ㄈ ㄈ
mi³³ ɬi⁵⁵ kɛ⁵⁵ ɬi⁵⁵ hɪ²¹
是　高　贵　的　根

ㄈ ㄈ ㄈ ㄈ ㄈ
tʼu³³ lu³³ mi³³ yo³³ mo⁵⁵
宇　宙　的　南　方

ㄈ ㄈ ㄈ ㄈ ㄈ
tʼy²¹ zɿ³³ pʼu⁵⁵ lɪ²¹ se²¹
哎　父　来　主　管

ㄈ ㄈ ㄈ ㄈ ㄈ
tʼu³³ lu³³ mi³³ kʼɛ³³ mo⁵⁵
宇　宙　的　北　方

ꏂ ꊀ ꂾ ꆹ ꌋ
t'y²¹ bu³³ mo²¹ lɪ²¹ sε²¹

哺　母　来　主　管

ꄚ ꇐ ꂱ ꃀ ꂷ
t'u³³ lu³³ mi³³ fi⁵⁵ mo⁵⁵

宇　宙　的　东　方

ꏂ ꍰ ꎏ ꆹ ꌋ
t'y²¹ ts'ε³³ zu³³ lɪ²¹ sε²¹

且　子　来　主　管

ꄚ ꇐ ꂱ ꄮ ꂷ
t'u³³ lu³³ mi³³ to¹³ mo⁵⁵

宇　宙　的　西　方

ꏂ ꌐ ꂸ ꆹ ꌋ
t'y²¹ şε¹³ mε³³ lɪ²¹ sε²¹

舍　女　来　主　管

ꃀ ꂷ ꈬ ꆿ ꐚ
fi⁵⁵ zɯ³³ k'ε³³ nι⁵⁵ tɕo³³

在　东　北　之　间

ꄮ ꇐ ꂱ ꍾ ꄡ
t'u³³ lu³³ mi³³ tɕ'y¹³ t'e3¹³

形　成　一　方

ꏂ ꋠ ꌘ ꆹ ꌋ
t'y²¹ tu³³ zu³³ lɪ²¹ sε²¹

是　鲁　子　主　管

ꄮ ꂷ ꑳ ꆿ ꐚ
to¹³ zɯ³³ yo¹³ nι⁵⁵ tɕo³³

在　西　南　之　间

ꄮ ꇐ ꂱ ꍾ ꄡ
t'u³³ lu³³ mi³³ tɕ'y¹³ t'e3¹³

形　成　一　方

ꏂ ꄮ ꈛ ꆹ ꌋ
t'y²¹ to³³ mε¹³ lɪ²¹ sε²¹

是　朵　女　主　管

ꃀ ꂷ ꑳ ꆿ ꐚ
fi⁵⁵ zɯ³³ yo¹³ nι⁵⁵ tɕo³³

在　东　南　之　间

ꄚ ꇐ ꂱ ꍾ ꄡ
t'u³³ lu³³ mi³³ tɕ'y¹³ t'e3¹³

形　成　一　方

t'y²¹　hy¹³　zu³³　lɿ²¹　sɿ²¹

是　哼　子　主　管

ʈo¹³　zɯ³³　k'e³³　nɿ⁵⁵　tɕo³³

在　西　北　之　间

t'u³³　lu³³　mi³³　tɕ'y¹³　t'ɛ¹³

形　成　一　方

t'y²¹　ha³³　mɛ¹³　lɿ²¹　sɿ²¹

是　哈　女　主　管

t'u³³　lu³³　li¹³　mo²¹　t'ɛ¹³

宇　宙　四　象

t'u³³　lu³³　hɿ¹³　tɕ'y¹³　lo¹³

变　为　八　象

彝族不仅产生了八方的方位概念，亦产生了四时八节等时间概念。彝族先贤认为宇宙之气升浊降不仅产生了四面八方等方位，也产生了四时八节等气候变化。对于气浊产生四时八节，彝文古籍《土鲁黎咪数·天地气浊道》中这样论述[1]：

a²¹　so²¹　hɿ²¹　ma²¹　dɯ¹³

话　说　天　未　开

t'ɯ²¹　　ma²¹　　dɯ¹³

地　　未　　辟

zɿ³³　bu³³　ma²¹　tɿ⁵⁵

哎　哺　未　生

ts'ɛ¹³　sɛ¹³　ma²¹　dɕ¹³　sɿ¹³

且　舍　未　出　时

---

① 王继超、罗世荣主编：《土鲁黎咪数》，贵阳：贵州民族出版社，2015年版，第64-65页。

sa¹³　tɕʻɿ²¹　tɕʻɿ²¹

气　喷　喷

ŋɛ²¹　kʻo³³　kʻo²¹　ʂʅ³³　ti⁵⁵

浊　沉　沉　先　出

tʻy²¹　nu⁵⁵　ɣɯ³³　ya³³　ndzɯ⁵⁵

此　两　元　相　交　融

tʻɛ³³　tʻɛ³³　ny²¹　sa¹³　nɯ²¹　sa¹³

成　股　股　青　气　与　赤　气

ŋɛ³³　sa¹³　kʻo²¹　sa¹³　ŋo²¹

浊　气　清　气　布　为　线

tʻy²¹　lo³³　vu³³　yo²¹　no³³

在　此　之　后

tʻu³³　lu³³　ti³³　tɕʻy¹³　dɯ¹³

出　现　了　四　方

tsʻu³³　ŋɛ¹³　ʂʅ³³　tsʻo³³　ti³³mo³³ti⁵⁵

分　春　夏　秋　冬　四　季

tʻu³³　lu³³　hi¹³　tɕʻy¹³　tʻe¹³

四　方　变　八　卦

kʻo¹³　hu²¹　hi¹³　mo²¹　dɯ¹³

年　内　八　节　分

dɯ⁵⁵　su¹³　tʂʻʅ²¹　nɯ³³　vi²¹

是　这　样　说　的

a²¹　hɛ³³　ʔɛ²¹　nɯ²¹

到　　而　　今

十 习 凵 四 卒
tu¹³ lɯ⁵⁵ zɯ³³ pʼa¹³ sa³³

千 般 气 象

香 夲 凵 夂 又
tɕi¹³ sa³³ zɯ³³ hi²¹ he³³

万 物 根 稳

𐒃 怀 卄 邡 𠀇
nɛ¹³ ti⁵⁵ ya³³ ʂ̩³³ zo³³

春 生 夏 长

亟 田 凵 川 邶
tʂʻo³³ ndɛ²¹ zɯ³³ tsʻu³³ tsy¹³

秋 收 冬 藏

⿱ 凵 邘 ⼞ 瓜
sɯ⁵⁵ zɯ³³ dza³³ lɯ⁵⁵ su¹³

是 如 此 景 象

对八节与天气、地气、生命的关系，彝文古籍《土鲁黎咪数·天地气浊道》中如此论述①：

⿰ 勺 十 二 四
tʻa²¹ kʻo¹³ tsʻɯ²¹ ɲɯ⁵⁵ hu²¹

一 年 十 二 月

入 巴 ⼂ ⼞ 兀
hɿ¹³ mo²¹ mu³³ lɯ³³ tʻɯ⁵⁵

分 做 八 个 节

𐒃 匕 凵 𐒃 乇
nɛ¹³ bi²¹ zɯ³³ nɛ¹³ fe¹³

立 春 与 春 分

邡 匕 凵 邡 乇
ʂ̩³³ bi²¹ zɯ³³ ʂ̩³³ fe¹³

立 夏 与 夏 至

亟 匕 凵 亟 乇
tʂʻo³³ bi²¹ zɯ³³ tʂʻo³³ fe¹³

立 秋 与 秋 分

川 匕 凵 川 乇
tsʻu³³ bi²¹ zɯ³³ tsʻu³³ fe¹³

立 冬 与 冬 至

分 入 巴 凵 朱
tʻy²¹ hɿ¹³ mo²¹ zɯ³³ no²¹

在 这 八 节 里

---

① 王继超、罗世荣主编：《土鲁黎咪数》，贵阳：贵州民族出版社，2015年版，第65-66页。

t'y²¹　hɪ¹³　mo²¹　ʑɯ³³　no²¹

天　气　与　地　气

ʑo³³　ndzo²¹　mu³³　dʑa³³　lu³³

交　叉　着　运　行

ȵy²¹　k'ɛ²¹　ʑɯ³³　tʰi³³　k'ɛ²¹

四　条　青　线

nɯ²¹　k'ɛ²¹　ʑɯ³³　tʰi³³　k'ɛ²¹

四　条　赤　线

gu²¹　ʑɯ³³　sa¹³　ŋɛ²¹　dʐu²¹

中　是　气　浊　轨

tɕy³³　k'ɛ²¹　ʑɯ³³　tsɯ²¹　ʑɯ²¹

九　条　线　并　行

ȵy²¹　tʂo¹³　nɯ²¹　ʑɯ²¹　dzy²¹

青　线　赤　线　汇

nɯ²¹　tʂo¹³　ȵy²¹　ʑɯ³³　ʂa¹³

赤　线　青　线　交

t'u¹³　sa¹³　ndʑy¹³　ʑɯ³³　ha³³

白　气　往　上　涌

na³³　sa¹³　tʰi³³　ʑɯ³³　ndɛ²¹

黑　气　向　下　布

sa¹³　gɛ²¹　dzɯ³³　p'u²¹　p'u²¹

腾　气　勃　勃　发

t'y²¹　ȵɪ⁵⁵　tɕu⁵⁵　ʑɯ³³　tɕy⁵⁵

在　两　者　之　间

$$te^{13} \quad tɕi^{13} \quad dz^{i21} \quad hu^{21} \quad ti^{55}$$

云　星　日　月　生

$$vu^{33} \quad tso^{33} \quad mo^{21} \quad mo^{21} \quad ndzu^{21}$$

人　类　形　象　聚

$$ke^{55} \quad fu^{33} \quad nɯ^{55} \quad p'u^{21} \quad zu^{21}$$

富　贵　到　大　地

$$sɯ^{55} \quad zɯ^{33} \quad dzu^{21} \quad li^{21} \quad su^{13}$$

是　这　种　情　形

　　通过宇宙八角时空模型，彝医既表达了对八方、八节的时空认知，也表达了对火、水、木、金、山、土、石、禾等八类物象的理解。八角表达的是彝族先贤对事物间对待关系的认知，将八角分为四组，即哎哺、且舍、鲁朵、哈哼等四对，说明了每对事物之间存在着二元对待的关系。事实上，八角表达的是哎哺对待关系的拓展演化，故彝医认为哎哺是父母，称之为天父、地母，且（中男）舍（中女）、鲁（长男）朵（长女）、哈（少男）哼（少女）等六角则是哎哺所生之子女，这亦从另个层面说明了世间的万事万物均由哎（天）哺（地）所产生和演化，万物不是天生地成，就是地生天成。[1] 彝族先贤通过宇宙八角时空模型构建了认知宇宙时空的数理模式，二十四节气、七十二候等均是在此基础上细化与完善的。

（五）五生十成和十生五成时空模型

　　彝族先贤认为宇宙万物均靠五行来化生，由气浊与阴阳来支撑。五行之理，是太阳运行之理，五行之数，是太阳运行之数，五行是万物化生的根本动力，[2] 而其本源则在"气升浊降"。对气浊、哎哺、五行、四象、八角等名词术语间的关系，彝族先贤是用"五生十成"与"十生五成"等时空模型来推算。对"五生十成"与"十生五成"，彝文古籍《土鲁黎咪数》中如此论说[3]：

$$tʂʅ^{21} \quad ŋu^{33} \quad ti^{55} \quad ts'ɯ^{21} \quad dʑi^{21}$$

这　五　生　十　成

$$mi^{33} \quad mi^{13} \quad ko^{13} \quad sa^{13} \quad ŋu^{21}$$

是　天　地　气　浊

---

　　① 罗艳秋：《基于彝文典籍的彝族传统医药理论形成基础及学术内涵》，北京中医药大学博士研究生学位论文，2015年，第58页。

　　② 罗艳秋：《基于彝文典籍的彝族传统医药理论形成基础及学术内涵》，北京中医药大学博士研究生学位论文，2015年，第58-59页。

　　③ 王继超、罗世荣主编：《土鲁黎咪数》，贵阳：贵州民族出版社，2015年版，第48页。

ꀕ ꀤ ꍔ ꀕꀤ ꀕ
pu³³ lɯ⁵⁵ tɯ³³ ŋɯ³³ vi²¹
发　挥　的　作　用

ꀕ 十 ꀕ 五 ꍔ
tʂʅ²¹ tsʼɯ²¹ ti⁵⁵ ŋɯ³³ dʑɪ²¹
这　十　生　五　成

ꀕ ꀤ ꀤ ꀕ ꀕ
mi³³ mi¹³ tɕɪ¹³ tʼa³³ zɯ³³
以　天　地　首　尾

ꀕ ꀤ ꍔ ꀕꀤ ꀕ
ti⁵⁵ lɯ²¹ tɯ³³ ŋɯ³³ vi²¹
为　其　发　源　地

　　"五生十成"主要用于推算四象与五行的关系，是天五行与地五行的联姻；而"十生五成"主要用于推算八角与五行之间的关系。"五生十成"与"十生五成"分别表达着两类不同的宇宙认识论。

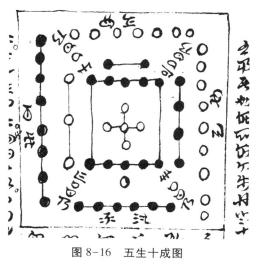

图 8-16　五生十成图

（采自《中国贵州·黔西北彝族美术：那史·彝文古籍插图》，贵州人民出版社，2014年版，第83页。）

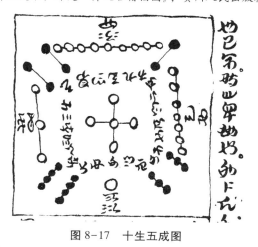

图 8-17　十生五成图

（采自《中国贵州·黔西北彝族美术：那史·彝文古籍插图》，贵州人民出版社，2014年版，第84页。）

"五生十成"既表达天五行与地五行间的联姻，亦表达"东西南北中"的平面概念。"五生十成"由 1、2、3、4、5、6、7、8、9、10 等 10 个数字符号组成，并分为天五行与地五行两组。其中○代表天数，用 1、3、5、7、9 表达气浊混成之清者，属阳；而●代表地数，用 2、4、6、8、10 表达气浊混成之浊者，属阴。"五生十成"表达的是气浊在天地间的流行规律，体现的是天气与地气相合的规律及其对万物生成的影响，强调"天宇"（彝文写为"○"）之气浊流行，故"五生十成"被称之为 $\text{和}\bigcirc$，译成汉文则称之为"付拖"，属于天气与地气二元的联姻。彝文古籍《土鲁黎咪数》中对天五行与地五行的产生与特点，如此记载①：

$$t\text{'}y^{21} \quad \eta u^{33} \quad t\!i^{55} \quad ts\text{'}ui^{21} \quad dz\eta^{21}$$
这　　五　　生　　十　　成

$$t\text{'}ui^{55} \quad su^{33} \quad \eta u^{33} \quad \varphi i^{55} \quad t\varphi y^{33}$$
一　　三　　五　　七　　九

$$hi^{21} \quad sa^{13} \quad mbo^{55} \quad \eta u^{33} \quad vi^{21}$$
覆　　盖　　与　　天　　气

$$mi^{33} \quad dui^{13} \quad \eta u^{33} \quad dz\eta^{21} \quad yo^{21}$$
五　　数　　生　　于　　天

$$t\text{'}ui^{21} \quad sa^{13} \quad du^{33} \quad du^{33} \quad t\!i^{55}$$
地　　气　　运　　动　　着

$$ni^{55} \quad t\!i^{33} \quad t\varphi\text{'}o^{13} \quad hi^{21} \quad ts\text{'}ui^{21}$$
二　　四　　六　　八　　十

$$t\text{'}ui^{21} \quad sa^{13} \quad mbo^{55} \quad \eta u^{33} \quad vi^{21}$$
覆　　盖　　与　　地　　气

$$mi^{13} \quad dui^{13} \quad zui^{33} \quad \eta u^{33} \quad dz\eta^{21}$$
五　　数　　生　　于　　地

$$t\!i^{55} \quad hi^{21} \quad li^{33} \quad t\text{'}y^{21} \quad \eta u^{33}$$
是　　如　　此　　生　　成

从 1 至 10，10 个数之和共计 55，其中天数之和 25，而地数之和则为 30。彝医认为天地万物都是天五行与地五行共同作用的结果，而这种作用关系是用"五生十成"来表达的。所谓"五生

———————

① 王继超、罗世荣主编：《土鲁黎咪数》，贵阳：贵州民族出版社，2015 年版，第 50 页。

十成"，在易理上讲就是以天应地，以阳顺阴，以地数为体来运行，故彝文古籍中《土鲁黎咪数》关于天与地的关系是这样记载的①：

孙 五 乐 十 弓
tʂʻʅ²¹　ŋu³³　ti⁵⁵　tsʻɯ²¹　dɚ²¹

这　五　生　十　成

乃 凵 亓 日 𣲙
dʑy²¹　ʐɯ³³　mi³³　tʻu¹³　ko³³

外　身　法　于　天

𠁣 𣱵 半 眆 𠃜
mo²¹　ʐʅ³³　ve²¹　tʂʻu³³　tʂʻu³³

形　象　向　左　转

川 凵 彐 日 𣲙
ko¹³　ʐɯ³³　mi¹³　na³³　ʐu²¹

内　体　法　于　地

乙 廿 日 昴 乃
fe¹³　ʐɯ³³　na³³　ti³³　tɕʻy¹³

管　理　着　四　方

简单来说，"五生十成"就是两个五，即天五与地五，生成一个"十"，故曰"五生十成"。《黄帝内经》曰："天有五行，御五位，以生寒暑燥湿风"，讲述的就是天五行与地五行之间交合，产生寒暑燥湿风等五种自然气候之变化。"寒"就是寒凉，"暑"就是暑热，"燥"就是燥热，"湿"就是湿润，"风"就是风化。"以生"二字是承接"天有五行"与"御五位"而言，意即五种自然气候是天五行与地五行相交的结果。

"五生十成"不仅表达了天气与地气之交合，同时表达了四方与五行的关系。彝文古籍《土鲁黎咪数》中对"五生十成"如此记载②：

勹 丰 凷 㐆 𠁣
hɿ²¹　sa¹³　dʐɯ³³　pʻu²¹　pʻu²¹

天　气　旺　蓬　勃

世 丰 凷 甲 𠁣
tʻɯ²¹　sa¹³　dʐɯ³³　tɕʻɿ²¹　tɕʻɿ²¹

地　气　发　喷　喷

𠁣 回 荆 廿 川
tʻy²¹　tʻu⁵⁵　lu²¹　ya³³　ko³³

在　它　们　之　间

亓 凵 彐 𣱵 𤰞
mi³³　mi¹³　mo²¹　ʐʅ³³　ndʑu²¹

天　地　形　象　聚

---

① 王继超、罗世荣主编：《土鲁黎咪数》，贵阳：贵州民族出版社，2015年版，第49页。

② 王继超、罗世荣主编：《土鲁黎咪数》，贵阳：贵州民族出版社，2015年版，第53~55页。

ʂe¹³ sɿ³³ zi²¹ to¹³ nɿ¹³

金　木　水　火　土

tʻa²¹ su¹³ tʻa²¹ tʻu³³ lu³³

各　居　一　空　间

se²¹ tu¹³ su¹³ ŋɯ³³ vi²¹

并　主　管　其　域

mi³³ tʻɯ⁵⁵ no³³ zi²¹ dɯ¹³

天　一　把　生　水

zi²¹ gɯ⁵⁵ ɬi³³ yo²¹ ha³³

水　川　流　四　涌

mi¹³ tɕʻo¹³ no³³ zi²¹ tʂʻɛ²¹

地　六　把　水　托

ʐe⁵⁵ mɛ³³ mo²¹ mo²¹ mbo⁵⁵

水　衍　育　各　样

mi¹³ nɿ⁵⁵ no³³ to¹³ ɬi⁵⁵

地　二　把　生　火

to¹³ tɕɿ¹³ bu²¹ lɯ³³ lɯ³³

火　源　亮　堂　堂

mi³³ çi⁵⁵ no³³ to¹³ zɯ³³

天　七　把　火　掌

mɛ³³ tsɿ¹³ tɕɿ¹³ bi²¹ do³³

火　花　像　明　星

mi³³ sɯ³³ no³³ se³³ ɬi⁵⁵

天　三　把　生　木

ze⁵⁵ ȵy²¹ tɕy³³ bi⁵⁵ bi²¹

森 林 很 壮 观

mi¹³ hɪ¹³ no³³ se³³ dzo³³

地 八 把 长 木

ka¹³ ʐo⁵⁵ fe¹³ tʂʻu³³ tʂʻu³³

枝 繁 叶 茂 盛

mi¹³ ɬi¹³ no³³ ʂɛ¹³ ɬi⁵⁵

地 四 把 生 金

tʻu¹³ ʂɛ¹³ tsʻu³³ tɕy³³ tʂʻa³³

遍 地 生 金 银

mi³³ tɕy³³ no³³ tʻu¹³ zu³³

天 九 把 银 掌

tʻu¹³ ʂɛ¹³ nuɯ⁵⁵ pʻu²¹ mbo⁵⁵

金 银 布 人 间

ŋu³³ zɿ³³ no³³ bo²¹ duɯ¹³

山 出 五 行 中

pʻu¹³ tʂʻa³³ hɪ²¹ no³³ dzo³³

地 生 根 天 上

mi¹³ tsʻɯ²¹ no³³ bo²¹ ɬi⁵⁵

地 十 生 山

nuɯ⁵⁵ pʻu²¹ bo²¹ tɕy³³ ze²¹

地 上 九 山 脉

ŋu³³ ɬi⁵⁵ tsʻɯ²¹ dʑi²¹ yo²¹

系 五 生 十 成

ŋu³³ zɿ³³ zɯ³³ zɯ³³ du¹³

五　行　闪　烁　着

tɕʻy¹³ tsʻo²¹ tʂe⁵⁵ hɿ²¹ zɿ³³

把　根　本　壮　大

lɯ³³ kɯ¹³ ko²¹ di¹³ ti⁵⁵

有　生　命　生　物

如果说天五行与地五行之间的"联姻"表达的是天地、上下的立体关系，那么四象与中央土的关系就是在表达"东西南北中"的平面概念，可见"五生十成"表达的是天地五行与四象的关系。彝医临床上所说的"四象为轮，脾胃为轴"等学术思想的根源就是从"五生十成"发展而来的。

"十生五成"论述的是五行与宇宙八角的关系。"十生五成"由1、2、3、4、5、6、7、8、9等9个数组成，从一至九，天数二十五，地数二十，共计四十五。彝族认为"十生五成"的形成可分为两个时期，即最初表达九宫与八角对应关系的时期及后来表达五行与八角对应关系的时期等两个时期。对九宫的产生，彝文古籍《土鲁黎咪数》说：

a²¹so²¹ sa¹³ zɯ³³ ŋe²¹ tsu⁵⁵ qu³³

远古气与浊成就

hɿ⁵⁵ ɿ³³ ŋu³³ xɯ²¹ mʐɿ⁵⁵

天　地　形　象　广　大

ɿ⁵⁵ mi²¹ ŋu²¹ pʻɿ⁵⁵ ɿ³³

水　光　临　大　地

tʻy²¹ dza³³ lu²¹ zɯ³³ ko³³

在　那　时　间

mi³³ tʻu¹³ mi¹³ na³³ tɕo⁵⁵

白　天　黑　地　间

tʻu³³ lu³³ tɕy³³ tɕʻy¹³ du¹³

宇宙产生九宫产

tʻɯ⁵⁵ tɯ³³ gu²¹ zɯ³³ ze³³

以　一　踞　中　心

dw^{55}　h^{21}　dz^{21}　yo^{21}　no^{33}

据　实　说　来

h^{21}　sa^{13}　$t'w^{21}$　sa^{13}　ti^{55}

天　气　与　地　气　产　生

tsw^{21}　zw^{21}　mu^{33}　dz^{33}　lu^{33}

并　行　着　运　动

彝医认为天地间气与浊凝聚，产生了空间概念，用十生五成来表达。对此，彝文古籍《土鲁黎咪数》这样记载①：

mw^{33}　mw^{13}　$t\varsigma o^{13}$

天　地　运　转

dzi^{21}　hu^{21}　dw^{13}

日　月　产　生

$t\varepsilon^{13}$　$t\varepsilon i^{13}$　$ndzu^{21}$

云　星　出　现

vu^{33}　$ts'o^{33}$　ti^{55}　ma^{21}　du^{21}

人　没　出　现　前

$t'y^{21}$　$ts'w^{21}$　ti^{55}　ηu^{33}　dzi^{21}

这　十　生　五　成

yw^{21}　ya^{33}　$t'a^{21}$　zi^{55}　$t'e^{13}$

又　一　番　变　化

$t'a^{21}$　su^{13}　$t'a^{21}$　$t'u^{33}$　lu^{33}

各　居　一　空　间

① 王继超、罗世荣主编：《土鲁黎咪数》，贵阳：贵州民族出版社，2015 年版，第 58 页。

hı²¹　t'ɯ²¹　fe¹³　zu³³　pa³³

共　同　掌　天　地

mi³³　mi¹³　ku³³　sa¹³　ŋe²¹

使　天　地　气　浊

ndʑu²¹　ku⁵⁵　tɯ³³　ŋu³³　vi²¹

得　以　聚　集

　　"十生五成"最初表达的是八角与九宫的关系，以八角为主体，而中宫空循，中宫为观察者所立之处，是上古盖天派观察天体运行的坐标点，此时强调八角之"十生"，尚未产生"土主中宫"的认识，故彝文古籍《土鲁黎咪数》中对八角的空间布局如此记载①：

mi³³　tɯ⁵⁵　mi¹³　tɕy³³　zi²¹

天　一　天　九　水

t'u³³　lu³³　yo¹³　k'ɛ³³

宇　宙　南　和　北

nɪ⁵⁵　mo²¹　lɯ⁵⁵　ya³³　te¹³

两　方　立　下　足

t'a²¹　t'sɯ²¹　yɯ²¹　ya³³　ti⁵⁵

成　一　个　十　数

t'y²¹　nɣ²¹　mu⁵⁵　mu³³　tu¹³

设　定　为"老　青"

mi³³　sɯ³³　mi³³　ɕi⁵⁵　zi²¹

天　三　天　七　水

t'u³³　lu³³　fi⁵⁵　to¹³

宇　宙　东　和　西

nɪ⁵⁵　mo²¹　yɯ²¹　ya³³　te¹³

两　方　立　下　足

---

① 王继超、罗世荣主编：《土鲁黎咪数》，贵阳：贵州民族出版社，2015年版，第58—60页。

t'a²¹　ts'ɯ²¹　tʂy²¹　ya³³　ɬi⁵⁵

成　一　个　十　数

t'y²¹　nɯ²¹　ɬa¹³　mu³³　tu¹³

设　定　为　"青　少"

mi¹³　nɿ⁵⁵　mi¹³　hɿ²¹　mbo⁵⁵

地　二　与　地　八

t'u³³　lu³³　ɬu³³　to³³

宇　宙　东　北　与　西　南

nɿ⁵⁵　mo²¹　ɣɯ²¹　ya³³　te¹³

两　方　立　下　足

t'a²¹　ts'ɯ³³　ʐɯ³³　ya³³　mbo⁵⁵

成　一　个　十　数

t'y²¹　nɯ²¹　mu⁵⁵　mu³³　tu¹³

设　定　为　"赤　老"

mi¹³　ɬi³³　mi¹³　tɕ'o¹³　mbo⁵⁵

地　四　与　地　六

t'u³³　lu³³　hy¹³　ha³³

宇　宙　西　北　与　东　南

nɿ⁵⁵　mo²¹　ɿ ɯ⁵⁵　ya³³　te¹³

两　方　立　下　足

t'a²¹　ts'ɯ³³　t'y²¹　ʐɯ³³　mbo⁵⁵

成　一　个　十　数

ke⁵⁵　fu³³　du³³　du³³　ɬi⁵⁵

生　路　路　富　贵

随着认识的进一步深化，彝族先贤认识到了"十生"只是九宫之初级阶段，认识到了"土"，即"中土"对八方或八节的重要作用，逐步将"五行""中土"等概念与九宫相结合，推衍出五行与八角之间的对应关系，从而成为认知九宫与八角的高级阶段，称之为"五成"，即九宫八角的"十生"要以"天五行"为主体来运转，称该时期即为五行与八角对应时期，至此"十生五成"才完整。五行对"十生五成"的作用，彝文典籍《土鲁黎咪数》中这样记载①：

t'y²¹ lo³³ vu³³ yo²¹ no³³
在　这　之　后

mi³³ tɕy³³ ʔu³³ mu³³ tu¹³
设　天　九　为　头

mi³³ t'ɯ⁵⁵ me²¹ mu³³ tu¹³
设　天　一　为　尾

mi³³ ŋu³³ gu²¹ zɯ³³ zɿ³³
天　五　压　中　间

ŋu³³ zɿ³³ dzy²¹ ko³³ ɬu¹³
以　五　行　为　体

t'u³³ lu³³ hr²¹ tɕ'y¹³
宇　宙　八　角

k'o²¹ zɯ³³ mi³³ ŋu³³ t'u⁵⁵
把　天　五　应　对

mi³³ t'ɯ⁵⁵ ŋu³³ ho²¹ tɕ'o¹³
天　一　五　合　六

mi¹³ nɿ⁵⁵ ŋu³³ ho²¹ ɕi⁵⁵
地　二　五　合　七

mi³³ sɯ³³ ŋu³³ ho²¹ hi¹³
天　三　五　合　八

mi¹³ ti¹³ ŋu³³ ho²¹ tɕy³³
地　四　五　合　九

① 王继超、罗世荣主编：《土鲁黎咪数》，贵阳：贵州民族出版社，2015年版，第60页。

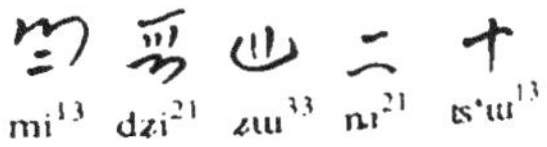

ꊿ ꎰ ꌷ 二 十
mi¹³ dzı²¹ zu³³ nı²¹ tsʻɯ¹³

地　成　于　二　十

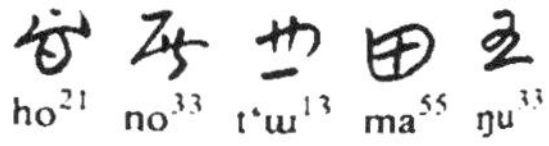

ꉼ ꉆ ꄷ ꂷ ꈉ
ho²¹ no³³ tʻɯ¹³ ma⁵⁵ ŋu³³

且　不　作　叙　述

显然，在彝族文化中强调"中宫"，即土的重要性。彝医理论中有"土生万物"、"中生万物"等说法，这是有出处的。"十生五成"表达气浊在天地间的流行规律，产生了季节交替，对生命与疾病演变规律具有重要的影响，彝文典籍《土鲁黎咪数》中对此这样说①：

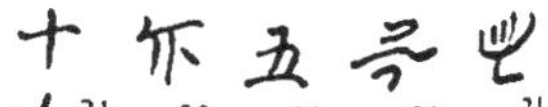

十 ꀒ 五 ꈎ ꂾ
tsʻɯ²¹ ti⁵⁵ ŋu³³ dzı²¹ mo²¹

十　生　五　成

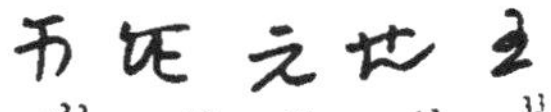

ꂱ ꄪ ꆀ ꊖ ꈉ
mi³³ dɯ¹³ nı²¹ tsɯ¹³ ŋu³³

天　数　二　十　五

ꊿ ꈎ ꌷ ꆀ ꊖ
mi¹³ dzı²¹ zu³³ nı²¹ tsɯ¹³

地　数　为　二　十

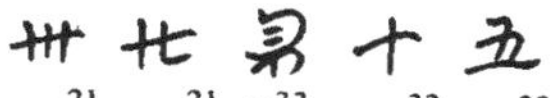

ꑋ ꆨ ꀋ ꊖ ꈎ
ny²¹ nɯ²¹ ti³³ tsɯ³³ ŋu³³

合　为　青　赤　四　十　五

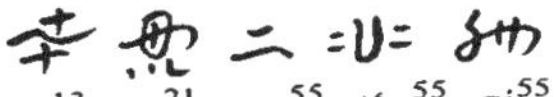

ꌕ ꉆ ꆀ ꄳ ꌋ
sa¹³ ŋɛ²¹ nı⁵⁵ tʻu⁵⁵ zı⁵⁵

气　浊　两　向　运　行

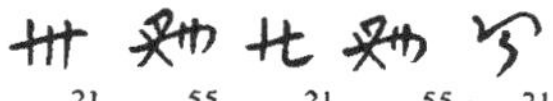

ꑋ ꃅ ꆨ ꃅ ꉻ
ny²¹ mu⁵⁵ nɯ²¹ mu⁵⁵ hɯ²¹

青　老　赤　老　分

ꑋ ꄕ ꆨ ꄕ ꇤ
ny²¹ ʈa¹³ nɯ²¹ ʈa¹³ ka¹³

青　少　赤　少　别

ꄲ ꇉ ꃴ ꑳ ꆅ
tʻy²¹ lo³³ vu³³ yo²¹ no³³

在　此　之　后

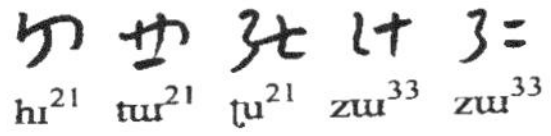

� ꋧ ꅉ ꌞ ꐚ
hı²¹ tɯ²¹ tu²¹ zɯ³³ zɯ³³

天　地　亮　闪　闪

---

① 王继超、罗世荣主编：《土鲁黎咪数》，贵阳：贵州民族出版社，2015年版，第 60—61 页。

$$ke^{55}\ fu^{33}\ bu^{21}\ lui^{33}\ lui^{33}$$

富 贵 明 晃 晃

$$sui^{55}\ zui^{33}\ dzu^{21}\ lui^{21}\ su^{13}$$

实 情 如 此

$$du^{13}\ tʂʅ^{21}\ zi^{55}\ ŋui^{33}\ vi^{21}$$

是 这 般 生 成

"十生五成"以四正四隅表达宇宙八角，其中四正为天数（奇数），四隅为地数（偶数），而中央之五则为天之五行。其中○代表天数，用1、3、5、7、9表达气浊混成之清者，属阳；而●代表地数，用2、4、6、8、10表达气浊混成之浊者，属阴。"十生五成"表达的是气与浊在天地的分布规律，体现的是宇宙八方与天五行对万物生成的影响，强调的是气浊在"天宇"与"地宙"的分布规律，故"十生五成"被称之为 ，译成汉文则称之为"龙书"，亦称为"宇宙书"，其中⊙，表达的就是宇宙。"十生五成"论述的是五行与八角的关系，表达五行与九宫八角对万事万物的周期性影响，故以 9 个数以言其变。① 彝医以"十成五成"为模型，发展出了"五行论内因，八卦论外因"的彝族传统医学认知方法。

总之，彝族医药是历代彝医传人在长期的医疗活动中，运用各种时空模型远观万物运动规律，近察人体生命规律的基础上发展而来的生命时空医学。宇宙生命的"化生存异灭"是围绕太阳而运转，古代天文历法成为彝医认识生命与疾病的重要医学工具与方法，形成特定的时空模型，是"一人一宇宙"的"一者一宇宙"最佳体现。纵观《哎哺啥呃》《土鲁黎咪数》等彝文典籍，通篇讲述的均是彝族古代先贤对日月星辰运行、历法、气候变化规律的认识，讲述如何运用天文历法知识指导人类万物生息繁衍的各种道理，无论是缝制在衣服上的八角图案，还是朗朗上口的节令谚语，无不表达着彝族人民对季节变化的关注程度。显然，彝族医药理论形成与古天文历法具有千丝万缕的联系，源于彝族对太阳与生命关系的认知。从这个角度认识和理解彝族医药，就要将其放入时空模型中探究，解答彝族医药关于生命与疾病认知规律的思路与方法。②

第四节　彝医原创思维模式的内涵

模式（Pattern）作为分析与解决某类具体问题的系列方法集成，就是要将解决该类问题的各种零散的方法进行系统归纳与总结而上升到理论高度。对任何学科来说，思维模式是理论体系得以构建的灵魂，是研究对象所主导的各种思维活动及思想的高度凝练与概括。对影响与主导该研究对象思维活动的基本规律，能够运用最精练的语言或文字勾勒出反映其内在特质与概貌的主体轮廓，并能够反映研究对象各种思维活动的主要特征而体现相对的独立性与稳定性。彝族医药秉承了中华上古医药理论，在数千年的发展历程中虽历经兵燹战火却未被改造、取代或者消亡，不是因为其诊疗技法及临床用药的与众不同，最主要的原因在于其始终保留着相对独立稳定而独特

---

① 罗艳秋：《基于彝文典籍的彝族传统医药理论形成基础及学术内涵》，北京中医药大学博士研究生学位论文，2015 年，第 59 页。

② 罗艳秋：《基于彝文典籍的彝族传统医药理论形成基础及学术内涵》，北京中医药大学博士研究生学位论文，2015 年，第 67 页。

的医学思维模式，传承着中华上古医药理论的源头性认识。对彝医原创思维进行研究，首先要解决"彝医总体思维模式的特点是什么"这个关键问题。对于任何医学体系来说，均是一定范围内或相关联的事物按照特定秩序和内部联系而组合成的整体，是由不同子系统构建的复杂系统，是具有固定的、有规律可循的思维模式。掌握最能体现医学理论体系灵魂与本质的思维模式，就意味着掌握了该医种最核心的本质规律与特征。彝医学在所研究问题境域上均是以探讨生命与时空关系为基点，不仅重视气候变化、物候节气、地理变迁、社会环境等外在环境对患者饮食起居、生息繁衍、生老病死的影响，更强调通过患者体验、医生经验等把握疾病与健康的转化规律，借助古天文历法等相关科学知识建构了"人体同天体"的人天观。在此基础上，形成了精气易哲学等为核心的认识思维。精气易哲学认识思维是彝族传统医药知识体系得以构建的核心思想与认识纽带，不仅规定了生命存在的物质性、价值取向、精神境界与超越维度等，更将天地、宇宙、气候、物候等外在因素确定为生命存在的境域，体现彝医特色与优势的原创性认知方法与思维方式也就应势而生，确立了彝医思维模式的基本走向。

彝医原创性思维模式不是孤立的思想活动，而由若干个要素构成。以"人体同天体"的认识论模式，高度概括了彝族历代先民在社会实践中防病治病、生命养护过程中形成的系列认识方法，以"气升浊降"的天地之道来认知"生命-时空"关系并作为认识生命运动的逻辑起点，将生命放入时空中探究，拓展为对生命、健康、疾病等主体相互关系的认知活动，对彝医各种诊疗实践均起到了指导或制约作用。该模式体现的是彝医思维的基本元素，包括"天""人""数""象""理""命""形""影""气""浊""哎""哺"等，在此基础上形成"观天识人""以数运象""以理论命""气浊二元"和"形影一体"等思维要素，以有机循环论的圆运动思维和元整体思维等作为根本特征，反映出彝族先民的思维认识是从宇宙生命现象的外在性逐步深入到实体和本质的过程。理清各思维要素之间的关系，可概括为"人天观""象数观""命理观""形影观""气浊观"等思维观念，符合彝医学"以天文论人文""以天体论人体""以太阳论生命""以哎哺啥呃论万物"的圆运动与元整体思维特征，充分体现了彝医学区别于其他医种的根本性特点，即彝医遵循的"宇宙-生物"理论，是将"食物-环境-人体（生理、病理）"联系在一起的生命时空理论。这一特点涵盖了彝医思维模式中几个最重要的要素，包括"气浊""哎哺""阴阳""象数""命理""形影""人天"等，具体应用于彝医"因形察气、查症求根，察候辨因，窝病统治"的临床实践中，是彝医原创思维模式具体运用的原理与规律。这一模式既兼顾到了彝医独特思维的认识主体与客体，亦概括了彝医对生命、健康、疾病的认知方式与历史积淀。

（一）"观天识人"的人天观

"人天"关系自始至终是彝族生产生活、衣食住行的主旋律。古老十月太阳历的发现，是我们认识彝族人天关系的重要线索。彝族向天坟历来就是彝族先民观察天象变化的观象台，向天坟所在的山冈均取南北或北南的方向，便于南向观察太阳运动定冬夏，北向观察斗柄指向定寒暑，它综合了彝族十月太阳历的两种观测方法。[①] 彝族的这种观测方法与中国上古盖天派"面南而命其位以昼参日影，面北而命其位以夜考极星"的观测方法是一致的。[②] "日月运行、一寒一暑"的天

---

①　卢央：《彝族星占学》，昆明：云南人民出版社，1989 年版，第 12 页；亦可参见罗艳秋：《基于彝文典籍的彝族传统医药理论形成基础及学术内涵》，北京中医药大学博士研究生学位论文，2015 年，第 52-53 页。

②　罗艳秋：《基于彝文典籍的彝族传统医药理论形成基础及学术内涵》，北京中医药大学博士研究生学位论文，2015 年，第 53 页；亦可参见罗艳秋、徐士奎：《秉承中华上古医药理论的彝族传统医药》，《云南中医中药杂志》，2016 年第 3 期，第 68 页。

体运动规律与气候变化规律对人与万物产生了极大的影响，它们之间存在着共通的规律。[1] 彝族先贤将这些规律用于对人体生命、疾病状态的观察，总结出了彝族医药独特的"人天观"并在不断的临床实践中使用和验证，作为彝族医药学重要的思维方式固化下来。

1. "人体同天体"是彝医人天观的基本理论内核

"人体同天体"的人天观是彝医理论体系的认识论基础。所谓"人天观"就是研究人与环境、人与宇宙间的相互关系，也称人天论。人天观根据研究内容和研究对象的不同可分为三个层次，即宇观人天观、宏观人天观和微观人天观。宇观人天观就是以宇宙的发生发展为背景研究人类的出现、存在、演变及其与整个宇宙之间的演化关系。宏观人天观就是研究人体的生命规律与周围环境的直接关系。微观人天观就是从量子认识论角度研究人通过大脑等感觉器官与周围环境相互作用的微观关系。如果要将"人体同天体"划分为某一类人天观的话，其应属于宇观人天观的范畴。众多彝文典籍中所记载的大多是气浊如何产生天地，如何衍生五行，如何衍生八卦，如何化生人类与万物的认知，充分表达了彝族先贤对宇宙生命的认知过程。彝族医药理论认为五行是生命的根本，通过"人体同天体"的思维模式，建立了五脏与五行对应关系，从而实现"天人一理"。对此，《哎哺啥呃》中如此记载：

上　古　人　生　天　相　仿

真　也　真　是　的

气　浊　形　海　溢

五　行　人　生　本

人　生　地　兴　有

五　行　一　门　变

中　央　漫　的　有

① 罗艳秋：《基于彝文典籍的彝族传统医药理论形成基础及学术内涵》，北京中医药大学博士研究生学位论文，2015年，第54页。

ŋƆᵼ ꜩꜟ ꜩɟe ꜩꭒ꜃
五 行 金 者 呢

ꜩʘᶺꞓꭒᶺᶺꞓꭒᶺᶺꞓɽɔꜱᵼ
人 之 骨 是 呢

ŋƆᵼ ꜩᵼ ꜩto ꜩꭒ꜃
五 行 火 者 呢

ꜩʘᶺꞓꭒᶺᶺꞓꞏheiᶺꞓꭒᶺᶺꞓɽɔꜱᵼ
人 之 心 是 呢

ŋꭒ꜃ ꜩᵼ ꜱeiꜱꭒ꜃
五 行 木 者 呢

ꜩʘᶺꞓꭒᶺᶺꞓꞏsaᶺꞓꭒᶺᶺꞓɽɔꜱᵼ
人 之 肝 是 呢

ŋꭒꜱᵼ ꜩᵼ ꜱꭒ꜃
五 行 水 者 呢

ꜩʘᶺꞓꭒᶺᶺꞓꭒᶺᶺꞓꭒᶺᶺꞓɽɔꜱᵼ
人 之 肾 是 呢

ŋꭒꜱᵼ ꜩᵼ ꜱꭒ꜃
五 行 土 者 呢

ꜩʘᶺꞓꭒᶺᶺꞓꞏthᵼᶺꞓꭒᶺᶺꞓɽɔꜱᵼ
人 之 脾 是 呢

t'i ᶺꞓvᶺꞓŋꭒᶺꞓɽaꜱꭒᶺꞓ
此 远 后 之 就

ꜩɔᶺꞏꭒᶺꞓkoᶺꞓꭒᶺꞓkhᶺᶺꞓꜱᵼ
人 体 样 样 产

正元丁山耿
duˈ ȵiˈ miˈ ȵuˈ ȵuˈ

生　的　民　之　似

这段古彝文如果用现代汉语解释就是：

"人体如天体，这是真实的，气浊形海漫，五行人生本，人生地兴有，五行一门变，中央漫的有。五行金者呢，人之骨是呢；五行火者呢，人之心是呢；五行木者呢，人之肝是呢；五行水者呢，人之肾是呢；五行土者呢，人之脾是呢。这样一来，人体样样有，犹如天体样。"①

彝医学不仅建立了五脏与五行的对应关系，亦通过日月星辰、风云雾雷等比拟人体官窍与情志的各种变化。彝文典籍《哎哺啥呃》中这样记载：

foˈ nu miˈ kxoˈ liˈ ȵiˈ

天　上　日　是　呢

tsˈoˈ vi miˈ ȵuˈ muˈ naˈ ȵuˈ vi

人　之　眼　是　呢

miˈ ȵiˈ foˈ nu luˈ hiˈ ȵuˈ ȵuˈ

天　上　月　是　呢

tsˈoˈ vi muˈ ȵuˈ thˈuˈ ȵuˈ vi

人　之　耳　是　呢

foˈ nu miˈ thiˈ viˈ viˈ

天　上　风　是　呢

tsˈoˈ vi muˈ saˈ ȵuˈ vi

人　之　气　是　呢

miˈ foˈ nu sˈoˈ viˈ viˈ

天　上　晴　者　呢

tsˈoˈ vi muˈ goˈ ȵuˈ vi

人　喜　悦　是　呢

①　毕节地区彝文翻译组译：《西南彝志》（三、四卷），贵州民族出版社，1991年版，第418-419页；亦可参见罗艳秋：《基于彝文典籍的彝族传统医药理论形成基础及学术内涵》，北京中医药大学博士研究生学位论文，2015年，第94页。

丁ケ环瓜ケ丁

miˉtieˉdiˊtsuˉtˉouˉ

天 云 生 者 呢

更ㄓ凡歌归

tɕ'iˇvˇveiˊveiˊŋuˇvˇoˊzˉ

人 衣 穿 是 呢

丁ㄙ环尸丁

miˉnuˉtɕˇtsuˉtˉouˉ

天 雾 兴 者 呢

更凡歌归

tɕ'iˇvˇ zˇuˉŋuˇvˇoˊzˉ

人 之 垫 是

丁万巾凡丁

miˉtɕˇtɕˇdzˇtsuˉtˉouˉ

天 上 雷 者 呢

更母歌归

tɕ'iˇvˇduˉmbaˉnuˇoˊzˉ

人 话 说 是 呢

丁书ㄓ歌ㄓ

miˉaˉtɕˇeˉtˉvˇoˉ

天 上 星 是 呢

飞又昆十中

huˇmiˇdiˊtuˉmuˉtiˇ

八 万 四 千 颗

巴更匹歌罗

ʔuˊtsˇmiˇzˉoˊtˉuˇ

人 类 毛 是 的

飞又昆十也

hiˇmiˇdiˊtuˉtɕeˊ

八 万 四 千 根

万日三廿丁

mˉtɕˇuˉtieˉtˉouˉ

天 白 边 呀 的

三工六十岚

suˉhuˉ tɕoˉtˉ tsˇtseiˉ

三 百 六 十 度

ꁴꃅꄷꆆꇫꌦ
ʔu ʈsⁿo ʈmⁿ fo ʂt ⁿu

人　类　骨　是　的

ꌧꄷꑤꄿꆆ
su hu ʈgⁿo ʈsⁿi ʈsei

三　百　六　十　节

ꁴꀕꆧꀕꃅ
su ꑤu ni fu mu

如　此　观　之　呢

ꄿꃸꄷꄿꑍ
mi du ⁿo ʂt o mi

天　产　乃　人　根

ꄿꃸꄷꆃꄷ
lu ʔe mi du ʈsⁿi ʑa tⁿu

天　产　人　相　似

ꄿꆄꀕꃅ
Le ʂi mⁿo no mi ʂt

人　识　乃　天　知

ꄿꇉꀕꀕ
fom ʂt ou Le ʂiu

天　知　乃　人　识

ꌿꄿꀕꃅꄷ
di ʂu t'i ⁿu lu

说　的　这　是　了

　　这段古彝文如果用现代汉语解释就是：

　　天上的太阳，像人的眼睛，天上的月亮，像人的耳朵；天上的风，像人的气；天空晴朗，像人喜乐；天上的云，像人穿衣；天上的雾，像人的垫褥；天上的雷声，像人说话；天上的星，八万四千颗，像人的毛，八万四千根。天的边，三百六十度，像人的骨，三百六十节。这样看来，有天有了人，人体如天体。识人知天体，识天知人体，是这样说的。[①]

　　彝医学的"人天观"不仅构建五行与五脏对应关系，用日月星辰、风云雾雷等天文气象阐释人体官窍与情志变化，更用宇宙八角阐释身体部位与官窍的功能特点。对人体部位与官窍的拟布，彝文典籍《哎哺啥呃》中这样记载：

---

　　① 毕节地区彝文翻译组译：《西南彝志》（三、四卷），贵州民族出版社，1991年版，第419-422页；亦可参见罗艳秋：《基于彝文典籍的彝族传统医药理论形成基础及学术内涵》，北京中医药大学博士研究生学位论文，2015年，第94页。

ȵei tʰu uʔ tʂa tʰiɛ

哎　宇　宙　之　者

ȴiʔ li li tʰu uʔ tsʰɿ

人　上　其　来　生

bu tʂu uʔ tʂa tʰuɛ

哺　宇　宙　之　者

luzu uʔ li tʰi tsʰɿ

人　下　其　与　萌

tɕʰeʔ tʰu uʔ tʂa tʰɛ

且　宇　宙　之　者

tɕʰeʔ tʰu uʔ tʂa tʰɛ

人　舌　其　来　生

ȿe tʰu uʔ tʂa tʰɛ

舍　宇　宙　之　者

tsʰo nu tʰi li tsʰɿ

人　耳　其　来　生

ȡu tʰu uʔ tʂa tʰuɛ

鲁　宇　宙　之　者

tsʰo la ndi ŋu vi

人　肩　膀　是　的

to tʰu uʔ tʂa tʰuɛ

朵　宇　宙　之　者

tsʰo kʰu ŋu ki vi

人　口　是　为　的

爫〇日山币
hitt'ɯllullɤatliɪ

亨　宇　宙　之　者

更巳取乜玙
tsʼolnadɤɯɯldilvili

人　眼　是　为　的

孓〇日山币
halt'ɯllullɤatlnol

哈　宇　宙　之　者

更ㄣ乜取玙
tsʼolnilluɯɯ-ɯlɲost

人　鼻　子　是　的

本段古彝文诠释了这样的医学原理：

哎宇宙之者，为人的上部；哺宇宙之者，为人的下部。且宇宙之者，即为人的舌；舍宇宙之者，即为人的耳；鲁宇宙之者，即为人的肩；朵宇宙之者，即为人的口；亨宇宙之者，即为人的眼；哈宇宙之者，即为人的鼻。[1]

彝医学的"人天观"用宇宙八角阐释人体五脏六腑的功能与特点。对人体五脏六腑与宇宙八角的拟布，彝文典籍《哎哺啥呃》中这样记载：

オ工夭田刭
hudlamɦiatlhutli'i

还　不　止　这　些

玚〇〇个乃
tɕʼatliɲɯllullɤhitɕʼost

此　宇　宙　八　角

三乃廷山币
dielɡɯlkiɯlɤatlɲɯl

喉　系　宫　之　于

乃乃山ろ心
limʼatltʼlɯɤliɤltmi'i

一　角　是　一　根

伝和取付玙
dilɦɯɦiɦiɔɕplib

还　有　些　生　理

① 毕节地区彝文翻译组译：《西南彝志》（三、四卷），贵州民族出版社，1991年版，第428-430页。

ʑeiɬtʼʋɬʋɣɑɬnoɬ

哎　宇　宙　之　者

Liɓmʄʋtʼiʄʋɯɬnu

肠　大　其　之　生

buɬtʼʋɬʋɬɣɑɬnuɖ

哺　宇　宙　之　者

Liɓmʄʋiʄtʼʋɬɣɯɬtuv

肠　白　其　之　生

tɕeɬtʼʋɬʋɬɣɑɬŋeɖ

且　宇　宙　之　者

Liɓ Li Li tʼi Li anɬost

人　心　其　来　生

ʑeiɬtʼʋɬʋɬɣɑɬnoɬ

舍　宇　宙　之　者

Liɓ Li Li tʼiɯɬost

人　肾　其　来　生

ɖuɬtʼʋɬʋɬɣɑɬtʼuɖ

鲁　宇　宙　之　者

tsʼoɬhi tʼi tʼi Li Li ɖiʄ

人　胃　其　来　生

toɬtʼʋɬʋɬɣɑɬtʼoɖ

朵　宇　宙　之　者

Liɓ Li Li tʼi Li ʄtʼi ost

人　肺　其　来　生

亨 宇 宙 之 者

人 胆 其 来 生

哈 宇 宙 之 者

人 肝 其 来 生

样 的 说 不 必

字 由 哎 哺 产

五 行 中 央 满

本段古彝文如果用现代汉语诠释则表达如下医学原理：

"还不止这些，此宇宙八角，喉系宫之中。一角是一根，生有还是呀，哎宇宙之者，为人的大肠；哺宇宙之者，为人的小肠；且宇宙之者，为人的心脏；舍宇宙之者，为人的肾脏；鲁宇宙之者，即为人的胃；朵宇宙之者，即为人的肺；亨宇宙之者，即为人的胆；哈宇宙之者，即为人的肝；宇宙哎哺产，五行中央满。"①

从以上文字可以看出，彝族先贤将人体脏器、官窍等按照五行、八角的排列次序与天体进行拟布，用自然环境的各种天体运动、气象变化阐释人体气化活动以说明人体的各种生理与病理状况，这是彝医学人天观在临床实践方面的具体运用。正如一些彝医和毕摩所说：

"宇宙的各种天体的运动有其自身运转规律，如太阳东升西落的昼夜交替与春夏秋冬的四季更替等，这都是客观存在的自然规律，是不能更改的，如果这种规律改变了，各种生物的灭亡也就不远了。世间万物的生命活动必须顺应宇宙的这种规律。太阳落山了，就需要睡觉；太阳出来了，就要起床。人体的作息时间与宇宙的运转规律保持同步方能和谐，才能百病不生、百邪不侵，这就是彝医防治疾病的理论依据和指导思想的最核心的内容。"

这些见解是十分精辟的，也是对彝医"人体同天体"人天观最恰当的解释。我们对比各种彝

---

① 毕节地区彝文翻译组译：《西南彝志》（三、四卷），贵州民族出版社，1991 年版，第 430-432 页。

文典籍就会发现"人体同天体"是彝族医药理论体系中最核心的内容，弄清楚天体的气浊是如何运行的，也就明白人体的气浊应该如何运转了。

2. 日月运行与气候变化是阐释人天观的理论依据

"人体同天体"的人天观是彝医思维体系的基本内核，但人体和天体是如何联系起来的呢？我们查阅各种彝文文献会发现，彝族先贤通过观察日月运行，以太阳定季节，以月亮定朔望，发现气候变化的规律，从而总结出各种节令变化，用来指导作息生活和调护养命。《哎哺啥呃》中说①：

日　与　月　相　配

万　类　种　种

产　的　会　就　是

彝族先贤通过观察日月运行，总结出一年有二十四节气的变化，是天地"气升浊降"规律对各种物候现象和生命活动的直接影响。对此，《哎哺啥呃》中说②：

青　线　赤　线　交

青　线　是　四　条

赤　线　是　四　条

中　是　气　浊　道

九　线　并　行　的

---

①　毕节地区彝文翻译组译：《西南彝志》（三、四卷），贵州民族出版社，1991 年版，第 361 页。

②　毕节地区彝文翻译组译：《西南彝志》（三、四卷），贵州民族出版社，1991 年版，第 363-364 页。

ꒊꒊꑞꑝꏂ
fi˧fi˧o˩ŋi˧mi˩ŋʌo˩fi˧

东 西 两 天 间

ꎐꒉꂿꋊꊰ
tʂo˧ŋi˧tɿ˥a˧tɿuŋ˧kʰe˥

日 之 一 周 转

ꊂꂿꏂꋊꀍ
hu˧tɿ˧ie˥i˧tɿuŋ˧gu˥

月 也 一 运 归

ꑸꋊꇊꂿꏂ
ŋi˩tʂu˩i˧bʂu˧i˧ŋɑ˥

二 十 四 节 间

ꋊꑸꊰꂿꑸ
tʰɑ˩ŋtʂʰuŋ˩tʰa˧ɿmuŋ˧tʂʰʌ˩

一 月 一 节 移

ꋊꑸꌧꑸꃪꑝ
tʰɑ˩tsuŋ˩tʰa˧nʌ˩buŋdu˧du˩

一 道 一 经 路

　　"东西两天间"说明彝族先民是以地面作为静点来观测太阳的日周运动和年周运动的。彝族先贤通过长期观测发现太阳"朝见于东，上悬天中，夕没于西，而入地下"，从而分辨昼夜，根据"东出西入"来确定太阳的"日周运动"①；通过观测万物的"春生、夏长、秋收、冬藏"来确定太阳的年周运动，确定其转换点就表现在"十生五成"模型四正四隅所代表的四时八节上，其中四正代表的是"四分"，包括冬至（彝族也称冬分）、夏至（彝族也称夏分）、春分、秋分；而四隅则代表"四立"，包括立春、立夏、立秋、立冬等。宇宙八卦数理模型亦能够说明这一点。

　　彝族先贤通过对日月运行规律的观察，已认识到四时八节、二十四节气的交替规律及其对各种生命活动的影响。气候节令对农事活动、日常生活、保健养命都具有十分重要的意义。彝族地区广泛流传着各种顺口溜，总结节气顺逆对生产收成、生活质量、生命健康的影响，诸如"小寒大寒寒得透，来年春天天暖和""小暑怕东风，大暑怕红霞"等民间谚语。②《哎哺啥呃》中说③：

ꊪꑸꌕꃴꏂ
tʰi˧hu˧tsuŋ˥vu˩fi˧

一 月 三 雪 白

---

　　① 罗艳秋：《基于彝文典籍的彝族传统医药理论形成基础及学术内涵》，北京中医药大学博士研究生学位论文，2015年，第91页。

　　② 罗艳秋：《基于彝文典籍的彝族传统医药理论形成基础及学术内涵》，北京中医药大学博士研究生学位论文，2015年，第92页。

　　③ 毕节地区彝文翻译组译：《西南彝志》（三、四卷），贵州民族出版社，1991年版，第287-288页；亦可参见罗艳秋：《基于彝文典籍的彝族传统医药理论形成基础及学术内涵》，北京中医药大学博士研究生学位论文，2015年，第92页。

ꁜꇪꉬꇌ

tɕ'ouˉguˉi˞ʈ'uˉŋuˉ

庄　稼　就　会　好

ꌠꌠꄿꎹꇊ

suˉ suˉ tse˞ ɬu˞

是　这　样　论　述　的

ꃴꄉꄚꊈꌺꃴ

vuˉ t'iˉ mo˞ t'u˞ ʂ'u˞

雪　白　人　好　叫

ꃴꄉꃀꍬꊈ

li˞ mi˞ p'uˉ t'u˞ ʂ'u˞

雪　白　禾　生　源

　　与之相反，在不应下雪的时候反而下雪，会导致什么后果呢？对这些反常的气候现象，彝医亦是重视的。如《哎哺啥呃》中说①：

ꄮꂷꅇꄿꁏ

t'o˞ dhuˉ guˉ t'iˉ o˞ˉ

正　是　六　月　间

ꃘꌐꁧꁌꌠ

hɿ˞ sɿ˞ p'uˉ buˉ dzɑˉ suˉ

却　降　下　了　霜

ꃅꌐꉙꄇꃱ

muˉ sɿ˞ ŋaˉ t'ianˉ tuˉ

是　什　么　原　因

ꉋꃅꂷꆹꊖ

fuˉ ti˞ ꃅ t'uˉ lo˞ t'uˉ

问　于　师　和　臣

ꄮꁏꌠꌺꂷꊲ

t'iˉ ꌐuˉ sɿ˞ ꌺ mɑˉ dzɑˉ

没　有　人　知　道

ꇌꆳꏸꅪꊁ

t'a˞ guˉ mo˞ t'uˉ ꁏ t'a˞

过　了　一　会　儿

———————————
①　毕节地区彝文翻译组译：《西南彝志》（三、四卷），贵州民族出版社，1991 年版，第 287-290 页。

ɖɯˈpuˈtʰuˈvaˈɲɯˈ

德　布　雨　测　观

mbaˈtʼiˈ ɖiˈ ˈpˈhaˈdɯ

他　讲　说　出　道　理

tʼiˈ ɲɯˈtʰuˈ dʐɯˈmuˈlʼtʼ

它　是　这　样　的

luˈkʰɛmˈ a ˈhiaˈtʰoˈ

我　观　不　幸　有

　　彝族认为夏行冬令或是冬行夏令，都属于气候的异常变化，会带来灾祸或是疫病的爆发，是各种流行性疾病群发的主要原因。彝族通过对时令与霜、雪、风、雨、云、雷、电、雾、霭关系的观察，来判断异常气候对人体及其他生物造成的不良影响。① 对气候节令的正常与否，彝医是有严格规定性的。如对风的节令特点，《哎哺啥呃》中有精辟的论述②：

naˈfieˈmˈ fiˈ dʐaˈ

春　令　天　东　在

fi ˈhiˈdʐuˈliˈ luˈ

东　风　行　来　呢

ɖʐ̩ˈfieˈmˈ ˈʐoˈlʐ̩

夏　令　天　南　在

ʐoˈhiˈdʐuˈliˈ luˈ

南　风　行　来　呢

tʂʰoˈfieˈmˈ pˈaˈʐoˈlʐ̩

秋　令　天　西　在

---

　　① 罗艳秋：《基于彝文典籍的彝族传统医药理论形成基础及学术内涵》，北京中医药大学博士研究生学位论文，2015年，第92页。
　　② 毕节地区彝文翻译组译：《西南彝志》（三、四卷），贵州民族出版社，1991年版，第297-299页；罗艳秋：《基于彝文典籍的彝族传统医药理论形成基础及学术内涵》，北京中医药大学博士研究生学位论文，2015年，第57页。

ꄷꆏꎸꈪꀒ
qoʃhi˩ɟqu˩i˩nol˧

西　风　行　来　呢

ꃀꆐꄻꅑꄜ
tsɯ˦fiel˧m˦kue˦dzal

冬　令　天　北　在

ꈌꆏꎸꈪꃂ
kuethi˩ɟqu˦i˩nol˧y

北　风　行　来　呢

试想，如果春季刮西风，秋季刮东风，冬季雷雾大，会给农作物的收成、人体的健康带来什么影响？驱咒麻风病鬼仪式中使用的毕摩经书《粗果》的"粗"为名词，特指麻风病的癞根，彝语称"奴色"，它伴随着天空中的雷电而来，人得麻风病正是癞根"粗"作祟的结果。凉山地区的彝族普遍认为喝了在冬季被雷击中的河水和刚出现过彩虹河流中的水会被传染麻风病。[①] 反之，春夏雷大并无害处。《哎哺啥呃》中说："春夏雷大者，气浊涌即是"，彝族先贤认为春夏雷大的原因是气浊涌动的结果。认识到气候节令与气浊的关系，是彝医气浊哎哺理论的进一步延伸。

3. 物候变化与人体适应原理是人天观在医学领域的具体应用

物候是联结天体和人体的共通规律。物候指的是生物的周期性现象（如植物的发芽、开花、结实，候鸟的迁徙，某些动物的冬眠等）与气候的关系。[②]《哎哺啥呃》等彝文典籍对物候的年周期是以"首萌长遍退藏"给予概括和说明的。彝医认为人体及各种生物的生存和繁衍必须依赖天地间气浊的"升降浮沉"等运动变化，以适应四时八节、二十四节气等气候变化的法度，顺应天气与地气的"首萌长遍退藏"的消长变化过程。[③] 对此《素问·天元纪大论》中亦有类似认识：

寒暑燥湿风火，天之阴阳也，三阴三阳上奉之；木火土金水，地之阴阳也，生长化收藏下应也。[④]

彝医在临床上非常注重"节气"对疾病与健康的影响。寒热温凉或雪雨风霜雾，这些气候或物候现象均与疾病息息相关。吃穿住行等日常生活与宇宙各种"节气"规律相适应才能保证人体内外环境一致，才能健康生活。[⑤] 彝医在论述物候与生物关系时，对天气与地气的"首萌长遍退藏"变化过程有如此论述：

从冬月起，冬月生天气一，腊月生天气二，意味着阳气"起头"，所以叫"首"；正、二月生

---

① 蔡富莲在"第一届全国彝族医药论坛"的讲座：《凉山彝族毕摩文献"奴图"与彝族对麻风病的认识》。参见罗艳秋：《基于彝文典籍的彝族传统医药理论形成基础及学术内涵》，北京中医药大学博士研究生学位论文，2015年，第57页。

② 中国社会科学院语言研究所词典编辑室编：《现代汉语词典》，商务印书馆，1979年版，第1212页；亦可参见罗艳秋：《基于彝文典籍的彝族传统医药理论形成基础及学术内涵》，北京中医药大学博士研究生学位论文，2015年，第93页。

③ 罗艳秋：《基于彝文典籍的彝族传统医药理论形成基础及学术内涵》，北京中医药大学博士研究生学位论文，2015年，第94页。

④ 原文出自《素问》的"天元纪大论篇"；亦可参见罗艳秋：《基于彝文典籍的彝族传统医药理论形成基础及学术内涵》，北京中医药大学博士研究生学位论文，2015年，第94页。

⑤ 王正坤：《彝医揽要》，云南科技出版社，2004年版，第23页。

天气三、四，正当"阳气初盛，春生万物"时节，所以叫"萌"；三、四月生天气五、六，特别是四月是阳气旺盛的夏至之月，正是"夏长万物"时节，所以叫"长"；五月正是"夏至阴生"之后，地气有一，天气有五；六月地气有二，天气有四，阴气仍然普及，所以叫"遍"；七、八月天气渐减，地气渐增，就天气来说是"退"；十月地气由五增至六，天气由一减至零，所以叫"藏"。①

彝族用"首萌长遍退藏"概括天气与地气在一年四季消长变化，总结为木、火、金、水四象的生理特性：

春主植物枝叶生发，以生发之木代表；夏主花枝长遍，以旺盛属性之火代表；秋主果实成熟，以沉降属性之金代表；冬主根茎归藏，以收藏属性之水代表。②

那么，人体如何顺应"首萌长遍退藏"的变化规律呢？根据物候的变化，春主生发，就应该晚睡早起，做到心情宁静，不急不燥，顺应天地生发的阳气。夏主长遍，同样应晚睡早起，让体内的阳气与夏季天气地气之变化相应。秋主沉降，是暑寒交替的中转站，一方面要适应秋季清肃之性应早起，一方面要适应秋季敛降之气应早睡。冬主归藏，应早睡晚起，要等到太阳升起再起床，才不会扰动到体内潜藏的阳气。

总之，彝族先贤通过"日月运行-气候变化-物候规律-生物适应"这样一条认识主线贯穿彝族传统医药知识体系始末，以"太阳法则"为核心，以生物体和生物体存在的空间及生物体在特定时空里的运行态势作为研究对象来认识"人体同天体"的关系③，形成了彝族医药思维体系中特有的"观天识人"的人天观。

（二）"以数运象"的象数观

象数思维是以天文历法为代表的彝族古代哲学与彝族医药学共有的思维方式，通过"五生十成""十生五成""天地五行""宇宙八卦"等时空模型予以表达。彝医象数观属于典型的"以数运象"，即用"天数""地数"等彝族古代数学知识表达彝族先贤对"天象""气象""人象""物象"的认知。在对各种"天下之象"熟知的基础上，通过取向比类来认知各种生物及人体的"生命之象"，并将这种"象数观"运用在疾病诊断和治疗方面，产生"病象"等医学认识。彝医这种"以数运象"的象数观实际就是彝族的象数思维，包括数思维和象思维，二者密不可分，属于量变与质变的关系，正如《易传·系辞上》所说：

参伍以变，错综其数，通其变，遂成天下之文；极其数，遂定天下之象。④

彝族先贤在漫长的进化历史过程中已认识到"数变"与各种"象变"之间的关系，正是"数变"的存在导致了"象变"。从众多彝文典籍和彝医的论述可知，"天下之文"与"天下之象"都是从"数变"开始，"数变"是"文"和"象"产生的先决条件。笔者将此概括为以下观点：

---

① 罗国义、陈英翻译，马学良审订：《宇宙人文论》，北京：民族出版社，1984年版，第134页；亦可参见罗艳秋：《基于彝文典籍的彝族传统医药理论形成基础及学术内涵》，北京中医药大学博士研究生学位论文，2015年，第95-96页。

② 罗艳秋：《基于彝文典籍的彝族传统医药理论形成基础及学术内涵》，北京中医药大学博士研究生学位论文，2015年，第94页。

③ 罗艳秋：《基于彝文典籍的彝族传统医药理论形成基础及学术内涵》，北京中医药大学博士研究生学位论文，2015年，第97页。

④ 原文出自《易传·系辞上》，该文强调"5"对数变的重要性，数之变化确定各种规律，而规律是依靠各种"象变"来观察，数变到极致，发生量变到质变的转化，而此时各种"象变"亦出现；亦可参见罗艳秋：《基于彝文典籍的彝族传统医药理论形成基础及学术内涵》，北京中医药大学博士研究生学位论文，2015年，第57页。

"正是因为有'数变'量的累积，才有'天下之象'和'天下之文'质的出现，可知'象'是因'数变'的累加而实现。"①

彝族先民通过对日月周天行度的记录，用天数与地数来概括、描述和推导各种生命与日月星辰的全息关系，构建了彝族传统医药思维体系中独具一格的"以数运象"的象数认识论。彝医理论充满各种象数语言和象数思维，运用数学宇宙模型推导"数变"与"象变"，在此基础上构建了彝族传统医药理论体系并将其在临床实践中得到中得到广泛应用。②

1. 彝医的数思维

数学是研究现实世界的空间形式和数量关系的科学。数思维是彝医学重要的思维方式之一，主要体现在数学符号和数学模型两个方面。

（1）以数字符号表达彝医对生命二元的认知

彝医认为生命形式是以二元形式存在，是阴阳动变的结果，而其本源则为气与浊流行所导致的数变。各种生物的生命均是影与形结合之产物，而其根本就是阳与阴。阴阳对生命形成的影响，彝医竜者在手稿上如此说：

在天地之间，生物生命，一者一生命，系阴阳汇聚，是这样说的。……阴阳不分离，生命就不停止，在世界上。阴阳与生命，系同时形成。

阴是阳的本，阳是阴的根。……世间之人，阴成就其形体，阳成就其影气。形体者，浊阴之聚也；影气者，清阳之流行也。因形体与影气之流变，人体才会有生命。

"阴"形成人之形体，由浊阴决定；而"阳"则形成人的影气，由气阳决定，生命是气浊与形体和谐统一的结果。对气阳与浊阴，彝医用天数与地数两列属性相反的数字符号给予表达，是彝医"二元医学"思想在"数变"方面的表征。人体的各种生命活动现象或疾病所产生的症候均是阳气与浊阴聚散离合的结果，而阳气与浊阴聚散离合归根于气与浊之流行动变。彝文典籍用"一、二、三、四、五、六、七、八、九、十"等10个数字来描述天地间气浊之流行关系，表达彝医对生命的气浊动变规律的认知。其中，用"一、三、五、七、九"代表天数，表达宇宙或人体的清阳之气，而用"二、四、六、八、十"代表地数，表达宇宙与人体的浊阴之精。气浊流行在天地的术数布局，《哎哺啥呃》中如此记载③：

ꂿꄿꄿꄿꇐꃅꄉ
a˩so˩tsa˩ɣɯ˩tɳeɭtsuɭgu˩

上古气与浊善聚

ꄿꄿꄿꄿꄿ
mi˩tiɯ˩bu˩txɯɭmbu˩

天　地　形　海　溢

---

① 数变与量变是任何事物存在必要条件，"天下之文"即体现的是数变化的规律，亦即事物发生发展的规律，但这种规律是无法从表面现象观测。如果"数变"积累到一定程度，就会产生"象变"，而象变是可观测的。彝医理论非常强调"数变"与"象变"的关系，这就是其医学理论"司外揣内"的根本依据。

② 数变与象变是通过各种数学模型得以观测的，数学模型是彝医认识各种规律与现象，即"数变"与"象变"的最直接工具。参见罗艳秋：《基于彝文典籍的彝族传统医药理论形成基础及学术内涵》，北京中医药大学博士研究生学位论文，2015年，第57页。

③ 毕节地区彝文翻译组译：《西南彝志》（三、四卷），贵州民族出版社，1991年版，第33-35页；亦可参见罗艳秋：《基于彝文典籍的彝族传统医药理论形成基础及学术内涵》，北京中医药大学博士研究生学位论文，2015年，第58页。

ꊪꆀꏂꊿꑴ
dʑɑ˧tʰuˀ˩ȵi˥ȵɡu˩ko˦

在 时 间 之 中

ꃅꃶꃆꃅꄉ
ŋ̍˧tʰu˩mi˧na˩tsʰu˧

天 白 地 黑 间

ꄆꄨꃆꄮꊪ
tsuˀ˧ʑi˧mi˥dʑɑ˩ȵi˥tsu˩

倾 斜 的 在 着

ꃅꆆꀋꃆꊒ
ŋ̍˧mi˧ʔu˩ma˧tso˩

天 地 头 尾 转

ꌢꀘꊪ山ꊪ
dʑu˩xu˩tie˧tɕe˩ndʑu˩

日 月 云 星 从

ꀘꄊꃀꄚꏂ
ʔu˩tsʰo˩ma˩du˩ʔi˩ȵuˀ˩

类 人 未 产 还

ꄷꆀꎓꃅꎓ
ȵu˩ȵu˩tʰu˥a˩mu˩tʰi˩

又 是 一 番 变

ꄛꇤ丶ꌜꄅ
mi˩tʰiu˩fe˩zuˀ˩pɑ˩

天 地 权 掌 同

ꍝꌠꇈꃅꎖ
tʰi˩lo˩vu˩ȵu˩no˦

此 从 远 之 后

ꃅ丹ꀘꀉꀙ
ŋ̍˧tʰiˀ˩ʔu˩mi˩tɯ˩

天 一 头 为 立

ꃅꑍꀝꀉꀙ
ŋ̍˧ȵi˩ŋɡe˩ma˩tɯ˩

天 二 尾 为 立

ꊿ ꌕ ꇬ ꃆ ꉙ
天 三 左 为 立

ꉙ ꃆ ꏂ ꇬ ꈜ
天 四 右 为 立

ꏿ ꉘ ꇬ ꇬ ꏿ
天 五 足 为 立

ꉙ ꏂ ꏀ ꇬ ꈜ
天 六 手 为 立

ꉙ ꇬ ꈩ ꉙ ꑋ
天 一 而 地 二

ꉙ ꌕ ꈩ ꉙ ꇖ
天 三 而 地 四

ꉙ ꉬ ꈩ ꉙ ꃘ
天 五 而 地 六

ꉙ ꏃ ꈩ ꉙ ꉆ
天 七 而 地 八

ꉙ ꈪ ꈩ ꉙ ꊰ
天 九 而 地 十

ꄷ ꈨ ꐂ ꀒ ꉫ
此 从 远 之 后

ꉙ ꑷ ꒉ ꑋ ꉬ
天 生 二 十 五

ꃅ ꑸ ꅐ ꌕ ꊰ
地 兴 乃 三 十

ᴍᴀ ᴇᴛ ᴇᴀ ᴛᴀ ᴍᴍ
t͡súɯfsɔ˧ho˧fsɿ˩ɯ˧hen˧tsɿ˩

冬　春　秋　夏　易

ᴅᴀ ᴇᴀ ᴍᴀ ᴛᴀ ᴍᴃ
ɑi˩tʰmi˧ɯ˩tʰmɯ˧tɯ˧tɯ˩p

四　季　为　之　立

ᴍᴀ ᴛᴛ ᴍᴀ ᴛᴇ ᴄ
ɯ˩tfi˧ɯ˩tʰɔ˩tfɯ˩

天　东　天　西　间

ᴅᴀ ᴇᴀ ᴄ ᴋ ᴄᴃ
ɑi˩tʰmi˧hi˩ɯ˩tu˩tɯ˩p

四　万　八　千　度

　　从该段文字表述可知，彝族先贤已认识到了各种"数变"来自于气与浊两者间的互化与流行，认识到了天数与地数的变化表达了季节的循环变化。用"一、三、五、七、九"代表天数，用"二、四、六、八、十"表达地数①，天数之和二十五，地数之和三十，这些数字表达的就是宇宙间的气浊数变规律。

　　彝族先民将天数与地数放入时空方位中考察，表达和反映天体运行及其所产生的各种气象变化规律。在天数中，彝医特别重视"五"的作用。在"五生十成"时空模型中有"天五地十土"的记载。天数"五"位于中央，对应五行中的"土"。"五"在彝医学理论体系指代"脾土"，体现彝医"土生万物"与"中生万物"的认知特点，故彝医在阐释五脏生理关系与疾病治疗时有"脾胃为轴、四象为轮"之说。

　　（2）以时空模型解析彝医对生命规律的理解

　　彝族先民通过对天地和人体之气浊的动变关系，总结出了生命的两套规律，即"首萌长遍退藏"和"生长壮老已"，两者的实质均是表达气浊之升降出入。气与浊的变化千差万别，数不甚数，气浊在天地间与人体内变化规律亦是千变万化。面对如此复杂的气浊运动，彝医是如何认知气浊流行规律呢？彝医在"人体同天体"认识论基础上构建出各种时空模型用来解析各种气浊之变化规律，在此基础总结出了医学原理。显然，彝医以日月运行所产生的气浊升降运动为核心，对生命与疾病规律进行系统总结。总体说来，气浊运动产生的各种动变规律可概括为对待关系和流行关系等两大类，可分别采用不同时空模型给予表达。

　　①气浊对待关系的表达

　　生命以二元形式存在，这是彝医与其他医种在认识论方面最大的区别。彝医认为气与浊是生命产生之前就已并存于宇宙天地间的两类不同物质，宇宙任何事物都以二元对待形式存在。如果我们翻开《哎哺啥呃》等彝文典籍，会惊奇地发现彝族先贤在认识宇宙生成与生命运动是从气与浊开始，气与浊以二元对待形式存在，在气升浊降的基本运动形式支配下，衍生出哎哺、寒暑、明暗、动静、形影、盛衰、荣枯、生死等各种相反相成的成对事物，这些是彝医宇宙生命二元哲

---

①　罗艳秋：《基于彝文典籍的彝族传统医药理论形成基础及学术内涵》，北京中医药大学博士研究生学位论文，2015年，第58页。

学论的核心内容，是对彝族万物雌雄观的最佳诠释。① 二元对待模型是彝医认识宇宙生命形成的最初模式，一元、三元、四元、五元、六元、八元等时空模型均是在二元模型基础上发展而来。显然，二元对待关系是彝医学理论构建的源头性认识，主要用"哎哺啥呃"，即"形影气浊"等二元时空模型或其衍生模型表达的，是彝医原创思维的核心内容。

②气浊流行规律的表达

彝医认为万事万物除存在二元对待关系外，还存在流变现象。如果说气浊哎哺的二元对待关系是各种事物得以存在的基础保障与根本支撑，那么气浊流行就是各种生命现象得以实现的最基本的外在条件与直接动因。当然，气浊之流行并不是混乱无序的，其具有固有的流行规律。气浊流行的规律性是彝医认识生命与疾病的主要工具，通过天地五行、宇宙八角、十生五成、五生十成等时空模型表达。

天地五行之五元模型表达了疏泄、宣发、运化、敛降、封藏五种原动力。彝医认为万物是气浊聚合的产物，但要依靠天地五行运转而产生化生作用，由无序状态变为有序状态。从这个角度看，气浊是生命现象存在的物质基础，而五行则是生命现象得以显现的内在动力。纵观各类彝文古籍文献，我们会发现彝族将五行分为天五行、地五行与人五行，合称为"天地五行"。天五行是"天南、天北、天东、天西和空云星日月"②。地五行是"金、木、水、火、土"，人五行按脏、体划分则分别是"肺、肝、肾、心、脾和骨、筋、血、气、肉"。③ 彝医气浊二元医派对天地五行所主导的气浊流行规律总结如下：

五行表达的是"气浊"的"数变"规律，正是因为存在五行的"数变"，即"五运"，天地之间的气浊、人体的气浊、各种生物的气浊才会产生生命周期性的"圆运动"，才会产生"六气"的流行，才会产生各种生命现象与四时八节、与二十四节气变化规律的契合，这是彝医"以五行论内因"的真谛所在，并且这种"五运"理论是彝族先贤通过观测太阳的运行规律得出的。

宇宙八角亦是彝医思维体系中重要的时空模型。彝医用八角表达对时间与空间的认知，各种生命现象均以这种"气浊数变"规律为依据。在彝族文化中，表达时间被称之为"宙八角"，对应节令中的"八节"；而表达空间则称之为"宇八角"，对应方位的"八方"，"宙八角"与"宇八角"合称为"宇宙八角"。彝医将"宇宙八角"用哎、哺、且、舍、鲁、朵、哈、哼等进行时空定位，代表八类事物并分为四组，即哎哺、且舍、鲁朵、哈哼等四对，这不仅说明了每对事物间存在着二元对待关系，④ 亦表达了二元哲学在脏、腑、体、用等医学领域的认知规律。显然，宇宙八角模型是气浊哎哺学说的进一步拓展与演化，彝医气浊二元医派传人亦对此有过论述：

宇宙八角时空模型中，哎哺是父母，是天地定位的两个端点。且舍（中男与中女）、鲁朵（长男与长女）、哈哼（少男与少女）是哎哺所生之六子女，长男长女与少男少女皆得哎哺之偏性，唯中男中女即且与舍，独得哎哺性情之正。人秉天地之正而生，哎与哺分别是天父、地母；而"且舍"分别代表"火"与"水"，为人生立命之根也，是"哎哺"与"阴阳"的具体体现形式。故《黄帝内经》也说："水火者，阴阳之征兆也"。人与各种生物生存在天地宇宙间，离不开

---

① 中国彝族古代哲学属于二元哲学，认为宇宙世界本源以二元形式存在，万物均分为"补莫"，即雌雄。不仅具有雄性与雌性生理标志的事物要分雌雄，那些没有明显雌雄标志甚至难以区分的事物亦要分雌雄，如两只眼睛、乳房亦分为雌雄，通常大者为雄，小者为雌，万物源于雌雄的结合。参见罗艳秋：《基于彝文典籍的彝族传统医药理论形成基础及学术内涵》，北京中医药大学博士研究生学位论文，2015年，第58-59页。

② 空云星日月相对天南、地北、天东、天西等而言是位于天空中央的，故指代"天中"。

③ 罗艳秋：《基于彝文典籍的彝族传统医药理论形成基础及学术内涵》，北京中医药大学博士研究生学位论文，2015年，第71页。

④ 罗艳秋：《基于彝文典籍的彝族传统医药理论形成基础及学术内涵》，北京中医药大学博士研究生学位论文，2015年，第59页。

四时八节的影响，离不开四面八方的影响，针对这些影响因素，彝医是通过"宇宙八角"来阐释，这是彝医强调"以八卦论外因"的原因所在，并且这种"宇宙八角"时空模型也是与气浊的周期运动密不可分。①

显然，"宇宙八角"从另一个层面与角度阐明了万物由气浊哎哺演化而成，是由天地化生而成。对宇宙八角与气浊哎哺的关系，彝医气浊二元医派提出以下观点：

彝医在认识宇宙与生命"气升浊降"的周期性运动时，首先是认识两个极端点与两个时段。两个时段即上半年与下半年，这产生了两个节气，即冬至与夏至，然后才认识到四时八节，继而是二十四节气。哎哺是气浊运动的两个"极端点"，即最高点是"哎"，称为"天父"，是"气转浊而生"的最高点，在人体部位则为头，在五脏则为"肺"。而最低点是"哺"，称为"地母"，是"浊转气而产"的最低点，在人体则为足，在五脏则为"肾"。宇宙通过天父与地母之间"气浊互化"，实现天气与地气的转换，形成了云生雨降的周期性运动。彝医在"人体同天体"人天观指导下，形成了自己本民族"肺为天，肾为地"的"气浊互化"与"精气互化"理论，重视肺与肾之间的关系，而水火是阳气与浊阴性质的具体体现。

五生十成与十生五成是彝医思维体系的另一重要的时空模型。"五生十成"论述天地间气浊的生成与流行规律，而"十生五成"则论述天地间气浊周期性运动与分布规律。《哎哺啥呃》中说②：

这　五　生　十　成

天　地　间　气　浊

论　的　就　是　呀

这　十　生　五　成

对　天　地　形　成

---

① 注：八角是八卦的最原初之表现形式，八卦是在八角基础上发展而来。
② 毕节地区彝文翻译组译：《西南彝志》（三、四卷），贵州民族出版社，1991年版，第385页；亦可参见罗艳秋：《基于彝文典籍的彝族传统医药理论形成基础及学术内涵》，北京中医药大学博士研究生学位论文，2015年，第88页。

司　的　就　是　呀

显然，"五生十成"与"十生五成"是彝医论述宇宙天地间气浊化生万物的两种重要图式，分别表达不同的内涵，对此可概括如下：

"五生十成"演化了十天干的运行及其与阴阳五行相结合的化生规律。"十生五成"演化了十二地支的运行及其与五行相结合的化生规律，一年十二月，分为八节，春立而春分，夏立而夏分（至），秋立而秋分，冬立到冬分（至），确定出二十四节气。① "十生五成"可推导出四条青线、四条赤线和一条虚线组成的气浊运行图，在气浊运行图中，中为气浊道，其也寓五之数。②

总之，数思维是彝医理论与临床中重要的思维方式，而这种数学思维是气浊之升降浮沉规律的具体体现与数字表达，是通过各种数学模型实现的。

2. 彝医的象思维

彝族观察天体与气候等"数变"规律并用符号记录，逐渐发现有规律可循的"象变"。彝文古籍《哎哺啥呃》篇首说③：

上　古　图　之　出

云　星　日　月　生

人　类　图　影　盟

这里的图主要指八卦图等图影的形成，说明彝族在上古时期已学会用各种图影来反映天象、人象及各种气象变化规律。对于"象"之释义，《古代汉语词典》有多种解释：

①凡形之外者皆称为象，如天象、景象等。《周易·系辞》曰："在天成象，在地成形。"②指相貌、肖像。③指效法、取法。《管子·版法》："法天合德，象地无亲，参于日月，伍于四时。"④医学术语，指人颜面上显示脏腑健康状况的气色。④

"象"在彝族传统文化中形式多样，但大体可分为物象和意象两类。物象是事物表达于外的客观现象。而意象则是主观感知的体悟，是对事物的效法与取法，如彝族医药古籍所记载的"人体同天象"，其中的"天象"就是物象，而"同"表达的则为意象。故《圣济经》言："见乃谓之象，物生而可见是谓有象。"《周易·系辞上》说："圣人立象以尽意。"可见古人是通过"天象"

---

① 罗艳秋：《基于彝文典籍的彝族传统医药理论形成基础及学术内涵》，北京中医药大学博士研究生学位论文，2015年，第58页。

② 罗艳秋：《基于彝文典籍的彝族传统医药理论形成基础及学术内涵》，北京中医药大学博士研究生学位论文，2015年，58页。

③ 毕节地区彝文翻译组译：《西南彝志》（三、四卷），贵州民族出版社，1991年版，第396-406页；说明古人已学会用图影来表达各种象变与数变。

④ 《古代汉语词典》编写组编：《古代汉语词典（缩印本）》，北京：商务印书馆，2009年版，第1715页。

等物象表达对天地、人体、万物认知的。"象"除作为名词外，还具有动词义，表达取象、象征、比拟等意象。《周易·系辞》说："夫象，圣人有以见天下之颐，而拟诸其形容，象其物宜，是故谓之象"，可见"象"一词是具有取象等动词义的。

象亦表达宇宙之天地运行规律。彝医认为水、火、金、木为宇宙之四象，四象因气升浊降之轮转而生，代表天地间四种生命状态，而土为四象升降之枢轴，土合四象，谓之五行。枢轴轮转，清气左旋，升而化火，化火则热，方其半升，未成火也，名之曰木。木之气温，象春，象东；升而不已，积温成热，而化火矣，此时地面气阳之热性最重，象夏，象南；升而已降，浊阴右转，降而化水，方其半降，未成水者，名之金。金之气凉，象秋，象西；降而不已，积凉成寒，而化水矣，此时地面浊阴之寒性最重。对于四象与中土的关系，云南医家吴佩衡在《医药简述》中说：

宇宙自然界是一个整体，先有天地，然后方有水火与金木，此为土生四象之论据。中土如轴，四象如轮，轴轮旋转不息，即成为宇宙间之圆运动。天是一个大宇宙，人是一个小宇宙，所以有天人相应之说。

彝医的象思维体现了其复杂多样的思维方式，呈现了研究对象的层次性，既包括有形之物象，也涵盖人与自然关系的应时之象、援物比类之象等思维之意象。象因物生，象因数生，象以类比，寓物以意，彝族传统医药从不同的角度展现了"象"思维的多元性与生动性。彝医用"象"进行思维活动时，既体现了其从直观所见的、感性的初始化思维，也体现了其从所见实物表达象征的取象思维过程。对"象"的理解已贯穿于彝族传统医药学实践的整个过程，是古代彝医获取医疗知识与经验的重要方式方法。彝医取象是从对天地宇宙的认知开始的，通过对天地宇宙之中的各种天象、各种地象、各种物象、各种生命之象的观察，发现各种"象"之间存在共通性的"运动规律"，其中基于古天文历法观测总结的精气易等哲学发挥着重要作用，起到了纽带与粘合剂的效果；在发现各种"象"之间共通性规律的同时，彝族先贤也观察各种"象"之间的区别并进行了类分。通过对各种"象"之间区别与联系的类推，彝医不仅认识到了人体各种外在形象、征象与人体生命活动的内在生理病理之象的关系，也认识到了各种"宇宙之象"与人体生命规律之间的关系，对此，笔者将其概括为"以太阳论生命、以天体论人体、以哎哺啥呃论万物"的特点。

总体说来，彝医的象思维过程可分为四个阶段，即观天识象—据象类推—活体取象—以象测藏。"观天识象"是指彝族先贤对生命的认识是从宇宙天地及万事万物开始的，通过对宇宙天地及各种生命现象的观察，彝医认识到"气浊"是生命的本源，哎哺是各种生命变化的根本，这是彝族传统医药理论逻辑思维的起点，故彝医认为"天地是个大宇宙，人体是个小宇宙，人体同天体"。所谓"据象类推"即认识到各种"象"之间既存在共通性的"运动规律"，也存在各种可供类分的区别点，通过对各种"象"之观察可达到类推之目的，如"肺为天，肾为地"就是彝医由天象到藏象的类推，"论人体必论宇宙"是彝医"据象类推"的直接体现。"活体取象"强调对各种生命现象的观察，即取生命状态下的各种活体之象，与死体之象对比，对各种具生命的活体现象进行归类研究，这是彝医在理论思维方面与其他医种最大的区别，故《哎哺啥呃》等彝文古籍均强调"有命才会动"，而广大彝医在临床也强调"同气相求，同物相应"。彝医理论中所说的"命"表达的其实就是各种活体之象之间的类比关系，强调的是活体与死体的区别。彝医陶永富在其著写的《象形医学》中对各种植物药、动物药的"活体取象"进行了深入论述，这是值得借鉴的。所谓"以象测藏"是指彝医在临床过程中通过对病者面象、舌象、官窍之象、体象、脉象等各种外部之"象"的直接感知而推测内部脏腑机能的变化。正如王冰注云："象，谓所见于外，可阅者也。"当医者在获得病者各种外部"象"的信息后，在"有诸内必形于外"医学思想的支配下，司外揣内，则可推测病者内在脏腑机能的各种病理变化，进而推测引起变化的各种内外因素，确定引起疾病的病根。对此张之道先生提出：

彝医治病用八卦分析疾病的外因，即时间、季节、气候、外部环境、方位年等；用五行分析疾病的内因，即根据病人的属相、年龄、发病时间、致病因素等分析人体五行的盛衰。用五行八卦的生克规律确定病人命中缺木、缺土、缺火、缺金或缺水。再看舌苔、脉象即可遣方用药。①

而《素问·评热病论》及《素问·五脏生成论》中也说：

"视其外应，以知其内脏，则知所病矣"；"五脏之象，可以类推"。

可见，彝医是通过各种外在的"象"来推测患者"脏腑"变化规律的，取脏腑之象，取各种体征之象按五行八卦所拟布的时空格局进行分类，推导各种"象"之间的内在规律，这是彝医学独具特色的思维。

总之，"象思维"与"数思维"是彝医重要的思维方式，二者是统一的，不可分离的，应"象数"并称，两者不可偏废其一。"以数运象"的象数观成为彝医诊疗疾病与遣方用药的重要方式与方法。

（三）"以理论命"的命理观

人生在世，能享有多少寒暑？能经历多少朔望？能度过多少白天黑夜？每个人的生命如果以首、萌、长、遍、退、藏为周期计算，在不同时段又是怎么运转的呢？医者应如何认知生命周期的全运化过程？对于这些涉及"命"的问题，向来是现代医学研究领域的空白点，但彝医却十分重视。严格说来，彝医学本身就是围绕"命理"这个问题上展开的，对"命理"的研究是彝族传统医药的重要内容。

那么什么叫"命理"呢？对于"理"的解释，《古代汉语词典》有多种解释：

①区别，分别。《诗经·小雅·信南山》："我疆我理，南北其亩。"②文理，条理。《论衡·骨相》："案骨节之法，察皮肤之理，以审人之性命，无不应者。"③道理，规律。《后汉书·光武郭皇后纪论》："物之兴衰，情之起伏，理有固然矣。"②

对"命"，广大彝医有其自己的理解，不仅仅是指生命的含义。笔者综合了众多对彝医与毕摩访谈的资料，概括出如下观点：

健康的人与植物人都有生命体征，但两者最大的区别就是健康的人体会活动，会吃饭、会思考；而植物人则不会动，不能吃饭，不会思考。彝医研究的就是人的命，所以《哎哺啥呃》等彝文典籍都强调"有命才会动"。

可见，彝医所说的"命理"就是研究生命规律、生命道理的学问，彝族传统医药理论就是建立在对生命规律长期观察的基础上的，通过对各种生命现象的观察、比较与类推，形成了彝医独具特色的生命理论。那么彝医又是如何理解和认识命理的呢？

彝医对命理的认知是从命运和命数开始的，这是所有医学都不可能回避的现实问题。离开对人体命数和命运的认知，医学将无从着手，彝医学本身就是针对命数与命运这个问题展开的，对人体命数与命运的把握是彝族传统医学的重要内容。彝医对命理的研究是依托彝族古代天文历法而开展，在解释命理时将"命"与太阳等天体的运动之理紧密结合。如果对天地五行、宇宙八卦及天干地支等知识不熟悉，是无法推算命理的。

所谓命数就是研究命的长度及人体气浊运行规律的学问。彝医认为不了解生命规律，就无法认知生命。王正坤先生说：

命是有数的，命的数就是命占有"天干地支"的时限，也就是命数，或者说年龄。由于个人

---

① 张之道：彝族医药理论探源，载《彝族古文献与传统医药开发国际学术研讨会论文集》，云南民族出版社，2002年版，第33-34页；亦可参见罗艳秋：《基于彝文典籍的彝族传统医药理论形成基础及学术内涵》，北京中医药大学博士研究生学位论文，2015年，第21页。

② 古代汉语词典编写组：《古代汉语词典（缩印本）》，北京：商务印书馆，2009年版，第960页。

的命数与生命所活动的时间、空间不同，且人种有别，因此命数是以常年居住地的平均生存值为底数。因为个人的命数与常年居住地的空气、土壤、水、食物品类、食品质量、居住民性格、生活习惯等有直接关系。离开宇宙、天地、日、月、星、云、空、人际交往等来谈命数都是空洞的、虚幻的。

显然，彝医以实际命数与常年居住地平均生存值为底数，是符合人类认识生命和自然的一般规律的。当然，男女的理论命数是指功能健全的人，在自然状态下，不受任何客观因素干扰而得到的结果。彝医所说的"命理"是建立在日来月往、寒暑交替等天文学与气象学基础之上的，离开天文与历法来谈命理是没有实际意义的。

当然，我们也需强调的一点是，彝医所说的命理并不是"算卦算命"，强调的是宇宙时空等外界环境对每个生命个体先天体质的影响。彝文典籍里讲的"一人一宇宙"，实际上就是彝医所强调的"一人一体质"。我们在医疗实践与日常生活中经常看到这样的现象：在同样的生活环境下，甚至同样的疫病区，有的人会染而成病，有的人却生龙活虎，安然无恙；即使是感冒，也表现出人群或个体差异，有的表现为易感风寒，有的表现为易感风热；对于伤寒病，虽然多从太阳经病始，但却有直中三阴与邪入少阴之别，有寒化与热化之异。为什么同样是人，会有这样千差万别的情况呢？这往往取决于人的内在因素和外部环境的不同，其中之关键就在于每个人体生命的内在因素之差异性。这个内在因素决定了人体运化的调节速度是否能赶上天地瞬息万变的造化，事实上强调的就是体质差异。体质差异指的是每个生命个体在其自身生长发育中由于各种先天因素所造成的在新陈代谢、结构机能方面的特异性，决定该个体对某类致病因素存在易感性，对某些病变类型具明显的倾向性。[①] 事实上，彝医学对人之体质差异性早有认识，并得出了"一人一宇宙"的认识。每个人都是不同的个体，如同一个个存在个体差异的"小宇宙"，表达的核心思想就是不同个体体质的特殊性。医学典籍《灵枢·论痛》对体质异同有具体描述，说：

筋骨之强弱，肌肉之坚脆，皮肤之厚薄，腠理之疏密，各不同，……胃肠之厚薄坚脆亦不等。[②]

彝医认为在受精卵形成之时，其先天体质的特性就已确定了，其"命"就已经开始了，意味着该生命个体之先天体质的特征已经开始形成。所以彝医特别强调母体孕期及后天成长过程中的饮食、起居等行为要与"命理"相适应，相和谐，如果违背该生命个体应该遵循的规律，其"命数"就要受到折损，当然其命运也就可想而知了。

（四）"形影一体"的形影观

在彝族医药思维体系中，"形影"占据着非常重要的位置，属于彝医生命观的范畴，是彝族古代哲学文化背景下彝医对生命与时空关系的独特认识。形影关系是一种重要的哲学思想，在彝文文献中多有记载。彝医所说的"形"是指人之形体，而所说的"影"则为太阳光作用于人体所投射之影象及其所产生的化生作用。"影"依附"形"而存在，亦依靠太阳光之照射而存在，强调太阳对人体的重要性，故彝文典籍中常提到"影神"，就是指太阳神。彝医认为生命的形体源出宇宙，秉承父母之精血，在人世间吃喝拉撒，原本就是影形合为一体。形与影密不可分，是形影不离的，形影分离也就意味着死亡。形影是事物所具备的存在形式和运动形式，各类物质及其运动亦会生成新的各种形影，不同的形影是区别不同物质的标志。彝医认为人的形体是可以复制的，但人的影是根本不能复制的，在彝文典籍里有"一人一形影"之说法，彰显了彝医已认识到"形影"对生命的重要意义。对形影，彝医传人这样说：

---

① 参见重庆医学院新医病理学研究小组：辩证论治原理探讨（内部资料）。
② 该段文字出自《灵枢·论痛篇第五十三》。

自从有人类至今，人体有变化，但变化不大，或者说外观有变化，但内部组织结构的形成变化并不大，如四脏四腑，七门六路，七孔二窍，四肢百骸，肌肤毛发；而"影"却随着时间的推移和空间的扩展在不断地变化。

形影一体的形影观是彝医原创性思维的主要内涵之一。传统的彝医在临床实践中一方面重视对"形"的研究，如骨伤科治疗的主要是人体的外形；"形"不仅是东方医学与西方医学相互重叠之处，也是两种医学观念相互结合之处。笔者认为对"形"的研究将是东西方两种医学相结合的最佳突破口。彝医在强调"形"的同时，更重视"影"的功能，强调太阳对生命的重要性。"影"是各种生命活动的调节器，在彝医原创思维模式中占有非常重要的地位。彝医强调一切生命现象都由形与影共同构成，形影一体，生命则旺盛；形影分离，生命则终止。其医学理论和临床实践也完全遵循这一点。

彝医认为生命是气浊流行的结果，可以通过形影关系予以表达。彝医学理论认为生命以二元形式存在，而其本原就是气与浊，对此。彝文典籍《土鲁黎咪数》中如此说①：

sa¹³　ŋɛ²¹　hɪ²¹　gu²¹　tʂu⁵⁵

气　浊　驰　骋　空　中

mi³³　t'u¹³　kɛ⁵⁵　fu³³　ndzu²¹

萌　发　天　上　富　贵

ŋɛ²¹　ha³³　çi⁵⁵　du³³　ndɛ²¹

混　浊　奠　基　大　地

mi¹³　na³³　hɪ²¹　tʂ'u²¹　ti⁵⁵

产　生　了　万　物

hɪ²¹　sa¹³　mo²¹　mo²¹　t'e¹³

天　气　变　各　类

dzo³³　su¹³　tʂ'ɿ²¹　ŋu³³　mo²¹

听　说　是　这　样

可以看出各种生命现象均是气浊运行的结果，而"影"与"形"则是表征生命的具体形式与属性。彝医认为正如"浑浊奠基大地"一样，浊阴形成人之躯体；而由于太阳之光所产生的气浊运行则形成影，影附形之上，则形体有生机，有生命而能动。气浊是生命活动之本源，首先化生出精气，保障生命活动的基本需求。彝医认为五脏各藏精气，进而衍生出成对物质，如精神、魂魄、气血等，而这些都是以二元的形式在生命全程中的具体表达。

五脏各藏精气，有"形脏"和"影脏"之别。彝医认为每脏均是"形"和"影"的结合体。"形脏"主要负责饮食物的消化、吸收和代谢，而"影脏"主要负责生命能量精气、气血的化生。可以说"形脏"是"影脏"之气浊流行及其功能发挥的载体，而"影脏"则为"形脏"功能实现的内在动力。五脏功能的实现主要依赖各脏精气的互化而实现，依靠气浊升降与出入而实现的。

---

① 王继超、罗世荣主编：《土鲁黎咪数》，贵阳：贵州民族出版社，2015年版，第50页。

人体要保持正常有序的运化功能，要依据"形脏"和"影脏"功能的正常。而"形脏"和"影脏"均有其本脏之主宰，即每脏均有其本神。"本神"具有主宰、指挥的作用，而心如天之日，则其神为众神之主，故曰"心藏神"。《老子》称人为"神器"，认为人的生命是由"神"和"器"二者构成，"器"就是强调生命的形体。对于本神，《灵枢经·本神篇》中说：

"……凡刺之法，必先本于神。血、脉、营、气、精、神，此五脏之所藏也。至其淫泆，离藏则精失，魂魄飞扬、意志恍乱、智虑去身者，何因而然乎？天之罪与？人之过乎？"

"神"就是"影"作用于人体后所产生的主宰功能，是"影"在人体的代名词。《内经》对形神关系亦有颇多论述，如《灵枢·天年》中称："血气已和，营卫已通，五脏已成，神气舍心，魂魄毕具乃成为人"。"形神一体"与"形影一体"是彝医原创思维的基本内容，是彝族传统医药的重要内容。

（五）"气升浊降"的二元论

1. 宇宙与生命的发生演化从气浊开始

彝族先贤认为宇宙与生命的发生、演化均从气浊开始。《哎哺啥呃》《彝族源流》《物始纪略》《土鲁窦吉》《宇宙人文论》等重要典籍里，第一问题仍然是宇宙演化发生论。[①] 彝文典籍《哎哺啥呃》的主题就是"哎哺"和"啥呃"，其中"啥呃"是古彝文音译，"啥"意为"气"，"呃"意为"浊"，汉译则为"气浊"。气浊二元论是彝族认识宇宙与生命的独特思维方式，渗透在彝族先民生产生活的各个方面，成为彝族医药理论体系的源头性认识。[②]《哎哺啥呃》说：

上古天未产，哎哺未生还，气浊先呀生，气生青幽幽，浊产红形形。

该书大量篇幅均在论证以下观点：

"气浊变化产生哎哺，哎哺产生万物的观点，是彝族先民哲学的基本观点。"[③]

"气浊学说"在各种版本彝文古籍中均有记载，不仅成为彝族思考宇宙与生命运动的哲学理念，更运用于阐明医学原理。对"气浊"来说，其名称比较混乱，存在"清浊""气浊"等众多翻译名称。翻译名称虽不同。但其表达的道理却是相通的，事实上均在指"气"与"浊"，这就告诉了后人，彝族先贤认识宇宙生命是从气与浊起始。当翻阅各类原始版本的彝医学典籍时，我们会豁然开朗，原来"气"与"浊"在彝族语言文字系统的指代不同，表达了两类不同的事物，气与浊不同，气为阳，上升则为天，具轻清、薄靡、上浮之性；而浊为阴，下沉则为地，具重浊、凝滞、下沉、下降之性。[④]

彝族先贤认为气浊是宇宙间万事万物的"总根子"，气浊的结合与升降产生天地、万物和人类，并形成四面八方与四时八节的变化。[⑤]"气浊"是天地万事万物发生与演化的"总根子"。彝族先贤认为，太古之初，杳杳冥冥，什么有形之物都没有，只有动态的气浊，气浊不断交织变化，

---

① 罗艳秋：《基于彝文典籍的彝族传统医药理论形成基础及学术内涵》，北京中医药大学博士研究生学位论文，2015年，第53页。

② 徐士奎、罗艳秋：《气浊学说：彝医认识宇宙与生命运动的核心理论》，载《云南中医中药杂志》，2016年，第7期，第84-85；亦可参见罗艳秋：《基于彝文典籍的彝族传统医药理论形成基础及学术内涵》，北京中医药大学博士研究生学位论文，2015年，第64页。

③ 罗艳秋：《基于彝文典籍的彝族传统医药理论形成基础及学术内涵》，北京中医药大学博士研究生学位论文，2015年，第63-64页。

④ 徐士奎、罗艳秋：《气浊学说：彝医认识宇宙与生命运动的核心理论》，载《云南中医中药杂志》，2016年，第7期，第86。

⑤ 罗艳秋：《基于彝文典籍的彝族传统医药理论形成基础及学术内涵》，北京中医药大学博士研究生学位论文，2015年，第63页。

形成天地；天地之气交织变化，形成万物。"气浊-哎哺-阴阳-天地-万物"，彝族先贤用一条简洁的、自然演化的路线，解答宇宙发生，解答了宇宙的起源问题。① 如彝文古籍《宇宙人文论》在论述气和浊产生天地、万物和人类时说：

在天地产生以前，是大大的、空空虚虚的"无极"景象，先是一门起了变化，熏熏的气，沉沉的浊气产生了。②

气熏熏的，浊沉沉的，气浊互相接触，一股气，一路风就兴起了；两者又接触，形成青幽幽、红彤彤的一片，清的上升为天，浊的下降为地。③

清浊二气相互接触，清气翻出青色，浊气翻出赤色。青、赤二气成对如梓叶飘飘，又起变化，变成天线、地线，织天又织地，天地同时出现了。④

《哎哺啥呃》中说：

石栎石日十二龙
ɑ˩sɔ˩m˩t'ɿ˩tsɿ˧ɯ˩m˩ɔs˩ɤ˩
上 古 天 白 十 二 层

岽 吕 㓦 另 畚
lɯ˧dɯ˩mx˩hu˧d˩ɬ˩ɤ˩lu˧dʑ˩
气 浊 形 海 漫

㓦 另 弪 匹 弪 人
t'u˩m˩hu˩u˩u˩hu˩ɯ˩lu˩m˩u˩
一 类 类 产 了

畚 岽 另 ㆒ 另 弪
hou˩ɯ˩ʐa˩ɬt'˩ei˧l˩ɯ˩m˩ʐ
又 相 变 了 呢

岽 㒵 而 甴
ɬɯ˩ndʑ˩l˩u˩ɬ˩ɑʑ˩ɑ˩hɤ˩
鼠 牛 虎 兔

这段古彝文译成汉语则表达如下意思：

"十二层天下，充满气浊，产生万物，又不断变化。"⑤

① 刘明武：《事关宇宙发生与演化的理论——彝族文化对阴阳五行、图书八卦的解释》，载《彝族文化》，2013年，第2期，第53页；亦可参见徐士奎、罗艳秋：《气浊学说：彝医认识宇宙与生命运动的核心理论》，载《云南中医中药杂志》，2016年，第7期，第85页或罗艳秋：《基于彝文典籍的彝族传统医药理论形成基础及学术内涵》，北京中医药大学博士研究生学位论文，2015年，第53页。

② 罗国义、陈英翻译，马学良审订：《宇宙人文论》，北京：民族出版社，1984年版，第15页；亦可参见罗艳秋：《基于彝文典籍的彝族传统医药理论形成基础及学术内涵》，北京中医药大学博士研究生学位论文，2015年，第54页。

③ 罗国义、陈英翻译，马学良审订：《宇宙人文论》，北京：民族出版社，1984年版，第11页；亦可参见罗艳秋：《基于彝文典籍的彝族传统医药理论形成基础及学术内涵》，北京中医药大学博士研究生学位论文，2015年，第53页。

④ 罗国义、陈英翻译，马学良审订：《宇宙人文论》，北京：民族出版社，1984年版，第15-16页；亦可参见罗艳秋：《基于彝文典籍的彝族传统医药理论形成基础及学术内涵》，北京中医药大学博士研究生学位论文，2015年，第53页。

⑤ 毕节地区彝文翻译组译，毕节地区民族事务委员会编：《西南彝志》（三、四卷），贵阳：贵州民族出版社，1991年版，第377页；亦可参见罗艳秋：《基于彝文典籍的彝族传统医药理论形成基础及学术内涵》，北京中医药大学博士研究生学位论文，2015年，第53页。

彝族认为气浊化生宇宙、化生万物有两条途径，众多的彝文典籍对此有系统的论述。如《宇宙人文论》中记载了关于气浊产生宇宙万物的世界图式，有两条基本的相互区别又相互联系的线索：①

一条线索是由气浊而生天地，再生四象（四方），由四象而生五行与八方，再由五行八方而生成万物，这是从空间角度论述万物产生的线索；另一条线索是由气浊产生哎哺，再产生四象（四时），由四时而生五哎②与六气，再生八节、十节、十二节，再生二十四节气与七十二候，再生成万物，这是从时间角度论述万物生成的线索。③

"气浊学说"发展成为彝族医药理论体系中最核心的内容，"气浊"既是天地之源，也是人体之本，体现了彝医对宇宙、对生命规律的认知特点。彝族先贤通过对"气升浊降"规律的观察，领悟到了宇宙与生命的演化规律并成为解释、概括人体及自然界各种生命现象变化的重要认识，是彝族医药论"常变"的理论基础。彝医认为宇宙的存在是气浊演化的结果，而人体的形成亦是气浊结合的结果，人体能在宇宙中生存是人体与宇宙相互调节的结果。④ 气浊之多少异用均可通过脉象病症而相应的表现出来。

2. 气升浊降之理是"人体同天体"的重要依据

对自然规律的把握是彝医构建"人天关系"的理论依据。彝医通过长期对自然规律的观测，认识到了天、地、人及万物间的差异与类同，并产生"同气相求、同类相应"的认识论，在该认识论的原则指导下，认为世间之万物都能取象比类，同类事物间在某方面存在相通的道理。简而言之，就是通过对自然规律的认识，对人天关系的认知，取自然植物、动物或矿物药气浊升降之用来调整或纠正人体组织、患病部位、疾病特征所存在的各种气浊升降之乱，用以治疗人体病患的各种方式方法。如果一种医学能够跨越几千年历史而长久不衰，必然有其存在的道理，必然有适宜其生存的土壤。彝族传统医药跨越近五千多年时空至今仍常青不衰，在彝民族地区广为流传，是因其对生命与疾病认知的方式方法一直被广大彝族民众广泛认同，具有深厚的文化认同土壤。⑤ 这种文化认同最核心的认知就是对"人体同天体"人天观的认知，已形成独具特色的彝族医药理论体系。

彝族医药理论告诉我们，大自然气浊之流行的表现形式就是阴阳五行，日月星辰空之运转产生的时空变化之理就是阴阳五行。对一天而言，可分阴阳，白天为阳，夜晚为阴，有白天就有黑夜，从黑夜可至白天，从白天可达黑夜。对一年来说，亦可分阴阳，冬至与夏至是两个重要端点。从冬至到夏至，阳气逐渐上升，夏至之阳气达到最强，故冬至到夏至，谓之阳半年；而夏至后气候逐渐转凉，冬至达到一年之中气候最冷之时，故夏至到冬至，则为阴半年。阳之极变为阴，阴之极则变为阳，阴阳之间互相转换，则阴阳两极间之气浊流行循环往复，则四季交替，生命亦运动不息，阴阳二元的物极必反实际上就是气之左升与浊之右降的最直接反映，这是彝医气浊哎哺理论的直接体现与根本内涵。

对彝族古代先贤所总结概括的这种生命与疾病认知方式，如果简单地用今人的思维从表面去解读，而不是从发生学角度出发，从源头探析其产生的时代背景和形成基础，是无法读懂彝族传

---

① 普同金：《宇宙人文论》的哲学思想，载《云南民族学院学报》，1989年，第2期，第48页。
② 也有人译为五影或五行，但从彝族文化看，应译为五影或五哎，译为五行是不恰当的。
③ 罗艳秋：《基于彝文典籍的彝族传统医药理论形成基础及学术内涵》，北京中医药大学博士研究生学位论文，2015年，第53—54页。
④ 罗艳秋：《基于彝文典籍的彝族传统医药理论形成基础及学术内涵》，北京中医药大学博士研究生学位论文，2015年，第54页；亦可参见王正坤：《彝医揽要》，昆明：云南科技出版社，2004年版，第20页。
⑤ 罗艳秋：《基于彝文典籍的彝族传统医药理论形成基础及学术内涵》，北京中医药大学博士研究生学位论文，2015年，第53—54页。

统医药的，这也就是为什么从彝族医药典籍本身进行释读与研究很困难的原因所在。① 如果只从古文献的字里行间去理解字面意思，是无法读懂古代先贤是如何运用这套生命时空理论来治疗疾病的。例如，当我们读到《哎哺啥呃》中"人体同天体，天上日是呢，人之眼是呢，天上月是呢，人之耳是呢，天上风是呢，人之气是呢"时，如果仅仅把彝族医药理论理解为"彝族先贤对天人关系重视，体现了取向比类、天人相应的特点"这一初级层次，不去探求天人为何能相应，人体为何同天体的缘由，怎么能理解彝族先贤是如何认知生命与疾病关系的呢?②

"人体同天体"这种对生命与疾病的源头性认识跨越了几千年时空，一些理论源头、概念、内涵已经无法为今人所理解，这是造成后世医学理论概念体系混乱的直接原因。正如王正坤先生所说：

今人无法理解彝族古代传统医药，无法理解《黄帝内经》，并不是彝族医药理论与中医药理论指导不了当前的医疗实践，而是今人智慧未及，无法理解古人的思维。③

综观彝族传统医药理论，其指导思想是建立在"人体同天体"学说基础之上的，蕴含着以下三层深意：其一，"天体"体现的是日月星之运行规则与规律，太阳等天体运动决定着各种生命活动；其二，认识到"天体"所决定的自然法则制约着"人体"气浊运行的速度和节律，自然法则规律是不可改变的，因此人体要顺应天体的自然法则；其三，从认识论和方法论讲，彝医是通过天体运行及其产生的气象变化规律来认识人体的生理与病理改变。

彝族古代哲学观"人体同天体"是彝医思维方法体系的认识论基础，也是彝医理论体系形成的指导思想。这种"论人必论宇宙"的认知方式对于彝医理论体系的形成具有深远的影响。彝族先贤将天地日月运行规律运用于对人体生命和疾病的认知和探索，认为天地是一个大宇宙，人体是一个小宇宙，人体小宇宙之运化要顺应天地这个大宇宙之造化，以此剖析宇宙大自然对人体生命规律与疾病规律的影响，由此形成具有彝族特色的"以天体论人体"的思维方式。对"人体同天体"这一认识论基础，研究团队曾给予概括：

彝族医药对生命理论的认识是比其他医学更加科学合理的，在彝文典籍《宇宙人文论》中有专篇说道：天有太阳，人有眼睛；天有月亮，人有耳朵；天上有八万四千颗星星，人有八万四千根头发；天行三百六十度，人有三百六十个骨节。人体同天体这一认知角度中蕴含着非常深刻的道理，彝医学是根据古人对自然界的长期观察，通过不断实践而形成的原始的、朴素的天人一体之医学，是经得住实践验证的，没有神学，更没有形而上学的一门医学。④

众多彝文典籍向世人展示出这样的画面，彝医理论的指导思想是将生命与疾病放置在宇宙时空进行思考与认知。生命、人体、疾病、症候都与宇宙、天地、日月、星云有关联。古人说："鸟鸣春，雷鸣夏，虫鸣秋，风鸣冬"。也就是说，即使是微不足道的小生命，或者是威震四方的轰天雷，各自的活动都具有其自身的规律，这些规律，都是出自自然。生物体的演变过程，是从量变到质变的过程，彝族医药学始终遵循这个认知。无论是从时辰的子午计数，或是每日的昼夜轮换，到每月的朔望圆缺，再到每岁的温热凉寒；肉体的从无到有，又从有到无。这些直接关乎身体的质量。量变，就会引起质变。这就是彝医始终以哎哺、黑白、天数、地数等数和数的移位，作为

————————

①　罗艳秋：《基于彝文典籍的彝族传统医药理论形成基础及学术内涵》，北京中医药大学博士研究生学位论文，2015年，第47页。

②　罗艳秋：《基于彝文典籍的彝族传统医药理论形成基础及学术内涵》，北京中医药大学博士研究生学位论文，2015年，第48页。

③　罗艳秋：《基于彝文典籍的彝族传统医药理论形成基础及学术内涵》，北京中医药大学博士研究生学位论文，2015年，第47页。

④　笔者据访谈记录整理，参见《太阳医学：彝医是以太阳立论的医学》，发表在国医在线。

认知事物的理由，也是彝医用天体喻人体的理论依据所在。①

彝医将每个人作为"天人相应"之"人"来考察。由于受天体运转、天文点的影响各有不同，每个人在出生之时，其体内五行元素之多少就是不同的，也就具有不同的先天禀赋。先天禀赋之差异决定每个人体易发之疾病种类之不同，故《哎哺啥呃》中说："一者一宇宙""一人一宇宙"，强调的就是每个人先天禀赋体质之不同。《灵枢·论痛篇》中说：

"筋骨之强弱，肌肉之坚脆，皮肤之厚薄，腠理之疏密，各不同，……胃肠之厚薄坚脆亦不等。"

显然，这是在强调每个生命个体先天体质的差异。对此，《医宗金鉴》中亦指出：

"盖人之形有厚薄，气有盛衰，脏有寒热。"

从这些典籍论述均可看出古人已认识到不同个体之差异性。"人体同天体"这一认识论基础显然是通过观察四季循环、万物荣枯枯荣等气候变化与生命现象并总结归纳各种共通性规律而得出的生命理论，这是历代彝医对宇宙生命运动规律的最高概括。在远古时期，彝族先贤已能运用天文历算等古代科学技术、方法、原理阐释疾病与时空之间的关系，运用历法将日月星的变化规律建立为标准，与万物的"生长壮老已"和"生长化收藏"建立对应关系，成为人体与天体的共通规律，具体表现为对"气升浊降"的认知特点，表达了彝医"气浊化生宇宙，宇宙化生万物"的哲学认识。

气浊既是天地之源，也是人体之本。彝医不仅将生命现象的发生与演化放入时空中阐释，还运用"气升浊降"的天地之道解构生命活动的时空规律，创造出了"以天体论人体、以哎哺论万物，以气浊论运动，以太阳论生命"的气浊哎哺理论，是彝医阐释各种生命现象与时空关系的宇宙生命观的具体表现。该理论渗透在彝族医药知识体系的相关领域，成为彝族医药理论与临床发生发展的核心内容。"气升浊降"是各种生命现象化生与运行的内在动力与主要运动形式，古人在天讲日月星辰之时空运行及其产生的风寒暑湿火，在地则讲万物的生长化收藏与生长壮老已等化生过程②，讲金木水火土五行之流行，在人则讲气精之互化，讲五脏的生克制化，气浊的升降出入，这些都是源于古人对"气升浊降"的认识和理解。

彝族先贤认为宇宙生命不是静止存在的，气浊的升降运动是各种生命现象存在的前提条件，故众多彝文典籍有"气转浊而生""有命才会动"等记载。天地的发生演化均来源于气浊的升降运动，而生命的形成和变化亦离不开气升浊降。③ 彝族先贤不仅认识到气浊存在升降运动，还明确了几组由气浊演化的事关宇宙生命发生、演化、相互作用、相互依存的概念：如天气与地气、天线与地线、青气与赤气、青线与赤线等，这些术语组成了"气浊哎哺理论"的概念体系，不仅能够解释天体运行的规律，也解答了生命存在的基本条件。④

彝医认为浊具有成形、养形等作用，而气则发挥温煦、推动、卫护等气化功能。天地万物是有形的，气化活动是无形的，而无形的气化活动总是以有形的物体为基础进行，强调气浊二元对生命的影响，因此得出"气附于形"，必须"因形察气"的彝医学认识论。彝医的各种基本理论、各种诊断方法、各种药物知识都是据此原理而建立的，故彝医在治疗疾病时有"白天养气、养影、养神；夜晚养血、养形、养精"之说。

彝族先贤用"气浊二元"科学阐释了生命与宇宙的关系，由此创造出了"生物-空间-时间"

---

① 笔者据访谈记录整理，参见《太阳医学：彝医是以太阳立论的医学》，发表在国医在线。
② 罗艳秋：《基于彝文典籍的彝族传统医药理论形成基础及学术内涵》，北京中医药大学博士研究生学位论文，2015年，第20页。
③ 徐士奎、罗艳秋：《气浊学说：彝医认识宇宙与生命运动的核心理论》，载《云南中医中药杂志》，2016年第7期，第86页。
④ 徐士奎、罗艳秋：《气浊学说：彝医认识宇宙与生命运动的核心理论》，载《云南中医中药杂志》，2016年第7期，第86页。

医学（即生物-宇宙-医学），把生物体和生物体存在的空间以及生物体存在的空间在一定时间里的运行态势作为研究对象的医学理论①。用最简洁的语言表达，就是太阳与地球、月亮活动所形成的轨迹叫时间；太阳的光温所能波及到的区间叫空间。彝医根据各种天文历法构建了各种时空模型并将各种生命与疾病现象放入其中探讨，阐明各种生命活动、疾病规律与自然、社会的关系，也就是把食物-环境-人体（生理、心理）联系在一起的生命时空理论。生命时空理论是彝医基础体系的核心，是彝医学本之根，把握住关于生命与时空关系的规律，是临床各科"辨相查根，窝病统治"的理论基础。②

3. 彝医学以"气浊二元论"为立论基础

对宇宙生命发生演化的起点，彝汉两族是存在差别的，汉族文化从"元气"开始，而彝族文化从"气浊"开始。汉族医学强调"元气一元论"在中医学界已达成共识，而彝医学却强调"气浊二元论"③，如果说汉族文化从"一"开始，那么彝族文化就是从"二"萌芽的。我们查阅了各种彝文典籍的原始版本，发现彝族先贤已认识到事物是以"对偶"形式出现的，"气"与"浊"亦以二元形式出现，二者属性是截然不同的，如《土鲁窦吉》（又名"宇宙生化"）中言道④：

天 与 地 之 间

气 与 浊 二 元

影 和 形 两 面

由 五 行 定 干

"气浊"是天地间万事万物及其生命活动产生的两个根源，是彝族先贤认识各种运动变化的落脚点和切入点。由于气浊二元的存在，天地间才有生命的运动变化，于是"气浊"也被广泛应用于生产、生活等各个方面，也就成为彝族传统医药理论中最重要的核心部分。如果将《哎哺啥呃》《宇宙人文论》《土鲁窦吉》等彝文典籍进行互参研究，我们就会发现彝族先贤在阐释对生命活动的认知时是从"气升浊降"二元论开始的。"气浊二元论"的提出与古代彝文文献，尤其是与《宇宙人文论》《哎哺啥呃》《土鲁窦吉》（宇宙生化）《黄帝内经》等典籍对各种生命现象的认识密不可分，如彝文古籍《哎哺啥呃》在阐释"气浊"时言道⑤：

---

① 王正坤：《彝医揽要》，昆明：云南科技出版社，2004年，第11页。

② 徐士奎、罗艳秋：《彝医理论溯源》，昆明：云南科技出版社，2019年，第107页。

③ 徐士奎、罗艳秋：《气浊学说：彝医认识宇宙与生命运动的核心理论》，载《云南中医中药杂志》，2016年第7期，第85-86页。

④ 笔者根据彝文典籍《土鲁窦吉》翻译整理而成；亦可参见徐士奎、罗艳秋：《气浊学说：彝医认识宇宙与生命运动的核心理论》，载《云南中医中药杂志》，2016年第7期，第86页。

⑤ 毕节地区彝文翻译组译，毕节地区民族事务委员会编：《西南彝志》（三、四卷），贵阳：贵州民族出版社，1991年版，第36-37页。

ꀋꊈꀉꈪꂾꂷꇖꏂ
a↓so↓mi↓ma↓du↓sa↓
上 古 天 未 产

ꄮꂷꇖ
ti↑↑ ↓ma↓ du↓
地 未 生

ꈌꂷꇖ
ɣei↓ ma↓ du↓
哎 未 产

ꀙꂷꇖꋒꇗ
bu↓ma↓du↓yu↓qi↓
哺 未 生 之 还

ꌦꂷꇖ
sa↓ ma↓ du↓
且 未 产

ꎝꂷꇖꋒꇗ
ʂe↓ma↓du↓yu↓qi↓
舍 未 生 之 还

ꌦꄮꄮ
sa↓ tɕi↓ tɕi↓
气 腾 腾

ꆈꈌꈌꄒꋬ
ŋe↓ku↓ku↓ti↓dzu↓
浊 沉 沉 一 对

ꄮꆏꋒꑿꄻ
ti↓ni↓yu↓ɣa↓ʈa↓
它 俩 又 般 配

ꊈꌦꄮꌦꎝ
ɲi↓sa↓tɕi↓tsa↓sa↓
青 气 赤 气 交

ꄮꇗꏮꈴꃀ
ti↓ni↓vu↓vu↓qu↓ni↓
这 样 了 后 呢

ꀀꀀꏂꄒꇖ
t'u↓ t'u↓ di↓ t'mu↓ du↓
宇 宙 四 方 产

ꆨꇬꃀꏂꄷꈴ
ts'u↓mei↓di↓t'mu↓di↓
冬 春 四 季 生

ꀀꀀꈚꇱꇖ
t'u↓t'u↓ni↓tɕi↓ɣa↓du↓
宇 宙 八 角 产

ꇩꇂꀕꊪꆆ
Koshushizmudian
年 月 八 节 生

可见，在彝族先贤的认知中，气与浊是同时先于天地、先于哎哺而产生的。他们已认识到正是因为气与浊二者属性的不同，才产生了升降与出入等相对运动。对于气浊关系，彝医张之道先生给出了准确的解释：

"气就像一条龙，浊就像滇池的水，如果龙不潜藏在水里，露出水面，人不就得病了吗?"①

张之道先生的论述可谓精辟，形象生动地解释了气与浊的关系，也说明了"阴平阳秘"的真正内涵，正如我们日常生活所见，气可以凝成水，水可以蒸发而变成气，但绝不可以说"气就是水，水就是气"，水与气虽然二者可以相互转化，但绝对是两类物质。② 显然，彝族医药理论以"气浊二元论"立论，认为气与浊原属两类属性截然不同，甚至相对的事物。

既然"气浊二元论"是成立的，可能有人会问，这岂不与当前中医药的"元气一元论"相悖?③ 如果我们对《黄帝内经》等中医药重要典籍深入研究，就会发现这个问题孰是孰非。《黄帝内经·阴阳应象大论篇》中说：

"清阳为天，浊阴为地。故清阳出上窍，浊阴出下窍；清阳发腠理，浊阴走五脏；清阳实四肢，浊阴归六腑。"

对比"清阳"与"浊阴"的属性、出入、运行部位、功能等，就能明确地认识到"清阳"与"浊阴"是不同的。这里的"清阳"其实就是彝医所说的"气"，彝文写作"ꌧ"，发"sa（啥）"音，有人也翻译为"清气"；"浊阴"就是彝医所说的"浊"，彝文写作"ꇷ"，发"ge（呃）"音，也有人翻译为"浊气"。④

彝文与汉字同属单音节文字，一字一意，从规范名词术语角度讲，"气"与"浊"当属正确翻译。而"清气"与"浊气"的称谓容易混淆气浊之间的关系，让人误解"清气"与"浊气"都属于气。

《灵枢·决气》中言：

"余闻人有精、气、血、津液、脉，余意以为一气耳"。

王琦教授等据此说明气是生命的本原，是构成生命的基本物质。⑤ 但我们要注意，《灵枢·决气》中所言的"一气"强调的是气机的变化，当属于动词。正如北京中医药大学图娅教授所说：

"气"是化生的而非结构的。

从图娅教授所言可以看出《灵枢·决气》篇所记载"一气"强调的是气的化生，其实就是强调气的运动。老子曰：

"万物负阴而抱阳，冲气以为和。"

什么叫"冲气"，其实也是强调气的升降与出入等运动变化，这才是《灵枢·决气》篇所记载"一气"的本意。《内经》记载有"阳化气，阴成形"。试想气为阳，阳性主升、主动、主向

① 徐士奎、罗艳秋：《气浊学说：彝医认识宇宙与生命运动的核心理论》，载《云南中医中药杂志》，2016年第7期，第86页。

② 徐士奎、罗艳秋：《气浊学说：彝医认识宇宙与生命运动的核心理论》，载《云南中医中药杂志》，2016年第7期，第86页。

③ "元气一元论"是从另外的角度阐明的医学原理，笔者将另外撰文阐明。"

④ 徐士奎、罗艳秋：《气浊学说：彝医认识宇宙与生命运动的核心理论》，载《云南中医中药杂志》，2016年第7期，第85页。

⑤ 王琦：《中医原创思维模式的提出与论证》，载《中医杂志》，2012年，第6期，第459页。

上，如果气无物克制，岂不暴乱？事实上正是"浊"的存在，资生与制约着"气"的运动变化，"气浊"才能以"相互化生，循环往复"的形式重复出现。正如《黄帝内经》中曰：

"地气上为云，天气下为雨；雨出地气，云出天气。"

所谓"地气"，其本原就是由天空降落地面之雨与地下之水化生而来，其实质上是由"浊"（雨水）而生的；而"天气"是由地气上升至天空转化而成的阳热之气形成，表现形式为云。无论是云还是雨，均不是"纯物质"，均是气浊"混合物"，只是比例不同罢了。正是因气浊的存在，天气与地气才会一上一下而构成循环相因的"循环往复"运动模式。彝族先贤已认识到天气与地气的关系，故《土鲁窦吉》（宇宙生化）中曰：

"五则由地生，十也是地育，它两者之间，天气与地气，五行不停运，左右面相变，……"

气与浊不同，二者可相互转化。彝医已认识到了气与浊的区别与联系，并用"人体同天体"来拟化，概括为"肺为天，肾为地"。在彝医知识体系中，"气"与"浊"分别代表升降、浮沉、轻重两类属性截然相反的物质，二者呈现出两种相反的运动状态。无论是在自然界还是在人体内，气与浊不仅性质相反且能够相互转化。正因为气与浊属性不同且遵循相互转化之运动，自然会形成不同的外在表现形式，这就是所谓的"象"，即诊者可通过各种"脉象""色象"而探查病源与病根。故《黄帝内经》中曰：

"善诊者，察色按脉，先别阴阳；审清浊，而知部分。"

既然清（即气）与浊可以审查，则二者必然是存在区别的。显然，"气浊二元论"的道理是成立的。

气浊在升降出入等运动变化基础上形成哎哺，哎哺概括万物盛衰变化的根本特征。各版本彝文典籍除用气浊表达二元关系外，还在此基础上产生了各种演化关系，以"哎哺"关系最具代表。"哎"代表盛、荣、生、明，而"哺"则代表衰、枯、死、暗，这是气浊二元对待概念体系中的延伸。气浊的含义在各种彝文典籍中已说得非常详细，如《哎哺啥呃》中说①：

春　生　与　夏　长

秋　去　而　冬　分

气　转　浊　而　生

表明春分、夏至、秋分、冬至等四个节气点是"浊"与"气"两类属性不同物质相互交合与转化的关键节点，阐明了气浊在阴阳关系的重要地位与本质内涵。《哎哺啥呃》中说②：

---

① 毕节地区彝文翻译组译，毕节地区民族事务委员会编：《西南彝志》（三、四卷），贵阳：贵州民族出版社，1991年版，第38页。

② 毕节地区彝文翻译组译，毕节地区民族事务委员会编：《西南彝志》（三、四卷），贵阳：贵州民族出版社，1991年版，第38-39页；亦可参见罗艳秋：《基于彝文典籍的彝族传统医药理论形成基础及学术内涵》，北京中医药大学博士研究生学位论文，2015年，第78页。

ꌧꀨꋊꇮꎸ

saˉtsɔˊŋeˊʣɯˊʑˉ

气　转　浊　而　生

ꄇꇶꋚꑸꉻ

tɑˉkʼɔˊtsɯˊŋæiˉŋuˇ

一　年　十　二　月

ꉻꀋꑘꑬꄷ

hiˉʌmiˊɯˇʝuˉʧɯˉ

八　节　作　的　管

ꁨꐀꌺꁨꃿ

nɑˉʨʑɯˇʑɑˉtneˇfuˇ

春　立　及　春　分

ꆨꐀꌺꆨꈍ

ʌɑˉʨʑɯˇʑɑˉʂɯˊkuaˊ

立　夏　与　夏　至

ꐏꐀꌺꐏꃿ

tsʼɔˊʨʑɯˇʑɑˉtsʼɔˊfuˇ

秋　立　及　秋　分

ꋊꐀꌺꋊꈍ

tsʼɯˇʨʑɯˇʑɑˉtsʼɯˇkuaˊ

冬　立　及　冬　至

ꄚꉻꀋꑘꀿ

tʼiˇhiˉʌmiˊʝɯˉʨʑuˇ

此　八　节　里　周

ꂿꌧꄠꌧꀧ

miˉtsaˊtʼɯˉtsaˊɡaˇ

天　气　地　气　交

ꂿꄷꑘꂿꄷꑘ

miˉʨʑeˊʝɯˉmiˉʨʑuˉʝuˉ

天　线　与　地　线

ꈫꑘꌧꀉꄷ

ɡuˇʝɯˉtsaˊŋeˇɮɑˉ

中　是　气　浊　道

ꈀꑭꊪꎸꃅ
ŋɔiʔtsonɯnɯʄɯʔtɕʰiɡ

青　转　赤　之　路

ꃀꑭꈀꎸꀕ
ɦaʄɯʔtɕʰiɡtsonɯm

赤　转　青　之　交

　　显然，彝族文化是强调气浊关系的，各种节气均是"气转浊而生"的结果，特别是"四时八节"在其中起到至关重要的作用。

　　综上所述，"观天识人-以数运象-以理论命-气浊二元-形影一体"的思维模式基本概括了彝医学的"人体同天体"的哲学观念与彝医"象-数-理"思维模式的基本内涵，属于彝族传统医学的原创性思维模式。原创思维充分体现了医药理论的原创性，树立起了具有鲜明特色的世界观、认识论和方法论，体现了传统哲学的生命力，高度把握了医学发展的大方向，从而更好地指导临床实践。[1] 彝族传统医学以其独特的思维模式再现了远古先民从宇宙时空角度对各种生命现象、疾病与健康的认知与理解，蕴含着丰富的复杂性科学的思维方法，可以为当代思维科学的发展和人类的原始创新提供借鉴。[2]

---

① 王琦：《打开东方思维的钥匙》，载《中国中医药报》，2012年9月5日第3版。
② 王琦：《打开东方思维的钥匙》，载《中国中医药报》，2012年9月5日第3版。

第九章 理论体系

典籍整理与口碑文献调查是彝族医药知识体系构建的主要方法。历代医家从来都不是"拿来主义者",都是在医籍整理和临床经验总结过程中,学术才得以发展,传承才得以延续。从事彝族医药研究,就必须对历代彝族医药典籍有深入了解,全面掌握彝族医药概貌,从典籍中寻找线索,方能作到心中有数,免于陷入偏于一隅、单取独列的局限。然而彝族医药典籍具有历史久远、收藏分散、流散民间、载体多样、种类多、学科建设相对滞后等特点,古籍底数尚不清楚,严重限制了彝族医药文化遗产的保护与传承。为追溯彝族医药理论之源流,笔者长期深入彝族聚居区,克服重重困难,通过拜彝医、访毕摩、寻古籍的方式,足迹踏遍彝族聚居区三大山系,首次发掘了彝族医药典籍 222 种,记录了 122 位彝医口碑资料,为解决彝族医药学术定位问题奠定了基础,为构建彝族医药思维体系、理论体系、诊疗体系和传承体系等提供了基础素材。所调查的 222 种彝族医药典籍,其中医经类有 8 种,医理类有 6 种。这些古籍所承载的医学理论不是现成的,历史上留存的古籍不是拿来就用的,需要系统整理、深入阐释、推陈出新,实现创新性发展、创造性升华,方能古为今用。要知道,并不是彝文古籍指导不了当前的临床实践,而是当前习医者不理解彝文古籍所承载的医学理论。研习彝族医药就需要对系列重要的彝文医药典籍实现接受性转化而成为医者自身的医学素养和技能,提炼各版本典籍所蕴含的医学价值,增强其传承性和受众面。将古籍整理、田野调查与临床实证有机结合,提炼该医种所蕴藏的具有永恒性、超越性的彝族医药文化元素,提炼体现彝族原创性的思维方式,可使众多流散民间的典籍文献焕发出新的生命力而承担延续过去、滋养当下、开创未来的历史使命。[①] 众所周知,医学理论体系历来是初学者必修的门径之学,需要依靠历代医家用毕生心血去体悟和实践,在不断总结下才得以推陈出新。彝族医药体系的重要理论与相关知识记载在各版本的典籍中或流散民间,而欲将其发扬光大,就要给予其准确的科学定位。笔者遵循"经典引申式"的研究模式,以典籍为理论之源,以后世医家经验为流,全面梳理彝族医药体系,在研究中遵循以下原则:

第一,从哲学的高度把握彝医学的发展方向,而彝族哲学的特点是天文向人文的转换,因此所有研究直指其源头,即反映天地日月与生命的关系。

第二,从理论的深度诠释彝医学自身学术体系的主体性。在本研究中笔者充分展现彝医学区别于其他医学的本质特色,而且对彝医学的理论原创性进行系统梳理,明确彝医学以"气浊二元论"立论并贯穿整个理、法、方、药研究之始末,是彝医学理论体系得以构建的源头性认识。

彝医理论的指导思想归纳为"以天文论人文,以太阳论万物;以天体论人体,以五行论五脏;以气浊论升降,以六气论循环"。以该指导思想为准绳,笔者系统梳理了彝文医药典籍,总结了老一辈彝医的临床实践经验并加以系统整理,以古籍整理和临床应用相结合的方式,提炼出了彝族医药的理论体系,包括气浊哎哺理论、形影脏腑理论、脉度血峰理论、六色运变理论等核心理论。

---

① 许建平:《古籍整理研究是文化兴盛的基石》,http://www.npopss-cn.gov.cn/n/2014/0929/c352106-25762126.html,2014 年 09 月 29 日。

一、气浊哎哺理论

气浊是生命运动的基本形式，哎哺是生命运动的基本存在和状态。哎哺又称为形影，哎为影，哺为形。人影由先天产生，而形由后天抚养。哎哺，即形影在人体的关系为先天生后天，后天养先天；成形始于影，养形在于水谷。人体气浊哎哺的运行态势可通过气三条路和浊三条路表现出来。气浊的运行可以通过气血察知，"血循而气生，气循而浊产"，正是彝族传统医药对气浊功能的高度概括。彝医认为"气血经路"是按照气浊六条路循行，来沟通心肝脾肺肾等五脏。彝文典籍《哎哺啥呃》"论人的气血"篇对气浊六条路进行了深入阐释。其在论述气三条路时说①：

ꌧꒉꅍꌐꊂ

sa⁺ʧʷɯ⁺dʑʷɑ⁺sɯɯ⁺tɕʰe⁺

气 之 路 三 条

ꒉꊂꅍꌐꊂ

ɕə⁺tɕʰjɯɯ⁺tɬʷɑ⁺phɯɯ⁺tsɿ⁺

先 之 路 一 条

ꅍꒉꊂꀒ

ne⁺tʃʼuˋko⁺tɕjɯɯ⁺tɑdʑɯɯ⁺

心 白 之 中 经

ꄉꒉꊂꅍꊂ

tɕɯɯ⁺tɕjɯɯ⁺tɬʷɑ⁺phɯɯ⁺tsɿ⁺

次 之 路 一 条

ꀒꒉꌐꄧꌶ

ko⁺tɕjɯɯ⁺die⁺ɻɑ⁺i⁺tɑdʑɯɯ⁺

体 之 喉 上 经

ꌶꂷꄧꒉꅍꊂ

ɕi⁺ꊋŋʷɯ⁺ɻɑ⁺i⁺tɕjɯɯ⁺dzoˋ

七 门 上 之 生

ꑌꒉꊂꅍꊂ

mə⁺tɕjɯɯ⁺tɬʷɑ⁺phɯɯ⁺tɕe⁺

后 之 一 条 路

ꃹꄧꒉꅍꊂ

tɕʰi⁺lʂə⁺tɑ⁺i⁺tɕjɯɯ⁺tɑdʑɯɯ⁺

肺 肝 上 之 经

---

① 毕节地区彝文翻译组译，毕节地区民族事务委员会编：《西南彝志》（三、四卷），贵阳：贵州民族出版社，1991年，第435页；亦可参见罗艳秋：《基于彝文典籍的彝族传统医药理论形成基础及学术内涵的研究》，北京中医药大学博士研究生学位论文，2015年，第66页。

ꁌꂷꎆꀻꉻ

肾　水　中　之　生

而在论述浊三条路时，《哎哺啥呃》中说①：

ꒉꌺꑟꂷꄉ

浊　之　路　三　条

ꂾꄉꂷꊰꑟꄉ

末　之　路　一　条

ꉬꂾꋦꇅꄉ

根　尾　侧　上　经

ꀋꄜꊇꉬꑌ

头　顶　上　之　越

ꁌꂷꇀꑌꄉ

鼻　底　下　之　生

ꄮꑟꂷꊰꑟꄉ

次　之　路　一　条

ꀻꊰꄿꂷꄉ

胛　节　顺　之　径

ꁌꂷꀑꑌꄉ

脑　髓　中　之　生

ꄯꑟꂷꊰꑟꄉ

首　之　路　一　条

---

① 毕节地区彝文翻译组译，毕节地区民族事务委员会编：《西南彝志》三、四卷，贵阳：贵州民族出版社，1991年版，第436页。

ꐣꇐꉳꇐꀒꇐꄉ

肾　水　中　之　漫

ꐣꇐꇬꉜꇊꄉꇁ

肾　腹　上　之　经

ꉙꐮꇑꇘꇍ

头　顶　上　之　生

气三条路与浊三条路之间的相互关系是什么呢？在临床上又是如何指导实践的呢？这些问题是彝族医药理论传承过程中较难理解的内容，而《哎哺啥呃》中的一段话却将气三条线与浊三条路的关系阐释得非常清楚了。其如此说①：

saɪdɯ ʄneiʄtu ʄɕeʄl

气　降　心　脏　主

ŋeʄdɯ ʄɯʄ tkoʄdɯʄ

浊　降　生　命　易

ȵiʄpʄ ʄgoʄmiʄzeʄ

土　降　中　地　掩

lʄ tkʉeʄɯ ȵiʄ tu

天　北　江　流　水

ȵiʄmɤ ʄɯ ʄ ɕɯm ʄiɤ

土　见　水　不　往

tsʉ ʄl ʄ ʄtɕieɯ ʄl ʄ tɕuʄsʉ

土　白　心　脏　火

①　毕节地区彝文翻译组译，毕节地区民族事务委员会编：《西南彝志》（三、四卷），贵阳：贵州民族出版社，1991年版，第422－424页。

水 之 见 则 化

水 见 之 则 化

眼 看 而 心 动

耳 闻 而 气 移

水 中 又 知 寻

火 内 又 识 求

血 循 而 气 产

气 循 而 浊 生

脑 上 千 之 有

间 之 万 气 循

这 样 做 的 呢

不 循 则 不 生

显然，彝医气三条路与浊三条路作为彝医理论核心内容，可从以下方面理解：

首先，气三条路、浊三条路的功能是化生气血，正是因为"血循而气生，气循而浊产"的生理机能的存在，气血等气浊才能供养四腑四脏、四肢百骸、七窍皮毛等全身脏腑组织。

其次，强调水火的关系。从五行属性来讲，肾属水，心属火。肾主精，心主血，肺主气。精能生气，气能化精，精气互化，使进入人体的食物化生为精气与气血等。

最后，则强调肾通过浊三条路与脑相通，由神来统御精气，从而维持人体正常的生命活动。肾与脑作为"精气互化"的两个重要场所，在生命活动中占有重要地位，精气二元哲学亦成为气浊二元论的重要内容。

二、形影脏腑理论

彝族认为万物生长靠太阳，"影子"是万物挡住太阳光而产生的阴影，以此隐喻生命根源在于太阳，这亦是彝医临床重视固护阳气的根本原因。形是影存在的载体，而影是形体产生各种运动变化的原动力，彝医从形影论角度认识脏腑，主要通过两大途径来认识，即从天人一理来认识脏腑功能与从解剖实证认识脏腑形态。人体是形影结合的产物，其脏腑分为形脏与影脏。十"遮辞"分别为甲、乙、丙、丁、戊、已、庚、辛、壬、癸，其中壬癸配肾，戊己配脾，丙丁配心，甲乙配肝，庚辛配肺。彝医将人体五脏在宇宙时空进行拟布，这是形影脏腑理论在人体的具体实践。

三、脉度血峰理论

彝医不仅认识到了气浊哎哺的对待流行规律，亦开创了气浊哎哺的度量方式。对气浊哎哺的度量，彝医在临床通过脉度血峰理论来体现，分为脉度与血峰两个方面。脉度指的是将脉搏跳动情况作为脉诊评价"气有多少"的主要依据。"气有多少"是随时间节律、人体状况、精神情志等内外因素的变化而不同，其脉搏跳动情况亦不同，脉搏跳动规律反映的就是"气有多少"的规律。彝医根据"气有多少"将脉搏跳动规律从力度、频率、节律等方面进行区分，亦就产生了不同的脉象。血峰，彝医也称之为"人辰"，根据历法推算各时段人体气血旺盛的部位，总结出了针刺的禁日和禁刺部位等禁刺规律。血峰在何时流行至何处，医生在施用针灸治疗时就应该避开血峰所在的部位。

四、六色运变理论

六色运变理论是阐明人体与时空关系的重要环节。顾名思义，望气色原理就是建立在彝族对"气-水-色"关系的认识基础上，也就是通过对日月与地球的关系来认识"气-水-色"的运变规律，总结出"无水不生，无气不活，无色不现"的变化原理，从而认识生命规律的。六色包括青、赤、黄、白、黑、花（杂）等6种。此六色可反映在气浊哎哺、天地五行、宇宙八角等彝医生命理论之中，这也就是为何彝医认为六色能对应脏腑的原因所在了。从面部不同部位反映出的颜色特征就能观察脏腑功能的异常与否，甚至疾病轻重顺逆的原因所在亦可明了。彝医理论所说的"肝主青色，心主赤色，脾主黄色，肺主白色，肾主黑色"，就是以"气—水-色"为依据而建立的。

总之，彝族医药理论自成体系，无论是指导思想还是核心理论均围绕"气浊二元论"这个指挥棒在发展与完善，采取经典引申式亦即学术贯通的研究模式挖掘整理彝医理论体系，不仅对充实、完善、规范彝族医药学术体系具有重要作用，同时对稳定、维护、凸显彝族医药的自身特点亦发挥了重要作用。

第十章　诊疗体系①

　　彝族传统医药诊疗体系涉及各个医派具体的诊疗方法，但各医派的内容分散，历代彝文典籍对诊疗方法记载十分匮乏，呈现出"各行其是、各自为政"的局面，很难有统一标准进行规范。在笔者所调查的222种彝族医药典籍中，仅有9种古籍是讲述诊疗方法的。然而诊疗体系研究对整个彝族传统医药文化遗产保护与传承又是十分重要的部分，直接反映了彝族传统医药的生命力到底有多强大，决定其未来的走向和发展。文献匮乏虽增加诊疗体系构建和确立的难度，但为相关研究可提供有关脉络和线索。诊疗经验是历代医家秘而不传的"看家本领"，通常只在家族和师徒之间传承，对医家诊疗经验的整理颇有难度，有关诊疗内容的文献极少传世也是必然的。

　　文献资料匮乏是不能阻碍我们对彝族医药孜孜不倦探索的赤诚之心的。书中没有的可以到田野中寻找，笔者通过访彝医、拜毕摩的方式，开展大量田野调查，理清了当前彝医的分布和承袭特点。承蒙恩师张之道、王正坤、方文才及多位彝医前辈或同道的倾囊相授，以跟师出诊、录音存档、病案整理、疗效观察的传统方法，收集到了大量诊疗方法的第一手资料并在临床中反复实践和反思体会。我们知道，每位具有代表性的医家都形成了能体现其自身优势的学术思想与诊疗经验，主要包括诊断思路、治疗策略与方法、立法遣方思路、临床用药经验乃至具有独创性的诊疗技法、诊疗工具等。其中，以诊断思路和治疗策略与方法最为重要，涵盖了彝医辨症查根的临床思辨过程与策略，如色脉形态等诊疗信息的综合研判、症候群基础的病根探查、临床诊疗的切入点、组方经验、临床经验等均是彝医文化遗产传承的关键内容。② 笔者发现，各医家虽然诊疗方法参差不齐、千差万别，但其运用的原理却是相通的，只要将这些分散内容加以理论衔接，就能将诊疗体系系统完整地整理出来。

　　诊疗体系指彝族医药工作不仅要将所能接触到的各种诊疗方法以纲目形式罗列出来，更要将若干关联要素彼此联系而构成完整的整体③，为彝族医药文化遗产保护与传承提供可以借鉴的组织框架，以便今后新发现的各种诊疗方法能填充到这个体系当中来，使之不断完善。彝族医药诊疗体系由众多彼此联系的医学方法与医学原理共同构建，体现了历代医家认识的演变与深化过程。各种诊疗方法之所以能构成一个体系，应包括诊疗技术本身及形成这些技术原理的知识基础和方法论基础。从调查彝文典籍《哎哺啥呃》《看人辰书》《二十八穴针灸》《热审查》《热泽苏》《诺期卓苏》《泚载泚夺》《诺谷数》及云贵川三省的彝医诊疗经验来看，彝医诊疗体系可分为诊法体系和疗法体系，其中诊法体系包括脉色合微、算病识数和外诊杂法等三大类，而彝医疗法体系则包括内治法和外治法两大类。

---

　　① 此内容源于对诸位彝医诊治疾病学术思想的整理。参见罗艳秋：《基于彝文典籍的彝族传统医药理论形成基础及学术内涵研究》，北京中医药大学博士研究生学位论文，2015年，第97-114页。

　　② 王键、黄辉：《中医药传承的战略思考（上）》，载《中医药临床杂志》，2013年，第1期，第1页。

　　③ 中国社会科学院语言研究所词典编辑室编：《现代汉语词典》，商务印书馆，1979年版，第1118页。

第一节　彝医诊法纲目及其内容

彝医诊法体系包括脉色合微、算病识数和外诊杂法三大部分。参见图10-1：彝医诊法体系图解。

一、脉色合微

何谓脉色合微？彝族传统医药对病症的诊察主要从患者的气色、脉度、五官（眼耳口鼻舌）、形态等方面综合判断病症，概括为"脉色合微"。气色和脉度最能反映外部环境对人体内部环境的干扰及人体内部环境的变化状态，故《黄帝内经》曰："色以应日，脉以应月。""脉度"不单指"脉搏"，还包括日月对经脉的影响。[1]

二、算病识数

对于久治不愈的疑难病症，彝医除运用以上常规诊察方法之外，还常用"算病识数"的方法，包括天年常度、八方位年、血峰人辰、五运六气等内容，其原理在于运用宇宙八角阐释各类疾病发生发展的各种外部因素，即从时空、气温、自然环境等角度阐明引起疾病的主要原因；用天地五行阐释各类疾病发生发展的各种内部因素，即从患者饮食、劳逸、发病时间、精神情绪等角度阐明引起疾病的主要原因。彝医常在测算寿数的基础上来判断患者的天年常度。寿数指的是人自然寿命的期限，又称为"天年"。天年常度意指人体气血盛衰、人之寿夭、脏腑的坚薄、腠理的疏密等与天年间的密切关系。"算病识数"除天年常度外，还需结合五运六气等考察患者的八方位年和血峰人辰。

"算病识数"的方法又称为"医算"，是彝族医药的特殊现象，用于推算宇宙运动变化规律对人类疾病的影响及相互之间的联系[2]，笔者在调查中共搜集到"医算类"彝族医药古籍45种，在前人整理研究中，大多将此类书籍归为占卜类彝文古籍，未列入医药古籍之列。事实上，"医算"概念在彝族医药古籍中是被认可的，彝语称之为"拃数"，意为"推算"或"测算"。[3] 云南省红河州在调查彝文古籍时就发现了大量占卜类书籍，达300余部，将这些古籍划分为星相占、命占、

---

① 《素问·六节脏象论》曰："天有十日，日六竟而周甲，甲六复而终岁三百六十法也。"古人将一年分为360度，一度为一日。此一年是周天的概念，为年周定律。《素问·脉要精微论》曰："万物之外，六合之内，天地之辨，阴阳之动，彼春之暖，为夏之暑，彼秋之忿，为冬之怒，四变之动，脉与之上下。以春应中规，夏应中矩，秋应中衡，冬应中权。"春气发生，圆活而动，故应中规，而人脉应之，所以圆滑。夏气茂盛，盛极而止，故应中矩，而人脉应之，所以洪大方正。秋气万宝俱成，平于地面，故应中衡，而人脉应之，所以浮毛而现于外也。冬气闭藏，故应中权，而人脉应之，所以沉石而伏于内也。凡兹规矩权衡者，皆发明阴阳升降之理，以合乎四时脉气之变象也。参见［明］张介宾著；孙国中、方向红点校：《类经：黄帝内经分类解析》，北京：学苑出版社，2005年版，第190页。

② 罗艳秋：《基于彝文典籍的彝族传统医药理论形成基础及学术内涵研究》，北京中医药大学博士研究生学位论文，2015年，第80页。

③ 罗艳秋：《基于彝文典籍的彝族传统医药理论形成基础及学术内涵研究》，北京中医药大学博士研究生学位论文，2015年，第80页；亦可参见王正坤：《彝医揽要》，昆明：云南科技出版社，2004年版，第59页。

病占、吉凶占、亡魂占等类别，有专门对疾病进行占卜的古籍。[1] 彝医通过将宇宙八卦、八方位、十二尼能、五行和六色等结合起来来推算和预测人体生命节律是彝族医算的主要特点，主要包括盛衰年、盛衰月、盛衰日、盛衰时辰等内容。每个人的盛衰年、盛衰月、盛衰日、盛衰时辰通常是用五行来推算的。[2] 年、月、日、时与"五行"的关系，古时候是用一整张被称为"春牛图"的"历书"来表达的，彝族人家一年一张，规规矩矩地贴在正房中堂右侧的板壁上，识字的人只要抬头一看，上述涉及的内容就可以一目了然，当年雨水多寡、年成丰歉、疾疫平安等情况都可预先得知。[3]

三、外诊杂法

除脉色合微、算病识数外，彝医还常用各种"外诊杂法"。何谓"外诊杂法"？主要包括问诊、闻诊、嗅诊、诊毛发、诊爪甲等内容。总体说来，彝医诊法自成体系且具民族特色，具体原理与分类可参考见表10-1：彝医诊法的典籍出处与原理。

表 10-1　彝医诊法的典籍出处和原理

代表性彝文典籍	原　　理	诊　　法
《哎哺啥呃》《彝族古籍译注》	六色	色诊
《哎哺啥呃》《宇宙人文论》	气浊三条路	脉诊
《哎哺啥呃》	形影脏腑理论	查五官功能
《历算书》	宇宙八卦、天地五行	八方位年、天年常度
《看人辰书》《戈泽特依》《医算书》《二十八穴针灸》《库霍》	输必孜	血峰人辰
《哎哺啥呃》《宇宙人文论》	尼能遮辞	五运六气

总之，彝族医药历经千年之传承与发展，不仅形成了以"观天识人""以数运象""以理论命""气浊二元""形影一体"等为核心的原创性思维模式并将其应用于临床诊断，形成了独具一格的诊断方法体系，成为彝族医药文化遗产保护与传承的重要内容。

---

[1]　罗艳秋：《基于彝文典籍的彝族传统医药理论形成基础及学术内涵研究》，北京中医药大学博士研究生学位论文，2015年，第80页。

[2]　彝医在治病时通过"盛衰"推算以便有针对性地采取有效的调整和预防措施。将盛衰年分为衰年（月、日）和盛年（月、日）两种。衰年（月、日）推算即预测人体功能处于虚弱、低下的状态时间为何年何月何日；人体的盛年（月、日）推算即预测人体功能处于旺盛、有余的状态时间为何年何月何日。参见罗艳秋：《基于彝文典籍的彝族传统医药理论形成基础及学术内涵研究》，北京中医药大学博士研究生学位论文，2015年，第80页。

[3]　易谋远.《彝族史要》，北京：社会科学文献出版社，2007年版，第818页。

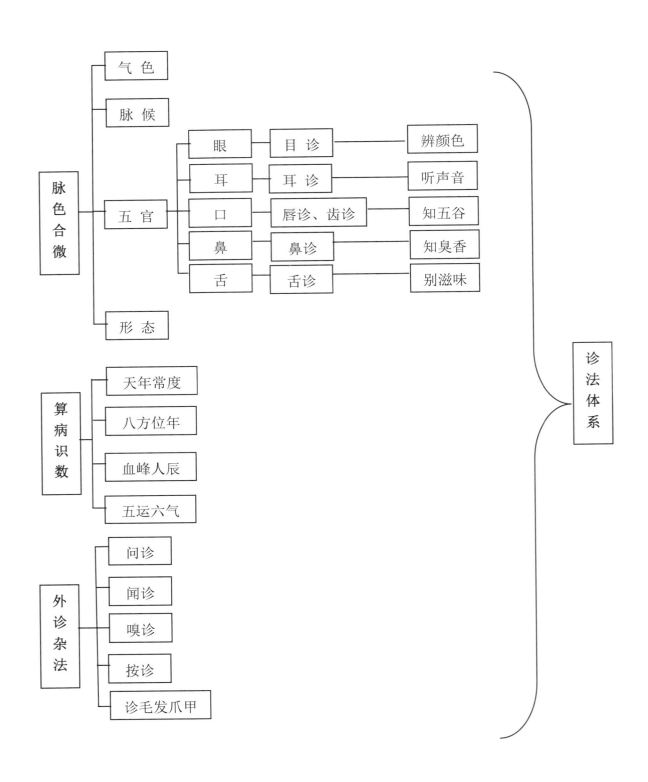

图 10-1 彝医诊法体系图解

第二节　彝医疗法纲目及其内容

任何彝族医药文化遗产项目的继承与创新工作均离不开彝医思维的培养，对每位彝族医药工作者来说，如果不系统深入地掌握彝族医药理论的本质规律与学术内涵，难免会出现望文生义、断章取义、知其然不知其所以然等偏差，势必会误入理论与临床脱节的误区。要知道，历代彝医对疾病的诊治无论是采取内治法还是外治法，其首要任务就要遵循彝族医药理论指导这个大原则，在彝族医药理论指导下准确地探查每位患者患病的病因，方能准确地辨识病症并施与正确的治疗。

一、对病根的探查

历代彝医将诱发患者相关疫疾痛病的主要病因称之为"病根"。彝医认为引起疾病的因素包括主要矛盾与次要矛盾，次要矛盾由主要矛盾派生，主要矛盾就是病根，任何临床诊疗工作均要围绕病根而开展。无论由内部因素还是外部因素引起的疾病均有其病根，医者通过望闻问切等诊法追溯患者发病根源并给予消除，疾病才能彻底解除。彝医认为每个人诞生的空间与时间点均不同，各占一个时空点，其受日月星辰及风霜雨雪等外界因素的影响程度亦相异，人体内环境的五行偏颇就存在差异，对疾病的耐受程度也存在差别，故每个患者的病根因病程长短、病势轻重之不同也不同，如彝文典籍《勒俄特依》中说："病根变化快，一病变百病"。彝族医药理论以"人体同天体"立论，认为人体生命道理与宇宙生命道理属类同关系，在这一思想的指导下，彝医治病用八卦分析疾病的外因，即根据时间、季节、气候、外部环境、八方位年分析外部环境对人体的影响。用五行分析疾病的内因，即根据病人的属相、年龄、发病时间、致病因素，分析人体五行的盛衰。[①]

总体说来，历代彝医在诊疗方面针对病根学说强调把握两点：一是病根会变化，治疗应及时。人体"输必孜""血峰"等与寒暑更替、月亮朔望等变化有关，同一病根在不同季节、不同月份、不同性别、不同年龄会产生不同变化。如《二十八穴针灸》认为治病用药需按照月亮自初一至三十日的朔望变化周期观察人体二十八穴位的血峰移动情况，从而确定相应的治疗方法。二是在诊治疾病过程中要根据八方位年、患病时间、患病地点和患者生辰日来推算患病时身体的盛衰情况和病根的来源。特别是反常气候和时令常是疫疾多发的重要因素，如"春行秋令""夏行春令"，均容易导致疾病；而患者自身禀赋是病痛产生的内部原因，如人体处于生命周期低下、衰减的时候更容易患病。总之，人体患病是外因与内因共同作用的结果，需要加以鉴别，在治疗方法上需要区别对待。[②] 彝医认为，每种疾病均会随机体内部环境与外部因素改变而发生变化，而医学诊疗的最根本目的是要发现并消除疾病发生发展的根源，防止疾病向不良趋势转化。显然，任何合格的医生都必须通晓探查病根的方式与方法。

[①] 张之道：《彝族医药理论探源》，载《彝族古文献与传统医药开发国际学术研讨会论文集》，昆明：云南民族出版社，2002年版，33-34页；亦可参见罗艳秋：《基于彝文典籍的彝族传统医药理论形成基础及学术内涵研究》，北京中医药大学博士研究生学位论文，2015年，第98页。

[②] 罗艳秋：《基于彝文典籍的彝族传统医药理论形成基础及学术内涵研究》，北京中医药大学博士研究生学位论文，2015年，第98页。

二、对病症的辨识

彝医对病症的认识主要有两套体系，一是针对某个病症本身提出的治疗方法，二是针对患者体质、患病季节与病症关系等提出的综合治疗策略。彝族医药发展初期，对疾病的认识主要表现为对病症描述，彝医将其称为"症候"。"候"在《汉语大字典》中被阐释为："征兆，在变化中呈现的某种情形或程度。"① 针对症候本身提出的治疗方法具有普适性的特点，只要临床上症候辨识准确，医者使用相应方药就能将病邪"折其大半"，实现有目标性的治疗。但除这些目标明确、症候单一的疾病外，临床上尚有表现为病情重、病程长、迁延不愈的难治性病症，其表现出多种症候的总体性特征，彝医称之为症候群。诊疗时，需考虑患者体质、患病季节、时令等因素对病情的影响，如时令病、戾病等都具有这样的特征。但何为时令病与戾病？四时之气异常与否作用于人体所产生的疾病是不同的，病程与病势的程度也有较大差异，四时之正气导致的疾病彝医称之为"时令病"，四时之异气导致的疾病彝医称之为"戾病"。② 对这类复杂疾病，医者需要运用八方位年、遮辞、尼能等测算患者的先天体质，测算患者的患病时间是其盛年还是衰年；运用五运六气判断患病季节与患者气血盛衰或五行偏颇的关系。总体说来，彝医诊病具体可分为六气辨病和五行辨病两种方法，体现了彝医临床个性化治疗的特点。

六气辨病和五行辨病两种诊病方法以"五生十成"与"十生五成"为基础而构建。彝族传统医药认识人体生理病理时，存在两套认识体系，一是以"五生十成"表达人体五行即五脏的气化功能，可用"升降出入"给予概括，认为气浊在人体发挥"出入废则神机化灭，升降息则气立孤危"的作用；一是以"十生五成"表达人体随季节气候变化同步同律的周期性循环活动，可用六气的"首萌长遍退藏"予以概括，提出春季阳气初萌不可攻伐，秋季阳热下降需要收敛等医学理论。在此理论指导下，形成了彝医独具特色的辨病体系，即六气辨病和五行辨病两种认识论和方法论。③

（一）症候辨识

彝医症候辨识的体例涵盖了病症描述、治疗药物、炮制加工、用法用量。如果我们对比《医病好药书》《双柏彝医书》《聂苏诺期》等医学古籍中所载的病症，会发现彝医对每种疾病的记录主要是疾病症状描述，尚未出现类似中医"证"的概念。这些古籍记载的不是固定用于治疗某类"病证"的方剂或药物，只罗列了治疗某类病症的若干具体药物，医者临床上则根据每位患者的实际病情选配合适的药物。事实上，彝族医药古籍记载体例是由彝族医药方随病易、药随症变的医学特点决定的。笔者比较了各个时期各版本的彝族医药古籍，发现彝医对病症的理解和认识已自

① 汉语大字典编辑委员会：《汉语大字典》缩印本，四川辞书出版社，湖北辞书出版社，1993 年版，第 75 页。

② 罗艳秋：《基于彝文典籍的彝族传统医药理论形成基础及学术内涵研究》，北京中医药大学博士研究生学位论文，2015 年，第 101 页。

③ 罗艳秋：《基于彝文典籍的彝族传统医药理论形成基础及学术内涵研究》，北京中医药大学博士研究生学位论文，2015 年，第 100 页。

成体系且呈现出本民族的独到见解，且在常见病与多发病方面已初步形成分科意识。① 笔者对彝族医药古籍中所载的病症名称进行了系统整理，发现彝医临床根据症候特征可分为内科病症、妇科病症、男科病症、儿科病症、皮肤科病症、五官科病症、骨伤科病症、毒伤科病症、精神科病症等九大类，其中内科疾病主要涵盖肺系、胃肠系、肾系、心脑系等多个系统疾病。详见表10-2：彝族医药古籍载录病症名称。

表 10-2　彝族医药古籍载录病症名称

分类	病症名称
内科病症	肺系疾病：哮喘、百日咳、风热感冒、风寒感冒、恶寒身痛、老年感寒、汗多、肺痈、肺痨、心肺衰竭、心肺痛、咳嗽、抽风（包括高热、体虚）、休克、肺结核、咳血等； 胃肠系疾病：腹痛、受寒腹痛、腹胀、腹泻、大便秘结、肠痈、寒性呕吐、噎膈、胃脘疼痛、消化不良、肉食积滞、不思饮食、腹内包块、气食裹寒、肚腹寒痛、脱肛、肠鸣、肠套叠、红白痢、腹绞痛； 肾系疾病：白浊、尿血、乳糜尿、尿闭（小便不通）、小便失禁、小便刺痛面肿、周身浮肿、水肿病、腹部水肿、周身红肿、急性黄疸； 心脑系疾病：癫痫、癫狂、中风、头晕心慌、心慌、失眠、嗜睡； 杂病：饮酒过量寒颤、酒后头痛、饮酒过量不省人事、饮酒过度不思饮食、酒后呕吐、醉酒、久病体弱、重病久治不愈、久病积劳、体虚羸弱、体虚头晕、间日疟、疟疾、瘰疬、伤寒
妇科病症	月经病：月经淋漓不尽、月经不止、经痛、月子期头痛等； 乳房病：乳腺炎、乳痛、乳痈等； 产科病：月子期腹痛、产后恶露不尽、难产、产后胎衣不下、产后流血不止、腹中死胎； 孕科病：妇女痨瘵、不孕症、子宫脱垂、阴缩症、堕胎、绝育、避孕
男科病症	睾丸炎、绣球风、睾丸肿痛
儿科病症	小儿疳积、小儿惊风、小儿腹股沟糜烂、麻疹、小儿蛔虫症、着寒、风热咳嗽、不消化、小儿长期呕吐、小儿寒性腹泻、休克、小儿体弱
外科病症	梅毒、痈疽、痈疽、痈疽化脓、痈疽化脓出血不止、斑疹、湿疹、麻疹、风疹、生疮、大腿生疮化脓、疮疡反复发作、疔疮、疥疮、疮疡、羊胡疮、烂头疮、疖子病、关节生疮、手指生疔、颈项生疮、生疮抽风、脓包疮、癞痢头、皮肤瘙痒、干疙癞、癣疮、水痘、鸡眼病、杨梅疮、皮肤泡肿、疣、无名肿毒②
五官科病症	鼻病：鼻腔溃疡、鼻疮、鼻内有蚂蟥； 目病：夜盲症、眼睛肿痛、眼花、睛痛、眼突、白内障； 耳病：耳痛、耳鸣、耳肿痛、耳底痛或化脓； 口腔病：嗓哑、喉痛、口舌糜烂、口舌生疮、咽喉肿痛、舌肿痛、牙齿肿痛、咽喉生疮、病后声哑、牙痛③

---

① 罗艳秋：《基于彝文典籍的彝族传统医药理论形成基础及学术内涵研究》，北京中医药大学博士研究生学位论文，2015年，第99页。

② 根据笔者收集的各种版本的古籍文献整理。参见罗艳秋：《基于彝文典籍的彝族传统医药理论形成基础及学术内涵研究》，北京中医药大学博士研究生学位论文，2015年。

③ 根据笔者收集的各种版本的古籍文献整理。参见罗艳秋：《基于彝文典籍的彝族传统医药理论形成基础及学术内涵研究》，北京中医药大学博士研究生学位论文，2015年。

续　表

分类	病症名称
骨伤科病症	手痛、骨髓炎、下肢关节疼痛、关节疼痛、腰酸腰痛、两胁疼痛、肩关节疼痛、风寒头痛、小腿痉挛、手指肿痛、受寒疼痛、胸痛、手背肿痛、风湿腰痛、风湿关节痛、风湿病； 跌打类：包括跌打损伤、瘀血内停、脚手骨折、外伤骨折、骨折肉腐、筋骨扭伤等； 器物伤：刀伤血流不止、刀伤、枪伤、皮肤刺伤、外伤小便带血、劳伤、疮口不敛、烫伤、外伤出血、铁器刺在肉中、外伤筋断、脚受伤感染
毒伤病症	外伤毒：包括毒蛇咬伤、蜈蚣咬伤、疯狗咬伤、蜂蛰伤等外伤毒症； 药物毒：草乌中毒、菌子中毒、药物中毒、一枝蒿中毒、蜂蜜中毒、马桑树寄生中毒等； 蛊毒："蛊龙害""蛊毒"①
精神科病症	相思病、失恋、失恋后精神失常、夫妻感情差

（二）六气辨病

彝医认为人类的各种生理功能与病理改变均与宇宙天地的六种气化形式有关。彝医通过对宇宙各种气化运动的长期观察，条分缕析，总结概括出了"首萌长遍退藏"的六气循环理论并用于阐明人体生理与病理现象。天地属大宇宙，而人体则是这个大宇宙所衍生的小宇宙，任何个体所患的任何疾病都可放入天地大宇宙的时空坐标及其各种数理模型中探究，彝医对此有"一者一宇宙"的论述。运用"十生五成"这个数理模型，彝医通过观测四时八节与四面八方的各种大气运动变化规律，发现了万物顺应节令而生长的规律，认为任何疾病的诊疗均应充分考虑疾病发生发展的气候时令等外在因素。有关"首萌长遍退藏"的气浊循环理论阐明了彝族医药理论的内涵，强调人体在正常生理状况下，生命规律应与气候时令变化保持同步。如长期违背宇宙天地的客观规律，人体生命节律无法与天地规律同步，就会引起气浊比例失衡，出现阴阳离合的失常，"首萌长遍退藏"之六气循环发生偏颇，各类疾病亦由此而生。

病理机制方面，用"节气"阐明发病根由。彝医认为，人类生活在宇宙天地间，必然要受到机体外部环境的影响与制约，并且这种影响有规律可循，运用宇宙八卦、五生十成等数理模型可清晰地表达出来。我们知道，气升浊降是客观存在的宇宙规律，而这种升降运动是由太阳等天体运动造成的，彝医用宇宙八卦的八个卦位标记气浊在四时八节与四面八方的运动流行规律，其实质是表达太阳在不同时段、不同方位的运动状态，而"首萌长遍退藏"六气理论就是在该时空坐标下气浊流行的具体表现形式。在六气理论指导下，彝医治病用八卦分析疾病的外因，即要从时间、季节、时令、外部环境、方位年等外部因素综合分析人体生理病理变化。② 对常人来说，其气浊循行是首尾相连、融合密切的，不会出现离合现象，即使四时之气异常，也不会产生疾病；但当其机体自身气浊循行出现疏松、中气不健运时，外界的六气就非常容易侵入人体而为邪，造

---

① 凉山彝族称"蛊龙害"为"斯"和"都"两种。"都"包括牛、羊、鸡蛊，系彝族祖传"鬼邪"。临床表现为眼睛突然红、肿、痛，单侧患病，严重者可致失眠，也有腰、腿着蛊邪而痛折者。另一种"蛊毒"又称之为"比斯"，包括蛇蛊、蚂蟥蛊、牛皮蛊，系人为所致，将"蛊毒"投放在冷食物中让人吃而患病。主要临床表现为腹胀腹痛、呕吐、纳差、脸色发黄，并逐渐加重而消瘦无神、脉迟、手足厥逆、大便时下血水，不及时治疗可致死亡。死后焚尸，尸检，可见肝脏腐烂，或有小蛇、蚂蟥等物。

② 罗艳秋：《基于彝文典籍的彝族传统医药理论形成基础及学术内涵研究》，北京中医药大学博士研究生学位论文，2015年。

成人体六气的失衡，疾疫病痛也就纷纷而至，外界自然环境入侵的六气也就被称之为"六淫"。①
鉴于此，彝民族非常重视应时而生，顺令而作，将彝族传统医药的思维方式通过"以气浊论升降，
以太阳论生命，以哎哺论万物，以天文论人文""以天体论人体，以五行论五脏"等方式融入到
其日常生活中，俨然已成为彝民族的生活习惯和文化习俗。②

彝医在六气循环理论的基础上衍生出了"风邪染疾"理论。在彝医基础理论中，"气"与
"风"的概念占有非常重要的地位，气成为决定生命运动的重要原动力。而风是气的具体表现形
式，根据古籍《哎哺啥呃》中的记载，我们能看到不同季节的风是不同的。冬季之令主北方，地
面阳热之气潜藏地下，万物呈现出"北风行来呢，气浊它不生，万类枯焦焦"的状态；春季之令
主东方，上年冬季潜藏地下的阳热之气在春季时节升浮地面，万物呈现出"东风行来呢，万类青
油油"的欣欣向荣之景象；夏天之令主南方，上年冬季潜藏地下的阳热之气持续升浮地面之上，
地面阳热之气达到盛极状态，万物呈现出"南风行来呢，万类漫盈盈，晴雨烈连连"的繁茂之象；
秋天之令主西方，地面阳热之气逐渐下压，开始逐渐潜藏地面之下，万物呈现"西风行来呢，收
气是的哟，万类昏沉沉，气退土洞藏"的状态。对秋风，彝医董怀兴曾这样描述：

"当秋天的风吹来的时候，万物失去了往日的灵性，只有东躲西藏，太阳的热力也逐渐减弱，
剩下的一点热气，只能积蓄在地下。"③

可见，风对各种生命非常重要。风必须顺应宇宙客观存在的时空规律，如果各种风与时空规
律不相合，则容易导致各种外感疾病的发生。特别是夏天的"漫气"在冬天没有得到收藏，如在
冬季没有霜雪和严寒，反而多雾或气候温和，势必导致本应潜藏在地下的阳气浮越于外，人体亦
会受到影响，春季则好发"风邪染疾"等系列病症，包括水逼伤寒、风邪染疾起疙瘩瘙痒、风邪
染疾不省人事、风邪染疾全身无力、小儿风邪染疾等，各种外感病与各种热病也由此而生。④ 笔
者在彝族地区搜集的部分古籍文献，如《聂苏诺期》《哀牢山彝族医药》《洼垤彝族医药书》等均
对"风邪染疾"有记载。

（三）五行辨病

治病用五行分析疾病的内因，即根据五行逆从分析脏腑的生克制化。彝医认为人天一理，天
地分天五行、地五行与人五行，而人体则分五脏与五体。天之五行为天南、天北、天东、天西和
空云星日月，地之五行为金木水火土，人之五行为肺肝心脾肾，五脏与五行，属相生相成关系，
昼夜流转，无有始终。⑤"五行逆从"是历代彝医判断机体生理功能与疾病传变的理论基础，是五
脏气化的直接体现，与上古医学经典《金匮》中所记载的"火出于木，水生于金，水火通济，上
下相寻，人能循此，永不湮沉，此之谓也"的道理相通，根据"五生十成"的数理模型与时空坐

① 罗艳秋：《基于彝文典籍的彝族传统医药理论形成基础及学术内涵研究》，北京中医药大学博士研究生学
位论文，2015 年，第 101 页。
② 罗艳秋：《基于彝文典籍的彝族传统医药理论形成基础及学术内涵研究》，北京中医药大学博士研究生学
位论文，2015 年，第 101 页。
③ 罗艳秋：《基于彝文典籍的彝族传统医药理论形成基础及学术内涵研究》，北京中医药大学博士研究生学
位论文，2015 年，第 100 页。
④ "风邪染疾"不是某种病的病名，而是一类与"风邪"相关疾病的统称。彝医认为风为百病之长，风邪
常与寒邪、热邪、湿邪等合而致病，包含的疾病甚广。参见罗艳秋：《基于彝文典籍的彝族传统医药理论形成基础
及学术内涵研究》，北京中医药大学博士研究生学位论文，2015 年，第 100 页。
⑤ 彝医临床围绕五行五脏形成具有彝族特色的形影脏腑理论，其理论以天地五行理论为核心。参见罗艳秋：
《基于彝文典籍的彝族传统医药理论形成基础及学术内涵研究》，北京中医药大学博士研究生学位论文，2015 年，
第 101 页。

标，对五行属性与五脏气化关系进行配属，即木性宜左升，火性宜炎上，木升于上则为火，火主心而炎上；金性宜右降，水性宜沉，金降于下则为水，水主肾而趋下。① 依据"五行逆从"相关原理，彝医辨别每位患者在脉象、面色、体态、舌象等方面的异同，不仅可察形之盛衰，亦可判别各脏腑功能之顺逆，从而判断患者气浊升降出入之异常，这是彝医疗法对五行辨病理论的发展。该理论在彝医各种诊疗活动中运用广泛，木金火水土等相关名词术语也被给予了独特的医学阐释。

肝木之气主要体现在"肝主疏泄"的生理功能方面。"肝主疏泄"临床中通常会表现为两种病理变化，即疏泄不及和疏泄太过。对"肝主疏泄"的功能，彝医用"五生十成图"表达。彝医认为肝居左，宜左升，肺居右，宜右降，两者一升一降形成循环往复之运动。如患者肺金之气降力不足，则肺气上逆，不仅出现气喘、噎嗝等肺系病变，亦会导致肝木之气疏泄太过，临床常表现为自汗、发热、尿多、月经先期等症状。而肝气的疏泄不及却由肾水之火气不足造成。

肺金之气主要表现在"肺主宣发肃降，通调水道"等生理功能方面。"肺主宣发肃降，通调水道"的临床意义表现为不及与太过两种状况，与肝木、心火有直接关系。如患者肝木之气当年疏泄太过，其肺金之气则会收敛不及，其临床症状会出现咳逆上气、喘促、流涎涕、汗多发热、头晕痿软、遗泄等。如患者的心阳之气偏弱，则其肺金之气就会偏于寒凉，意味着肺气收敛功用太过，其临床症状经常会出现痰饮、恶寒、胸闷、无汗、大便难等。

心火之气主要表现在"心主宣通"的生理功能方面。"心主宣通"的临床意义可表现为不及与太过两种状况。如患者肝木之气升发不足，则心火之气会出现宣通不及的病理表现，其临床症状会出现口淡、血痹、血寒、困倦、四肢不仁等症状。如患者肝木之气升发太过或肾水不足，则患者的心火之气会出现宣通太过的病理表现，临床会出现心烦意乱、口舌生疮、咽痛等症状。

肾水之气主要表现在"肾主蛰藏"的生理功能方面。"肾主蛰藏"在临床通常表现为封藏不及的病理变化，其病机为下焦虚寒、虚火上炎，此类患者好发口疮、咽痛、畏寒肢冷、泄泻等疾病。据《挖药炼丹》等彝族医药古籍记载：彝医认为肾藏是水火之脏，在"五生十成图"位居北方，北方属水，肾水具封藏阳气之功用，而肾中之火即为肾阳，有蒸腾气化的功用，故彝医有"冬至一阳生"之论述。如肾之阳气不足，则肾水会表现为寒凉之象，肾水不能蒸腾气化，则会影响肝木之气的升发，临床常出现尿少、大小便难、眼皮沉重、腹痛、月经后期等病理表现。

脾土之气主要表现在"脾主运化"的生理功能方面。"脾主运化"在临床通常表现为运化无力的临床特征。对"脾主运化"的生理功能，彝医用"五生十成"图的 5 与 10 两个数字给予表达，认为脾位于心肝肺肾四脏之中，具有滋养灌溉四脏的功能。对此，《黄帝内经》中概括为"脾者土也，治中央，常以四时长四脏"的生理特点。如脾气不足，则经常出现乏力气短、腹痛胀、食积、全身倦怠等症状。

彝医认为，宇宙与天地的五行均是融合而不离析的，木火金水四行遵循生长收藏的运化规律，这与历法的春夏秋冬四季相对应。而土行居中而寄治，具有运化四季的共同作用，每季各主十八日。这种认识显然与"五生十成图"表达的原理是相通的，彝医说"脾胃为轴，四象为轮"，表达的就是这个含义。从这个角度看，彝医学相关医学理论的阐释是与天文历法、伏羲医学等古代科学技术具有接受关系的，这些科学技术已成为彝医阐释生命理论与疾病诊疗的重要工具，成为彝族医药文化遗产保护与传承工作不可或缺的重要环节。

总而言之，彝医在临床诊疗上已形成具彝民族特色的认识论与方法论，形成了独具特色的"病根病症学说"与治疗体系，如何深入地系统整理相关方法与理论是彝族医药文化遗产项目应考虑的重要内容。

---

① 罗艳秋：《基于彝文典籍的彝族传统医药理论形成基础及学术内涵研究》，北京中医药大学博士研究生学位论文，2015 年，第 101 页。

下 篇

彝族医药文化遗产
保护传承理论的实践

第十一章　彝族医药文化遗产相关理论问题

第一节　彝族医药文化遗产保护传承相关理论

一、源头保护理论

源头保护理论指的是对彝族医药文化遗产的保护与传承，首先要明确保护和传承的核心是什么？彝族医药文化遗产由文化内涵、核心思想和具体构成要素组成，核心思想往往代表了所保护和传承文化遗产的源头性认识。在彝族医药理论体系的发展过程中，表现为对核心观念与思维模式的传承。核心观念和思维模式记载于彝族医药典籍之中，应用于彝医临床实践之中。彝族医药理论体系的核心观念和思维模式的内涵在《土鲁黎咪数》《哎哺啥呃》《宇宙人文论》等彝族医药经典著作中就已经确立，此后的著作都以这些内容为主线进行传承。可以说，医经类彝族医药典籍是彝族医药思维、观念的源头。彝族医药典籍造就了彝族医药理论体系中的核心观念与思维模式，也将二者完好地表达了出来，并将这些观念与思维模式运用到了理论与实践之中，也为后世的运用提供了范式。因此，在彝族医药非物质文化遗产项目申报时，"项目说明"中的历史渊源、基本内容等与"项目论证"中的基本特征、主要价值等方面均要反映和体现该项目对彝族医药理论体系中的核心观念与思维模式的阐释和运用情况。

二、活态集体传承理论

所谓活态集体传承就是要在传承传统的基础上有所创新和发展，才能称之为"活态集体传承"。传承与创新是中医理论体系发展演变的两种基本样式，传承是创新的基础和保障，创新对传承亦具有推动作用，两者之间对立统一、相互促进，共同推进了中医药学的发展。[1] 没有创新的传承会逐渐走上"固步自封""一成不变"的道路，而没有传承的创新则会走上"华而不实""本末倒置"的道路。也就是说，通过传承人的代代相传，在对固有理论及内涵沿袭的基础上，根据当前社会发展、科学技术、临床需求的特点，对原有的理论、技术加以改进，赋予原有理论新的内涵和价值，称为"活态集体传承理论"。在彝族医药文化遗产具体项目申报时，"项目说明"中的历史渊源、传承脉络等需体现活态传承的理念，反映传承与创新的关系。另一方面，要善于发掘彝族医药文化遗产生产性保护的方式，尽可能避免以静止、凝固的方式去保护。

三、整体互动传承理论

根据国务院办公厅《关于加强我国非物质文化遗产保护工作的意见》的附件《国家级非物质文化遗产代表作申报评定暂行办法》对国家级非物质文化遗产代表作的具体评审标准：（1）具有展现中华民族文化创造力的杰出价值；（2）扎根于相关社区的文化传统，世代相传，具有鲜明的地方特色；（3）具有促进中华民族文化认同、增强社会凝聚力、增进民族团结和社会稳定的作用，

---

[1]　翟双庆、于宁：传承与创新结合推动中医药学发展，载《中国中医药报》，2015年4月10日，第3版。

是文化交流的重要纽带；（4）出色地运用传统工艺和技能，体现出高超的水平；（5）具有见证中华民族活的文化传统的独特价值；（6）对维系中华民族的文化传承具有重要意义，同时因社会变革或缺乏保护措施而面临消失的危险。国际公约文件和我国政府的文件制定的认定非物质文化遗产项目的标准，大体可归纳为以下几项：（1）具有杰出价值的民间传统文化表现形式或文化空间；（2）具有见证现存文化传统的独特价值；（3）具有鲜明独特的民族、群体或地方文化特征；（4）具有促进民族文化认同或社区文化传承的作用；（5）具有精粹的技术性；（6）符合人性，具有影响人们思想情感的精神价值；（7）其生存呈现某种程度的濒危性。[1] 从这个评审标准来看，所遴选的彝族医药文化遗产代表作需具备独特性、活态性、传承性、流变性、综合性、民族性和地域性等特点。这样遗产项目保护与传承就不仅仅是技艺本身，还应包括与之相关联的、特有的思维方式、传统的价值观念和宝贵的精神文脉等。对彝族医药文化遗产保护与传承来说，应注重其与相关社区文化传统或文化史的渊源关系及程度，从该角度开展的任何彝医文化遗产工作，及与之相关方法和理论，称之为整体互动传承理论。要创造整体性社会保护的环境，任何孤立于环境外的传承群体或传承人均是不存在的。因此，对传承主体赖以生存环境进行保护是十分重要的。

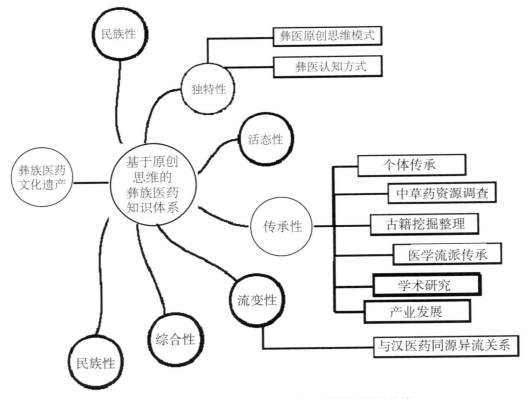

图 11-1 彝族医药文化遗产整体互动传承理论的特性

四、主线与多元传承理论

传承人和传承群体是彝族医药文化遗产保护工作的重点，占据了该项工作的核心主体地位。对于彝族医药文化遗产来讲，既包括医学流派为主线的传承方式，又包括个体式师徒授受的多元传承方式。医派作为继承人赖以生存的土壤，是彝族医药传承体系不可或缺的节点，是彝族医药传承链条的一个个环节，只不过是节点大小有异，环节粗细有别。显然，要做好彝族传统医药发

---

① 王文章主编：《非物质文化遗产概论》，北京：教育科学出版社，2013 年版，第 21 页。

展传承这项工作，首要任务就是将其中突出的节点和关键的环节梳理出来，我们可将其称之为"核心医派"，核心医派决定了彝族医药的根基和精髓能否有效传承下来并在当前社会环境下发扬光大。① 医学流派和个体传承均属于彝族医药文化遗产传承与保护的主体。主线与多元传承理论主要是针对拥有深厚文化传统的彝族医药文化遗产，其传承者不仅掌握着基于原创思维的彝族医药知识体系及相关知识、技艺和技术，且具有较高水准及公认的代表性、权威性与影响力，是彝族医药文化遗产保护与传承的主体；其中以医学流派为代表的群体是彝族医药文化遗产保护与传承的主线结构，而以传承人为代表的个体则是彝族医药文化遗产保护与传承的多元结构，两者共同承载着彝族医药文化遗产相关类别的文化传统和精湛技艺，需要有机地结合，才能发挥好各级传承主体的作用。

（一）突破家传藩篱，促进各医家医派学术思想的活态传承

彝族医药在长期历史发展过程中曾形成了大批年代久远、学术影响深远、理论底蕴深厚、临床疗效显著、特色优势明显、群众推崇公认、传人梯队完备、辐射功能强大、资源横向整合的医学流派。这些医派不仅传承有历代传承人口传心授的各种诊疗技术，更留存有世代承袭的文献典籍，可以说医学流派如同彝族医药文化遗产得以传承和发展不可或缺的"细胞体"，始终为全身各处的生长发育提供源源不断的滋养物质并发挥着新陈代谢的作用。鼓励各个彝医流派整理自己的学术思想和临床经验，以此为抓手，整合资源，构建彝族医药主线型传承团队，对现有传承团队的梳理与培育成为本研究的重要内容。所谓"主线型传承团队"指的是以掌握彝族医药核心技术的传承人为主，兼有植物学、药学等多元知识结构的人员梯队共同组建的人才队伍，是群体传承和社会传承的核心力量。"主线型传承团队"的传承人不仅要掌握彝族医药文化遗产的核心技术，同时亦担负着开展传承活动与培养继承人的使命。主线型传承团队的建设可实现彝族医药从家族式的个性化传承向群体传承和社会传承的转变。

（二）增强彝族医药的受众面，扩大影响力，实现话语体系的表达

增强彝族医药受众面，扩大影响力，实现话语体系的表达，是彝族传统医药在新历史时期的崭新命题。建设临床研究基地，增加彝族医药受众面，对民族医药发展十分重要。医学的生命力在临床，没有临床实践和临床应用的医种亦就失去其汲取养分的源泉和生命活力，其学术传承必将会受到阻碍，疗术和技法也将逐渐萎缩。

从当前全国民族医药发展形势看，目前发展态势良好的民族医药均有临床实践基地和研究基地，有广泛的群众基础而产生了较大的受众范围。如藏医药临床实践基地广布于西藏、青海、甘肃、四川、云南、北京等地，已形成庞大的藏医诊疗体系；蒙医药临床基地主要分布于内蒙古和蒙古（国）俄罗斯、哈萨克斯坦等地区，已形成跨境分布的蒙医药诊疗体系；傣医药在国内虽然仅分布于云南的西双版纳、德宏等局部地区，但在泰国、缅甸、越南等东南亚国家尚有大量傣医行医，为傣医药的发展提供了大量临床实践的机会；壮医药主要分布于广西、云南文山等地区，目前这些地区已建立了部分壮医诊疗机构，为壮族医药的传承发展提供了良好的平台；维医药主要分布于新疆地区，并且已建立了一定规模的维医药临床研究机构。可以说，如果不能够建立彝族医药临床基地和科研机构，如果不能够对彝族医药产业发展给予准确定位，彝族医药将不能作为一个独立的医种发挥其应有的医疗价值和社会价值。可见，建立彝医临床基地和科研基地是彝族医药发展的关键环节，只有广泛拓展彝族医药的群众基础，挖掘该医种的价值和潜能，使其广泛传播，才能够使彝医药有效地传承和发展，才能够壮大彝医队伍。因此，亟须建立彝族医药临

---

① 徐士奎、罗艳秋：《彝医理论溯源》，昆明：云南科技出版社，2019年，第105页。

床平台与展示窗口，以医学流派为先行者，通过与医院或门诊部联合开办彝医专科，将其建成彝族医药窗口，不断强化服务意识，规范管理，制定有效的激励政策，争取社会各方的支持，针对疑难疾病开展优质服务并对彝药品种进行整理，筛选开发彝药制剂，使彝族医药作为独立医种让越来越多的群众受益。

第二节　突出彝族医药文化遗产研究重点

一、价值定位

将少数民族医药作为非物质文化遗产保护，正是基于对少数民族医药文化多样性的尊重和认可，亦是对少数民族医药文化面临濒危困境的有效保护举措，更是将其纳入全国非物质文化遗产保护工作，走向全国整体性、系统性的全面、科学保护阶段。非物质文化遗产是人类通过口传心授方式而世代相传的无形的、活态流变的文化遗产。由于这种无形的、活态流变的文化遗产深藏于民族民间，是一个民族古老的生命记忆和活态的文化基因，因此体现了该民族的智慧和精神。①人类在认识世界的过程中通常会形成物化的智慧成果，强调人类的创造过程，而物化的智慧成果是创造过程的一个个节点。认知和刻画一个个创造过程，正是不断强化优秀的民族精神的过程，每一项遗产都是凝聚、延续、传承、保护、发扬和创新的过程。从这个角度说，保护好与利用好彝族医药文化遗产，对于彝民族精神的凝聚和延续，对于当代的文化创新，对于实现中华民族伟大复兴来说，都具有不可估量的重大作用。

二、保护主体

文化遗产保护的是什么？显然，最主要的是文化记忆。文化记忆是看不见、摸不着的，但是通过依托于物化对象而被感知与传承。物化了的对象就是文化遗产保护的主体，称之为具体的保护项目。彝族医药的文化记忆包括两个层面：认知思维体系层面和医技思维体系层面，具有文化基因性、活态传承性、濒临消亡性、生产生活形态性、精神滋养性等特点。文化基因性指的是经过历史选择、实践检验而留存下来的彝族医药文化精髓；活态传承性强调的是彝族医药文化记忆正在传承，且反映了与相关社区的文化传承或文化史的渊源关系及程度；濒危消亡性指的是彝族医药文化记忆的脆弱性和濒危性，不可再生性；生产生活形态性指的是彝族医药文化记忆作为人类的生存方式、生活方式、生产方式，具有社会性、技术性的特点；精神滋养性指的是该民族对彝族医药文化记忆的文化认同和文化尊重，具有民族精神象征的特点。

三、法律问题

彝族医药文化遗产权利主体包括社会民众型、团体型和个人型三种，包括传承权、私权、商标权、著作权、开发权、知识产权等权利，需要从文化遗产的确认原则、法律救济方式与途径上着力构建彝族医药文化遗产的法律救济机制，从而通过法律手段加强对彝族医药文化遗产的保护。

四、保护模式

根据彝族医药文化遗产主体对象属性的不同，需要选择不同的保护模式，这是维持其生态环境的基本途径。

---

① 王文章：《非物质文化遗产概论》，北京：教育科学出版社，2013年，序第1页。

五、传承工作

彝族医药文化遗产的传承工作主要包括传承机制探索、传承模式研究、传承途径分析等内容。

六、开发利用

彝族医药文化遗产开发利用主要包括对合作开发、合资开发、发源地投资、知识产权共享、金钱补偿等问题的探索与研究。

七、数字化建设

彝族医药文化遗产的数字化建设主要包括信息采集、数字资源加工、信息管理、内容发布、服务交流和资源分类等内容。

八、分类研究

分类研究从来都是一切科学研究中必不可少、十分重要的环节，也是任何科学研究中由一般的原理研究向特殊对象研究转化的逻辑上的中介过渡和理论上的必要准备。所谓"分类法"，就是"根据对象的共同点和差异点，进行分析整理，分门别类，从而找出规律，预见将来。分类可以把纷繁复杂的材料加以条理化、系统化，使认识不断深化。"① 任何彝族医药文化遗产现象，都可以按照一定的观念，根据一定的原则与标准划分为某类别。这既是理论研究深化和系统化的必然要求，往往更是实地考察、登记、保护、展示、利用、管理及申报代表作等实践活动的实施需要。②

九、管理研究

彝族医药文化遗产的管理研究包括组织管理体系、法规制度体系、规范标准体系、实体分类体系、理论与技术支撑体系等方面的内容。其中，档案管理是其他管理的前提。彝族医药文化遗产档案是指为保护彝族医药文化遗产而运用文字、录音、录像、数字化多媒体等各种形式对彝族医药文化遗产进行真实、系统和全面地记录和收集整理而形成的各种不同形式载体的历史记录。

---

① 刘茂才、张伟民：《科学学辞典》，成都：四川省社会科学院出版社，1985年版，第21页。
② 王文章著：《非物质文化遗产概论》，北京：教育科学出版社，2008年版，第234页。

第十二章　彝族医药文化遗产分类体系构建研究

　　彝族医药是中国传统医学的重要组成部分，特殊历史背景和地域环境塑造出了独具特色的彝族医药文化，其遗产项目在表现形式和文化内涵等诸多要素方面亦呈现出与汉医药、藏医药、蒙医药等其他医种的鲜明性区别。彝族属血缘关系复杂的混合族群，既有古濮人等土著居民血统，亦有古羌人、古夷人、汉族等血缘关系的融入，与其他民族间呈现出"大杂居、小聚居"的分布特征。社会历史发展的复杂性与交融性决定了彝族与其他族群间在医药文化遗产诸多要素上也必然存在着"同中有异""异中见同"的特点，而这些要素之间的关系也就显得十分错综复杂。对彝族医药文化遗产来说，哪些项目要素才是文化遗产保护的核心所在？怎样才能做到全面地继承与有效保护？不但各项目传承人在开展保护活动中尚存在许多不解的疑惑，就是多年从事彝族医药研究的专家、学者们也颇感困惑。但为何会出现这种混乱、错综复杂的局面，归根结底就是对各种文化遗产项目缺乏行之有效的分类研究。

　　分类体系构建对每个学科的学术研究均属不可逾越的关键步骤，是每个学科相关科学研究从具有普适性的现象观察向个案化的特定对象内在特质剖析的媒介过渡及必要的理论准备。分类学研究不仅在植物学、动物学、化学等自然科学领域运用十分广泛，就是对人文社会科学领域来说，虽未能像自然科学领域那样建立精密、发达、严谨、科学的分类体系，但同样也备受关注。不仅现在的科学研究重视分类，就是古人亦强调分类的重要性，如《韩非子·杨权》中说：

　　"审名以定位，明分以辩类"。

　　何谓"明分"，就是告诉我们要了解事物间的区别点在哪里，这是分类建立的认识基础。要想将彝族医药文化遗产工作的相关研究实现纵深发展，对每位研究者来说，都需要解决整体与个别之间存在的两极对立或矛盾，这意味着研究者需要在整体与个别之间架设可供两者沟通的桥梁与媒介。而最有效、最直接的途径与方法就是引入分类学的理念与方法，使彝族医药文化遗产保护与传承研究从一般性的整体界定进入到分类学的细目型研究范畴。如此，彝族先民所创造的不同历史时期的各种医药文化现象，都可依据所构建的分类原则与分类标准而划归为其应属的类型或类别，以便进而开展更深入、更系统的研究。彝族医药文化遗产分类体系构建研究既符合彝族医药理论研究在深化与系统化方面的客观要求，更适应普查登记、科学管理、宣传展示、开发利用及申报代表作等彝族医药文化遗产保护与传承实践活动的实际需要。可以说，为深化彝族医药文化遗产理论研究及更好地实践各种遗产保护活动，必须探讨其分类问题。对彝族医药文化遗产保护与传承来说，分类研究成为势在必行的关键环节。

　　究竟如何对彝族医药文化遗产进行系统分类呢？目前彝族医药文化遗产研究领域尚未开展对该方面的研究，这完全属于全新的学术研究领域。目前对我国各民族的传统医药文化遗产工作来说，分类体系构建研究尚处于初级阶段，尚未开展权威性的分类研究，众多的民族医药文化遗产项目以挂靠或依托的方式归入在汉族医药（即狭义的中医药）分类体系之下，未从符合该民族传统医药文化自身认知规律的角度构建适合自身发展与传承的分类体系。这样的结果就是，不仅会混淆中医药与各民族医药间的层次关系和概念，亦不能凸显各民族医药文化的自身特色与优势，必然会存在能否适用或认识是否到位等问题。任何照搬照抄其他文化遗产或非物质文化遗产的方式方法都是不对的。照搬的做法既不能涵盖彝族医药文化的全貌与基本特征，也不能凸显每个少数民族族医药文化遗产项目的特色与优势。同时我们要意识到，任何类别的文化遗产分类体系都是为适应特定研究对象而构建的。对此，正如《非物质文化遗产概论》中所说：

"假如我们要对联合国教科文组织有关的国际文件为准所划分的非物质文化遗产的分类体系作一点分析的话，我们可以得出这样一些结论：首先，这种分类并没有统一的分类标准。①② ……。其次，这种划分不是自上而下、逻辑的、演绎的类型划分，而是根据各国保护的实践与保护的需要，依据各自的重要性、迫切性、濒危性等因素，自下而上地、归纳地、非逻辑地划分的结果。第三，它是不完全的划分，而不是像某些演绎的、逻辑的分类方法，③④ ……第四，……，它们都明显地存在着这样的问题，即某些类别的划分并不十分严格，此种类与彼种类之间的界限往往并不那么清晰，存在着交叉的现象或跨类别的现象。……因此，这样的分类体系并不是完善的、固定的、已完成了的模式，而必然是开放的、有待进一步发展改进的，它有待于今后依据新的保护非物质文化遗产的实践以及人们对非物质文化遗产实际存在体系的新的认识，予以充实修正。"⑤⑥

从宏观上说，彝族医药文化遗产作为整个人类文化遗产领域的特定研究对象，其分类体系构建与项目管理显然是不能完全照搬照抄现有的分类体系，探索遵循彝族医药自身发展历史与客观规律的分类体系，这是符合彝族医药实情和客观需求的。鉴于此点，笔者在对各类彝族医药文化要素和层次分析的基础上制定出的《彝医药文化遗产分类体系》（以下简称《体系》），是对各种彝族医药文化遗产现象实现科学分类的大胆尝试。只有建立适合彝族医药自身发展规律的文化遗产分类体系，才能开展科学的实地考察、登录、保护、展示、利用、管理以及申报代表作等彝族医药文化遗产保护与传承工作。

第一节 民族医药文化遗产项目基本情况

民族医药文化遗产包括物质类文化遗产与非物质类文化遗产，其主体属非物质类文化遗产，分为县、州、省、国级四级。其中国家级民族医药非物质文化遗产项目最能体现我国各民族医药文化遗产项目基本情况，包括代表性传承人、代表性项目名录、生产性保护示范基地等类别。

一、国家级非物质文化遗产代表性传承人

非物质文化遗产是以其传承人实践活动为主要载体的"活"文化形态。确保非物质文化遗产的传承性，是《中华人民共和国非物质文化遗产法》所规定的非物质文化遗产保护工作重要原则之一。各级非物质文化遗产代表性传承人不仅肩负着延续传统文脉的使命，彰显着遗产实践能力的最高水平，还不断地将天才般的个性创造融入传承实践活动中，对确保非物质文化遗产的持久传承发挥着不可替代的作用。因此，保护代表性传承人是非物质文化遗产保护工作的重要内容。2007年、2008年、2009年、2012年、2018年，国家文化主管部门先后命名了五批国家级非物质文化遗产代表性项目代表性传承人，共计3068人。⑦ 其中，民族医药类国家级非物质文化遗产代表性项目代表性传承人仅有40人，占总数的1.3%。

---

① 赤脚行沙母：《关于非物质文化遗产分类的探讨》，《网络（http：//www.blog.sina.com）》
② 李涵静：《世界遗产与民族地区经济发展》，云南大学硕士论文，2010年。
③ 赤脚行沙母：《关于非物质文化遗产分类的探讨》，《网络（http：//www.blog.sina.com）》
④ 李涵静：《世界遗产与民族地区经济发展》，云南大学硕士论文，2010年。
⑤ 赤脚行沙母：《关于非物质文化遗产分类的探讨》，《网络（http：//www.blog.sina.com）》；亦可参见李涵静：《世界遗产与民族地区经济发展》，云南大学硕士论文，2010年。
⑥ 王文章著：《非物质文化遗产概论》，北京：教育科学出版社，2008年版，第301-302页。
⑦ 国家级非物质文化遗产代表性项目代性传承人，http：//www.ihchina.cn/representative.html？tid=9#target1

表 12-1　民族医药类国家级非物质文化遗产代表性项目代表性传承人①

姓名	性别	民族	类别	项目编号	项目名称	申报地区或单位
尼玛次仁	男	/	传统医药	Ⅸ-9	藏医药（拉萨北派藏医水银洗炼法和藏药仁青）	西藏自治区
索朗其美	男	/	传统医药	Ⅸ-9	藏医药（拉萨北派藏医水银洗炼法和藏药仁青）	西藏自治区
嘎务	男	/	传统医药	Ⅸ-9	藏医药（拉萨北派藏医水银洗炼法和藏药仁青）	西藏自治区
多吉	男	/	传统医药	Ⅸ-9	藏医药（拉萨北派藏医水银洗炼法和藏药仁青）	西藏自治区
唐卡·昂翁降措	男	/	传统医药	Ⅸ-9	藏医药（甘孜州南派藏医药）	四川省甘孜藏族自治州
格桑尼玛	男	/	传统医药	Ⅸ-9	藏医药（甘孜州南派藏医药）	四川省甘孜藏族自治州
米玛	男	藏族	传统医药	Ⅸ-9	藏医药（藏医外治法）	西藏自治区藏医学院
格桑次仁	男	藏族	传统医药	Ⅸ-9	藏医药（藏医尿诊法）	西藏自治区山南地区藏医院
李先加	男	藏族	传统医药	Ⅸ-9	藏医药（藏医药浴疗法）	青海省藏医院
丹增彭措	男	藏族	传统医药	Ⅸ-9	藏医药（藏药炮制技艺）	西藏自治区藏医院
索朗顿珠	男	藏族	传统医药	Ⅸ-9	藏医药（藏药炮制技艺）	西藏自治区藏医院
洛桑多吉	男	藏族	传统医药	Ⅸ-9	藏医药（藏药七十味珍珠丸配伍技艺）	西藏自治区藏药厂
白玛加措	男	藏族	传统医药	Ⅸ-9	藏医药（藏药珊瑚七十味丸配伍技艺）	西藏自治区雄巴拉曲神水藏药厂
俄日	男	藏族	传统医药	Ⅸ-9	藏医药（藏药阿如拉炮制技艺）	青海省金诃藏药药业股份有限公司
孕玛	男	藏族	传统医药	Ⅸ-9	藏医药（藏药阿如拉炮制技艺）	青海省
桑杰	男	藏族	传统医药	Ⅸ-9	藏医药（七十味珍珠丸赛太炮制技艺）	青海省金诃藏药药业股份有限公司
尼玛	男	藏族	传统医药	Ⅸ-9	藏医药（七十味珍珠丸赛太炮制技艺）	青海省金诃藏药药业股份有限公司

①　国家级非物质文化遗产代表性项目代性传承人，http：//www.ihchina.cn/representative.html？tid=9#target1

续　表

姓名	性别	民族	类别	项目编号	项目名称	申报地区或单位
乌兰	女	蒙古族	传统医药	IX-012_ 02 _ 150105	蒙医药（赞巴拉道尔吉温针、火针疗法）	内蒙古自治区
阿古拉	男	蒙古族	传统医药	IX-012_ 02 _ 150105	蒙医药（赞巴拉道尔吉温针、火针疗法）	内蒙古自治区
占堆	男	藏族	传统医药	IX-9	藏医药（藏药炮制技艺）	西藏自治区藏医院
包金山	男	蒙古族	传统医药	IX-12	蒙医药（蒙医正骨疗法）	内蒙古自治区科尔沁左翼后旗
龙玉年	男	苗族	传统医药	IX-15	苗医药（癫痫症疗法）	湖南省凤凰县
张宝玉	男	回族	传统医药	IX-48	回族医药（张氏回医正骨疗法）	宁夏回族自治区吴忠市
杨华祥	男	回族	传统医药	IX-49	回族医药（回族汤瓶八诊疗法）	宁夏回族自治区银川市
余惠祥	男	汉族	传统医药	IX-19	彝医药（彝医水膏药疗法）	云南省楚雄彝族自治州
阿布都吾布尔·阿吉	男	维吾尔族	传统医药	IX-21	维吾尔医药（木尼孜其·木斯力汤药制作技艺）	新疆维吾尔自治区和田地区
艾比不拉·玉素甫	男	维吾尔族	传统医药	IX-21	维吾尔医药（维药传统炮制技艺）	新疆维吾尔医学高等专科学校
明珠	男	藏族	传统医药	IX-9	藏医药（山南藏医药浴法）	西藏自治区山南市
索南旺杰	男	藏族	传统医药	IX-9	藏医药（甘南藏医药）	甘肃省碌曲县
尼玛才让	男	藏族	传统医药	IX-9	藏医药（藏医放血疗法）	青海省
包斯琴	女	蒙古族	传统医药	IX-12	蒙医药（蒙医传统正骨术）	内蒙古自治区中蒙医医院
王布和	男	蒙古族	传统医药	IX-12	蒙医药（科尔沁蒙医药浴疗法）	内蒙古自治区科尔沁右翼中旗
赵有辉	男	瑶族	传统医药	IX-14	瑶族医药（药浴疗法）	贵州省从江县
田兴秀	男	苗族	传统医药	IX-15	苗医药（钻节风疗法）	湖南省花垣县
王增世	男	苗族	传统医药	IX-15	苗医药（骨伤蛇伤疗法）	贵州省雷山县
陈卫川	男	回族	传统医药	IX-17	回族医药（陈氏回族医技十法）	宁夏回族自治区吴忠市

续　表

姓名	性别	民族	类别	项目编号	项目名称	申报地区或单位
阿布都克力木·阿布都热木	男	维吾尔族	传统医药	IX-21	维吾尔医药（食物疗法）	新疆维吾尔自治区莎车县
吾尔阿力·赛塔尔汗	男	哈萨克族	传统医药	IX-23	哈萨克族医药（布拉吾药浴熏蒸疗法、卧塔什	新疆维吾尔自治区阿勒泰地区
木胡塞英·马胡力别克	男	哈萨克族	传统医药	IX-23	哈萨克族医药（布拉吾药浴熏蒸疗法、卧塔什	新疆维吾尔自治区阿勒泰地区
巴合提别克·胡马尔哈吉	男	哈萨克族	传统医药	IX-23	哈萨克族医药（布拉吾药浴熏蒸疗法、卧塔什	新疆维吾尔自治区阿勒泰地区

二、国家级非物质文化遗产代表性项目名录

国家非物质文化遗产网指出：建立非物质文化遗产代表性项目名录，对保护对象予以确认，以便集中有限资源，对体现中华民族优秀传统文化，具有历史、文学、艺术、科学价值的非物质文化遗产项目进行重点保护，是非物质文化遗产保护的重要基础性工作之一。联合国教科文组织《保护非物质文化遗产公约》（以下简称《公约》）要求"各缔约国应根据自己的国情"拟订非物质文化遗产清单。建立国家级非物质文化遗产名录，是我国履行《公约》缔约国义务的必要举措。《中华人民共和国非物质文化遗产法》明确规定："国家对非物质文化遗产采取认定、记录、建档等措施予以保存，对体现中华民族优秀传统文化，具有历史、文学、艺术、科学价值的非物质文化遗产采取传承、传播等措施予以保护。""国务院建立国家级非物质文化遗产代表性项目名录，将体现中华民族优秀传统文化，具有重大历史、文学、艺术、科学价值的非物质文化遗产项目列入名录予以保护。"[①]

国务院先后于 2006 年、2008 年、2011 年和 2014 年公布了四批国家级项目名录（前三批名录名称为"国家级非物质文化遗产名录"，《中华人民共和国非物质文化遗产法》实施后，第四批名录名称改为"国家级非物质文化遗产代表性项目名录"），共计 1372 个国家级非物质文化遗产代表性项目（以下简称"国家级项目"），按照申报地区或单位进行逐一统计，共计 3154 个子项。其中，民族医药类国家级非物质文化遗产代表性项目名录有 42 项，仅占总数的 1.33%。

为了对传承于不同区域或不同社区、群体持有的同一项非物质文化遗产项目进行确认和保护，从第二批国家级项目名录开始，设立了扩展项目名录。扩展项目与此前已列入国家级非物质文化遗产名录的同名项目共用一个项目编号，但项目特征、传承状况存在差异，保护单位也不同。

国家级名录将非物质文化遗产分为十大门类，其中五个门类的名称在 2008 年有所调整，并沿用至今。2006 年，国家公布了《第一批国家级非物质文化遗产名录》，将我国非物质文化遗产划分为十大门类，分别为：

（一）民间文学；

（二）民间音乐；

---

① 国家级非物质文化遗产代表性项目名录，http://www.ihchina.cn/project.html#target1

　　（三）民间舞蹈；

　　（四）传统戏剧；

　　（五）曲艺；

　　（六）杂技与竞技；

　　（七）民间美术；

　　（八）传统手工技艺；

　　（九）传统医药；

　　（十）民俗。

　　2008 年，国家公布了《第二批国家级非物质文化遗产名录》。2011 年，国家公布了《第三批国家级非物质文化遗产名录》。第二、三批名录沿用了《第一批国家级非物质文化遗产名录》所制定的上述十大类分类法，只是做了一些调整。将第一批名录中的"民间音乐""民间舞蹈""民间美术"，分别修改为"传统音乐""传统舞蹈""传统美术"；将"杂技与竞技"和"传统手工技艺"分别修改为"传统体育、游艺与杂技"和"传统技艺"。调整后的十大门类分别为：

　　（一）民间文学；

　　（二）传统音乐；

　　（三）传统舞蹈；

　　（四）传统戏剧；

　　（五）曲艺；

　　（六）传统体育、游艺与杂技；

　　（七）传统美术；

　　（八）传统技艺；

　　（九）传统医药；

　　（十）民俗。

　　第二、第三批非物质文化遗产名录虽然在具体类别的名称上做了些修改、调整，但十大类的分类方法及其基本结构、排列次序等都基本保持统一，形成了国家级非物质文化遗产名录所特有的分类方法与分类体系。① 每个代表性项目都有一个专属的项目编号。

表 12-2　民族医药类国家级非物质文化遗产代表性项目名录②

序号	编号	名称	类别	公布时间（年）	类型	申报地区或单位
1	Ⅸ-9	藏医药（甘孜州南派藏医药）	传统医药	2006（第一批）	新增项目	四川省甘孜藏族自治州
2	Ⅸ-9	藏医药（拉萨北派藏医水银洗炼法和藏药仁青常觉配伍技艺）	传统医药	2006（第一批）	新增项目	西藏自治区
3	Ⅸ-9	藏医药（藏医外治法）	传统医药	2008（第二批）	扩展项目	西藏自治区藏医学院
4	Ⅸ-9	藏医药（藏医尿诊法）	传统医药	2008（第二批）	扩展项目	西藏自治区山南地区藏医院
5	Ⅸ-9	藏医药（藏医药浴疗法）	传统医药	2008（第二批）	扩展项目	青海省藏医院

---

① 王文章主编：《非物质文化遗产概论》，北京：教育科学出版社，2013 年版，第 260 页。

② 国家级非物质文化遗产代表性项目名录，http：//www.ihchina.cn/representative.html？tid＝9#target1

续　表

序号	编号	名称	类别	公布时间	类型	申报地区或单位
6	IX-9	藏医药（甘南藏医药）	传统医药	2008（第二批）	扩展项目	甘肃省碌曲县
7	IX-9	藏医药（藏药炮制技艺）	传统医药	2008（第二批）	扩展项目	西藏自治区藏医院
8	IX-9	藏医药（藏药七十味珍珠丸配伍技艺）	传统医药	2008（第二批）	扩展项目	西藏自治区藏药厂
9	IX-9	藏医药（藏药珊瑚七十味丸配伍技艺）	传统医药	2008（第二批）	扩展项目	西藏自治区雄巴拉曲神水藏药厂
10	IX-9	藏医药（藏药阿如拉炮制技艺）	传统医药	2008（第二批）	扩展项目	西藏自治区雄巴拉曲神水藏药厂
11	IX-9	藏医药（七十味珍珠丸赛太炮制技艺）	传统医药	2008（第二批）	扩展项目	青海省金诃藏药药业股份有限公司
15	IX-12	蒙医药（赞巴拉道尔吉温针、火针疗法）	传统医药	2008（第二批）	新增项目	内蒙古自治区
20	IX-13	畲族医药（痧症疗法）	传统医药	2008（第二批）	新增项目	浙江省丽水市
21	IX-13	畲族医药（六神经络骨通药制作工艺）	传统医药	2008（第二批）	新增项目	福建省罗源县
22	IX-14	瑶族医药（药浴疗法）	传统医药	2008（第二批）	新增项目	贵州省从江县
23	IX-15	苗医药（骨伤蛇伤疗法）	传统医药	2008（第二批）	新增项目	贵州省雷山县
24	IX-15	苗医药（九节茶药制作工艺）	传统医药	2008（第二批）	新增项目	贵州省黔东南苗族侗族自治州
27	IX-16	侗医药（过路黄药制作工艺）	传统医药	2008（第二批）	新增项目	贵州省黔东南苗族侗族自治州
28	IX-17	回族医药（张氏回医正骨疗法）	传统医药	2008（第二批）	新增项目	宁夏回族自治区吴忠市
29	IX-17	回族医药（回族汤瓶八诊疗法）	传统医药	2008（第二批）	新增项目	宁夏回族自治区银川市
16	IX-12	蒙医药（蒙医传统正骨术）	传统医药	2011（第三批）	扩展项目	内蒙古自治区中蒙医医院
17	IX-12	蒙医药（蒙医正骨疗法）	传统医药	2011（第三批）	扩展项目	内蒙古自治区科尔沁左翼后旗
18	IX-12	蒙医药（血衰症疗法）	传统医药	2011（第三批）	扩展项目	辽宁省阜新蒙古族自治县
25	IX-15	苗医药（癫痫症疗法）	传统医药	2011（第三批）	扩展项目	湖南省凤凰县
26	IX-15	苗医药（钻节风疗法）	传统医药	2011（第三批）	扩展项目	湖南省花垣县

续 表

序号	编号	名称	类别	公布时间	类型	申报地区或单位
31	Ⅸ-18	壮医药（壮医药线点灸疗法）	传统医药	2011（第三批）	新增项目	广西中医学院
32	Ⅸ-19	彝医药（彝医水膏药疗法）	传统医药	2011（第三批）	新增项目	云南省楚雄彝族自治州
34	Ⅸ-20	傣医药（睡药疗法）	传统医药	2011（第三批）	新增项目	云南省西双版纳傣族自治州
35	Ⅸ-20	傣医药（睡药疗法）	传统医药	2011（第三批）	新增项目	云南省德宏傣族景颇族自治州
36	Ⅸ-21	维吾尔医药（维药传统炮制技艺）	传统医药	2011（第三批）	新增项目	新疆维吾尔医学高等专科学校
37	Ⅸ-21	维吾尔医药（木尼孜其·木斯力汤药制作技艺）	传统医药	2011（第三批）	新增项目	新疆维吾尔自治区和田地区
38	Ⅸ-21	维吾尔医药（食物疗法）	传统医药	2011（第三批）	新增项目	新疆维吾尔自治区莎车县
39	Ⅸ-21	维吾尔医药（库西台法）	传统医药	2011（第三批）	新增项目	新疆维吾尔自治区维吾尔医药研究所
30	Ⅸ-17	回族医药（陈氏回族医技十法）	传统医药	2014（第四批）	扩展项目	宁夏回族自治区吴忠市
33	Ⅸ-19	彝医药（拨云锭制作技艺）	传统医药	2014（第四批）	扩展项目	云南省楚雄市
40	Ⅸ-21	维吾尔医药（沙疗）	传统医药	2014（第四批）	扩展项目	新疆维吾尔自治区吐鲁番市
41	Ⅸ-22	布依族医药（益肝草制作技艺）	传统医药	2014（第四批）	新增项目	贵州省贵定县
42	Ⅸ-23	哈萨克族医药（布拉吾药浴熏蒸疗法、卧塔什正骨术、冻伤疗法）	传统医药	2014（第四批）	新增项目	新疆维吾尔自治区阿勒泰地区

三、国家级非物质文化遗产生产性保护示范基地

生产性保护是我国非物质文化遗产保护的主要方式之一，是指在具有生产性质的实践过程中，以保持非物质文化遗产的真实性、整体性和传承性为核心，以有效传承非物质文化遗产技艺为前提，借助生产、流通、销售等手段，将非物质文化遗产及其资源转化为文化产品的保护方式。目前，这一保护方式主要是在传统技艺、传统美术和传统医药药物炮制类非物质文化遗产领域实施。

文化部先后于 2011 年 10 月和 2014 年 5 月公布了两批国家级非物质文化遗产生产性保护示范基地（以下简称"基地"），第一批基地涉及 41 个企业或单位，第二批基地涉及 59 个企业或单位，两批基地合计 100 个。其中，传统技艺类基地 57 个，传统美术类基地 36 个，传统医药类基地 6 个，其中民族医药类基地 2 个（见表 12-3 民族医药类国家级非物质文化遗产生产性保护示

范基地）。同时作为传统技艺和传统美术类基地的有 1 个，即山东省潍坊杨家埠民俗艺术有限公司，涉及风筝制作技艺（潍坊风筝）和杨家埠木版年画两个国家级非物质文化遗产代表性项目。在公布名单中，基地总量最多的是四川省，共 7 个。传统技艺类基地最多的是河南省和江西省，各有 4 个。传统美术类基地最多的是四川省，也是 4 个。①

表 12-3　民族医药类国家级非物质文化遗产生产性保护示范基地②

省（自治区、直辖市）	基地名称	项目类别	国家级名录项目名称	批次
西藏自治区	西藏自治区藏药厂	传统医药	藏医药（藏药七十味珍珠丸配伍技艺）	第一批
青海省	金诃藏药药业股份有限公司	传统医药	藏医药（七十味珍珠丸赛太炮制技艺）	第二批

第二节　传统医药文化遗产分类体系存在的问题

中国传统医药学体系在形成和发展过程，是以汉医药为主体不断吸收少数民族医药理论和经验的过程；同时，各少数民族也逐渐结合本地区、本民族的医药经验，形成了各具特色的民族医学，蕴含着民族特有的价值观念、文化意识、思维方式并形成了各自特有的用药技术、诊疗方法与认知观念等，虽在演进上多有差异，但总体上呈现出多元一体的特征③。面对内容丰富、题材多样的各民族传统医药文化遗产项目，如何实现合理的规划设计，从而构建基于"顶层设计"的传统医药文化遗产分类体系，便于对各民族医药文化遗产项目分类管理，成为中国各民族传统医药学术界不得不面临的重要问题。但从我国各民族传统医药的整体性与全局观看，目前站在各民族医药"多元一体"格局这个视域思考者甚少，提出的几种具有代表性的遗产分类方法主要集中在汉族医药分类研究方面，不适用当前《中医药法》对"中医药"的最新定义与诠释。根据我国 2017 年 7 月 1 日颁布实施的《中医药法》规定：中医药是包括汉族和各少数民族医药在内的各民族医药。

一、我国传统医药文化遗产分类研究发展历程

联合国颁布实施系列遗产公约或文本，成为各国遗产工作的蓝本，但照搬其分类方法并不能全面地反映我国传统医药文化遗产的特点和全貌。文化遗产分类体系是一个逐步完善的过程。1954 年《武装冲突情况下保护文化财产公约》（简称《海牙公约》）的序言中提道："确信对任何民族文化财产的损害亦即对全人类文化遗产的损失，因为每一民族对世界文化皆有其贡献"。④⑤这是首次明确"文化遗产"保护的重要意义。⑥ 1972 年联合国教科文组织在《保护世界文化遗产和自然遗产公约》正式采用"文化遗产"一词，但该公约对"文化遗产"概念的界定事实上是指大型不可移动文化财产。⑦ 而 2003 年颁布实施的《保护非物质文化遗产公约》将"文化遗产"确定为保护对象，但仅是针对自身保护范围所需要的特殊类型文化遗产的保护，缺乏对文化遗产内

---

① 国家级非物质文化遗产生产性保护示范基地，http：//www.ihchina.cn/shifanjidi.html#target1
② 国家级非物质文化遗产生产性保护示范基地，http：//www.ihchina.cn/shifanjidi.html#target1
③ 郑进、罗艳秋：《关注民族医药重新阐释"中医学"》，载《中国中医药报》，2008 年 11 月 27 日，第 3 版。
④ 王云霞：《文化遗产的概念与分类探析》，载《理论月刊》，2010 年，第 11 期，第 5 页。
⑤ 吕舟：《社会变革背景下的世界遗产发展》，载《中国文化遗产》，2018 年 1 月。
⑥ 吴真：《从无形遗产到非物质文化遗产的观念改革》，载《中国人民大学学报》，2018 年，第 1 期。
⑦ 王云霞：《文化遗产的概念与分类探析》，载《理论月刊》，2010 年，第 11 期，第 5-6 页。

涵与外延的一般性概括。

2004 年，国家中医药管理局实施了"中医药传统知识保护研究"重大研究项目，将中医药传统知识分为了生命知识、养生知识、疾病知识、诊法知识、疗法知识、针灸知识、方剂知识、药物知识等八大类别，当属目前对传统医药遗产项目最具权威、最具代表的分类方法。国内传统医药类非物质文化遗产名录的申报与审批基本采用以上分类，从而使"八大知识"分类成为非遗的一部分。① 然而，该分类方法实际只是针对汉族医药遗产项目的分类研究，缺乏对各少数民族医药遗产项目的考虑，已不适应新形势下各民族医药文化遗产的保护与传承。宋俊华的《中国非物质文化遗产发展报告（2011）》根据"有关自然界和宇宙的知识与实践"和"传统的手工艺技能"等两种表现形式，指出中国传统医药未来保护的重点应该是中医学知识或体系、民族医学、传统医技和制药工艺等方面。② 《中国非物质文化遗产普查手册》将非遗分为了十六大类，传统医药归在第十五类"民间知识"二级类目下，设立"医药卫生"一项，分为"生命与疾病认知方法、养生、诊法、疗法、针灸、方剂、药物、医事民俗、医药文献"等九类，具有较大的权威性与实用性。但我们要意识到，这种按照"中医药传统知识"或"民间知识"所构建分类体系是基于汉族医药遗产精髓所建立，缺乏对藏族、蒙古族、维吾尔族、彝族、傣族等其他民族医药文化遗产的思考。

《中国传统医药申报世界非物质文化遗产保护的初步方案》将中国传统医药分为中国传统医药基础理论、疾病、中医养生保健、疗法、针灸、中医方剂、中药、中国传统医药器物、中国传统医药图谱、中国传统医药古籍、人物、中国传统医药文物、特殊标记等 13 大类别，这种分类方式虽较为系统完善，基本体现了中医药的权威性和前沿性。然而，国家级传统医药类非遗名录还有"少数民族医药"类在此分类体系中没有被纳入。此处的"中国传统医药主要内容"显然是根据汉族医药文化遗产制定的，缺乏对少数民族医药的概括，不能作为中国传统医药类"非遗"的代名词。后来颁布的《中国传统医药申报世界非物质文化遗产保护方案》虽已将少数民族医药列入，但仅涉及藏医药与蒙医药，其余如彝族医药、傣医药等其他 53 个民族的医药遗产均未涉及。

目前，"非遗"项目申报所采取分类体系属"单线性"分类体系，其弊端已突显。为克服单线性分类体系弊端，张敏等提出了创立非遗"四层次分类体系"的观点，即在第一层次，将非遗分为语言文字类、传统艺术类、传统技艺类、传统健身类、民间知识类、民间信仰类、民间习俗类等七大类，而传统医药属第五大类，即民间知识类。在第二层次，将传统医药分为"传统医学、传统药学、少数民族医药、民间医药土方和其他"等五类，从而首次进行了对传统医药的多线性分类的尝试。③ 王伟杰提出了"传统医药类非遗的四层次分类体系"（见表 12-4：传统医药类非遗的四层次分类体系），将传统医药分为中医药传统知识、少数民族传统医药以及中医药文化三部分。其中，中医药传统知识则包含八大知识分类，少数民族医药则包含中国少数民族传统医药，医药文化则包含中国在历史发展中形成的老字号医药文化。④

① 王伟杰：《中国传统医药类非物质文化遗产分类研究》，载《江西社会科学》，2013 年，第 11 期，第 209 页。

② 宋俊华等：《传统医药保护发展报告》，载《中国非物质文化遗产发展报告（2011）》（康保成主编），北京：社会科学文献出版社，2011 版，第 268-267 页。

③ 张敏：《论非物质文化遗产的分类》，浙江大学硕士研究生论文，2010 年，第 27 页。

④ 王伟杰：《中国传统医药类非物质文化遗产分类研究》，载《江西社会科学》，2013 年，第 11 期，第 210-211 页。

表 12-4　传统医药类非遗的四层次分类体系[①]

一级分类	二级分类	三级分类	四级分类（具体名录）	
			复合类项目	单一类项目
9 传统医药	9.1 中医药传统知识	9.1.1 生命与疾病类	中医生命与疾病认知方法（国家级，IX-I）	新安医学（安徽，IX-1）
		9.1.2 诊法类	中医诊法（国家级，IX-2）	遍诊法（未申请为非遗）
		9.1.3 药物类	中药炮制技术（国家级，IX-3）	彭银亭中药炮制工艺（湖北，IX-5）
		9.1.4 方剂类	中医传统制剂方法（国家级，IX-4）	黑虎丸（河南，IX-5）
9 传统医药	9.1 中医药传统知识	9.1.5 针灸类	针灸（国家级，IX-5）	信州火针（江西，IX-2）
		9.1.6 疗法类	中医正骨疗法（国家级，IX-6）	张氏经络收放疗法（河南，IX-11）
		9.1.7 养生类	中医养生（国家级，IX-10）	重庆富侨养生按摩手法（重庆市九龙坡区，IX-1）
		9.1.8 综合医药类	武当山道教医药（湖北，IX-1），刘陈铺齐氏骨科（河南，IX-1）	
	9.2 少数民族传统医药		蒙医药（国家级，IX-12）	新疆蒙古医药（新疆，X-2）
	9.3 中医药文化		传统中医药文化（国家级，IX-11）	继善堂中医文化（焦作市）

这种四层次分类体系在中医药文化遗产分类体系研究方面属重要的突破，对中医药文化遗产分类领域来说，具有重要意义。

二、存在问题

总的来说，一个好的传统医药文化遗产分类体系，既要充分展示中国传统医药文化遗产的种类和全貌，又要反映少数民族医药文化遗产与汉族医药文化遗产的区别和联系，突出特色和优势，体现中国传统医学的多元一体特征。但现有的传统医药文化遗产分类体系还存在着一些问题。

（一）缺乏对中国传统医学"多元一体"格局的思考

我国现行的遗产分类研究是按照联合国教科文组织对文化遗产的分类开展的，不仅未解决联合国文化遗产分类本身所存在的缺陷性问题[②]，且缺乏对我国各民族医药文化本体的深入思考，降低了指导作用。总体说来，目前我国传统医药分类研究虽已严格按照《保护非物质文化遗产公

---

① 王伟杰：中国传统医药类非物质文化遗产分类研究，载《江西社会科学》，2013 年，第 11 期，第 210-211 页。

② 金露：《游走于有形与无形之间的文化遗产》，载《徐州工程学院学报（社会科学版）》，2012 年，第 2 期，第 41 页。

约》等权威性的文件或公约来实施文化遗产项目的分类管理，但却缺乏对中国各民族医药遗产的全局性思考。现行的《中医药法》明确规定了中医药包括汉族与各少数民族医药，是对当前各民族传统医药的统称。显然，中国传统医药文化遗产分类体系要涵盖汉族医药文化遗产与各少数民族医药文化遗产在内，应该是各民族医药文化遗产的共同体，而不是某个单一民族医药的专有名词。现行传统医药分类研究虽涵盖了汉族医药遗产之精髓，但缺乏对各民族医药"多元一体，和而不同"的总体特征的思考。中国传统医药文化遗产的分类应是在充分考察、普查摸底各民族医药文化遗产，全面了解和掌握各地各民族医药文化遗产资源的种类、数量、分布状况、生存环境、保护现状及存在问题，对文化遗产进行真实、系统和全面的记录的基础上①，形成分类体系，而不是根据具体的申报项目来增加类目，本末倒置。这样所形成的分类体系必然存在结构不合理、体系不完整、上下类目所属关系牵强附会等情况。

（二）少数民族医药文化遗产思维特色不突出

王凤兰提出传统医药项目作为非物质文化遗产予以保护，其保护的核心在于保护文化内涵好的项目承载的理念和思想，才能保持非物质文化遗产的多样性特征。② 中医药属于联合国教科文组织《保护非物质文化遗产公约》分类体系的第四类，即"有关自然界和宇宙的知识与实践"。③ 世界卫生组织对"传统医学"定义如下：基于不同文化背景的土著理论、信仰与经验形成的，不论是否能解释清楚，旨在维系健康并用于防治、诊断、改善或治疗机体与心理疾病的一整套知识、技能与做法④。第二个定义为：为了制备并利用物质（包含信仰体系）之目的，无论西方科学是否可解释的，建立在个人或集体经验之上，世世代代通过口头或书面形式相流传或者演变，用于诊断、预防或减少个人机体或社会健康平衡缺失的知识和技能的总体⑤。《菲律宾传统和可替代医学法》对传统医药的定义为：传统医药是指无论在现代、科学框架下能否解释，但被人们认可，用于帮助和维持并改进他们自身、群体及社会的整体健康和建立在文化、历史、遗产思想基础上的有密切关系的所有有关健康的知识、技能和实践的总体⑥。

从以上定义可知，传统医药是"各个民族世袭延续传承下来的关于维系健康的各种知识和经验"。其实各个民族的医药知识和经验背后蕴含着深刻的医学原理、原创思维、认知方式，对医疗经验、技术具有重要的导向作用。如《黄帝内经》《四部医典》（藏医经典）《哎哺啥呃》（彝医经典）表达的不仅是对医学的认识，更是认知哲学层次的思维模式和价值取向，这些揭示生命奥秘，阐发健康规律的理念，是中医临床思维的核心内容和基本纲领，一直在相对稳定地守恒和传承。⑦ 以藏医为例，由于藏传佛教对藏医学的影响，形成了以三因学说和五源学说为主的核心概

---

① 王凤兰：《谈中医药非物质文化遗产保护的几个学术问题》，载《南京中医药大学学报（社会科学版）》，2007 年，第 4 期。
② 王凤兰：《理念和思想：传统医药"非遗"保护的核心》，《中国中医药报》，2014 年 9 月 25 日，第 3 版。
③ 联合国教科文组织：《保护非物质文化遗产公约》，参见王文章著：《非物质文化遗产概论》，北京：教育科学出版社，2008 版，第 319-320 页。
④ 杜丽：《传统医药的知识产权保护方式探析》，西南政法大学 2007 级硕士研究生学位论文，第 2 页。
⑤ 杜丽：《传统医药的知识产权保护方式探析》，西南政法大学 2007 级硕士研究生学位论文，第 2 页。
⑥ 杜丽：《传统医药的知识产权保护方式探析》，西南政法大学 2007 级硕士研究生学位论文，第 2 页。
⑦ 张伯礼、李振吉：《中国中医药重大理论传承创新典藏》，北京中国中医药出版社，2018 年，第 4 页.

念和主导观念，这些概念和观念在疾病的诊断和治疗上起着重要的理论指导作用。① 彝医学是彝族先贤根据所创制的太阳周天历法测度日月运行规律，将人体与时空的关系放入五生十成、十生五成、宇宙八角等术数布局之中，结合"四时八节二十四气七十二候"推算生命"首萌长遍退藏"的日节律和年节律变化，在此基础上形成以气浊的升浮降沉的圆运动变化规律阐释生命-时空关系为核心的阴阳疗疾医学理论体系。② 按照联合国教科文组织《保护非物质文化遗产公约》的分类方法，将传统医药归入"有关自然界和宇宙的知识与实践"，就是要讲清楚在各个民族医药的理论与实践体系中，是怎样理解生命与时空的关系的？要突出各个民族医药在认知哲学和临床方法技术两个不同层次的区别和侧重点，才能反映各个民族医药理、法、方、药之间的联系性和区别性，从而体现我国各民族医药在中国传统医药中的地位及其对中国传统医药的贡献。

（三）物质类和非物质类医药文化遗产界限不明

许多分类方法虽能尽可能地概括传统医药遗产的大部分内容，但对物质类与非物质类医药遗产却未作明确区分。联合国教科文组织颁布实施的相关文化遗产文件是当前国际上在物质与非物质文化遗产领域最权威、最具代表性的工作文件③，其中非遗部分将保护对象与主体概括为口头传统、表现形式、表演艺术、社会实践、仪式、节庆活动、有关自然界和宇宙的知识与实践、传统手工艺等类别，而物质部分则集中在文物、建筑群与遗址等。④⑤ 传统医药文化遗产虽然有物质类和非物质类的区分，但两者并不是截然对立、非此即彼的，而是相互关联、相互重叠的统一体。例如，彝医外疗法中的"门路根相疗法"有一项疗法涉及孔窍的治疗，所使用的器具应归到专门的"器物"类。孔窍与脏腑的关系彝医比喻为一棵树的叶和根的关系。通过观察叶片的颜色、光泽，就能知道树根的健康状况。同理，脏腑的病理变化通过孔窍反映。用于孔窍给药治疗的方法有吹喷术、刮眼术和塞药术三大类。然而，在对"门路根相疗法"具体地阐述时应归入"诊疗方法"类，但所用的器具的介绍自然也会归到"诊疗方法"中。

因此，可以说，任何民族的医药文化遗产都有其物质性和非物质性两方面的特质，只有将传统医药文化遗产看作一个有机整体，才能深入挖掘这两方面的价值。传统医药文化遗产是依托各民族特定的历史文化、语言文字、民族变迁、宗教信仰、哲学思想、地势地貌等人文环境和自然环境而存在的，既不能离开物质而存在，更不能脱离思维观念等非物质内容来看待，如果割裂了物质与非物质之间的联系，脱离这些背景来进行对传统医药文化遗产的保护与传承工作，是没有任何实际意义的。

（四）单线分类体系不适应中医药复杂状况，多层次分类体系成为必然

上述四层次分类体系虽增加了"少数民族医药"和"其他"等类别，具有较强的科学性和前

---

① 徐士奎、罗艳秋：《论民族医药文化学的构建》，载《中华中医药刊》，2011 年，第 29 卷，第 1 期，第 105 页。

② 徐士奎、罗艳秋：《彝医理论溯源》，昆明：云南科技出版社，2019 年，第 17 页。

③ 《保护非物质文化遗产公约》于 2003 年 10 月 17 日颁布实施。可参见王文章：《非物质文化遗产概论》，北京：教育科学出版社，2013 年版，第 6 页。

④ 王文章编：《非物质文化遗产概论》，北京：教育科学出版社，2013 年版，第 10 页。

⑤ 黄永林、王伟杰：《数字化传承视域下我国非物质文化遗产分类体系的重构》，载《西南民族大学学报（人文社会科学版）》，2013 年，第 8 期。

瞻性，但这种对传统医药的"五分法"与中医药文化遗产现实情况是有较大出入，突出表现在以下方面：（1）将传统医药分为传统医学、传统药学、少数民族医药、民间医药土方和其他等五类，无法体现上位概念和下位概念的区分度。无论是汉族医药，还是少数民族医药，都属传统医药学范畴，将少数民族医药与传统药学、传统医学并列，是不符合各民族医药认知规律的，这种分法值得商榷。（2）将传统医学和传统药学割裂开，不利于"医"与"药"的共同申报和管理。"药"是从属于"医"而存在的，每味药的使用均依附方剂而存在，一切方药概念及其药性、功能、主治，都以医学认知为前提，历史上既没有独立的药物学研究，也从未出现过单纯的药学家或方剂学家，这也是中药与天然药物的重要区别。① （3）"民间医药土方"不应与"传统医学""少数民族医药"并列。"民间医药"为蕴藏在民间，没有受过汉族医学与各少数民族医学理论指导的各种养生习俗、草医草药、单方验方或一技之长等。② 民间医药与土方不属并列关系，"土方"本身应该归到"民间医药"之中，应该是诸国本所说的"单方验方"，应属于民间医药。

三、对策和建议

（一）处理好整体与个案的关系

《中医药法》指出："中医药是包括汉族和少数民族医药在内的各民族医药的总称，是反映中华民族对生命、健康和疾病的认识，具有独特理论和技术方法的医药学体系"。③ 汉族医药和各少数民族医药在理论和技术方法上各有不同，自成体系，同属于中国传统医学这个大体系。在重构中医药文化遗产的分类体系时，不仅要重视汉族医药，亦要考虑藏族、蒙古族、彝族等其他各少数民族医药。可见，如何重构既符合中医药文化遗产总体特征，又能体现各民族医药文化遗产特色与优势的新分类体系成为了新时期我国各民族传统医药保护与传承工作的更高要求。

将传统医药文化视作一个整体，就需要研究者运用文化因素分析与层次分析的研究方法，以具体化、个案化的活态医疗活动及文化现象为切入点，通过"解剖麻雀"式的典型个案研究，系统总结医药领域传承与发展所遵循的普遍性规律。既考察医药文化遗产本身，也重视对与其休戚与共的文化场所、自然环境等的研究，深入总结并上升为核心理论和观念，这是传统医药文化遗产保护与传承领域必须面对的现实问题。

（二）处理好多线性分类和单线性分类的关系

多线性分类更能适应中医药"多元一体"格局。笔者认为中医药应该是"中国传统医药"的简称，可设置为一级类目，而将汉族医药与少数民族医药、民间医药并列为二级类目，三级类目可分为藏族医药、蒙古族医药、维吾尔族医药、傣族医药、彝族医药等 55 个少数民族医药均属并列平行关系。同时，针对各民族医药知识点较多的实际情况，可在每个民族医药知识体系之下进行次级分类。四级类目为根据某一个少数民族医药的本质属性和认知规律实现特定的判定、区分

---

① 王伟杰：《中国传统医药类非物质文化遗产分类研究》，载《江西社会科学》，2013 年，第 11 期，第 210 页。
② 诸国本编著：《中国民族医药散论》，北京：中国医药科技出版社，2006 年版，第 6 页。
③ 刘婷、李燕岚等：《隆回县与浏阳市基层医疗机构中医药服务现状分析》，载《湘南学院学报（医学版）》，2017 年 12 期。

和归类。王伟杰提出的四层次分类体系将中医药传统知识分为生命与疾病类、诊法类、药物类、方剂类、针灸类、疗法类、养生类和综合医药类等八类。在这种"八类分类法"中，将生命知识与疾病知识合并一处，从而设立"生命与疾病类"，但多出"综合医药类"，从而将原先的汉医药八大分类体系概括为新的八大分类体系，这种新八大分类体系的"综合医药类"是为解决省级、市级乃至县级非遗项目特殊性而设立的。如武当山道教医药、夏氏炼丹术及其祖传秘方、镇氏风湿病疗法及马钱子秘方、张介安中医儿科诊疗法等都为综合型中医药项目。如武当山道教医药既有道教医药相关知识，更有生命与疾病知识、方剂知识、疗法知识和养生知识等，如果归入八大类别任何类别之下都不合适，因这类医药知识涵盖了八个类别的大部分内容，故将这类医药知识统称为"综合医药类"，显然设置综合医药类是有必要的。① 这种分类处理方法是有道理的，可供少数民族医药遗产分类研究借鉴，以便突出中国传统医学包含认知哲学和临床方法技术两个层次的特点。

（三）处理好物质与非物质的关系

各民族医药通过语言、刻画符号、古文、器物、图像、标志物、姿势动作等方式得到续存与表达，以"传承人-传承物-传承场"三位一体式的传承途径继承和发展，是医药文脉得以延续的灵魂和主体。图谱、古籍、特殊标记、医疗器械等是传统医药体系中"传承物"的重要组成部分，该部分文化遗产虽然具有物质属性，可作为文物进行申报管理，但我们要意识到，这些"文物"作为医药知识得以传承的物质载体，其更大的价值是对其物质载体背后所承载医药学知识的挖掘整理。显然，这些"文化遗产"具有"物质"与"非物质"双重属性，是二者的统一体，可作为医药理论的附属材料进行申报。

总之，传统医药文化遗产分类体系构建是我国各民族医药文化遗产保护传承工作的关键环节，分类体系完善与否、合理与否是关系各民族医药文化遗产保护传承工作成败与否的重要内容。对传统医药文化遗产保护与传承来说，梳理医药发展的源流及其构成要素，明确应保护的各种核心要素，是传统医药文化遗产保护与传承的核心内容。

第三节　彝族医药文化遗产的分类问题解析

彝族医药依托彝族母体社会文化萌芽发展形成，在与中华各民族的几千年长期交融中逐步发展而完善，不仅承载着历代彝医先哲的医药学智慧结晶，更荟萃了彝族历史悠久、底蕴深厚的人文知识。彝族医药与其他文化体系间的这种接受关系是与彝民族的民俗文化、历史变迁等因素密不可分的，这决定了研究者对彝族医药文化遗产不能采取简单、粗暴的"从医药论医药"方式来研究，因为这样必然会割裂本民族其他文化领域对彝族医药的贡献。

彝族医药与其他各民族医药具有千丝万缕的联系，不能对彝族医药文化遗产进行孤立的研究。如果割裂彝族医药与中国传统医药整个大体系之间的交流与联系，是根本无法讲清彝族医药的。要知道文化是流变的，是传播的，彝族与汉族等其他民族间的医药文化交流是必然存在。

---

① 王伟杰：《中国传统医药类非物质文化遗产分类研究》，载《江西社会科学》，2013年，第11期，第210-211页。

　　显然，彝医药的这种交叉特性决定了在开展彝族医药文化遗产分类时必须借鉴中医药文化遗产分类体系等其他民族医药文化遗产研究工作的现有成果，同时亦要根据彝族医药的思维体系、理论体系、诊疗体系及古籍体系等所具有的本质属性而探索新的分类体系与分类原则。对于中国各民族的传统医药，费孝通曾经如此说过：

　　"我们中国人在这地球上生活了几千年，那时候并没有现代概念中的医院，但是他们是怎么活下来的呢？这里面有很多的办法，有许多办法很经济、很实用，比如针灸、拔火罐、刮痧等等，有时并不需要药，就能解决问题，不但简单而且副作用很少。"①

　　费孝通先生的讲话睿智地道出了中国各民族传统医药受当前西方现代医学冲击却依然屹立于世界医学之林的秘密所在。正因为我国各民族的传统医药具有使用简易、应用便利、行之效验、价格低廉等特点，虽历经几千年之传承发展而不衰，积淀为中华文明的精髓而融入到了各民族优秀传统文化的血脉之中。对于中国各民族传统医药的地位与价值，中华人民共和国国家主席习近平曾给予了高度而精准的概括，在各种讲话多次强调"中医药学凝聚着深邃的哲学智慧和中华民族几千年的健康养生理念及其实践经验，是中国古代科学的瑰宝，也是打开中华文明宝库的钥匙"。②③ 彝族医药秉承伏羲先天易学，是中华上古时期医药理论在彝族聚居区的遗存，与汉族医药同根同源，对春秋战国时期以前中国传统医药学发展情况是有益补充④，对彝族医药文化遗产的挖掘整理研究也就显得尤其重要。显然，彝族医药文化是习近平总书记所讲的众多"打开中华文明宝库的钥匙"中不可或缺的一把，越来越受到重视。虽然社会各界和各级政府越来越重视彝族医药文化遗产的保护、传承与发展，但从前期工作的开展水平看，其结果却不容乐观，尚处于初级阶段，突出表现在以下方面。

一、分类体系缺失降低了工作力度

　　依据联合国教科文组织颁布的《保护世界文化遗产和自然遗产公约》及《保护非物质文化遗产公约》等权威性文件，目前学界已分别构建出了物质文化遗产分类体系与非物质文化遗产分类体系，成为各国、各族群开展相关文化遗产普查登记、开发利用、抢救挖掘和保护传承等实践活动的参考依据与蓝本，发挥着积极的指导作用。但这些分类体系均是立足整个世界范围内文化遗产保护需要而设立的宏观性分类体系，其分类方法对世界范围的各国文化遗产具有普遍适用性，但对某个国家或某个民族来说，其文化遗产的丰富与多样化程度却往往不一致。因文化背景与历史渊源存在差异，各种文化遗产的存在形式常常千差万别、千姿百态，导致文化遗产工作的传统、机制等亦往往不统一。显然，联合国教科文等颁布实施的文化遗产分类体系虽然为各国制定本国

　　① 方李莉：《费孝通先生的"最后一重山"——费孝通晚年学术思想诠释与理解》，载《中华读书报》，2010 年 12 月 20 日。

　　② 人民网发布的全国政协委员曹洪欣讲话：《人民日报建言：中医药是打开中华文明宝库的钥匙》，《人民日报》（2015 年 03 月 25 日 20 版），http：//opinion. people. com. cn/n/2015/0325/c1003-26746363. html

　　③ 《构建大格局，唱响新声音——南京中医药大学创新教育宣传工作的探索与实践》，载《江苏教育宣传》，2017 年 6 月。

　　④ 罗艳秋、徐士奎：《秉承中华上古医药理论的彝族传统医药》，载《云南中医中药杂志》，2016 年，第 3 期，第 67-69 页。

文化遗产分类方案提供了重要蓝本①，其中的各种宏观性分类方法也具有指导意义，但缺乏现实操作性，不能完全适用于各国的实际情况。各国应根据本国文化遗产的分布特点与现实情况，重新构建适合自身发展的全新分类体系与方法。②

我国文化遗产领域的相关专家与学者呼吁将国际文化遗产工作经验与我国现实情况紧密结合，制定符合我国文化遗产存在体系和工作需求的"中国式"文化遗产分类方法与分类体系，这无疑是正确的理论要求，也是文化遗产领域未来的努力方向。我国"非遗"申报所依据的中医药文化遗产分类体系和技术方法是借鉴世界各国和联合国所公布的物质文化遗产和非物质文化遗产的"申遗理论"所构建的，主要是针对汉族医药文化遗产，并不适用于彝族医药文化遗产的保护与传承，彝族医药文化遗产流失严重等根本性问题尚未得到解决。由于英美等西方国家的传统医药不像我国各民族传统医药一样自成体系，故世界各国文化遗产领域都没有针对民族传统医药文化遗产构建具体的分体体系和分类方法。③ 虽然部分传统医药遗产项目可归入《保护非物质文化遗产公约》的第四条"有关自然界和宇宙的知识和实践"或第三条"社会实践、仪式、节庆活动"及第五条"传统手工艺"④，但却割裂了各民族传统医药文化遗产的整体性与完整性，对传统医药文化遗产保护与传承来说是十分不利的。可见，针对我国各民族医药文化遗产的存在特点与现状需要构建既符合中国传统医药总体特征又能体现各民族医药文化多样性特点的民族医药文化遗产分类体系成为了各民族医药工作的重要内容，彝族医药亦不例外。

目前，中国各民族传统医药文化遗产项目分类研究成果较少，现有研究成果主要是对汉族医药文化遗产的分类研究，对少数民族医药文化遗产项目分类研究基础相当薄弱，彝族医药文化遗产项目分类研究更属空白。彝族医药蕴含着该民族固有的思维方式，经过长期的传承与发展，已形成了彝族特有的医学观念、诊疗思路、临床用药、医技医术等，医学理论方面具有系统性与完整性，而传承方面亦呈现出高度文献化与传播范围广泛的鲜明特征，决定了彝族医药文化遗产在构成要素与本质属性上亦必然与其他民族医种存在较大的差别⑤，套用汉族医药等其他民族的医药文化遗产分类体系显然不合适。

分类体系缺失是造成彝族医药文化遗产管理混乱的主要原因。彝族医药文化遗产分类理论、分类方法和分类体系的缺失正是造成目前彝族医药类非遗名录稀少、归属不清、层次模糊等纷乱复杂状况的真正根源，造成了大量珍贵彝族医药文化遗产的急剧流失。总体说来，彝族医药文化遗产保护工作尚处于起步阶段，仅有2项非遗项目入选国家非遗名录，且均属单一项目，真正主体性的彝族医药文化遗产保护与传承工作及其分类研究尚未开展，严重制约彝族医药文化遗产的保护与传承研究。

---

① 周耀林，王咏梅，戴旸：《论我国非物质文化遗产分类方法的重构》，载《江汉大学学报（社会科学版）》，2012年4月，第2期，第30页。
② 周耀林，王咏梅，戴旸：《论我国非物质文化遗产分类方法的重构》，载《江汉大学学报（社会科学版）》，2012年4月，第2期，第31页。
③ 王伟杰：《中国传统医药类非物质文化遗产分类研究》，载《江西社会科学》，2013年，第11期，第208页。
④ 参见《保护非物质文化遗产公约》第二条。于海广，王巨山主编：《中国文化遗产保护概论》，青岛：山东大学出版社，2008年版，第204页。
⑤ 王伟杰：《中国传统医药类非物质文化遗产分类研究》，载《江西社会科学》，2013年，第11期，第208页。

二、将保护与"申遗"混为一谈，降低了保护效果

彝族医药领域目前存在认识误区，即将"申遗"与遗产保护混为一谈，降低了保护效果。事实上，彝族医药文化遗产保护传承与"申遗"原本就是两项性质不同的工作，二者在工作目的、工作手段等方面是具有显著区别的。彝族医药文化遗产的保护与传承和彝族的历史进程、日常生活习俗等密不可分，其工作重点是要讲清彝族医药"源于哪里""流于何处""价值何在""主体何在""如何保护""如何传承"等关键性问题，强调的是彝族优秀的医药文化如何在现代乃至未来社会继续传承，承担接续过去，滋养现在，开创未来的历史使命。从立杆测影到观天识象，从研读古籍到师徒授受，从口耳相传到著书立作，从识药辨性到遣方用药，这些彝族医药的实践活动无不受到彝族认识宇宙天地而形成的认识论和方法论的影响。整个过程包括了各种文化构成要素，是彝族医药文化遗产保护与传承的重要范畴，各种形式的保护传承活动已与该民族成员的生活息息相关并融为一体。彝族医药文化遗产保护传承就是在广泛、深入调研基础上，对彝族医药各构成要素深入研究、系统分析，使各构成要素成为彝族医药这一整体的有机构成部件，有效发挥彝族医药文化遗产的集群优势和独特价值。而"申遗"只能对部分"具有文化价值、历史价值和科学价值"的具体性的彝族医药文化遗产项目组织申报，申报的范围是十分有限的，仅是一方一技，一招一术，这种申遗对彝族医药文化遗产的整体性、原真性保护与传承所起到的促进作用并不明显。如果不站在一个既有全局性又有主体性的分类体系视域下，所做的工作就会不可避免地陷入囿于一隅而执于一端的困境，限制了自我话语体系的有效表达。如目前国家层面的彝族医药非物质文化"申遗"项目仅有"老拨云锭制作技艺"与"水膏药疗法"2项入选，且均属单一项目，并未直指彝族医药的思维模式、理论体系、诊疗体系、古籍体系等范畴的关键性的核心内容。

从整体性、原真性与有效性等角度看，彝族医药文化遗产保护与传承作为复杂的系统工程，还任重而道远，而目前所谓的"申遗"名录只能算作该系统工程中刚刚启动的登记工作而已。显然，"申遗"是对现存彝族医药文化遗产"具体项目"的评价与管理，强调的是"个别"遗产项目的濒危性和价值性，对彝族医药文化的整体性保护与原真性保护发挥的作用并不明显。正如中国传统医药申报世界文化遗产牵头人之一、国家中医药管理局国际合作司司长沈志祥所坦言：

传统医药申遗，要的其实就是一个"名分"。[①]

对彝族医药文化遗产保护与传承来说，不仅要重视当前即将濒危、价值高的遗产项目的"重点保护"，同时更要兼顾彝族医药各遗产项目的临床价值与理论价值，要凸显彝族医药的自身特色与整体优势。可见，"申遗"与遗产保护传承工作在目的、出发点与工作手段方面是明显不同的，不能当成一回事来看待与实施。

三、用现有分类方法管理彝族医药遗产，造成层次模糊

目前存在令人匪夷所思的现象，即彝族医药文化遗产内容丰富，但各级"非遗名录"所收载的遗产项目数量却很少。目前已公布的四批国家级"非遗名录"中，仅有"彝医水膏疗法"和"拨云锭制作技艺"两个彝族医药文化遗产项目入选。且国家级、省级、市（州）级、县州等各

[①] 《我国传统医药年内申报世界文化遗产》，http：//news. 66wz. com/system/2006/03/03/100078326. shtml.

级非遗名录出现归属不清、层次模糊等现象，这种状况与彝族医药文化遗产历史悠久、丰富多样的现实极端不符。原因究竟何在？归根到底，这种现象是因为针对彝族医药文化遗产的专属性分类体系缺失造成的。

1. 各级遗产项目分类标准不统一，造成了项目升级困难

目前，我国文化遗产项目包括国家级、省级、市级、县级等四级。各级分类标准不统一，造成了项目升级困难。这种现象不是彝族医药文化遗产申报的个别现象，而是我国各民族传统医药文化遗产申报普遍存在的问题。如以汉族医药为例，在国家级层面的"非遗名录"体系收载多为复合型项目，而在省级、市级、县级等层面的"非遗名录"体系则多收载单一型项目。国家级与省级、市级、县级的名录体系间存在差距，造成下一级的非遗项目很难升级为国家级名录。[1] 我国是一个统一的多民族国家[2]，每个民族的医药均是在其本民族的母体文化体系基础上萌生并发展而成，保持着该民族鲜明的民族特色与地域特征。同时，各民族在长期迁徙、碰撞、交流中逐渐实现了医药文化的交融，这种交融赋予了各民族医药文化遗产及其强大的包容性，在医学理论、药物方剂、诊疗方法等方面无不表现出系统性的特征。传统医药遗产项目申报与批准应遵循包容性与扩展性的客观需求。如传统制剂入选中国第一批非遗名录，在第一批扩展名录中增加了龟龄集传统制作技艺、雷允上六神丸制作技艺等四项，第二批扩展名录增加了达仁堂清宫寿桃丸传统制作技艺、定坤丹制作技艺等十二类，说明传统医药类遗产项目申报与批准在国家层面是遵循包容性、可扩展性原则开展的。[3] 而省级、市级、县级的非遗名录则几乎都是按照碎片状的单一型项目进行申报和批准的。[4] 显然，国家级遗产项目要包含省级、市级、县级三级遗产项目的主体，下一级应该隶属于上一级的扩展名录，这是符合当前国家四级名录体系的整体形势。对彝族医药文化遗产来说，目前国家层面尚未构建出完善、健全的分类体系，无法体现国家级、省级、市级、县级等四级遗产项目的层次与归属问题，造成了遗产项目升级申报的困难，其非遗项目的缺少也就不奇怪了。

2. 出现复合型与单一型项目相互矛盾的现象

部分传统医药遗产项目间出现了复合型与单一型相互矛盾的现象，割裂了各民族传统医药遗产项目的整体性。[5] 以目前分类体系最为完善的汉族医药遗产项目为例，其首批遗产名录批准了"同仁堂中医药文化"（国家级，Ⅸ-7）和"胡庆余堂中药文化"（国家级，Ⅸ-8）2个具有代表性典型的"个别案例"，显然是属单一型项目，而第二批的"传统中医药文化"[6]（国家级，Ⅸ-

① 王伟杰：《中国传统医药类非物质文化遗产分类研究》，载《江西社会科学》，2013年，第11期，第207页。
② 徐士奎、罗艳秋：《彝族医药古籍文献总目提要（汉彝对照）》，昆明：云南科技出版社，2016年版，第1页。
③ 王伟杰：《中国传统医药类非物质文化遗产分类研究》，载《江西社会科学》，2013年，第11期，第207页。
④ 王伟杰：《中国传统医药类非物质文化遗产分类研究》，载《江西社会科学》，2013年，第11期，第207页。
⑤ 王伟杰：《中国传统医药类非物质文化遗产分类研究》，载《江西社会科学》，2013年，第11期，第208页。
⑥ 在第一、第二、第三批传统医药申遗时，《中医药法》尚未出台，学界对"中医药""汉族医药"及各"民族医药"等概念未统一，存在混淆，此处所说的"中医药文化"实际主要指"汉族医药文化"。本书遵循《中医药法》的定义，将原学界称之为"中医药文化"而实为"汉族医药文化"的相关内容统一订正为"汉族医药文化"，而有关彝族医药部分统一称之为"彝族医药文化"。

11）涵盖范围十分广泛，则为复合型的非遗项目。① 严格意义上讲，第一批入选的"同仁堂中医药文化"和"胡庆余堂中药文化"均属于"传统中医药文化"的组成部分或者说应归属"传统中医药文化"的扩展名录，如果按照目前名录形式给予这2个项目单独开列条目，实属过分强调单一型项目的个性化与独立性。无论是"同仁堂中医药文化"还是"胡庆余堂中药文化"均应归属"传统中医药文化"范畴。目前的名录形式会使人产生错误的认知，即"同仁堂中医药文化"和"胡庆余堂中药文化"不是从属"传统中医药文化"，而是与"传统中医药文化"属并列关系，此分类方法显然有割裂传统汉族医药文化的整体性之嫌。②

3. 部分医药遗产项目被划归为其他类别

部分原属医药类文化遗产的遗产项目被申请为其他类别非遗项目，亦是制约文化遗产管理效果的因素之一。如安国药市（国家级，IX-60）、李时珍传说（国家级，I-101）、华佗五禽戏（国家级，VI-63）等遗产项目③，根据其不同的表现形式，目前分别入选国家级非遗名录的民俗类、民间文学类和传统体育、游艺与杂技类等。④ 如果根据当前所采取的"非遗"评定标准和基本办法来看，这三种形式非遗项目的类别归属尚属合情合理，但是这种分类无疑将这些原属医药文化遗产的非遗项目从传统中医药文化这一整体中割裂开来，这种情况必然会制约中国各民族传统医药类文化遗产的整体性保护与传承的有效性。从保护与传承我国各民族传统医药文化遗产的实际效果方面考虑，这些非遗项目应归属在医药卫生类别下才属合情合理，才能真正回归文化遗产项目设立的初衷。可见，彝族医药文化遗产作为文化遗产的子系统，需从其原真性、整体性出发，建立符合彝族医药历史发展与实际情况的分类体系，而不应简单地照搬照抄世界遗产分类体系，这样照搬照抄的后果必然会导致遗产名录出现归为属不清、层次模糊等混乱的现象。部分传统医药遗产项目被划归为其他类别的现象值得重视。

四、专业研究队伍缺失，造成评价体系混乱

彝族医药文化遗产的保护与传承是复杂的系统工程，要取得预期效果，明确"由谁来评价"和"怎么评价"亦是关键问题。⑤ 多年来用西医药评价体系来评价中国传统医药所带来的弊端已有目共睹，社会各界已深刻认识到中医药不能用西医药标准来评价，这亦是导致《中医药法》出台的重要原因。同样的道理，我们也不能用某民族的医药评价体系去评价其他民族的医药文化遗产，用汉族医药⑥评价体系去评价彝族医药、傣医药等其他民族的医药亦是不合理

---

① 王伟杰：《中国传统医药类非物质文化遗产分类研究》，载《江西社会科学》，2013年，第11期，第208页。

② 王伟杰：《中国传统医药类非物质文化遗产分类研究》，载《江西社会科学》，2013年，第11期，第208页。

③ "安国药市""李时珍传说""华佗五禽戏"等虽然根据表现形式可分别归属民俗类、民间文学类和传统体育、游艺与杂技类，但这些遗产项目属三类项目与传统医药的交叉类别，其文化表现形式主要事关传统医药，如果脱离传统医药这个具体的表现形式，这些遗产项目其实是不存在的，故笔者认为应将其归属传统医药类。

④ 王伟杰：《中国传统医药类非物质文化遗产分类研究》，载《江西社会科学》，2013年，第11期，第208页。

⑤ 刘茜：《中华人民共和国中医药法全文》，载《中医临床研究》，2016年12月25日；亦可参见《中华人民共和国中医药法》，全国人大网，http://www.npc.gov.cn/npc/xinwen/2016-12/25/content_2004972.htm

⑥ 汉族医药即目前狭义的中医药。

的。从这个角度看，要想对彝族医药文化遗产实现有效地保护与传承，必须建立符合彝族医药理论与技术方法的分类体系。既然说到评价，自然亦离不开"人"的因素，专业化的专家队伍遴选也就成为了关系着彝族医药文化遗产是否得到有效保护与传承的关键因素。目前，一些部门和研究领域在遴选专家队伍时，将民族身份和职称高低作为遴选依据，这显然与彝族医药的现实状况不符，亦是非常不科学和不负责任的。韩愈在《师说》中说："闻道有先后，术业有专攻"。可见"专家"应该是在某领域开展专业性研究的专门人才，专长于彝族医药研究的专业人员才能称之"彝族医药专家"，专长于傣医药研究的专业人才才能称之为"傣医药专家"，"万金油型"的"民族医药专家"是不应该存在，事实上亦是不存在的。毫不客气地说，汉医药文化遗产的有效保护传承，必然要依靠汉族医药领域的专业人员的努力。要保护与评价彝族医药文化遗产，同样要建设精通彝族医药知识的专业人才队伍。只有建立规范的彝族医药专业人才队伍，才能制定出符合彝族医药实情的保护方法与策略，才能解决彝族医药现存的疑难问题，依靠万能型的"民族医药专家"是行不通的。

通过论述可以看出，学界和政府部门虽然对彝族医药文化遗产保护传承工作日益重视并开展了大量研究，但因彝族医药本身具多样性、多元性、整体性、交融性等特点，且受各种外部客观条件的制约和影响，目前尚未建立完善的、符合彝族医药文化遗产实际情况的分类体系，造成了彝族医药非遗项目归属不清、国家级与地方各级评审标准无法衔接、彝族医药文化流失严重等现象的频繁出现。重构彝族医药文化遗产分类体系，成为彝医药保护与传承工作不可或缺的关键内容。

第四节　彝族医药文化遗产的分类原则

对事物分类是人类社会生活中重要的、自觉的行为和客观现象，人们从事生产与生活活动时均会根据自己的标准进行自觉的分类活动，这些标准虽然基于特定文化社会背景和思想意识形态而产生，但亦给我们探寻各种文化体系之发展脉络提供了实际有效的线索。从该角度看，分类体系构建是研究和反映彝族医药文化遗产原貌的一条重要途径，如何使分类标准和结果更接近历史事实是值得深入探讨的问题，如何确立分类原则亦成为了构建彝族医药文化遗产分类体系需要解决的首要问题。

一、彝族医药文化遗产遵循的分类原则

对众多遗产项目分类是彝族医药文化遗产保护与传承的重要内容。所谓分类就是依据众多庞杂、易混淆事物间表现出的共同点与差异点，将其区分为不同的类别。在分类过程中我们依据事物间的共同点而综合为较大类别，依据事物间的差异点而划分为较小类别，从而将各种杂糅的事物按照一定的从属关系而区分为具有不同等级的分类系统。① 对每个研究领域来说，建立分类系统首先是要确立分类的依据与原则。彝族医药文化遗产作为特定的分类对象，其分类体系构建亦必然要遵循某种具有可操作性、严格的分类原则。以"分类原则"作为分类的指导性思想与工作方法，研究者可将原本处无序、分散状态的各种文化遗产项目或要素进行系统化、集约化和有序

---

① 冯契主编：《哲学大辞典》，上海：上海辞书出版社，1992年版，第254页。

化管理。这种分类体系是研究人员将彝族医药遗产项目遵循其本质属性及认知规律实现特定的判定、区分和归类的依据，体现了各类别遗产项目形式间的逻辑关系，是彝族医药遗产相对稳定的属性关系体系得以构建的基础。在该分类体系的内部，各种要素间存在彼此联结、相互制约的逻辑基点，由分类对象的特定属性决定的，是有效利用彝族医药资源，充分发掘其价值的前提和保证。对彝族医药遗产分类来说，原则上既要能维持彝族医药学科体系的系统性与完整性，考虑到彝族医药主干学科学术研究的深度、广度及未来的研究趋势，亦要兼顾与之相关的边缘学科间的交叉与重复，要涵盖彝族医药文化遗产及各相关学科的主要内容。

1. 科学性原则

针对科学分类问题，恩格斯曾指出："每门科学都是分析某一个别的运动形式或一系列相互关联和互相转化的运动形式的。[1] 因此，科学分类就是这些运动形式本身根据内部所固有的次序和分类的排序。而它的重要性正是在这里。"[2] 从恩格斯所说的科学分类概念中，我们要意识到，彝族医药遗产分类研究所遵循的科学性原则就是将各遗产项目（或称之为分类对象）固有的内在本质属性与外在形式的主要特征作为分类依据，实施区分与归类。本质属性反映的是彝族医药相关概念的本质内涵与主要特征，不仅反映了在一定时间范围内的彝族医药文化的延续性与稳定性，亦能够反映相对空间范围内的彝族医药文化的分布与流变规律性及其外部特征性，能够保证系统的完整与统一。"彝族医药文化遗产"作为特定学科领域的学术术语与概念，显然是适用于众多彝族医药文化遗产现象的普适性概念，是对各种彝族医药文化遗产现象所承载的共性规律在概念上的系统总结与高度概括。"彝族医药文化遗产"相关概念形成后，其内涵不仅得到固化，其相关外延亦会得到相应地拓展与规范，不但标志中国传统医药领域全新的学科类别确立，亦可延展并丰富全人类在医药领域的研究范畴，为物质文化遗产、非物质文化遗产等相关研究领域确立新理论研究与实践的对象，为彝族医药文化遗产学的学科探讨确立共同的话语基点和研究场域。可以说，"彝族医药文化遗产"是在共性基础上对各种彝族医药现象的整体性、普适性的高度概括，是开展彝族医药文化遗产保护与传承研究的第一块理论基石。

2. 系统性原则

对任何独立的医学体系来说，不仅包括医理、医法、方剂、药物等组成部分，且理、法、方、药等紧密联系，成为不可分割的整体。从该角度看，彝族医药文化遗产分体体系的系统性就是要将入选的各遗产项目提炼出其各自的本质属性与外在主要特征，并依从整个彝族医药理、法、方、药体系所固有的规律性进行区分与排列而使之系统化与结构化而形成定位准确、组织构架合理的彝族医药文化遗产分类体系，在属性上能够揭示各遗产项目或相关理论、概念、技术的全貌及彼此间的内在联系。客观地说，就是要突出并保证众多遗产项目衍变及其得以区分与归类的规律性，而在彝族医药文化遗产分类体系内，每个项目、每个概念、每条术语都占据特定的位置并反映各分类对象之间的区别与联系等逻辑关系。

3. 逻辑性原则

逻辑性原则亦是彝族医药遗产分类体系构建必须遵循的基础性原则。对于每个分类对象来说，均是由内涵与外延组成。逻辑性原则就是强调所划分的某级别各子类目外延的总和必须和其上级

① 蔡守秋：《环境法是一个独立的法律部门——论环境法的特点》，载《法学研究》，1981 年，第 6 期。
② 恩格斯：《自然辩证法》，1971 年版，第 277 页。

类目的外延相当，不能超出上级类目的外延，并且分类后的各子类目之间不能互相重叠，即各子类目在内涵上没有交叉重叠。划分项目时应当按照各种层次关系逐级分类，不能跨越层次关系来划分各类目，应遵照从总到分的序列开展划分，上级类目应该能够涵盖下级类目，不能存在上下级类目颠倒的现象。

4. 可扩延性原则

对任何领域遗产项目分类体系构建来说，都不可能一蹴而就，必然存在修正、删补与完善的过程，要求研究者在构建分类体系要考虑可延展性。所谓可扩延性就是在构建分类体系时要充分考虑到彝族医药文化遗产领域的后续发展与变化的需求，即使出现增加或修正分类对象时并不会破坏或打乱原本构建的分类体系。随着彝族医药相关领域的发展与传承，新的彝族医药文化遗产项目必然会不断地出现与完善，未来发展趋势是不可事先预测的，显然要为新主题预留相应的类目及空间，确保当新内容或新类目出现时并不会干扰到已确定的类目。设置每级别的类目时可在相应级别中设置"其他"类目。

二、现有分类方法对彝族医药文化遗产保护的借鉴

应如何对彝族医药文化遗产系统进行分类呢？对研究者来说，"彝族医药文化遗产学"尚属全新的学术领域与研究对象，属文化遗产领域与彝族医药领域的交叉性新学科，不仅要广泛借鉴文化遗产领域现有经验与研究成果，亦要探索适合彝族医药文化自身发展规律的新理论、新方法与新技术。我们知道，任何事物、任何对象的分类研究都不是简单的、能一次性解决的问题，也不存在某种唯一正确的分类标准。对于植物分类、动物分类、微生物分类等自然科学尚且如此，对人文社会科学来说亦是如此。对我国各民族医药文化遗产分类来说，均属新兴学科。目前虽然汉医药文化遗产分类体系已初步确立，但藏族、蒙古族、彝族、傣族等少数民族医药文化遗产分类研究尚属初级阶段，均未构建适合自己本民族医药特点与特色的民族医药文化遗产分类体系。彝族医药作为中国传统医药大体系中最具代表性的民族医药，其理论体系完整，民族特色与地域特色突出，是彝族在特定地域与特定历史时期所形成的优秀成果，具有与众不同的医学内涵。虽然构建彝族医药文化遗产分类体系时要充分考虑各种文化遗产分类方法对其借鉴作用，但更需要制定符合彝族认同的、符合历史发展规律和事物的本质属性的分类体系和分类方法，突出表现在以下方面。

1. 处理好整体与个案的关系

实现科学分类，首要是处理好整体与个案的关系。"彝族医药文化遗产"作为整体性概念，是对包括彝族先贤创造的全部彝族医药文化遗产在内的整个彝族医药文化遗产现象共性进行抽象的产物。尽管理论研究方面可抽象、概括出普遍适用于各种彝族医药遗产项目或现象的综合性概念与整体性特征，但要意识到，现实生活乃至实践活动中经常见到的却是各类具体化的彝族医药现象，这些现象以具体鲜明、样态各异、血肉丰满的个案形式呈现出来，是体现彝族医药文化遗产科学内涵的具体化、个体化的外在形式。通过对大量个案化彝族医药遗产现象的整理研究，认识并概括诸种遗产项目共同的本质，是彝族医药文化遗产由个案研究向整体保护的必要途径。正如毛泽东所说，"认识活动的秩序总是从个别的和特殊的事物开始，并逐步扩大到认识普遍性事物"。人类正因认识到了众多不同事物的特殊性，才能概括、总结其共同性，故而进一步认清诸种事物

所遵循的共同本质。①

　　抽象概括虽然强调从特殊性中总结、概括、抽象出最普遍、最本质的内在规律与特征，但并不是说要舍弃每个具体的彝族医药遗产项目所具有的独特性与表现形态。要知道，每个彝族医药遗产项目均是研究者、整理者或传承者在田野调查、挖掘整理、传承创新等实践性科研活动或医疗活动中所接触的具体的、可观察的、鲜活的现象或个案的集合体。如将彝族医药文化视作一个整体，就需要研究者运用文化因素分析与层次分析的研究方法，以具体化、个案化的活态医疗活动及文化现象为切入点，通过"解剖麻雀"式的典型个案研究，系统总结彝族医药领域传承与发展所遵循的普遍性规律。既考察彝族医药文化遗产本身，也重视对与其休戚与共的文化场所、自然环境等研究，深入总结并上升为核心理论和观念，这是彝族医药文化遗产保护与传承领域必须面对的现实问题。正像自然科学和人文社会科学领域相关科学研究都会遇到的情况一样，彝族医药遗产工作同样会面临"整体与个案"的问题，具体来说就是"普遍性与特殊性"的问题。显然，只有处理好整体与个案的关系，才能使"彝族医药文化遗产"这个整体性概念尽可能地涵盖各类别彝族医药遗产项目或现象。可见，不仅要重视对彝族医药核心思想、核心观念的归纳总结性研究，对各类具体遗产项目的相应表现形式（包括实物、文献、手稿、器具、技艺等）深入研究也显得尤为重要，这些均是反映彝族医药文化遗产普遍规律的最核心要素。

　　2. 多线性分类更能适应中医药"多元一体"格局

　　借鉴单线性分类方法成功与失败的经验，向多线性分类方法转变。当前我国文化遗产项目的分类管理主要是按照单线性分类法执行。单线分类体系将中国各民族的传统医药视为整体性研究对象，统一按照中医药（实为汉族医药）分类标准进行分类管理。如《中国非物质文化遗产普查手册》在其分类体系的第十五类"民间知识"的二级分类中设有"医药卫生"一项，在第十六章提到"传统医药"并分为生命与疾病认知方法、养生、诊法、疗法、针灸、方剂、药物、医事民俗、医药文献等九类。② 虽然这种单线分类法与当前国内、国际非物质文化遗产管理分类体系的要求相符，但显然是无法适应我国多民族医药文化的现实需求。众所周知，中医药是包括汉族及各少数民族医药在内的传统医药体系，具有民族众多、地域特色多样、类型复杂等现实情况。如将各民族传统医药置于民间知识项目下，显然是无法突出其"多元一体"的优势与特色，亦不利于分类管理。要知道，中国各民族的传统医药都是自成体系的，简单看作散在的民间知识是不妥的。从整体性与科学性角度考虑，将中医药作为一级类目，下设汉族医药与少数民族医药，这才符合《中医药法》对中医药的最新定义与要求。

　　多线性分类方法对解决彝族医药遗产分类难题具有借鉴意义。针对目前各民族传统医药非物质文化遗产存在的弊端，学者提出"传统医药类非遗的四层次分类体系"，首次进行了传统医药的多线性分类尝试。对于多线性分类方法，学者王伟杰在《中国传统医药类非物质文化遗产分类研究》一文中如此评述：

　　在传统医药的二级分类中，应规避以往只采用单线性分类方法的弊端，采取多线性分类方法，按照不同标准进行分类。总体来看，可以将其分为中医药传统知识、少数民族传统医药以及中医

---

①　毛泽东：《毛泽东选集》，第 1 卷，第 309-310 页。

②　中国艺术研究院中国非物质文化遗产保护中心：《中国民族民间文化保护工程普查工作手册》，北京：文化艺术出版社，2007 年版，第 107-109 页；亦可参见王伟杰：《中国传统医药类非物质文化遗产分类研究》，载《江西社会科学》，2013 年，第 11 期，第 209 页。

药文化三部分。其中中医药传统知识则包含八大知识分类，少数民族医药则包含中国少数民族传统医药，中医药文化则包含中国在历史发展中形成的老字号医药文化。①

虽然"多线性"分类尚处于尝试阶段，但其学术理念是与我国民族众多、文化多样性丰富的现实状况相符，可以在其基础上修正与完善。承认汉族医药与各少数民族医药均是中医药重要组成部分，属中医药"一体"之下的"多元"，这是符合中国国情的。这样的认识不仅有利于各民族医药文化遗产的保护与传承，更有利于各民族间的团结合作。由于汉族医药与各少数民族医药均为各自独立的医药知识体系，是《中医药法》中所说的"中医药"重要成员，笔者认为中医药应该是"中国传统医药"的简称，可设为一级类目，而将汉族医药与各少数民族医药并列为二级类目，即汉医药（狭义的"中医药"）与藏医药、蒙医药、彝族医药等少数民族医药均属并列平行关系。同时，针对各民族医药知识点较多的实际情况，可在每个民族医药知识体系之下进行次级分类。如有学者将汉族医药（指狭义中医药）分为生命与疾病类、诊法类、药物类、方剂类、针灸类、疗法类、养生类和综合医药类等八类。② 在这种"八类分类法"中，将生命知识与疾病知识合并一处，从而设立"生命与疾病类"，但多出"综合医药类"，从而将原先的汉医药八大分类体系概括为新的八大分类体系。③ 这种新八大分类体系的"综合医药类"是为解决省级、市级乃至县级非遗项目特殊性而设立的。如武当山道教医药、夏氏炼丹术及其祖传秘方、镇氏风湿病疗法及马钱子秘方、张介安中医儿科诊疗法等都为综合型中医药项目。如武当山道教医药既有道教医药相关知识，更有生命与疾病知识、方剂知识、疗法知识和养生知识等，如果归入八大类别任何类别之下都不合适，因这类医药知识涵盖了八个类别的大部分内容，故将这类医药知识统称为"综合医药类"，显然设置综合医药类是有必要的。④ 这种分类处理方法是有道理的，可供彝族医药等少数民族医药遗产分类研究借鉴。

遵循"特色优先、尽量靠近"的原则，合理处理交叉型遗产项目的归属问题。要意识到，彝族医药与其本民族体育运动、民族信仰、礼俗、岁时节令、技艺、音律、语言、神话传说等相关领域有着千丝万缕的、直接或间接的联系，必然会出现医药领域与其他领域间存在交叉与重叠的内容。这些遗产项目按照当前遗产分类方法，经常被申请为其他类型的遗产项目。例如，安国药市入选国家级非遗名录的民俗类，李时珍的传说入选国家级非遗名录的民间文学类，华佗五禽戏入选国家级非遗名录的传统体育、游艺与杂技类。⑤ 显然，这些遗产项目具有领域交叉特点，如不考虑传统医药的整体性，这种分类也无可厚非。但从该民族传统文化保护的效果看，这种分类虽可彰显项目的外在表现形式，但却割裂了其医药文化的整体性，对文化遗产保护工作来说是不利的。要意识到，这些项目虽然在表现形式上具有民俗学、民间文学、传统体育游艺与竞技学科领域的外在特征，但其核心的本质特征却以医药为主，将其与传统医药这个整体割裂开来显然是

① 王伟杰：《中国传统医药类非物质文化遗产分类研究》，载《江西社会科学》，2013年，第11期，第210-211页。

② 王伟杰：《中国传统医药类非物质文化遗产分类研究》，载《江西社会科学》，2013年，第11期，第210-211页。

③ 王伟杰：《中国传统医药类非物质文化遗产分类研究》，载《江西社会科学》，2013年，第11期，第211页。

④ 王伟杰：《中国传统医药类非物质文化遗产分类研究》，载《江西社会科学》，2013年，第11期，第210-211页。

⑤ 王伟杰：《中国传统医药类非物质文化遗产分类研究》，载《江西社会科学》，2013年，第11期，第208页。

不合适的。对彝族传统医药分类来说，尚属初创阶段，需要构建全新的文化遗产分类体系来合理处理这些具交叉属性的医药类遗产项目。

第一，针对某些归属不清的特殊性医药类项目，可用"其他类"代替。针对在传统医药类和其他分类之间徘徊、的确无法归属的具体项目，可采取每个项目同时申报两个一级分类名录的方法，表示该项目在这两方面同时存在的合理性。如联合国教科文组织公布的人类口头与非物质文化遗产代表作名录中，第一批的"扎巴拉人的口头遗产与文化活动"就同属于"口头传统"和"传统知识技艺"两类，第二批的"中非阿卡·俾格米人口头传统"也同属"传统音乐"与"口头传统"两类。①② 对我国各民族医药来说，这些具有交叉特点的项目也要引起重视，如安国药市、李时珍传说、华佗五禽戏等虽然已入选民俗、任务传说、传统体育、游艺与杂技类非物质文化遗产，但从保证该民族医药文化遗产整体性的角度考虑，同时亦应归入中医药类目下。民俗节庆活动、各种医药人物传说和医药健身活动是传统医药传承的文化环境和赖以生存的土壤，是传统医药传承体系中"传承场"的重要组成部分，具有交叉、分散的特点，随机性较大，很难进行单方面的描述，可用"其他类"给予概括。

第二，对部分存在交叉的项目可用"综合类"给予概况。如医药文化类可归入"综合类"类目下。彝族医药文化类项目多具有类别交叉的特点，不仅具有医药的特征，还体现了彝族的文化内涵与特质，具有鲜明的综合性特点，如果将其归入某个具体类别都不能涵盖其全部内涵与外延，可将其归入该民族的"综合类"类目下。

第三，图谱、古籍、特殊标记、医疗器械等是彝族传统医药体系中"传承物"的重要组成部分，该部分文化遗产虽然具有物质属性，可作为文物进行申报管理。但我们要意识到，这些"文物"作为彝族医药知识得以传承的物质载体，其更大的价值是对其物质载体背后所承载医药学知识的挖掘整理。显然，这些"文化遗产"具有"物质"与"非物质"双重属性，是二者的统一体，是可作为医药理论的附属材料进行申报。

总之，彝族医药文化遗产分类是复杂的系统工程，尚属全新领域。通过分析、对比、借鉴目前各国文化遗产及传统医药文化遗产相关分类经验，我们应深刻意识到，认知方法、诊法、疗法、方剂、药物等是彝族传统医药不可分割的有机整体，应该作为整体进行保护研究。单线性分类已不适应目前中医药"多元一体"格局的复杂状况，而多线性分类既能体现各民族传统医药总体特征，亦能兼顾彝族医药等民族医药的特色与优势，既能体现彝族医药文化遗产的整体性与独立性，亦能体现各类彝族医药遗产项目间的联系性，是探索传统医药文化遗产的归属和层次划分的重要切入点，对彝族医药遗产分类理论与方法具有极大的借鉴意义。

第五节　彝族医药文化遗产分类体系构建

彝族医药文化遗产分类体系是彝族医药科学管理的重要基础理论和应用技术，是对彝族医药文化遗产深入系统的总结，是因地制宜管理彝族医药文化遗产的根本依据。彝族医药文化遗产分类既要充分考虑分类方法与世界文化遗产保护理论及我国文化遗产保护体系的衔接问题，亦要坚

① 王伟杰：中国传统医药类非物质文化遗产分类研究，载《江西社会科学》，2013年，第11期，第210页。
② 黄永林、王伟杰：《数字化传承视域下我国非物质文化遗产分类体系的重构》，载《西南民族大学学报（人文社会科学版）》，2013年，第8期。

持原真性、完整性、逻辑性、系统性等原则，为各种具体彝族医药遗产项目的调查、登记、申报、评定、审批及后期管理等系列工作提供权威合理的参照依据。《世界文化和自然遗产公约》《保护非物质文化遗产公约》（2003 年颁布）及《国务院关于加强文化遗产保护的通知》等系列工作性文件将文化遗产分为物质与非物质两类。① 但联合国及我国对文化遗产的这种分类本身就存在缺陷性，② 彝族医药文化遗产分类应尝试汲取以往分类方法的精华部分而剔除其糟粕。此外，要积极借鉴国家中医药管理局对汉族医药文化遗产分类的方法。

彝族医药遗产分类体系构建研究就是要解决彝族医药文化遗产"没有分类""简单挂靠""层次模糊"等问题，可为管理部门提供决策参考，为申报单位提供技术支撑。显然，任何国家级、世界级、省级乃至县市级事关彝族医药遗产的普查、登记、报批、管理或分类，均应考虑到思维、理论、诊疗、典籍等相关体系诸要素的价值与意义，如此制定的各级评审标准方能符合广大彝医的认知与思维特点，这是彝族医药遗产保护与传承工作需要讨论与解答的重要内容。

欲构建彝族医药文化遗产分类体系，首先要回答彝族医药"是什么""为什么"和"怎么样"等关键问题，做到正确认识、合理解释、积极引导。思维体系、理论体系、诊疗体系、典籍体系是彝族医药文化遗产保护和传承的主体和核心内容，通过语言、刻画符号、古彝文、器物、图象、标志物、姿势动作等方式得到续存与表达，是彝族医药文脉得以延续的灵魂和主体，以"传承人-传承物-传承场"三位一体式的传承途径得以继承和发展。每个体系均由诸多要素构架，而成为申报彝族医药文化遗产的有机组成部分。

一、彝族医药遗产分类体系的探索性构建

彝族医药是以"医"和"药"为核心表现形式的医疗技术体系。彝族医药作为庞杂的医疗技术体系，如何将蕴含着技术方法与思维理念的各种遗产项目用简捷的方式表达出来，必须率先开展知识分类研究。对彝族医药的各种技术理论或形态特征进行分类学研究，就要将彝族的生命、健康、疾病、治疗等观念以认知方法的形式加以区分并探讨其遗产的各种类型特征，这不失为认识彝族医药文化遗产构成的全新视角。要想实现彝族医药遗产的合理分类，首先要处理好以下几组关系。

1. 处理好物质与非物质的关系

彝族医药文化遗产中的"文物"与"古籍"等被作为物质文化遗产对待，这符合《中华人民共和国文物保护法》相关规定，这本身虽然没有任何异议。但从保护与传承角度看，如将古籍等文物摆放在博物馆，实现"静态保护"，脱离对其所承载的医药知识的研究，对其承载的医药知识不进行释读与考证，古籍亦就成为无法辨识的"天书"，不仅无法指导彝医临床实践，且会限制彝族医药知识体系重构。

联合国教科文组织颁布实施的相关文化遗产文件是当前国际在物质与非物质文化遗产领域最权

---

① 《世界文化和自然遗产公约》由联合国教科文组织于 1972 年颁布实施；《保护非物质文化遗产公约》由联合国教科文组织于 2003 年颁布实施；《国务院关于加强文化遗产保护的通知》由国务院于 2005 年颁布实施。具体内容可参见于海广、王巨山主编：《中国文化遗产保护概论》，山东大学出版社，2008 年版，第 194-223 页。

② 金露：《游走于有形与无形之间的文化遗产——物质文化遗产和非物质文化遗产的定义、分类、特征和关系》，载《徐州工程学院学报（社会科学版）》，2012 年，第 2 期，第 42 页。

威、最具代表性的工作文件①，其中非遗部分将保护对象与主体概括为口头传统、表现形式、表演艺术、社会实践、仪式、节庆活动、有关自然界和宇宙的知识与实践、传统手工艺等类别，而物质部分则集中在文物、建筑群与遗址等。②③ 对人类早期传统医药知识，学者通常认为应归属"自然界和宇宙知识和实践"，如"安第斯卡拉瓦亚的宇宙信仰形式"就按照这种形式进行申报并获批准。④ 彝族医药产生于彝族历代先民对宇宙与生命形成与演化认知基础之上，"论生命必论宇宙"是其根本特征，其表现形式虽有物质和非物质之分，但这不应是彝族医药文化遗产强调的重点，而要着眼彝族先贤如何将生命置于"自然界"与"宇宙时空"下认知与实践，其主要内容应涵盖医学观念表述、医学表现形式、医学实践活动、医学技能、医疗器械、典籍文献乃至医馆、药铺等医学文化场所等。⑤ 总的说来，彝族医药遗产项目内涵丰富，形式多样，已涵盖医学总纲、养生与医疗、药物、习俗与节庆等内容，是彝族医药遗产分类主要对象与核心内容。显然，彝族医药文化遗产物质资源与非物质资源相互依存，构成了一个完整的整体⑥，故本项目在处理古籍、器具等物质类遗产时按物质载体处理，与非物质类遗产共同构成彝族医药文化遗产传承体系的核心和主体。

2. 处理好理论与实践的关系

按照国际非物质文化遗产相关规定，彝族医药应归属于第四类"有关自然界和宇宙的知识与实践"。彝族医药遗产不仅与其他类文化遗产具有较大区别，就是与我国其他民族医药亦存在显著差异，主要体现在彝医对生命与疾病认知方法和指导思想方面，这是彝族医药区别于其他医学的核心和关键。传统彝药炮制、制药配药、诊断治疗等技艺均是依附彝医理论指导而存在的，不能脱离彝医特有认知方法和指导思想。亦就是任何彝族医药遗产项目均要实现医学理论与临床实践紧密结合，只有符合彝医认知方法和指导思想的各类彝族医药项目才能称之为"彝族医药文化遗产"，否则是不能认定为"彝族医药文化遗产"项目的。可见，任何有其"形"而无其"魂"的项目均容易割裂彝族医药文化遗产作为独立医种的完整性，会导致滥竽充数现象的发生，这是普查、登记、申报、批准与管理都要避免的现实问题。

3. 处理好单一项目与复合项目的关系

对每个彝族医药文化遗产项目来说，都承载着具体的医学理论与内涵，且要通过具体形式表现出来。因每个项目均具有各自完整性与独立性，可作为单一项目申报与管理，要凸显其特色与优势。但从众多具体项目整体性看，各类项目具有某方面共通的特征与规律，应从复合型角度分类以助于管理。如"生命与疾病的认知方法与指导思想""养命及诊疗方法""传统饮片炮制技艺和成药制作技艺""有关彝族医药的习俗和节庆""有关彝族医药的民间传说""彝药老字号品种""彝族医药古籍""彝族医药器物""彝族医药的符号、特殊标记""彝族医药传承人"等均是对遗产项目某方面共通规律的概括，作为复合型项目申报与管理是必要的。显然，单一型项目与复

---

① 《保护非物质文化遗产公约》于 2003 年 10 月 17 日颁布实施。可参见王文章：《非物质文化遗产概论》，北京：教育科学出版社，2013 年版，第 6 页。

② 王文章编：《非物质文化遗产概论》，北京：教育科学出版社，2013 年版，第 10 页。

③ 黄永林，王伟杰：《数字化传承视域下我国非物质文化遗产分类体系的重构》，载《西南民族大学学报（人文社会科学版）》，2013 年，第 8 期。

④ 邹启山编：《人类非物质文化遗产代表作》，大象出版社，2006 年版。

⑤ 王文章编：《非物质文化遗产概论》，北京：教育科学出版社，2013 年版，第 10 页。

⑥ 王凤兰：《谈中医药非物质文化遗产保护的几个学术问题》，载《南京中医药大学学报（社会科学版）》，2007 年，第 4 期，第 199 页。

合型项目是从不同角度、不同层面对项目的管理。总体说来，单一型项目应从属于复合型项目。

4. 处理好传承体系内诸要素间的关系

彝族医药文化要素虽纷乱复杂，但总不外乎思维体系、理论体系、诊疗体系与典籍体系的范畴。如果仔细分析，我们会发现思维、医药理论、诊疗等与各遗产项目之间的联系，如"生命与疾病的认知方法与指导思想"贯穿了理、法、方、药的始终，但主要还是通过彝族医药"理论体系"和"思维体系"体现的。"养命及诊疗方法"和"传统饮片炮制技艺和成药制作技艺"涵盖了养生、诊疗、药物加工、饮片炮制等领域项目，集中体现了彝族医药"诊疗体系"的核心内容。"有关彝族医药的习俗和节庆""有关彝族医药民间传说""彝药老字号文化""彝族医药古籍""彝族医药器物""彝族医药的符号、特殊标记""彝族医药传承人"等作为彝族医药文化传承的特殊标记、符号、载体或文化空间，是彝族医药"传承人-传承物-传承场"三位一体传承模式的具体体现。

分类体系具体如下划分：在分类体系的一级类目为中医药，而在二级类目分为汉医药、少数民族医药、民间医药，三级类目分别为藏医药、蒙医药、维医药、傣医药等 55 个少数民族医药，四级类目为根据某一个少数民族医药的本质属性和认知规律实现特定的判定、区分和归类，将体现某个少数民族医药内部诸要素之间相互联结的逻辑基点提取出来作为四级类目。详细内容可见表 12-5：中国传统医药文化遗产分类体系。

表 12-5　中国传统医药文化遗产分类体系

一级分类	二级分类	三级分类
9 中医药 （即广义中医药）	9.1 汉族医药 （狭义中医药）	
	9.2 少数民族医药	9.2.1 藏族医药
		9.2.2 蒙古族医药
		9.2.3 维吾尔族医药
		9.2.4 傣族医药
		9.2.5 苗族医药
		9.2.6 彝族医药
		9.2.7 壮族医药
		9.2.8 布依族医药
		9.2.9 朝族医药
		9.2.10 满族医药
		9.2.11 侗族医药
		9.2.12 瑶族医药
		9.2.13 白族医药

续　表

一级分类	二级分类	三级分类
		9.2.14 土家族医药
		9.2.15 哈尼族医药
		9.2.16 哈萨克族医药
		9.2.17 回族医药
		9.2.18 黎族医药
		9.2.19 傈僳族医药
		9.2.20 佤族医药
		9.2.21 畲族医药
		9.2.22 高山族医药
		9.2.23 拉祜族医药
		9.2.24 水族医药
		9.2.25 东乡族医药
		9.2.26 纳西族医药
		9.2.27 景颇族医药
		9.2.28 柯尔克孜族医药
		9.2.29 土族医药
		9.2.30 达斡尔族医药
		9.2.31 仫佬族医药
		9.2.32 羌族医药
		9.2.33 布朗族医药
		9.2.34 撒拉族医药
		9.2.35 毛南族医药
		9.2.36 仡佬族医药
		9.2.37 锡伯族医药
		9.2.38 阿昌族医药
		9.2.39 普米族医药
		9.2.40 塔吉克族医药
		9.2.41 怒族医药

续　表

一级分类	二级分类	三级分类
		9.2.42 乌孜别克族医药
		9.2.43 俄罗斯族医药
		9.2.44 鄂温克族医药
		9.2.45 德昂族医药
		9.2.46 保安族医药
		9.2.47 裕固族医药
		9.2.48 京族医药
		9.2.49 塔塔尔族医药
		9.2.50 独龙族医药
		9.2.51 鄂伦春族医药
		9.2.52 赫哲族医药
		9.2.53 门巴族医药
		9.2.54 基诺族医药
		9.2.55 珞巴族医药
	9.3 民间医药	

　　在综合考察相关遗产分类方法与规则的基础上，笔者按照彝族医药的学科属性和文化特征对彝族医药遗产项目进行了区分与归类，设置了上下级类目，首次构建出了彝族医药文化遗产五层次分类体系。在分类体系构建过程中，根据当前我国颁布的首部《中医药法》相关规定及我国各民族医药遗产项目的现实情况，探索多层次分类与多线性分类相结合的分类方法。在该分类体系中，将"中医药（广义中医药）"确定为一级分类类目，而在二级分类类目分为汉族医药（狭义中医药）、少数民族医药、民间医药等三类。为确保各少数民族医药文化遗产分类管理的科学性，在三级类目按照民族族别区分为藏医药、蒙医药、彝族医药等类目。在四级分类类目下按照彝族医药文化遗产项目的具体表现形式与内容特征可区别划分为以下类目，即生命与疾病的认知方法与指导思想、养命及诊疗方法、传统饮片炮制与成药制作技艺、有关彝族医药的习俗与节庆、有关彝族医药的民间传说、彝药老字号文化、彝族医药古籍、彝族医药器物、彝族医药符号与特殊标记、彝族医药传承人等10类。而第五级则为具体名录，可分为复合型项目与单一型项目。（见表12-6：彝族医药文化遗产五层次分类体系）。

表 12-6 彝族医药文化遗产五层次分类体系①

一级分类	二级分类	三级分类	四级分类	五级分类（具体名录）		体系归属
				复合类项目	单一类项目	
9 中医药（广义中医药）	9.2 少数民族医药	9.2.6 彝族医药	生命与疾病的认知方法与指导思想	有关气浊、哎哺等"生命与疾病认知方法"的总括性项目入此	有关"生命与疾病认知方法"的具体单一型项目入此，如气浊哎哺理论	彝族医药理论体系、思维体系（包括指导思想、认知方法、核心概念、基本理论）
			养命及诊疗方法	有关"养生、养命、诊断、治疗"的总括性项目入此	有关"养生、养命、诊断、治疗"的具体单一型项目入此，如彝医脉诊	彝族医药诊疗体系
			传统饮片炮制技艺与成药制作技艺	有关"药材采收加工、饮片炮制、成药制作"的总括性项目入此，如彝药炮制技术	有关"药材采收加工、饮片炮制、成药制作"的具体单一型项目入此，如彝药拨云锭制作技艺	
			有关彝族医药的习俗和节庆	有关"节庆、习俗"的总括性项目入此	有关"节庆、习俗"的具体单一型项目入此，如大理三月街药市	彝族医药传承体系（包括传承人、传承物、传承场）、典籍体系
			有关彝族医药的民间传说	有关"神话、传说"的总括性项目入此	有关"神话、传说"的具体单一型项目入此，如支格阿鲁向雷公问药的故事	
			彝药老字号文化	有关"老字号企业文化"的总括性项目入此	有关某个"老字号企业文化"具体项目入此，如老拔云堂传统彝药文化	
			彝族医药古籍	有关"彝族医药古籍"的总括性项目入此	有关"彝族医药古籍"的具体单一型项目入此，如《聂苏诺期》	
			彝族医药器物	有关"彝族医药诊疗器械制作技艺"的总括性项目入此	有关"彝族医药诊疗器械制作技艺"的具体单一型项目入此，如彝医枚针制作技艺及其使用方法	
			彝族医药符号与特殊标记	有关"彝族医药内涵表达的数理模型、图画、符号"的总括性项目入此	有关"彝族医药内涵表达的数理模型、图画、符号"的具体单一型项目入此，如"五生十成"数理模型图画	
			彝族医药传承流派	与传承相关的学术流派总括性项目入此	与传承相关学术流派的具体性项目入此，如彝医竜者医派的传承发展	

① 目前彝族医药文化遗产的国家级项目仅 2 项，省级项目仅 2 项。故该分类体系四级分类的具体项目均为笔者开展本项目研究时调研整理出来的具体项目。

二、彝族医药文化遗产分类体系说明

所谓医学总纲，亦可称之为总题，主要指广大彝医"对生命与疾病认知方法"的相关内容，最能体现彝族医药文化遗产的精神与灵魂。而医疗与养生则指具体诊疗方法与养生方法。所谓药物则包括药材采集加工与临床运用、饮片炮制技艺、成药制作技艺、老字号企业的医药文化等。习俗和节庆不仅包括人们惯常与医疗、养生相关的传统习俗和各类节庆仪式等文化表现形式，还涉及与医疗活动的集中地域或者为周期性或实践性的特定时间，具有广泛传播性和延续性，通常被统一社区成员所分享[1]，常以医药文化传统表现场所的形式出现，如大理三月街药市等。[2] 这是对彝族医药总体性的概括，作为"能独立、影响大、疗效确切"的独立医种，其对象与主体明确，具体可细分为以下类别。

（一）生命与疾病的认知方法与指导思想

"生命与疾病的认知方法与指导思想"是在我国各民族母体文化基础上形成的认知生命健康与疾病发生、发展规律的思维模式、价值判断和核心理念，形成各民族独具特色的医学思想。彝族医药"生命与疾病的认知方法与指导思想"主要包括气浊哎哺、天地五行、宇宙八角、形影脏腑、脉度血峰、经络、病根、五行六气等内容，与文化遗产项目所说的"有关自然界和宇宙的知识和实践"最为契合，能够充分体现广大彝医对宇宙与生命关系的认知，是彝族医药文化遗产工作的总纲性内容，可看作其精神与灵魂。

（二）养命及诊疗方法

"养命及诊疗方法"是指在彝族医药理论指导下，彝医保养生命及诊断、治疗疾病的基本方法，包括望、闻、问、切等各种诊断技法和治疗方法。总的说来，彝医诊疗方法主要分为脉色合微、算病识数、外诊杂法等三大类。其中"脉色合微"主要是从气色、脉度、五官、形态等方面综合判断病症；"算病识数"用于推算宇宙运动规律对人体生命与疾病的影响；"外诊杂法"主要通过问诊、闻诊、嗅诊、诊毛发、诊爪甲等各种方法诊断疾病。

（三）传统饮片炮制技艺和成药制作技艺

"传统饮片炮制技艺和成药制作技艺"包括各种药材采集加工方法、传统饮片炮制技艺和成药制作技艺等，属文化遗产"传统手工艺"的保护范畴。炮制是指在彝族医药理论指导下，按其临床用药要求将各种原生药材或鲜药材等加工制成各种饮片的方法与技术。成药制作技艺是指按照彝族医药理论指导，以彝药材或饮片作为原材料，经过一定的工序，生产制作的具有一定规格与剂型的药品，如丸剂、散剂、膏剂、丹剂、酒剂等。

（四）彝药老字号文化

"彝药老字号文化"是彝族医药文化遗产表现形式之一，不仅有其相对固定、可存续的人文空间和人文环境，亦形成了固定的生产、经营、服务等相关理念，在医德药道、产品体系、造药技

---

① 金露：《游走于有形与无形之间的文化遗产——物质文化遗产和非物质文化遗产的定义、分类、特征和关系》，载《徐州工程学院学报（社会科学版）》，2012年，第2期，第38页。

② 引自诸国本：《"非遗"数字化保护中的传统医药》，载《中国中医药报》，2014年1月6日，第3版。

艺、养生理念、治病方法、传承制度、经营理念、勤勉文化等方面多形成了其独到的文化内涵。如驰名中外的拨云锭眼药、云南白药、济世丹、紫薇膏、万应膏等诸多名药名方，在彝族传统医药理论指导下生产和应用，不仅成为彝族医药的品牌代表，在现代市场经济环境下更以高附加值而呈现出区别性的文化特征。这些名药名方不仅成为了彝族医药文化和区域文化的标志，亦体现了彝族医药文化的影响力和感染力。

（五）有关彝族医药的习俗和节庆

彝族医药受本民族宗教信仰影响，保留着古老的献药习俗和节庆活动，原属"非遗"在"社会实践、仪式、节庆活动"领域的保护范畴。但从维持彝族医药知识传承完整性的角度考虑，可归属彝族医药文化遗产保护范畴。历史上，彝地商贾以彝药作为商品来换取货币，商品交换和货币流通等方式大大提高了彝族聚居区人民生活水平和文化水平，加速了彝族聚居区社会的文明进程。彝药成为商品后，居住在盛产彝药地域的群众，很自然地将彝药材等作为换取货币或者以物易物的等价物，如翻阅云南史志，跃然纸上的是大大小小的药材集市，习称"药街子"。有的州市根据节令亦会开辟专门性的药街子，如大理三月街与鱼潭会、保山与腾冲的药街或药坊等。《南诏野史会证》中对药市记载为：

周去非《岭南代答》卷五载："蛮马之来他货亦至。蛮之所赍麝香、牛黄、胡羊、长鸣鸡、披毡、云南刀及储药物"。① 蛮不但往外运送马、麝香、牛黄、犀角、鹿茸、虎骨、熊胆、茴香、草果之类的产品，回来时，还要买回"大略所须之紫檀、沉香木、甘草、石决明、井泉石、密陀僧、香蛤、海蛤等药"。②

说明南诏时期蛮人不但向往外售卖彝族聚居区产的各种药物，还购回外来药物，药材集市发展为承载彝族医药文化遗产不可或缺的文化空间。彝族常以十二属相命名赶街天，如贵州龙场与羊场，昆明马街与龙街等就是彝族十二兽纪日法的遗存。赶集天以十二属相命名的目的是使各地集市贸易在空间分布和时间安排上要错落有致，以便周围百姓能依次赶集。云南人把这种依次赶集的现象称为"赶转转街"，这种赶街习俗的产生由来已久，并流传至今而成为彝族医药文化遗产的民族习俗和节庆活动。

（六）有关彝族医药的民间传说

神话传说作为精神力量是有其原形出处的，对原型出处进行研究是认识该民族认知方式和思维模式的重要方法论。毕摩是彝族文化的主要传承者，在传承天文历法和医药等领域相关知识时常用拟人手法将日、月、星等赋予各种神的形象。如果研究者仅从表现形式去观察与理解，很可能将此定位为神话传说，但很多神话传说却蕴含着丰富的医学哲理与生命观念。调研彝族医药时，笔者多次见到彝族毕摩举行祭祀献药活动，当时认为这属祭祀仪式，与医药无关。但现从医药学与天文历法角度去考察这些祭祀活动或传说，竟发现其包含着丰富的医药学与天文学知识。③ 可见，在传承中只注重形式却忽略内容的话，势必会导致传承脱节和断档，从而被后世当做神话传说而代代相传。彝文典籍中不难找到许多关于寻医找药的记载，如新平地区流传的彝文典籍《哦母支杰察》中有这样的记载：

① 罗艳秋：《基于彝文典籍的彝族传统医药理论形成基础及学术内涵研究》，北京中医药大学博士研究生学位论文，2015 年。
② 木芹：《南诏野史会证》，昆明：云南人民出版社，1990 年版。
③ 陈久金：《彝族天文学史》，昆明：云南人民出版社，1984 年版，第 5 页。

在荒古年代，有病不会医。我们的祖先，上山采百草。百草有百样，百样治百病。后人学什诺，什诺的医药。世上的人们，病了吟哼哼。有英臣什诺，尝遍苦酸辛。一样采一百，有病不再哼。如火星火种，一代传一代。

这些事关彝族医药发生和发展的记载，同本民族许多优美的民间故事融为一体，成为了彝族古老文化的一部分。在彝族叙事长诗《力芝与索布》中就有索布上托落尺山找药救阿哥的故事，"托落尺山长灵芝，托落尺山有仙草，采回山药救阿哥"就反映了这一事实。各种有关彝族医药的民间故事反映出彝族对医药的认知规律与过程，是彝族医药文化遗产保护与传承的重要内容。

（七）彝族医药古籍

彝族医药由于受历史因素、社会环境等因素影响与限制，其界定年代与汉族医药不同。通常学界将1949年前所形成的各种传本（亦称为原生古籍）及1949年后按原文抄录或复制的抄录本或复制本（亦称为再生古籍），或是对原生古籍进行注释、疏证的衍生古籍，或是由于原生古籍已佚，后人从其他引用书中逐条钩辑汇编的新生古籍等事关彝医预防疾病、诊断疾病、治疗疾病和养生保健的医药理论、临床技能、知识经验的文献典籍等均归入彝族医药古籍范畴[①]。彝族医药古籍是彝族传统医药学术传承的重要载体和源头活水，凝聚着一代又一代彝医认识生命和疾病现象、本质、规律的总结，以及在临床实践过程中积累的各种行之有效的诊疗方法。有些典籍记载的诊断方法与治疗技术至今仍在彝族居住地区广为传播，并被广大彝医所习用，具有权威性、概括性、系统性和指导性的特点，对古籍准确阐释和系统梳理方能准确梳理彝族医药的发展渊源和学术内涵[②]。

（八）彝族医药器物

彝族医药文化遗产除非物质文化遗产外，物质类文化遗产也不可忽视。总的说来，物质类彝族医药文化遗产主要包括彝族古代先贤传抄的各种医药古籍和医疗器械等。医疗器具的选择和使用反映了特定社会发展历史时期的文化特点。在不同社会历史阶段，对世界认知角度不同，所采用工具的材质、功能亦不同。彝文典籍中有关于捣药锤、药筛、药勺、药罐的记载。捣药锤是用鹰骨做成的，药筛是用鹰翅做的，药勺是用鹰尾骨做的，药罐是用鹰头骨做的。至今流传于彝族民间的药具仍有鹰爪杯、骨药锤、骨药匙、牛羊角药盒、牛羊皮药盒、各种针刺器械等。如《物始纪略》中说："采药女子采，研药青年研，石臼来舂捣，石磨来研磨，铜锅来煎煮，铁勺来调和，煮药汤来煮，药沸气腾腾，沸腾天地间。"说明当时已经有臼、石磨、铜锅、铁勺等加工工具和舂捣、研磨、煎煮调和、浓缩等加工方法，笔者曾对几种彝医常用器械进行调查，从其调查结果也可见一斑。

石磨：石磨是彝医将药材加工成粉、浆的机械，可用人力或畜力驱动。磨是平面的两层，两层接合处都有纹理，药材从上层磨盘圆孔投入，随着两层磨盘相对逆向运动而沿着纹理向外运移，当经过两层面时被碾压而成粉末或浆状。石磨作为山区广大彝医加工药材必不可缺的器具，一直沿用至今，与彝医宇宙八卦理论具有渊源。

---

① 罗艳秋：《基于彝文典籍的彝族传统医药理论形成基础及学术内涵研究》，北京中医药大学博士研究生学位论文，2015年，第33页。

② 徐士奎、罗艳秋编著：《彝族医药古籍文献总目提要（汉彝对照）》，昆明：云南科技出版社，2016年版，第3页。

【案例一：石磨的故事】

宾川县鸡足山镇有位擅长推拿按摩治疗疾病的村民，名叫杨祥，60 余岁。他从小靠放牛为生，40 岁时突遭疾病，双目失明，跟随周围村里的老人学习理筋治病的医术，衣食生计才算有着落。笔者找到杨祥老人，跟他聊起来怎么通过手指、足趾、手掌、足掌诊断病根部位等，才知道老人竟然掌握了一些有关彝族八卦方面的知识。老人谈到兴致上，带我们来到院子背后，说道：

"彝族对八卦的认识从生活来，你们有没有看到这里有一盘老石磨，把它掀开，看看石磨中间有什么玄机？"

笔者掀开一看，石磨上下两层有八组向四面八方散开的竖线。石磨和宇宙八卦有怎样联系？杨祥老人为此写有一首诗，对石磨与宇宙八卦的关系进行唱述：

小小石磨像圆圈，
祖宗制下古文化，
仅供后人慢慢推。
一座石磨分两仪，
下为地来上为天。
两仪之间有八卦，
人间包罗在里面。
坎离震兑为四柱，
乾坤艮巽四为天。
万卷书籍四方藏，
万里路程不寻常。
多个朋友多条路，
三人行时师在旁。
智慧心随大自然，
迈开大步走天涯。

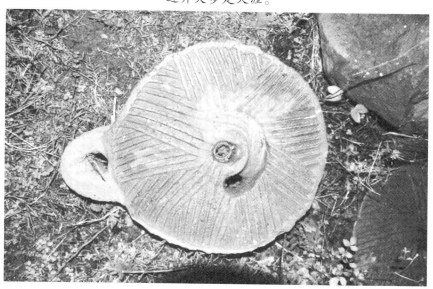

图 12-1　石磨上的八卦图案

可见，石磨背后蕴藏着彝族对宇宙天地与人类关系认知的思维方式和价值判断，这也就是一个普通的器物能作为文化遗产项目进行保护和传承的前提条件，亦是判断其归属何民族文化遗产进行管理的依据之一。显然，对彝族医药文化遗产来说，其所强调的重点与核心并不应该是具体化的物质载体或呈现形式，而是要挖掘物化形式背后所蕴藏的认知生命、疾病、健康的各种思维方式和精神蕴涵等呈现非物质形态的部分。

除石磨等药材加工器械外，彝医重视对疾病的对症治疗，掌握有不少灵活应急的对症治疗手法，如刮痧、针刺、拔罐、割治、按摩等，这些诊疗技术通常需要配合器械，所用器械常是民众日常生活随手可得之物品。

枚针：彝医临床针刺所用的针具被称为"枚针"，留存着古代从砭针时期进入针刺初期的古老特色，其针形呈宝剑头菱形，较粗壮，其所使用的消毒剂常用灵猫香泡酒。对"枚针"，古代亦称"铍针"，《黄帝内经》对"铍针"记载曰："其末如剑锋，可以取大脓。广二分半，长四寸，主大痈脓，两热争者用之。"

缝衣针：缝衣针原是彝人缝制衣服与兽皮等的针具，亦被彝医作为割治与挑治的医疗工具，常在掌内大鱼际、小鱼肌等处进行，用刀划开病处并挤出皮下脂肪如鱼卵状的滞积物，用来治疗小儿疳积、成人慢性气管炎、哮喘等疾病。

竹罐、牛角罐：彝医拔罐多用来治疗陈年痼疾，如神经痛、关节疼痛、经络疼痛等。拔罐手法可分为火罐、气罐、水罐等多种。如患者皮肤出现水疱疹者，彝医称做"菲热"。患者形成此痼疾时，全身疼痛，用针挑破疱疹，让水渗出，然后用罐拔出体内停留的组织液（异性蛋白刺激），从而达到治疗目的。

（九）彝族医药的符号、特殊标记

在文字产生以前的史前时期，彝族先贤将对天地、宇宙、生命的认识规律通过数字、符号和图影等方式予以表达，《哎哺啥呃》所说"云星日月生，人类图影萌"，就是对这些符号图影来源与用途的高度概括。五生十成、十生五成、哎哺气浊、宇宙八卦、天地五行等系列符号图影是彝族古代文明象征与智慧结晶，是彝族医药理论得以阐释的系列数理模型。通过这些数理模型，彝民族在天讲日月运行，在地讲日月运行万物的化生过程，在人则讲气浊运动的变化规律，展示出其独具特色的医学理论体系。彝医从"人体同天体"认识论入手，以"宇宙-生命"关系作为认识宇宙生命的逻辑起点，将生命放入时空探讨和研究，以有机循环论的圆运动思维为根本特征，形成了彝族认识天地、宇宙和生命关系的原创性思维模式。可见，这些数字、符号和图影是彝医思维模式得以建立的根基，是彝族文化的根，更保留着中华上古医药文化的根，自然成为了彝族医药文化遗产保护与传承的重要组成部分。

（十）彝族医药传承流派及传承人

彝族医药文化遗产的大部分内容，如医学理论、各种诊法、各种疗法及药物等通常由各医学流派的传承人口传心授而得以代代传递、延续和发展。传承人作为各医学流派延续与传播彝族医药知识的承载者与传递者，在彝族传统文化学习方面通常具有超越常人的才智与悟性。传承人因历史时期和社会职能不同，在彝族医药文化传承中扮演着不同角色。经过深入调研分析，彝族医药传承人主要包括四类人群，即先祖、先贤、毕摩、医生等，在彝族医药文化传承中扮演不同的角色，且表现出不同的人群结构特点。彝医先祖在宇宙生化方面，发现和积累了丰富的天文历法知识，构建了"人体同天体"的认识论。彝医先贤通过寻医找药，认知生死、疾病和药物的关系，从而积累了丰富的医药知识。毕摩世家从事经书抄写，为亡灵作祭献药，其长于运用日月运行之理推演天地人文，取日月之理论生命之理。医生在前人基础上整理传承彝族医药理论与诊疗技术，在诊疗疾病方面积累了丰富的经验。

这些传承人如同彝族医药文化遗产传承与发展的"细胞体"，贮存、掌握、承载着各彝医学术流派最核心的医药理论与诊疗技法，既是储存彝族医药文化遗产的"活宝库"，亦是各类彝族医药文化遗产项目得以流传至今，在各场"接力赛程"处于时代起跑点的"执棒者"或代表性人物。①传承人在传承与发展中具有非常重要的现实意义，在医学流派传承中具有承上启下的作用。其之所以能超越常人而成就为各医学流派的传承者，固然该流派的传承传统等外界因素会起到决定性的作用，但传承人的博闻强记、聪慧颖悟、刻苦努力等亦十分重要。要知道，各医学流派的传承不是某项医学理论、医技医术简单性的单线延长或原质移位，而因传承人个体差别而既有增量亦有衰减，实现创新性传承并实现彝族医药知识的积累。可以说，积累是各医学流派代代相承的结果，其核心则是彝族医药各流派的历代传承人要在前人基础上有所创新与扬弃。显然，各医学流派的传承人应该是在继承与发扬其流派医学文化中能够作出文化抉择和文化创新的杰出代表性人物，在流派医药知识的承继、延续、创新等行为中往往起到了超乎寻常的关键性作用。如竜者、兰茂、曲焕章、沈育柏、聂鲁等均是彝族医药各医学流派传承中极其重要的人物，起到延续彝医医脉的重要性。传承人在彝族医药医学流派中的重要地位被越来越多的人群认同，培养杰出传承人亦成为各医学流派的重点工作。杰出的当代传承人是承载各种彝族医药知识的活宝库，各种彝族医药文化遗产项目就存活在其记忆与技艺里，如何保证其所掌握的医学理论与技艺代代相传成为各类彝族医药文化项目乃至整个彝族医药文化体系传承的重要渠道与关键环节，是值得重视的问题。天才型的传承人往往是将某时期将彝族医药发展与创新推向巅峰的杰出人物，在彝医医脉代代薪火相传中起到了关键作用。显然，发掘与培育当代传承人，既是整个彝族医药文化遗产工作的重点内容，亦是摆在当代彝族传统医药领域的重要课题。如何梳理彝族传统医药各医学流派历代代表性传承人的生平、业绩及其医学理论、医技医术等成为了彝族医药文化遗产分类体系中不可或缺的重要内容。

---

① 《文化传承人》，百度百科。参见 http：//baike. baidu. com/wiki/文化传承人。

第十三章 彝族医药文化遗产保护与传承的对策研究

彝族医药是以精气易哲学立论的生命-时空医学，以太阳为观测核心建立精确的坐标体系将宇宙间每个生命个体与整个宇宙相联系起来，其理论被概括为"天地生命理论"。正因彝医对人体生命的认识均是从自然之理、天地之理、日月之理、四时四方之理转化而来，故彝族医药文化不仅是彝族生息繁衍的基本保障，其蕴含的医学理论更是弘扬和表达中国优秀医药文化价值理念与话语体系的有机组成部分，可以让世界更好地认识与了解中国传统医学。经前面对彝族医药文化基本内涵和核心价值的论述，本书已将彝族医药概貌充分地展现在了世人面前，可以使社会各界了解到彝族医药在中国医药史的重要地位与作用。但可悲的是，在中医药发展史上如此重要的医学种类竟未引起社会的广泛关注，尚处自生自灭的自然凋亡状态，彝族医药文化遗产流失现象十分严重，是否有适合其自身发展规律的保护策略成为了制约其遗产工作的关键环节。

策略研究是彝族医药文化遗产保护与传承工作的重要内容。传承和保护工作应从哪里入手呢？有人说从名药名方入手，有人说从诊疗技艺入手，历来是众说纷纭，造成了彝族医药保护与传承工作进展缓慢，乱象丛生。彝族医药作为独立医种历经数千年而不衰，在于其理法方药体系的完整性与实用性，该体系是由各个历史时期的各种医疗实践活动、医学观念表述与表现形势、医学知识与经验、医疗技能与技法，以及留存的各种医疗器具、实物、手工制品、文献、手稿、文化场所、自然空间等诸多要素组成的。将如此众多要素合理排序并构架出符合保护需求的"分类体系"是讲清彝族医药科学内涵的基础工作，这是加强保护与传承管理工作的首要问题。但从目前彝族医药申遗成果看，仅有两项入选国家级非物质文化遗产名录，分别是水膏药疗法与老拨云锭制作工艺。如果我们仔细分析这两项非遗项目，会发现其仅是整个庞大彝族医药遗产体系的两个"旁枝末节"，对整个彝族医药文化遗产保护工作来说实属杯水车薪，效果并不明显。显然，探索符合整体性保护原则的活态传承策略才是解决彝族医药文化快速凋亡的根本性措施。特别是彝族医药知识体系包括典籍体系、思维体系、理论体系、诊疗体系在内的四个子体系，是实现彝族医药文化活态传承的主体与核心，亦是判断其传承效果的重要标尺，决定了与其他文化类遗产有不同的终极目标。对任何医学种类来说，其终极目标都是治病救人，维护人类健康，可以毫不客气地说，偏离该目标所实施的任何医药类文化遗产项目都是缺乏现实意义的。同时，四个子体系亦是彝族医药文化遗产区别于其他民族医药文化遗产的关键环节，决定了其在当前社会的服务能力和受众范围。正是基于以上对彝族医药文化遗产的活态性传承和整体性保护两大目标，笔者针对彝族医药开展了策略与方法的探索性研究。一方面，彝族医药文化遗产保护传承工作亟须涵盖各种要素的顶层设计方案；另一方面，该项研究亦能发挥开展各项具体申遗工作的方针指南作用。

第一节 彝族医药文化遗产活态性传承的思路与方法

随着时代的发展，在新形势和环境下，彝族医药文化遗产保护与传承面临重大的机遇与挑战。

一方面，彝族传统医药的传承方式与机制面临着重新构筑；另一方面，人们尚未认识到构建彝族传统医药典籍体系、思维体系、理论体系和诊疗体系等四大体系的重要性，任凭其隐含散落于传承人群体之中。作为研究者，我们要意识到，四大体系是彝族传统医药的根本但却不是重构的对象，需要重构的是传承机制。过去以家传和师承为主的传统传承方式显然已经不能适应当代社会的发展，历代医家各承家技，各种典籍在"自然淘汰"法则下自然传承，传统的传承机制使彝族医药日益萎缩，传承脉络甚至出现了严重断裂的现象，导致彝族医药源于何处、讲了什么、有何价值等重要问题无法说清。在过去的历史岁月里，彝医学原本是西南地区的主流医学，如今却沦落为"苟延残喘"的弱势医学并形成了恶性循环。传承日益萎缩，从业人员看不到希望和价值，越发无人来学习和传承这门医学，而因无人愿意学习和传承而致使其传承亦越发萎缩。要知道，并非是政府不重视彝族医药的保护与传承，国家中医药管理局等部门已投入了大量研究经费支持彝族医药相关研究，但为什么收效甚微呢？这还是方法与策略的问题。如果不从根本上厘清彝族传统医药文化遗产保护与传承的主体，找出制约其发展的根源性问题，自然就无法提出有效的措施与对策，又如何能够奢望取得成效呢？鉴于此，本研究立足于彝族医药文化遗产传承现状并开展了深入广泛的调查与分析，旨在澄清彝族医药发展的误区并提出具有现实意义的保护思路与方法。

笔者前期在相关研究项目资助下对彝族医药古籍开展了深入的调查并编纂出了总目提要，对彝族医药古籍内容与分布等基本情况有总体性把握，为本研究的开展奠定了坚实基础。在本项目资助下，笔者对彝族医药历史地位重新定位，不仅明确彝族医药秉承中华上古医药理论且阐明其与汉族医药有同源异流关系。这些结论不仅对彝族医药自身研究具有现实意义，对整个中医药大体系来说也具有积极的促进作用。笔者通过活态传承各医派学术思想和文献整理相结合的方法，从思维、理论、诊疗、典籍等角度构建彝族医药知识体系，以此作为阐释彝族医药科学内涵的标准，为更好地传承与发展彝族医药提供了可供参考的依据。显然，彝族医药文化遗产保护与传承，仅有调查研究是不够的，要在了解现状的基础上系统整理与深入挖掘，阐明遗产项目所蕴含的科学内涵与核心价值。这就需要将拟提出的各种理论与方法在实践中验证，因为经得起实践检验的各种理论与方法才具有现实指导意义。从这个角度看，本研究的思路与方法正是基于上述方法论与认识论提出的。以知行合一、文化自觉与价值表达为指导思想，权衡每个发展时期传承内容和传承方式的不同侧重点，划分阶段，形成具有普遍适用性和指导性的理论、切实可行的方法和路径，做到有条不紊，纲举目张，方能把握全局，有效地推动彝族医药文化遗产的活态传承。

一、文化重构需秉承彝族医药的原创性思维

一个相对自足的民族社会，其文化传承通常是不存在危机问题的。而当它不能再完全自足地独立生活时，其社会生活资料需要更多地依赖与外界交换时，其文化规则就会发生相应的变化，从而原有的文化就会重新构筑传承机制以适应新形势的需要。① 彝族传统医药历经千年发展所形成的传承机制根植于彝族的各种生产生活实践，形成了其固有的方式。然而因现代社会的急剧转型，彝族医药文化所固有的传承机制却面临着重构的抉择：一方面是与外来医学间的交流，即如何与现代医学的互动发展问题；一方面是与周边其他民族医药文化间的交流问题，即如何与中医药大体系内的其他民族医药文化共生共荣、协调发展等问题。这

---

① 刘宗碧：《我国少数民族文化传承机制的当代变迁及其因应问题——以黔东南苗族侗族为例》，载《贵州民族研究》，2008 年，第 3 期，第 161 页。

些交流活动必然会导致彝族医药文化的传承机制重新构筑，而想要赋予彝族医药新的发展前景亦需要在这种文化重构中得以形成。彝族传统医药在当前社会环境下如何重构呢？这是彝族医药文化遗产保护与传承研究工作必须直面与解答的问题。如果该问题不能得到解答，保护与传承也就成了一句空话。

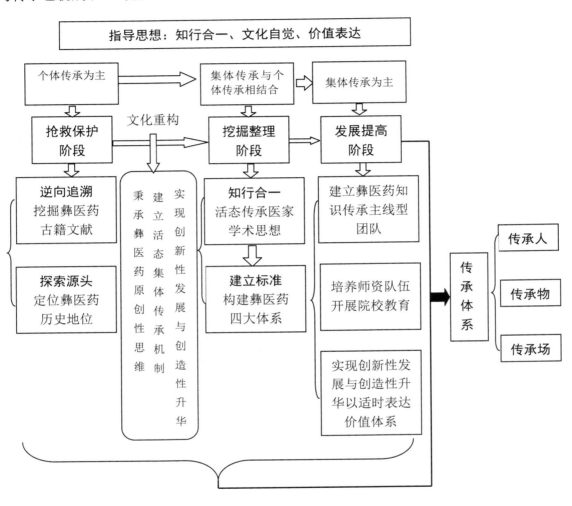

图 13-1 彝族医药文化遗产活态传承机制重构的思路与方法

首先，必须明确彝族医药文化遗产重构的对象。笔者在本书"中篇"中提出，彝族医药文化遗产保护与传承的核心内容包括思维体系、理论体系、诊疗体系和典籍体系。对于彝族传统医药来说，思维体系是其灵魂，理论体系是其体魄，诊疗体系是思维体系指导下运用理论体系诊病治病的具体措施与方法，而典籍体系则是回答彝族医药源于何处、讲了什么、有何价值等重大问题最有力的依据。这四大体系是彝族传统医药的根本，丢了根本谈重构，无疑是舍本逐末，得不偿失。这就要求研究者与传承者要透过"现象"看本质，阐明彝族医药与其他医学具有明显区别的科学内涵，亦就是阐明各种"象"背后所隐藏的医学内涵。象是中国传统文化对宇宙及生命运动的高度认知，赵鲲鹏在"《伤寒杂病论》唯象医学研究"一文说：

中国古人对世界的认识重在对运动变化的把握，事物的这种永恒而又微妙的运动显现出来，便形成了象。①② ……进而用唯象的思维模式来指导医疗实践。象就是客观事物运动变化的显现。③

显然，我们要用各种"象"认知与把握宇宙运动与生命形式。象是反映事物本质规律的最直接、最直观的外在特征，是中医学与西方医学主要区别点。无疑，思维体系、理论体系、诊疗体系和典籍体系这四大体系，是彝族传统医药的"标尺"和"根本"，是彝族医药文化本身所固有的本质内涵，能体现彝族医药区别于其他医种的本质特性。其本质内涵是不能重构的，重构的是传承的方式和方法。对任何彝族传统医药保护和传承来说，都不能离开这个"标尺"与"根本"，这是检验彝族医药文化遗产保护与传承工作效果的唯一标准。想要推动彝族医药文化的发展，就应该根据新的环境形成新的传承方式与机制以适应不断变化的外部环境。

彝族医药文化遗产传承机制的重构过程必须始终以彝医原创性思维模式占据主导地位。思维模式是对思维活动主导思想的高度概括，即用最精炼的语言勾画出该思维活动的最基本规律的框架，往往能够反映出思维的主要特征，具有相对的独立性和稳定性，它是一门学科理论体系的灵魂。④ 对生命与疾病的认知方式是彝族传统医药原创性思维的核心，是构成彝医学理论与实践的关键所在，要特别重视。但要明确的是，重构过程不是对彝族传统医药根本的改变，而是在充分尊重其根本的前提下形成新的传承方式与机制。在现代医学的充斥与影响下，老彝医也会看各种化验和检查报告单，也会使用听诊器和血压计，这种现象是很好的例证。那些古老的治疗设施，如用于拔吸术的牛角，用于割疗术的枚针，用于吹喷术的麦秸管，逐渐被使用方便的玻璃拔火罐、各种样式的银针、吸耳球等所取代。从形式上看，这些器械已经没有彝族文化的特征性外在标志，但从内容上看，各种治疗方法依然是在彝医原创思维指导下运用的。也就是说，诊疗器械的特定风格或样式是否蕴含民族文化审美原则已经不再是各个民族医药文化体系之间得以区别的特征性标志，而该民族医药背后所蕴含的原创性思维才是本民族可以相互认同的重要标志。当然，传统工艺制作的诊疗器械所独有的彝民族文化艺术，如果将其引入经济范畴而转变为商品，自然又能滋生出现代意义的经济价值，亦是可以考虑的。它作为一种民族文化标志而产生了新的价值，服务于彝医原创思维的传承和发展，既有实用性又有文化艺术性，我们何乐而不为呢？

二、从五结合角度建立活态传承机制

彝族医药文化遗产的保护与传承必须建立一种活态传承的机制。彝族医药作为实践性强的文化遗产，非常注重临床效果，这是医药类遗产项目与其他类别遗产项目的最大区别。但如何保持临床效果呢？笔者认为要实现五个结合：即家族（个体）传承与群体传承及社会传承的结合；诊疗技术与思维方式及认知方法传承的结合；治疗特色与学术思想及临床经验传承结合；保护传承与开发利用的价值定位结合；"博物馆式"保护与医疗卫生服务结合。通过多个层面的结合，实现从过去"静态保护"为主向以"活态传承"为主的传承模式转变，从而改变单一的"历史文化价值"目标向"医疗价值"开发并存的模式转变。正是基于建立一种适应社会新形式传承机制的思考，本研究将此五个结合概括归纳为"活态传承机制"，不仅适用于彝族医药文化遗产自身的保护

---

① 赵鲲鹏：《〈伤寒杂病论〉唯象医学研究》，载《北京中医药大学博士研究生学位论文摘要集》，2005年06月，第5页。

② 孙岸、王永炎等：《中医意象思维刍议》，载《中医杂志》，2011年第1期。

③ 赵鲲鹏：《〈伤寒杂病论〉唯象医〉学研究》，载《北京中医药大学博士研究生学位论文摘要集》，2005年06月，第5页。

④ 王琦：《中医原创思维模式研究》，《世界中医药》，2013年，第1期，第2页。

与传承研究，甚至对其他民族医药文化遗产的保护与传承同样具有指导意义。

从传承内容来看，"活态传承机制"可分为两大体系，即医技医术传承和认知方式传承。医技医术传承是反映彝医临床特色和水平的外在表现形式，以口传心授为主，强调个体经验的积累和体验式的学习方式，其表现形式主要有单方验方及各种诊疗方法等。而认知方式体现的是广大彝医对生命健康的思考，是彝族医药区别于其他医种的本质特征。从目前看，诊疗技术结合思维方式和认知方法的传承，治疗特色结合学术思想和临床经验传承，是彝族医药文化遗产保护与传承保真性的重要途径，也是医疗效果和价值体现的重要保障，是"活态传承机制"的核心内容。彝族医药文化遗产"活态传承机制"根据不同时期特点应采取不同步骤。个体传承与集体传承相结合，这是"活态传承机制"重要的工作方式，但在不同阶段二者侧重点有所不同，体现彝族医药文化遗产保护与传承工作的步骤性与阶段性。

（1）初期阶段属抢救性保护与传承阶段，需重视个体传承。彝族医药发展史上历经更迭的仅存硕果是彝族医药文化遗产工作中抢救保护的重点，如何将千古仅存一线的传承脉络保留下来是工作重点，其中，建立彝族医药主线型研究团队和挖掘医学流派是重中之重的工作。只有火种得以保存，彝族医药方能发扬光大。

（2）中期阶段属挖掘整理阶段，要将个体传承和集体传承结合起来，理清彝族医药文化遗产的根本。此期重点在于逆向追溯彝族医药发展源流及各医派发展脉络，挖掘彝族医药古籍文献的学术内涵。只有探索彝族医药发生发展的源头，方能准确定位彝族医药的历史地位。做到知行合一，方能活态传承各医家的学术思想。将个体传承与集体传承结合，建立合理的认知标准与实践标准，是当前研究的一个重要问题。构建彝族医药的知识体系，方能从根本上保护与传承彝族医药文化遗产。

（3）后期阶段是发展提高阶段，此期应以集体传承为核心，扩大传承范围。首要问题就是开展院校教育与建设临床基地，将彝族医药文化遗产保护和开发的价值定位应从单一的"历史文化价值"目标向"历史文化价值"与"医疗价值"开发并存的模式转变，将彝族医药文化遗产的价值进行适时表达，在国际上发出中国声音，方能做到活态传承，形成当代彝族医药文化遗产保护与传承的稳定机制，这是其重构成功与否的重要标志。

强化人才培养是本研究团队实施彝族医药文化遗产保护与传承的重要工作方式。群体传承是扩大传承范围的重要途径。如何在保护传承人知识产权和主导地位的前提下，实现个体传承模式向群体传承模式转化，是当前研究的一个重要问题。构建活态传承长效机制，是彝族医药文化传承的有效路径，可以更好地实现各类医技医术的"活化"，对于今后更好地传承、保护和开发利用彝族医药资源具有非常重要的现实意义。

彝族传统医药从传统传承方式看，主要包括祖传和师传两种，以个体传承为主要模式。个体传承指的是传承主体以"一对一"的方式进行医技医术的传授活动。这种传承模式主要见于具有秘密性质的或者技艺难度较大的非遗项目上，比如制造技艺中的绝活、中医的秘方密术等，表现为"人无我有，人有我精，人精我绝"的特点；在难度较高的难以通过模仿习得的表演类非遗中，也可见此种传承方法。对于这些非遗项目，传承人一般按照"传男不传女，传内不传外"的原则进行传播。因其蕴含大量的核心技术，掌握者通常会传习给自己精心挑选的传人，一旦传承就相当于给了自己的传人一份较好的谋生手段。如果大规模地进行群体传承，人人都能学会此项绝活，自己的传人就失去对此技能垄断性的市场地位。个体传承的方式虽然很容易造成传承脉络的中断，但其优点在于有利于保护传承人的知识产权，故从古至今一直是各种文化遗产的主要传承模式，具有广泛的公认度。①

群体传承是指通过文化生态群落中较多的人群进行传播与学习的传习方式。这种方式一般是适合一些学习难度不大，技巧性不强的文化遗产项目的传习。比如民歌、舞蹈、曲艺等，这些项目一般通过天长日久的听赏，慢慢就可以通过模仿或简单教习即可学会，这种传习方式虽然对传人来说，不容易掌握传承项目的精髓，但其优势是学习的人数众多，流传地区范围广泛，失传风险相对较小。② 群体传承虽然受众面较广，但因其传承效果往往得不到保证，故经常遭到诟病。现代医学的学校教育是群体传承优势的最好诠释，为医院培养出了大批临床人才。然而这种传承模式对传统医学学校教育来讲，却显得不尽人意，原国家中医药管理局局长吕丙奎的观点非常具有代表性，一语中地揭示当前中医药院校教育的弊端。吕老认为中医药院校教育因中医药学理论被否定，且发生严重的西医化而导致"去中医药化"。中医院校培养出来的所谓"高材生"根本不相信中医，事实上就是"不中不西"的杂合产物，事实上这些人已成为中医的掘墓人。③

笔者开展彝族医药调查时经常遇到类似的情况。很多彝医初学者，特别是彝族聚居地以外的地区的一些高校或研究所培养的学生，因对彝族医药接触少，甚至根本没有接触，不了解彝族医药源于哪里，讲了什么，有何价值等根本性问题，所掌握的彝族医药知识主要来自有限的论文或汉文书籍，对彝族医药典籍掌握不够，根本无法正确回答彝族医药相关问题，甚至用其他医种的名词术语解释彝医相关概念与理论。例如，当问及彝药臭灵丹为什么能治疗咽喉肿痛时，往往会用化学成分和药理结果来解释，忘记了"在彝医理论指导下所运用的药物才能称之为彝药"这个根本原则。初学者往往很容易走入认识误区，当临床遇到咽喉肿痛、扁桃体肿大的患者时，即刻就想到急性扁桃体炎要用消炎、退热和化痰功效药物来治疗。对彝药臭灵丹的化学、药理及临床应用，邓士贤等曾做过研究：

1970—1972年云南中医学院和昆明医学院协作研究臭灵丹治疗扁桃体炎，由昆医附一院耳鼻喉科程华青教授担任临床验证，邓士贤负责臭灵丹的化学成分和药理研究。结果为：（1）臭灵丹的化学成分，新鲜叶中含0.05%挥发油，1%黄酮甙，0.1%香豆素。（2）臭灵丹无毒，对肝脏无影响。（3）有解热、抗炎及祛痰作用。（4）对急性扁桃体炎治愈率98%。④

按照现代医学思路进行验证，臭灵丹的确具有治疗扁桃体炎作用，但为什么许多初学者依葫芦画瓢，凡是遇到咽喉肿痛的患者就用臭灵丹，却收不到预期的效果呢？要知道，彝医诊疗主要特点为"天人一理，审因察症"。在临床诊断时，不能只察症候，还要审查病因，特别是通过四诊合参找出病根。对此，要详细询问患者：吃过什么？去过哪里？有没有遇到什么烦心事？发病时间是否呈规律性等等。只有找出患者的病根，临床治疗才会有效。医生对望闻问切四诊有不同的权重，即《黄帝内经》中所言的"望而知之谓之神，闻而知之谓之圣，问而知之谓之工，切而知之谓之巧"，就是对"望闻问切"重视程度的描述。与此不同的是，彝医将"望闻问切"四诊放在同等重要的地位，有时候，认为问诊比望诊和切诊更为重要。找不到病根，治病也就断不了根，这是彝医诊疗的核心理念。找不到患者的病根，就解决不了患者的病痛，这就是为什么许多对彝族医药理论理解与学习不深入的医生在临床治疗效果不理想的根本原因所在。彝医学与中医学、西医学本为不同的医种，其医药理论间具有显著区别，且自成体系，任何医种的理论与诊疗技术

---

① 刘承华：《守承文化之脉 非物质文化遗产保护特殊性研究》，南京大学出版社，2015年版，第119页。
② 刘承华：《守承文化之脉 非物质文化遗产保护特殊性研究》，南京大学出版社，2015年版，第119页。
③ 萧宏慈著：《医行天下：一位"海归"的中医之旅》，广东省出版集团，2009年版，第272页；亦可参见陈礼勇：《申遗背后的中医之痛》，载《民主与法制时报》，2006年2月27日。
④ 邓士贤等：《臭灵丹的化学、药理及临床应用》，载《昆明医学院学报》，1980年，第4期，第11-17页。

要想娴熟掌握都不是轻松的事，需要长期的学习与临床实践过程。笔者与几位同门在学习彝族医药时都差不多经历过十余年艰苦的学习过程，这充分说明想掌握彝族医药精髓并不是容易的事情。目前有的学者在中医药或西医药领域无所作为，就将目光瞄向彝族医药等民族医药，其目的并不是想学习掌握彝族医药的医药理论或医技医术，不是想发展彝族医药，而是想披上"彝族医药"这层神秘的外衣。可想而知，这样的"专家人才"进入彝族医药领域又会对彝族医药造成什么样的后果呢？

彝族传统医药经历数了千年"个体传承"的传承机制，根植于彝民族的生产生活实践中，已形成稳定的模式与准则。这种模式与准则来源于师父对徒弟的"手把手"教导和传习的固定化经验，具有很强的稳定性。然而，当前社会生活正经历着传统到现代的转型过程，"手把手"师徒授受的承袭方式虽然保证了彝族医药文化遗产传承的保真性和有效性，但是只能在小范围内传承，很容易造成传承断裂。因此，个体性传承需与群体性传承有机地结合起来，重点在于找到二者的结合点，而不仅是表面化、形式化层面的结合。

三、处理好不同阶段传承的侧重点

彝族医药文化遗产保护的终极目标是有效保护与传承各文化遗产项目而为当前及未来人类的卫生健康服务，传承效果是保护水平与管理水平的直接体现。彝族医药文化遗产工作属典型复杂系统工程，不是一蹴而就的简单事，对其整体规划与分步实施十分必要，要求研究者必须明确不同阶段的侧重点，具有以下重要意义：①理顺彝族医药文化遗产学学科建设与发展思路，有利于整体提升医药文化遗产学学科建设的速度与效率。②有利于化解彝族医药文化遗产学学科建设的主要矛盾。在彝族医药文化遗产保护过程的每个阶段都有各种突出的问题与困难，如果不分轻重缓急，对所有问题平均用力，往往难以解决。反之，如果集中财力、物力与时间，对各种问题进行分解，分阶段解决突出性问题往往会收到意想不到的效果。③有利于促进医药文化遗产整体保护水平的提升。通过文化内涵建设，研究彝族医药文化遗产在不同阶段的侧重点，不仅能对其他民族医药起到示范引领作用，亦可促进与其相关的其他学科的建设与发展，从而推动医药文化遗产工作的整体保护水平。总体说来，彝族医药文化遗产可分为以下三个阶段，即抢救保护阶段、挖掘整理阶段、发展提高阶段。

（一）抢救保护阶段

抢救保护是彝族医药文化遗产工作首要任务。在该阶段，主要应从挖掘古籍与探寻历史地位等两方面着手。

1. 逆向追溯，抢救彝族医药古籍文献

古籍承载历代彝医知识精华，要重视彝族医药典籍的抢救。彝文典籍《哎哺啥呃》中说过："心里想知识，手里写知识，口里讲知识"。这是告诉我们：彝族医药知识的传承是依靠写知识与讲知识两种方式保留下来的。什么叫"手里写知识"？就是通过著书立说和传抄医书的方式来传播彝族医药知识。成书于1000多年前的彝文古籍《彝族诗文论·医书的写法》设有专篇论述"医书的写法"，书中明确指出了对药物记载必须写明药性与功效，治疗疾病必须详查病根①，该书这样说：

---

① 罗艳秋：《基于彝文典籍的彝族传统医药理论形成基础及学术内涵研究》，北京中医药大学博士研究生学位论文，2015年，第22页。

世间有病人，多少人生病？人病就要治，如何除病根？要说难说清。世间药物呀，药物数不完。哪种药物呀，能治哪种病，一切要记清。凡是行医人，更要记在心，胡编绝不行！一种药物呀，药性有几分，怎样来治病，都要谈清楚，都要写分明。若不谈清楚，若不写分明，有些疾病呀，药物用错了，难以除病根。所以这样呀，药物要写清，药性要标明。诊断疾病时，就须查病根，病根在哪里？一切要搞清，服药方验应。①

显然，早在 1000 多年前彝医就形成了著书立说与传抄医书的习俗。古籍是彝族传统医药学术传承的重要载体与源头活水，凝聚了一代又一代彝医认识生命和疾病现象、本质、规律的系统总结及在临床实践过程积累的各种行之有效的诊疗方法，其所记载的一些诊疗方法至今仍被广大彝医所习用，具有权威性、概括性、系统性和指导性的特点，对其进行准确的阐释与系统梳理方能理清彝族医药发展渊源与学术内涵。② 明清时期的《哎哺啥呃》《启谷署》《土鲁黎咪数》《彝人病痛药方》《明代彝医书》《宇宙人文论》等医学典籍被广泛传抄，极大地推动彝族传统医药知识体系的完善与发展，其中内容较为集中的版本首推《哎哺啥呃》（见《西南彝志》3~4 卷），系统地阐明了彝族医药的基本理论、学术内涵和医训医约等。③

彝族医药古籍虽资源丰富，但多处于收藏分散、流散民间的自我凋亡状态，对彝族医药古籍进行挖掘整理、传承与保护的困难大，任务重。《明代彝医书》的发掘整理过程就充分说明了这一点。

【案例一】《明代彝医书》的发掘与重现

《明代彝医书》是迄今发现的最早的彝族医药古籍之一，是在云南省楚雄彝族自治州双柏县雨龙乡 74 岁的老彝医杨思有处发掘的彝文医药书。据杨思有说：

"这本书，我是从新平彝族傣族自治县的亲戚李保有家借来的，借到手没有几天，'文革'就开始了，听说红卫兵破'四旧'抄家，到处查抄彝文古书，一查找到就马上烧掉。我心里想这本书，我是借来的，不能让他们抄到，一定要还给李保有，才对得起他。但是要跑到新平去还，很不保险，为了谨慎起见，我就带着它走进哀牢山，到了人迹稀少的哀牢山中的一个箐沟里，找到一个山洞，我就把它藏在阴森森的山洞里。"

1979 年，汪宗俊等研究人员做通老人的思想工作后，随老人进山去找书，因杨思有老人已记不清藏书那个山洞的具体位置，几个人跋山涉水，风餐露宿，奔波了几天几夜才寻找到这本包裹得严严实实的彝文医药手抄本。

笔者通过对各版本流散民间的古籍进行整理编目，发现目前学术界对彝族医药古籍收集不完整，且在文字方面存在交流障碍，现有古籍利用率较低，要想全面开展翻译整理工作存在较大困难。彝族医药古籍文献研究非常零散，系统性差，读者无法鉴别各版本古籍文献的医学价值与史料价值，通过对各版本内容特征的系统揭示，方能正本清源，为知识发现与重组等研究工作提供基础素材。通过对彝族医药古籍文献编纂总目提要，实现知识发现等功能服务彝族医药学术研究的目标，不仅方便古籍文献的检索与阅读，亦能为彝族医药相关学科的学术研究提供最有力的参考凭证与依据。研究者可根据研究成果《彝族医药古籍文献总目提要（汉彝对照）》所提供的线索，对彝族医药古籍开展相关整理工作。

---

① 根据彝文典籍《彝族诗文论·医书的写法》翻译整理而成。
② 罗艳秋：《基于彝文典籍的彝族传统医药理论形成基础及学术内涵研究》，北京中医药大学博士研究生学位论文，2015 年，第 26 页。
③ 罗艳秋：《基于彝文典籍的彝族传统医药理论形成基础及学术内涵研究》，北京中医药大学博士研究生学位论文，2015 年，第 22 页。

2. 探源索微，定位彝族医药历史地位

彝族医药史料记载的不单是彝族医药史，也是彝语支民族医药史、云南民族医药史、云南地方医药史、中华民族传统医药史不可分割的一部分。[①] 彝族医药保留着中华上古时期医药理论的源头，与汉医药同源异流，研究彝族医药不仅对彝族医药本身具有里程碑式的意义，对中国传统医药这个大体系来说也非常重要，对中医药事业具有非常重要的补充与完善作用，这是笔者通过追溯彝医与汉医之间关系后得出的对彝族医药全新认识。彝文典籍关于医药知识的记载，可以弥补秦汉时期汉文史籍记载少、资料不足的缺憾，使中国传统医学在秦汉时期的发展情况得以追溯和阐释。特别是学界在研究《黄帝内经》产生年代之前的医药内容时，由于缺少文献、文物的证据，许多医学理论的来源无法追溯，一些重要疑点问题一直成为中医药学界的悬案。[②] 笔者通过对《哎哺啥呃》《宇宙人文论》等彝文典籍研究，以此为突破口，打开了揭示中华上古医药理论的一个重要窗口，使秦汉以前的医学史研究进入了更具有实质性的科学探讨阶段。[③] 通过前期访毕摩、问彝医等方式，对彝文典籍《哎哺啥呃》《宇宙人文论》《土鲁窦吉》中的历法知识与医学理论进行深入挖掘、系统整理，发现了《黄帝内经》中的诸多难题，如五脏各主72天之说、肝肺之左升右降之理的理论来源等在中医学界至今仍无定论，但在彝族天文历法和天地五行、宇宙八卦、五生十成、十生五成等彝族医药理论中却有明确记载。可见明确彝族医药与中国传统医学的关系不仅能客观评价彝族医药的社会功能和历史地位，而且对中国传统医学研究也大有裨益。显然，任何彝族医药研究均不能将其从整个中国传统医药大体系中剥离出来，要厘清彝族医药与中华上古医药、与汉医药的关系。以"观天识人-以数运象-以理论命-形影一体-气浊二元"的彝医原创思维模式为指导，结合考古挖掘、文献整理、田野调查等方式方法对彝医理论进行整体性地传承、保真性地释读、创新性地解构、升华性地重组，真正做到彝族医药文化遗产的整体性互动传承，方可提高彝医的认知度，加强民众对彝医的认同感。

（二）挖掘整理阶段

在做好抢救保护的基础上尚需开展挖掘整理工作。在挖掘整理阶段，主要应做好以下两个方面工作。

1. 知行合一，活态传承医家学术思想

家传是彝族医药文化传承的重要方式，家传者为增加自己家族的核心竞争力和延续家传绝学不泄密，通常只在有血缘关系的人群中间进行传授与修习，一般不传外人。这种家族传承虽能保证持有人知识产权的独占性，但亦容易造成流失。正是因为意识到了家传的局限，在彝族医药发展传承过程中，一些开明的医家往往突破常规而传授给家族外的习医者。如竜者、涅别努巴、此苏维录巴、申杰咪巴、咩苒绕苝若、李仕甲等集大成者，不仅在学术与临床上厚积博采，探微索隐，著书立说，发挥承前启后的作用，而且突破只在家族内传承的传统观念，广收门徒，探索师徒相授的传承方式。要知道，彝族医药作为完整的体系结构，是由诊疗体系、理论体系、思维体系等组成。想要成为一名合格的彝医，不仅要精通彝医理论和思维模式，还要掌握各种诊疗技术。

---

① 罗艳秋：《基于彝文典籍的彝族传统医药理论形成基础及学术内涵研究》，北京中医药大学博士研究生学位论文，2015年，第23页。

② 罗艳秋：《基于彝文典籍的彝族传统医药理论形成基础及学术内涵研究》，北京中医药大学博士研究生学位论文，2015年，第23页。

③ 罗艳秋：《基于彝文典籍的彝族传统医药理论形成基础及学术内涵研究》，北京中医药大学博士研究生学位论文，2015年，第23页。

可见培养一名彝医传人是一个系统工程，传人不仅要学会诊断病情，还要学会组方配药、识药采药、炮制加工等相关内容，理法方药的每个环节对传人来说均不可少。这就要求传人除本人具有一定文化基础外，还需经过严格的拜师仪式、恪守医德医风等，更需要付出日复一日、年复一年的艰苦训练和学习。因此，经严格挑选和严格训练的传承人多是基本功扎实，理论基础厚实，临床经验丰富，自然会保证传承的效果，这样的传承效果往往是家族传承达不到的，家族外的师徒传承也被越来越多的彝医所接受。

师徒授受是彝族医药得以传承数千年而延绵不断的核心力量。老师是引导传人阐释和导读医学经典的指路灯，是指导传人掌握临床诊疗方法和思维方法的方向标。师徒相传作为彝族医药活态传承中不容忽视的重要传承方式，与家传相比，传人是经过重重考验选拔出来的，通常天赋较高，能很好地领会老师的学术思想。对师徒授受来说，这种传承模式已突破了简单化、个体化的局限，是面向社会范畴更广阔范围的传承，其影响力与传承效果自然优于家传，亦更具延续性。可见只有实现个体传承向集体传承转变方能保持彝族医药强大的生命力。

要想做到活态传承医家学术思想，就不能剥离其赖以生存的人文环境与空间。彝族传统医药作为一种文化现象，是彝民族医疗活动与人文自然生态环境互动的产物，不能不受到人类赖以生存发展的生态环境的制约。1955 年斯图尔特曾提出文化生态学概念，文化活动与生态环境的相互关系和相互作用得到学术界的重视和探讨。我们知道，人类是在适应环境、改造环境中创造各种文化，发展各种文化的，彝族医药亦不例外。正是彝民族自然与人文生态环境的特异性造就其与众不同的文化现象，亦形成其独特的医药文化群落与文化特质。从这个角度看，彝族医药研究不仅要研究其自身，亦要研究彝族医药与文化生态系统的关系，研究彝族医药得以存在的地理背景、历史背景与文化背景。但这种文化生态系统属宏观的，难以把握，各种实践活动是通过内部各医学流派医药知识的传承与变迁得以表现。如果将医学创造的发展过程仔细梳理，我们可形成以下认识级别：个体医学创造→医学流派→医学流派群落→彝族医药体系。正是因为这些等级内的所有因子或元素的存在，构成了整个彝族医药文化生态链，其中各医派学术思想起到连接个体与整体的关键性作用。如何将各医派学术思想整理出来并充实到整个彝族医药生态链中，正是关键环节。

2. 建立标准，构建彝族医药的知识体系

标准化建设是实现彝族传统医药从家传走向国传的基本条件和重要保障。彝族医药在发展过程中形成了不同的医学流派，出现了不同的学术思想与观点，表现为"兼收并蓄、多元一体"的总体性特点。虽然彝族医药具有多元的特点，各医学流派在发展过程表现出"多元性"，但这种"多元"始终要遵循"一体"这个大原则。如果脱离"一体"这个大原则，亦就不能称之为"彝族医药"。正是"一体"的存在为"多元"的标准化建设奠定了基础。可见，面对各个医派多元化的学术思想和观点，在继承基础上还需做到"标准化建设"。随我国各民族医药产业与学科的蓬勃发展，国家越来越强调标准化体系建设对各民族医药资源规范开发与研究的指导性作用。在2014 年中国民族医药学会召开的"民族药如何纳入医疗保险相关问题研讨会"上，相关专家就呼吁：

"民族药应该尽快建立相对独立的行业标准，评审专家应该以各民族地区的专家为主导并建立评审基地，确保在本民族医药理论体系指导下定标准才是良性的发展之路。"

但面对泱泱众多的医学流派，我们又如何实施"标准化"建设呢？在广泛调研、听取各方建议基础上，笔者提出了"医药结合，以典定位，以尺定标"的发展思路。

何为医药结合？我们知道，医理为临床用药之纲纪，任何民族医生的用药只有确保在本民族医药理论体系指导下才是良性发展之路，这在学术界已达成共识。这就告诉世人，只有在彝族医药理论指导下的相关研究才是真正的彝族医药研究，如果脱离彝族医药理论体系指导这个指挥棒，所开展的任何研究都不能算做彝族医药研究。而要实现这个目标，首先必须实现医药结合。我们应清醒地意识到，从萌芽到成熟的整个过程中，医与药始终相伴相生，"医药不分家"自古就是彝族医药等传统医药传承发展中遵循的规则。

所谓"以典定位""以尺定标"，就是重视彝族医药典籍在彝族医药标准化建设的历史地位与重要作用。多年在中国传统医药相关领域的研究使笔者深深意识到，中国各民族医药要想发展，就必须取得各民族医药发展水平在国际的标准话语权。毫不隐晦地说，多年以西方医学为标尺衡量各民族医药已严重伤害了我国中医药产业的发展。所谓话语权，就是要根据我国各民族医药自身发展的客观规律及其历史源流塑造合理的"标尺"来衡量各民族自己的传统医药，因为各民族医药制定的尺子都是为该民族服务，只有自己制定的尺子才能为本民族的医药事业服务。中国各民族医药要想发展，必须制定出符合本民族认知规律的尺子并把这把尺子推向世界，这是笔者对各民族医药标准化建设的全新定义。① 对彝族医药来说，如何从彝族医药典籍发掘其自身发展的客观规律及历史渊源，这是刻不容缓的。从事彝族医药研究，就必须对历代彝族医药典籍有深入了解，全面掌握彝族医药概貌，从典籍中寻找线索，方能作到心中有数，循序渐进，免于陷入偏于一隅、单取独列的局限。②

（三）发展提高阶段

个体传承向集体传承的适时转变是彝族医药适应当前社会环境的有效方法。尽管多年来我国对彝族传统医药文化遗产工作开展了不断地尝试，但由于该领域自身的创新能力严重不足且尚未形成适合其自身特点的保护理论与技术体系，针对彝族医药文化遗产所开展的保护工作的效果并不明显。为解决传统医学院校教育所带来的瓶颈问题，河南中医学院提出了构建中医药特色传承教育模式的思路，即"四重一突出"，包括重传统文化、重经典诵读、重中医思维、重跟师临床，突出仲景学术传承。③ 河南中医学院的发展思路告诉我们，筛选并形成各民族医药文化传承的创新路径与机制是十分必要的，只有解决制约每个民族医药文化群体传承的瓶颈问题并落实到位，方能达到预期效果。彝族医药主要局限于族内和相应区域内的传承，缺乏较好的传播载体与教育制度，以古老经验、礼俗、习俗、生产技能为载体的口传与简单的经验性学习已维持了相当长的历史时期，尚未产生过新的变革与调试。然而改革开放以来，国家已发生翻天覆地的变化，旧的传习模式显然已无法适应新的社会环境与发展形势，必须在新形式、新时期形成全新的创新路径与机制。家族与师传等"一对一"的培养模式虽利于习医者学习"真才实学"，但对当前社会人力资源发展需求来说却显得十分滞缓，并且易导致各种家传秘技的失传。必须改变过去以"族外力量置入的形式"转向与"促进族内人们自觉参与"的双向结合，这就要大力发展基础教育、职业教育和专科教育，实现院校教育与家传师承教育的有机结合。

供给侧结构性改革的重要部署特别强调劳动力供给与优化人口结构等内容，是以习近平为核心国家领导人在新型人力资本论领域达成的共识。该人力资本理论的核心内容就在于如何创造人

---

① 徐士奎、罗艳秋编著：《彝族医药古籍文献总目提要（汉彝对照）》，2016 年版，序言第 1 页。
② 徐士奎、罗艳秋编著：《彝族医药古籍文献总目提要（汉彝对照）》，2016 年版，序言第 2 页。
③ 《根植特色资源的人才培养之路——河南中医学院探索中医特色传承教育模式纪实》，载《中国中医药报》，第 3 版，2014 年 10 月 22 日。

力资源的"新红利","改善人力资源的供给结构，即重视基础教育、职业教育和专科教育，倡导'工匠精神'，以人力资本的开发使用促进经济发展"是其中的重要内容。[1] 习近平总书记所说的"新型人力资本论"实际是倡导有限人力资源的扩散性与规模化，强调人力资源培养与配给的合理，这对当前彝族医药传承与人才培养非常具有借鉴与指导意义，特别是基础教育、职业教育与专科教育非常适合非物质文化遗产继承人的培养，这是由个体化传承向群体化传承转化的重要途径，值得重视与肯定。

院校教育是实现活态集体传承的有效途径与方式。当前高等院校肩负三个基本任务，即"科学研究、人才培养与文化传承"。彝族医药虽尚未开展规模化的院校教育，但亦引起了相关学者广泛关注。西南民族大学彝学院院长罗庆春在召开"彝药学"本科新专业申报与学科建设座谈会上曾指出：

目前彝族医药文化的教育、传承与发展仍然是空白，彝族医药基本处于自生自灭、濒临灭绝的状态，因为没有系统的教学环节，彝族医药学得不到合法的传承和发展。继承与发展彝族医药学，优先发展彝族医药教育，大力培养具有彝族特色的彝族医药学专业人才，建立一支彝族地区基层医疗机构急需的彝族医药人才队伍，建立有效的符合彝族地区医药自身发展特点和规律的人才教育机制和制度是民族高校义不容辞的义务、责任和使命。

诚如罗教授所言，院校教育缺失正是限制彝族医药文化传承与发展的关键因素。然而亦要意识到，目前制约发展彝族医药院校教育的瓶颈在于师资队伍匮乏。众所周知，师资力量是评判院校教育成效优劣的关键因素，没有好老师怎能教出好学生呢？但师资力量为何匮乏呢？笔者认为导致师资力量匮乏的主因在于抢救保护阶段与挖掘整理阶段被"省略"或"跳过"而直接开展院校教育，导致院校教师对彝族医药相关研究的参与度不高。因此在抢救保护与挖掘整理基础上扩大彝族医药的辐射传播与师资专业队伍建设是必不可少的环节。师资队伍从哪里来？显然要从师承家传人员中选拔，这是建设师资队伍的有效途径，通过师徒传承等方式培养合格的彝族医药专业教师是解决师资匮乏的最直接手段。这也就意味着要把传统师徒传承机制合理化地转型为"导师制"的院校传承机制。通过将现有知名彝医确定为院校教育的学术导师，以彝医经典为理论依据并组织开展医派间、地区间、学科间的导师交叉带教、进修学习、学术培训、科研合作、会议研讨与交流考察等活动，以促进各医派之间的学术资源整合与互补，久而久之也就形成完整的彝族医药理法方药体系，从而亦可培养出合格的师资队伍。当然，我们要意识到仅将师徒传承机制转型为学术导师的院校传承机制是远远不够的。应该明确界定作为合格彝族医药专业教师应具备的条件和资质。显然，进入院校教育学术导师体系的师承人员除符合高等院校教师基本条件外，还应具备以下条件：一是具有学术传承脉络并已通过师承方式习得彝族医药的思维方式、认知方法和诊疗技术等核心知识与技能；二是具有丰富的临床实践经验，能够运用彝族医药理论指导临床实践；三是熟练掌握彝族医药理论，能讲清楚彝族医药讲了什么、源于何处、有何价值等关键问题。

总而言之，彝族医药文化遗产保护与传承作为复杂的系统工程，不仅需要分解为多个不同阶段而分步骤实施，更需要明确每个阶段的主要目标与侧重点。

四、创新性发展与创造性升华以适时表达价值体系

创新性发展与创造性升华以适时表达价值体系是彝族医药文化遗产保护传承工作需遵循的重

---

[1]　都本伟：《供给侧结构性改革的理论意义》，载《光明日报》，2016 年 9 月 18 日，第 06 版。

要原则。随改革开放的顺利推进，彝族原有的、相对封闭的生产与生活状态已被打破，其生活方式已发生天翻地覆的变化，与外界交往亦日渐频繁，彝族生活的各个方面均面临着前所未有的冲击。冲击就意味着碰撞，碰撞亦就意味着彝族医药必然会与其他文化体系将在更多层面发生交流与互动，这是激发彝族医药自我不断推陈出新、古为今用、他为我用的原动力，势必要求研究者与决策者亟须针对彝族医药文化传承采取必要的调整和改革。习总书记说：

"这个世界，各国相互联系、相互依存的程度空前加深，人类生活在同一个地球村里，生活在历史和现实交汇的同一个时空里，越来越成为你中有我、我中有你的命运共同体。"①

这亦意味着彝民族与其他民族在全球化进程中的联系将会越来越紧密，任何文化已不能再局限于其原有的传承方式，必然在传承机制方面产生新的变革。整个社会转型导致少数民族原有的、封闭性的社会环境已经被彻底打破，与外界交往频繁而形成的影响已进入每个民族群体乃至个人生活的各个层面，使民族地区的生产生活必然要加入更加广泛的社会分工体系之内，从而成为整个社会互动的因子，使自己民族文化不能再局限于依靠原有的生产方式来传承，导致传承机制发生剧变亦成为必然趋势。② 从这个角度看，彝族传统医药文化遗产保护与传承机制的当代变迁已势不可挡。不再是被动地接受，也不单是主动变革，而是要不断强化自我民族的文化自觉和文化自信，表达彝医学的核心价值和丰富内涵，实现文化传播与认同，将彝族悠久的、优秀的医学文化进行国际表达和传播方是真正意义上对彝族医药文化遗产的保护与传承。只有强化彝族医药与其他文化体系间的交流与互动，彝族医药才能得到创新性发展与创造性升华，所具有的优秀成分和先进思想才可能为其他民族所借鉴，这将是互利共赢、两全其美、与时俱进、顺应发展潮流的重要举措。总体说来，就是要针对彝族医药文化遗产实现创新性发展与创造性升华并适时表达价值体系。

以彝族医药名老专家传承工作室与学术流派传承工作室建设为契机，培养学术经验继承人和临床医师，加强彝族医药学术传承与传播，自然能够凝聚各方力量并形成彝族医药传承的核心团队，使彝族医药成为解决民族地区缺医少药的重要卫生资源。③ 为追溯彝族医药学术流派之发展脉络，笔者长期深入彝族聚居区调研了各彝医学术流派，经多年挖掘整理，团队已初步完成对聂鲁、王正坤、张之道、方文才等彝医名老专家学术经验的整理研究，梳理出了彝医"气浊二元论"为核心的彝族医药学核心理论。以师承、家传、培训、师带徒等方式培养一批从事教学、临床、制剂开发、质量标准、资源调查等各个领域的彝族医药人才④，才能为彝族医药文化的活态传承闯出一条全新的路径。

第二节　彝族医药文化遗产整体性保护的思路与方法⑤

在当今国际国内大环境下，彝族医药文化遗产保护出现一片"利好"形式，各级政府和广大

① 黄夏年：《佛教命运共同体与中道圆融思维》，载《佛学研究》，2017年第7期。
② 刘宗碧：《我国少数民族文化传承机制的当代变迁及其因应问题——以黔东南苗族侗族为例》，载《贵州民族研究》，2008年第3期，第160-166页。
③ 徐士奎等：《云南省彝医药发展现状调研与对策研究报告》，载《中国药事》，2015年，第12期，第1296页。
④ 徐士奎等：《云南省彝医药发展现状调研与对策研究报告》，载《中国药事》，2015年，第12期，第1296页。
⑤ 徐士奎、罗艳秋：《云南省彝医药发展现状调研与对策研究报告》，载《中国药事》，2015年，第12期，1292页。

民众对彝族医药文化自觉与保护意识正逐步觉醒。虽然消失的无法弥补，但尚有大量留存于世的彝族医药文化遗产需要挽救。抓住机会，全面配合国家的文化保护工程与大健康产业发展，采取合理的保护措施是我们的唯一选择。众所周知，任何遗产无论是文化遗产还是自然遗产都有物质部分与非物质部分，而文化遗产也具有物质文化遗产和非物质文化遗产之区分。但同时亦要意识到物质与非物质两类遗产并不是截然对立、非此即彼的两个独立体，而是有重叠部分的统一体。①我国现在所实施的遗产运动是按照联合国教科文组织对文化遗产分类方法所开展的，将所申报文化遗产项目分为物质文化遗产与非物质文化遗产两大类。联合国对文化遗产的这种分类本身就存在缺陷，申报过程难免会经历困惑与疑虑，在现实操作中其实只要将文化遗产看作一个有机整体，了解任何文化遗产都有物质性和非物质性双重特性，保护与传承问题也就迎刃而解了②。根据这一原则，笔者针对彝族医药文化遗产流失加剧等现实问题提出了可行性建议与措施，以期为彝族医药文化遗产整体性保护传承工作指明方向。

一、记录性保护，项目申遗与保护并行

对彝族地区各种彝族医药文化遗产项目展开拉网式普查十分必要。要保护彝族医药文化遗产，首先要弄清楚保护哪些遗产，也就是明确了保护对象才能知道怎样保护。通过对彝族医药文化遗产进行普查、登记，然后分类、整理，摸清彝族医药文化遗产的底数，才能谈得上保护。普查主要手段就是记录，要知道记录本身就是保护。在彝族地区医药管理部门建议成立专门的组织机构，盘点彝族医药资源，对彝族医药文化遗产藏量、表现形式及内容等进行全面系统地记录，为建立档案数据库和保护名录、展览馆与数字资源库等奠定基础。要意识到，彝族医药文化遗产的普查记录不能只被动地享受各种国家工程的青睐与政策的扶持，而应乘借当前发展中医药与"一路一带"的东风，通过财政、捐赠、合作等多途径筹措资金对彝族医药文化遗产进行登记与记录。特别要注意的是，一些彝族医药知识是以人为载体，通过口传心授进行传承，对传承人的登记及其掌握医药知识的记录要给予高度重视，建立传承人名录。

彝族医药文化遗产项目的普查、申报与推广必须基于准确理解知识体系的基础上实施。在彝族传统医药知识传承过程中，研究者往往重视对医技医术挖掘和整理，但习用者在临床实践中却往往无法重复相同医技医术所能发挥的疗效。临床疗效的可重复性和可推广性恰是困扰广大临床工作者的瓶颈。究其缘由，是习用者在医技医术传承中对彝族医药独特的认知方式、思维模式和价值取向等无法深入理解，许多研究工作虽已实现对彝医诊疗技术的收集整理研究，但深度挖掘不足，特别是对典籍研读缺乏系统性，无法做到理法方药一线贯通，很难将彝医思维方式和认知方式内化为自身的知识体系而指导疾病的诊断与治疗。这样的做法是很难培养和形成具有彝民族特色的医学认知方式与思维模式的。保护与传承彝族医药文化遗产，必须完整地学习和运用彝族医药理论，不能知其然不知其所以然地凭一方一剂、一招一法去"行医"，理法方药一线贯通方能全面有效地继承彝族医药事业。要知道彝族医药知识体系是由思维体系、理论体系、诊疗体系及典籍体系等共同构建的复合体系，对彝族医药文化遗产项目的应用与推广必须基于准确理解彝族医药的思维方式、医药理论、诊疗方法等基础上才能实现。因此很有必要针对彝族医药文化遗产

---

① 金露：《游走于有形与无形之间的文化遗产——物质文化遗产和非物质文化遗产的定义、分类、特征和关系》，载《徐州工程学院学报（社会科学版）》，2012年，第2期，第36—41页。

② 金露：《游走于有形与无形之间的文化遗产——物质文化遗产和非物质文化遗产的定义、分类、特征和关系》，载《徐州工程学院学报（社会科学版）》，2012年，第2期，第36—42页。

的传承主体开展较为详细、系统地梳理，尽量使其源流脉络清晰，纵横有度，主次分明，前后有序。[1] 彝族医药知识体系是传承的主体，对其梳理研究时我们要做到深入浅出，便于应用，无论是概念、定义、推理都要恰如其分，合情合理，有史可证，有据可依。[2] 这就要求研习者要改变过去单纯性依靠"族外力量置入的形式"的单向研习方式，转向与促进"族内人们自觉参与"的双向结合。而在传承方式与范围上亦要从以族内传承为主的方式逐渐扩大到以与族外交往为中介的传承模式过渡。只有激发本民族人群的文化自信并促进向族外的有效传播，彝族医药文化遗产才能为更多的人群所接受，从而实现创造性升华、接受性转换。

申遗不仅是对彝族医药自身的保护，更是激发外界关注的重要途径。文化是每个民族记忆与身份的重要标志，文化遗产的流失与否是评判该民族消亡的征兆。彝族医药文化遗产是彝族文化中最具代表性、最重要的组成部分，亦是本民族文明进步的标志。彝族医药文化遗产作为中医药文化遗产的重要内容，申报彝族医药文化遗产就是保护中华民族的尊严和医药文化主权。[3] 目前，现代医学在全球范围已被普遍应用，但人体的生命奥秘远没有揭开，任何医学都有长短，共同肩负的任务永远不可能完成。20 世纪 70 年代末期，西医学虽然得到了空前发展，但在该过程亦充分暴露了其学术体系存在的致命性缺陷，一些西医为避免临床诊疗上的尴尬，为克服这种缺陷，寻找解决问题的出路，产生了对多元医药文化的求证而开始关注并研究世界各国的传统医学。[4]

中国各民族的医药文化具有多样性的特征，申报多元医药文化遗产也是世界遗产公约的宗旨，彝族医药文化遗产具有数千年的积淀，蕴含着十分丰富的东方生命智慧与宇宙智慧，不仅具有文化价值，更具有科学价值。[5] 从这点看，申遗与遗产保护的目的是相同的，都是为了文化遗产的可持续利用。要知道，申遗的最终目的是为了更好地保护遗产项目，并不是封闭地对遗产项目的独占。虽然申遗时要明确所有权的归属，但这并不代表要限制相关研究。虽然开发利用时要归属国有知情同意权，但并不是意味着对项目的垄断。从保护效果看，文化遗产项目申报虽然不可能对彝族医药文化遗产实现全面保护，但却能有效地促进彝族医药文化的传播与发展，使更多人群关注并进而保护与传承彝族医药文化遗产。从这个角度看，申遗活动对彝族医药文化遗产保护与传承来说实属积极的正能量，是要受到重视的。当然，彝族医药文化遗产项目申报是要分清主次的，要根据彝族医药文化遗产的各种实际情况而实施顶层设计，建立健全各种申报机制与制度，重点项目要重点申报，实现申遗与保护并重并行。

二、活态性保护，临床实践与保护对接

彝族医药是维护生命健康的科学，其最大价值就是要发挥诊疗疾病的功能。如何将各种诊疗技术、思维方式运用于临床实践，实现活态性传承，这是彝族医药文化遗产保护与传承的重要内容。据初步统计，目前全国彝族人口数为 776 万（据 2000 年第五次全国人口普查资料），占全国各民族人口数第八位，但彝医医院仅有 2 家，彝医馆仅有 2 家，彝族医药的开发利用程度和受众

---

[1] 徐士奎等：《云南省彝医药发展现状调研与对策研究报告》，载《中国药事》，2015 年，第 12 期，第 1296 页。

[2] 徐士奎等：《云南省彝医药发展现状调研与对策研究报告》，载《中国药事》，2015 年，第 12 期，第 1296 页。

[3] 郑蓉：《中国医药文化遗产考论》，北京：中医古籍出版社，2005 年版，第 4 页。

[4] 烟建华：《〈内经〉学术研究基础》，北京：中国中医药出版社，2010 年版，第 1 页。

[5] 郑蓉：《中国医药文化遗产考论》，北京：中医古籍出版社，2005 年版，第 4 页。

范围远远不能满足人们的需要，有极大的提升空间。① 笔者认为可从以下方面着手。

（一）建立临床实践与科研基地，搭建传承平台

临床研究与科研基地对于彝族医药的发展十分重要。医学的生命力在于临床，没有医疗实践和临床应用的医种也就失去了养分与活力，其学术传承必将会受到阻碍，各种疗术和技法也将逐渐萎缩。深入挖掘该医种的价值和潜能，拓展彝族医药在群众中的影响力和认可度，使其广泛传播，壮大彝族医药队伍，才能够有效传承与良性发展。② 从当前全国民族医药发展形势看，发展态势良好的其他民族医药均有临床实践基地和研究基地，在各族群众中有广泛的影响力，如藏医药临床实践基地广布西藏、青海、甘肃、四川、云南、北京等地，已形成庞大的藏医诊疗体系。蒙医药临床机构主要分布在内蒙自治区和蒙古国，已形成跨境分布的蒙医药诊疗体系。傣医药虽然在国内仅分布在云南西双版纳、德宏等局部地区，但泰国、缅甸、越南等东南亚国家尚有大量傣医行医，为傣医药的发展提供了大量临床实践机会。壮医药主要分布于广西自治区及云南文山等地区，目前这些地区已建立了壮医诊疗机构，为壮医药的传承发展提供良好的平台。维医药主要分布于新疆地区，已建立一定规模的维医药临床研究机构。可以毫不客气地说，如果不建立彝族医药临床基地与科研机构，彝族医药就不能作为独立医种发挥其应有的医疗价值和社会价值。③ 临床基地具有基础设施优良、功能结构合理、设备配套先进、人员队伍精良、研究方向明确、医种特色突出、模式机制创新等优势，是发挥彝族医药集群优势的孵化器。

（二）建立服务窗口，拓展彝族医药社会服务能力

任何医学的发展都是与社会认可度紧密联系的。④ 彝族医药文化遗产活态传承与保护的最终目标就是要拓展彝族医药的社会服务能力，使各种诊疗技术解决民众的疾苦，为更多人群所接受，为更多人群所习用，自然也就会形成良好的传承氛围。要知道，传承是保护，发展亦是保护，使彝族医药能够服务于民众就是对其最直接、最有效的保护措施。但如何使彝族医药服务于民众呢？笔者认为可从以下方面着手：

①通过与医院或门诊部等医疗机构联营开办彝医专科，建设彝族医药面向社会、面向民众的服务窗口，使彝族医药作为独立医种让越来越多的群众受益，从而拓展彝族医药服务地方医疗的能力。针对培养彝族医药人才传习场所匮乏的现实状况、彝族医药临床基地和科研基地缺乏等问题，笔者曾建议云南省卫生计生委在云南昆明、楚雄、玉溪、红河等地州市设立彝族医药临床基地，在州、县、乡等彝族人口较集中地区建立包括省-市-县-乡镇卫生院、社区卫生服务中心、社区卫生服务站、村卫生室的五级医疗机构服务窗口，拓展彝族医药的服务能力的建议。⑤ 该建议被云南省卫生计生委采纳并在楚雄州进行了试点。以楚雄州为试点，将云南省彝医医院确定为

---

① 徐士奎等：《云南省彝医药发展现状调研与对策研究报告》，载《中国药事》，2015 年，第 12 期，第 1296 页。

② 徐士奎等：《云南省彝医药发展现状调研与对策研究报告》，载《中国药事》，2015 年，第 12 期，第 1296 页。

③ 徐士奎等：《云南省彝医药发展现状调研与对策研究报告》，载《中国药事》，2015 年，第 12 期，第 1296 页。

④ 徐士奎等：《云南省彝医药发展现状调研与对策研究报告》，载《中国药事》，2015 年，第 12 期，第 1296 页。

⑤ 徐士奎、罗艳秋：《云南省彝医药发展现状调研及对策研究报告》，载《中国药事》，2015 年，第 12 期，第 1296 页。

彝医临床基地并组建楚雄州中彝医医疗集团，积极贯彻云南省发展中医药大会精神，以基层中医药能力提升为切入点，全力推进中彝医发展，在全省率先统一标准，在所有乡镇卫生院、社区卫生服务中心建设中彝医馆。目前，南华县100%乡镇卫生院设立了中彝医馆，87%的卫生室提供以饮片为主的中、彝医服务，大大推动了彝族医药在西南地区的传承。

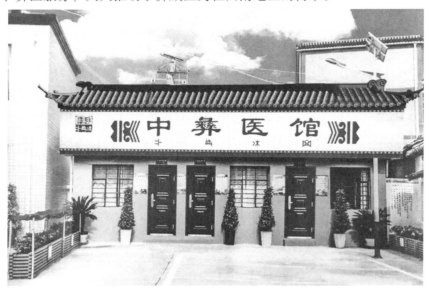

图 13-2　楚雄州南华县乡镇卫生院设立的中彝医馆

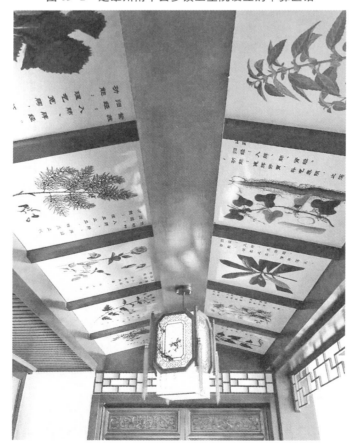

图 13-3　医馆房顶精心绘制的彝药标本图谱

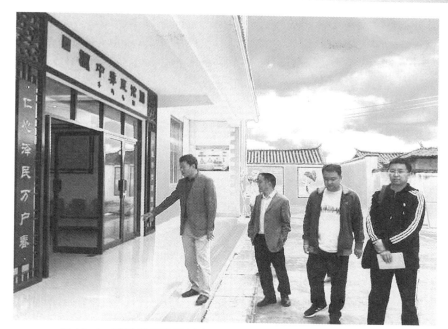

图 13-4　楚雄州卫计委副主任普联珊介绍中彝医馆的功能定位

②通过临床实践，继承并创新彝族医药理论，针对疑难性疾病开展各种临床研究，形成具有彝医学特色的新思路、新技术或新方法，并在临床推广。通过临床实践，加强彝族医药优势技术的筛选与推广工作，丰富与完善彝族医药理论体系，逐步规范和提升广大彝医的临床经验，提升彝医的临床技术水平。以促进患者生活质量为目标，在保证安全性的前提下提高各种技术方法的临床疗效，筛选出一批能够学得会、用得上的成熟彝族医药优势技术并在彝族地区甚至非彝族地区推广应用，方能使彝族医药真正服务于广大人民群众。这样不仅可以培养彝族民众的民族自信心和自尊心，亦可拓展彝族医药的社会服务能力，是对彝族医药文化遗产的活态传承。① 而要做到这些，就需要不断强化习医者的服务意识，规范管理制度，制定有效的激励政策，争取社会各方的支持。

③针对彝医习用的药材品种和民间流传的处方进行收集、整理并甄别，根据临床用药需求筛选出有效处方，整理成册或开发成彝药的院内制剂，使其服务于更为广泛的人群。②

三、科技性保护，学术研究与保护对接

文化遗产保护是一门科学，要以科学的态度对彝族医药文化遗产加以保护、管理和研究。科研保护作为理性的保护手段，就是探求适合彝族医药自身发展的规律，研究适合彝族医药文化遗产保护与传承的方式方法，以避免因为理论研究和技术方法准备不足及专业知识的匮乏所带来的决策盲目和失误。要知道，师承家授与研读典籍自古就是建立传统医药知识体系的重要途径。彝族传统医药知识从传承方式看，主要包括家传、师承和学院教育等三种传承方式，而从传承体系看，分为两大体系，即医技医术体系和认知方式体系。目前彝族医药的院校教育尚未开始，传承

---

①　徐士奎等：《云南省彝医药发展现状调研与对策研究报告》，载《中国药事》，2015 年，第 12 期，第 1296 页。

②　徐士奎等：《云南省彝医药发展现状调研与对策研究报告》，载《中国药事》，2015 年，第 12 期，第 1296 页。

以家传和师承为主。总体说来，目前彝族医药知识传承面临以下问题，即重医技医术的传承，轻认知思维的传承；重专业术语的规范研究，轻文字翻译语境关系的研究；重学院教育，轻师承教育；重资料的收集整理，轻深度的挖掘整理。这些相关问题严重制约了彝族医药文化遗产的传承与发展。①

显然，彝族医药文化遗产传承现状是不容乐观的，亟待开展系统的抢救与传承工作，建立有效的传承机制对彝族医药的传承与发展也就显得至关重要，对传承人、传承物与传承场的研究也就成为了核心内容。其中，典籍整理研究、医学流派梳理及强化科学保护意识也就显得尤为重要。

（一）加强对典籍的整理与释读，使彝族医药知识保持系统性

彝族医药知识的保护与传承永远是彝族医药文化遗产工作核心内容。可以毫不客气地说，有效保护与传承彝族医药知识是发展彝族医药的基础工作。② 如果彝族固有的医药知识已丢失，其原生的思维方式、医学理论、诊疗技法消亡或被异化，那我们所开展的彝药开发、质量标准等工作就会成为无根之木、无源之水，与现实版的"木乃伊"又有何区别？传承体系建设是解决彝族医药文化遗产保护工作困境的重要举措。保护与传承彝族医药文化不能坐视民间各类传承人在"物竞天择、适者生存"的自然法则下默默面对"自然淘汰"式传承，而要根据当前与未来发展需求及可持续发展需要重构新的传承机制以加强传承体系建设。所谓彝族医药传承体系的建设，其核心内容强调要打破以往脱离古籍和临床实践，对彝族医药知识断章取义所造成的片面零散认识，被后人任意曲解甚至杂糅各种思想观念、诊疗技术成大杂烩的错误做法，要从原真性、科学性、可持续利用性等角度出发实现顶层设计而构建一种可供相关领域整体传承与推广应用的医药传承体系。梳理彝族医药各构件要素的来龙去脉及其未来趋势与走向，使之以"传承人-传承物-传承场"各个环节丝丝相扣的方式与面貌呈现于世。也就是要将混沌的历史与文化要素清晰化与明朗化，通过勾勒彝族医药的基本概貌以昭示其未来发展方向。从学术角度看，通过彝族医药传承体系这一全新研究视域，能够对以往的彝族医药成果作出最佳概括与提升，使各种散在资料凝聚为真正的彝族医药研究成果而成为整个传承网络体系的重要节点。这样不仅可使以往的经验性研究上升为理论性研究，更能在彝族医药原创性思维模式的指导下，有效推广彝族医药的医学价值、社会价值与经济价值。

彝族医药传承体系建设的核心性基础工作就是古籍整理和代表性传承人学术思想继承这两个重要的研究方向。代表性传承人学术思想继承与古籍整理两者是互为因果、互为补充的整体，代表性传承人学术思想传承不仅要有效地接续、保存和利用古籍，也要赋予古籍新的生命力。显而易见，彝族医药古籍整理并不是为整理而整理，代表性传承人学术思想继承也不是为研究而研究。而是要通过传承团队建设、传承平台搭建与传承人培养等工作将相关理论研究与临床实践相结合，实现保护与传承相结合，促进历史与现实的衔接，实现古籍与传承人学术思想的接受性转换与创造性升华，增强彝族医药典籍和传承人学术思想的传承价值与受众范围。归根结底，保护与传承工作最终都要回归到对古籍的挖掘整理与对代表性传承人学术思想研究研究这个根本上来。离开对古籍的挖掘整理与对代表性传承人学术思想的整理，要想讲清彝族医药的源流承继、思维模式、

① 徐士奎等：《云南省彝医药发展现状调研与对策研究报告》，载《中国药事》，2015年，第12期，第1296页。

② 徐士奎等：《云南省彝医药发展现状调研与对策研究报告》，载《中国药事》，2015年，第12期，第1296页。

主导观念、核心思想等问题是十分困难的。

古籍是承载彝族医药知识的重要载体，但年代久远，文字古奥，难以理解，古籍的阐释和解读又必须依靠传承人才能解答。而在当前传承体系中的老彝医是学术造诣最深、临床水平最高的学术群体，这个群体是将彝医理论、前人经验与当今临床实践相结合的典范，自然应该成为了当代传承彝族医药学术的各家流派的核心人物。对名老彝族医药专家医技医术特别是学术思想的继承和发扬也就成为彝族传统医药传承与发展的核心内容。以传承团队为学术单元，将名老专家学术思想与古籍文献挖掘整理相结合，讲清彝族医药源流承继的关键性节点问题，方能做到相得益彰、承前启后，如实地再现彝族医药的全貌。从这个角度讲，彝族医药传承体系建设、古籍挖掘整理、传承团队建设与名老专家学术思想整理等工作是密不可分的，它们共同成为了彝族医药文化遗产保护工作的核心内容。

对彝族医药诊疗技法与用药经验的习得和传承来说，医学典籍起了关键的作用。彝族医药古籍承载着历代彝医对疾病与生命现象、本质规律深刻认识及临床实践累积的各种行之有效的诊疗方法，具有权威性、概括性和系统性的特点，代表了某个阶段彝族医药发展的历史与医疗状况。彝族医药知识传承不仅需要师父的言传身教，更要弟子研读典籍，将彝医思维方式与认知特点形成自己对理法方药的认识，方能指导临床诊疗活动。要知道，各位名老彝医在成长经历中无不重视对医学经典的阐释与研读，各版本医药经典所内含的各种学术思想是熏陶、培养每位习医者对彝族医药认知方式与思维模式的"模塑剂"。但我们亦要知道，古籍所承载的医药理论不是现成的，过去的古籍不是拿来就可以用的，需要推陈出新，创新性发展，创造性升华，方能古为今用，历代医家从来都不是"拿来主义者"，在不断地古籍整理和临床经验总结过程中，学术才得以发展，传承才得以延续。① 并不是古人所著写的古籍指导不了当前的临床实践，而是今人无法理解与释读古人所著写的医学古籍。典籍整理就是要使医学典籍发挥接受性转换的效果，提炼所蕴含的各种具有超越性与永恒性的彝族医学文化要素，凝聚彝族文化的原创思维与精神力量，强化其传承价值与受众范围，从而使典籍整理研究工作能承担接续过去、滋养现在、开创未来的历史使命。② 可见，加强对彝族医药典籍的整理与释读，对其内涵加以揭示和阐释，发挥古籍尊古通今、承前启后、继往开来的历史使命，可赋予彝族医药知识传承体系新的内涵与生命力，保持其系统性。

典籍整理与释读务求理论融会贯通，维系彝族医药的保真性。彝族医药是什么、为什么和怎么运用等系列问题是许多初学者经常会提及的重要问题。如何为初学者建立正确的认识论、合理解释和积极引导显得尤为重要。古籍整理、家传师承、临床实践是培养合格医师的主要途径，彝族医药知识的传承离不开对彝族医药古籍文献的释读与整理，通过对彝族医药古籍的准确阐释和系统梳理，习医者方能理清彝族医药的发展渊源和传承方式，做到理、法、方、药的融会贯通，使彝族医药理论和实践体系一脉相承性，体现的是彝族医药理论的保真性。但目前许多彝族医药典籍存在保存简陋、珍贵典籍誊抄有限、流传于世以孤本居多等问题，造成了某些重要彝族医药知识传承的受阻或中断，长此以往，令人担忧。显然，彝族医药知识不能单靠民间散在流传古籍的"自然凋亡"来传承，更应重视对古籍的整理研究，将彝族医药古籍所蕴含的医学内涵融入到

---

① 徐士奎、罗艳秋：《彝族医药古籍文献总目提要（彝汉对照）》，昆明：云南科技出版社，2016年版，第4页。

② 徐士奎、罗艳秋：《彝族医药古籍文献总目提要（彝汉对照）》，昆明：云南科技出版社，2016年版，第4页。

现代彝族医药文化的传承之中。

（二）开展医学流派遴选，维持传承团队的主体性

彝族医药的发展，传承人培养是关键，而医学流派作为培养传承人的最佳团队，是不容忽视的核心力量。对医学学术流派的定义，《中医学术流派传承工作室建设项目实施方案》中是这样界定的：中医学术流派是中医学在长期历史发展过程中形成的具有独特学术思想或学术主张及独到临床诊疗技艺，有清晰的学术传承脉络和一定历史影响与公认度的学术派别。[①] 要知道，各个医学流派如同彝族医药文化遗产得以传承和发展的"细胞体"，为彝族医药学术的整体发展提供了源源不断的滋养源，发挥着新陈代谢的作用。[②] 目前彝族医药学术流派的发展现状十分堪忧，历史上虽出现过曲焕章、沈育柏等著名彝医，但早已没有其传人从事彝族医药临床工作，仅有早年的药方被保留了下来，在云南白药和老拨云堂药厂等企业生产销售。严格说来，这些医派已不能视为名副其实的医派，但这些医派为什么会陷入自我凋亡的漩涡呢？究其原因，首先是该医派的继承人疏于对本医派所掌握的各种医学理论、学说、经验的学术渊源进行追溯与整理研究，以致逐步丧失了本医派独到的学术思想与诊疗技术。另一方面，流传于世的彝族医药手稿、抄本极少记录其作者或抄录者的姓名，致使各医学流派的学术发展脉络难以追溯，传承人常因本医派的学术特点不明晰而无法掌握。要意识到，任何医学传承与保护工作都必须围绕促进彝医学自身的发展与创新这个主题，也就是与外来医学、外来文化在碰撞中产生互融互鉴，使原本封闭、独立发展的彝医学得到提升与完善而融入世界医学之林。从这个角度看，彝族医药文化遗产工作属复杂的系统工程，需要医学、药学、植物学、动物学、化学等多领域专家的通力合作。但从目前彝族医药发展的现实看，各领域研究者尚处于各自为阵状态，虽然各领域在彝族医药部分关键节点问题上取得了一定成绩，但这些成绩尚未形成系统、完整的技术链与理论链，更不用说形成产业链了。[③] 系统总结各医学流派前期所取得的各项成绩，针对制约彝族医药文化遗产保护与传承的关键性问题，凝聚相关彝族医药专家、彝族医药人才及各方社会力量，联合相关企事业单位、社会团体的专业技术人员，组建以各重要医学流派为主体的彝族医药研究团队，形成合力对重点问题集中突破，亦是彝族医药文化遗产工作的重要内容。[④]

（三）强化科学保护意识，维护遗产的原真性与完整性

事实上，彝族医药文化遗产保护是针对破坏与流逝而言。破坏分为人为破坏和自然破坏。我们要意识到，物质遗产与非物质遗产是不可分割的整体，均需要强化科学的保护意识并采取合理的保护方式与方法来实现整体性保护。物质类彝族医药文化遗产要想保存其原真性与完整性，在使用修复材料方面必须坚持可逆性、可再处理性、可识别性和最低程度介入的原则。但从我国多

---

① 洪净、吴厚新：《对中医学术流派传承发展中一些关键问题的思考》，载《中华中医药杂志》，2013 年，第 6 期，第 1641 页；亦可参见刘桂荣，李成文，戴铭：《中医学术流派概说》，载《中医药学报》，2013 年，第 6 期，第 1 页；参见中医学术流派研究课题组：《证明与创新：中医学术流派研究》，北京：华夏出版社，2011 年版，第 4 页。

② 徐士奎、罗艳秋：《彝族医药古籍文献总目提要（彝汉对照）》，昆明：云南科技出版社，2016 年版，第 3 页。

③ 徐士奎等：《云南省彝医药发展现状调研与对策研究报告》，载《中国药事》，2015 年，第 12 期，第 1296 -1297 页。

④ 徐士奎等：《云南省彝医药发展现状调研与对策研究报告》，载《中国药事》，2015 年，第 12 期，第 1297 页。

年文物保护科技成果看，技术方法还较为零散和落后，尚未形成系统的技术体系，亦缺少必要的技术规范与专业的技术人才。如何将最新的文化遗产保护成果与传统保护手段有机结合，将合理的新技术、新材料、新工艺等运用到具体的彝族医药文化遗产保护实践中，如在修复前、修复过程中及修复后，应充分利用摄影、摄像、复印等现代记录手段，系统地记录下要保护遗产所承载的所有信息，以便研究与总结成功或失败的经验，为更好地运用先进技术实现更好的保护，实现保护技术的可持续发展。随各种法律制度的完善与各种形式宣传教育的推进，人类对彝族医药文化遗产的保护意识越来越强，物质类遗产流逝与破坏虽存在但会逐渐减少，但非物质类遗产却随自然生态环境与文化生态环境的破损而加剧。显然，强化科学保护意识，树立正确的保护观念是十分重要，这是研究团队十分强调整体性保护与活态传承保护的原因所在。

四、教育性保护，学科建设与保护并行

我们知道，文化遗产保护最基本的做法就是树立保护意识。不是某部分人，而是全社会人群保护意识得到极大提高之后，彝族医药文化遗产保护与利用工作方能顺利开展，而培养全民良好的保护意识与社会风气的最直接办法就是开展彝医教育。①

在现行医药管理政策下，彝医传统传承方式难以为继，彝医从业队伍急剧萎缩，严重制约着彝族医药产业的可持续发展。彝族是我国西南地区人口最多的少数民族，分布较多的县市在云南省有 85 个，四川省有 28 个，贵州省有 10 个。据 1990 年全国人口普查数据显示，全国彝族自治地方有 21 个。彝族人口数量排名前四位的有云南省红河哈尼族彝族自治州，彝族人口为 724434 人；云南省楚雄彝族自治州，彝族人口为 570535 人；云南省新平彝族自治县，彝族人口为 400433 人；四川省凉山彝族自治州，彝族人口为 133637 人。根据云南省楚雄州对其辖区内彝族医药从业人员的调查显示，各级各类医疗机构中的彝族医药人员有 1229 名，民间身负一技之长的彝族医药人员有 481 名，合计 1710 名②，但这 1710 名彝医从业人员大多没有彝医执业资格，属"非法行医"。1999 年 5 月 1 日施行的《中华人民共和国执业医师法》规定：

具有高等学校医学专科或本科以上学历人员可以参加执业医师考试；以师承方式学习传统医学满 3 年或经多年实践医术确有专长的、经县级以上人民卫生行政部门确定的传统医学专业组织或者医疗、预防、保健机构考核合格并推荐，可参加执业医师考试。③

目前彝医学本科教育与专科教育均未开展，从学历教育角度取得执业资格显然不适用于彝医。而《传统医学师承和确有专长人员医师资格考核考试方法》（中华人民共和国卫生部令第 52 号）规定："以师承方式学习传统医学或者经多年传统医学临床实践医术确有专长，不具备医学专业学历的人员，可以依照本法规定通过对传统医学师承和确有专长人员进行资格评价和认定后，参加医师资格考试"。该法规看似对非学历教育的师承或确有专长人员参加执业医师考试已"松绑"，但这些法规仅适用于中医药、藏医药、蒙医药、维吾尔族医药、朝医药、哈萨克族医药、傣族医药等已开展本民族医种执业医师考试的民族医学，对彝族医药等尚未开考执业医师的医种来说并没有实质性的帮助与推动。如 2015 年云南省卫生计生委制定下发《云南省中医药一技之长人员考核与规范管理工作实施方案》并实施了《传统医学师承和确有专长人员医师资格考核考试办法》，

---

① 樊传庚著：《新疆文化遗产的保护与利用》，北京：中央民族大学出版社，2006 年版，第 265 页。

② 参见楚雄州人民政府副州长邓斯云在 2015 年 12 月召开的彝医执业医师开考论证会上的报告：《关于将彝医医师资格考试列入国家开考范围的情况汇报》（内部资料）。

③ 辽宁省卫生厅关于印发《辽宁省传统医学出师考核和确有专长考核实施办法》的通知（辽卫函字〔2008〕26 号）。

2015 年共有 39 人参加师承出师考核考试，其中 30 人考核合格，合格率为 76.9%；82 人参加确有专长考核考试，54 人考核合格，合格率为 65.8%。而 2016 年，师承出师考核考试，有 24 人考核合格；专长考核考试，有 57 人考核合格。① 这些人员均是按照中医药的标准考核，考官也是中医界人员，对彝族医药从业人员来说是很难的，所考非所学，很难取得合法地位。大量民间彝医被排斥于执业医师考试大门之外，仍然处于"非法行医"的困境，彝医队伍急剧萎缩亦属必然。如何推进彝医执业医师考试制度及院校教育的相关政策调整，以及对彝医从业资格的认定问题成为了彝族医药文化遗产保护与传承工作的重要内容。

建设符合彝族医药自身认知规律与特点的学科体系是彝族医药从业人员取得执业资格的重要保障。现代医学教育体系导致了医药分家，传统医药知识体系被人为割裂，造成了传统医药知识教育传承的异化与失控。之所以能将某种药物称之为彝药，是因为此药的临床应用与开发是在彝医理论指导下开展的。反之，如果该种药物在其他民族医学理论指导而不是在彝族医药理论指导下应用，自然就不应称为彝药。彝族传统医学已形成自己独特的研习方法与传承模式，医生既是医学家又是药学家，要求彝医既懂医理又熟悉各种药物药性及加工炮制方法等。但现代的中医药教育按照西方医学的教学模式将医与药分家，形成"医学专业"与"药学专业"。"医学专业"开设大量西医课程，而医学经典、药材鉴别、药材炮制等方面的课程却寥寥无几，培养出的医学生根本不熟悉药材和医学经典，在临床实践过程中自然会捉襟见肘。而"药学专业"开设众多化学分离、检验检测等方面的课程，如此的课程设置导致"药学专业"的学生不了解"传统医学"是什么，试想脱离医学理论指导所开展的"传统药物"现代研究又遵循的是什么原理呢？如此开发研究的"传统药物"又怎么能够应用到"传统医学"的临床呢？实现"医药结合"的全新教育模式才是突破传统医学院校教育瓶颈的重要途径。

在"古今结合"的基础上推动传统与现代有机结合的教育模式。当前中国传统医学教育中普遍存在"崇今薄古"的现象，如《思考中医》的作者刘力红教授谈到这个现象时曾提到具代表性的案例。刘教授曾受邀参加学术研讨会并作了题为《略说中医的学习与研究》的学术报告，会后有位中医博士与其交流，对其研读中医经典著作、宣扬经典的精神表示佩服，但同时亦对其这样的行为表示不理解。据这位博士说，在他们这些中医博士圈里，是非常少有人读中医经典。如果谁的案头摆放《黄帝内经》，那绝对要被笑话。他们读的都是分子生物学这些所谓的现代科学专著。② 刘力红教授所说的现象并非个案，也并非仅在博士群体中才出现，在硕士群体乃至本科群体均是如此。在中医药教育领域如此，在彝族医药、藏医药等民族医学领域亦是如此。要知道，彝族传统医药理论是在《哎哺啥呃》《宇宙人文论》《宇宙生化》《明代彝医书》等众多医学典籍基础上，经过历代彝医的传承和实践而累积构建起来的。可以说，彝族医药古籍就是彝族医药学术体系得以延续与传承的理论基石，如果院校教育不重视对相关课程的开设，教授的学生自然无法掌握彝族医药学精华所在，又怎么会理解古人对疾病的认识？显然，中国传统医学教育的这种"崇今薄古"现象与趋势是造成彝族医药文化遗产流失的重要因素，使我们不得不深入思考彝族医药保护与传承所存在的教育问题，亟待从符合彝族医药文化传承规律的角度探索院校教育的全新途径与思路。笔者通过实地考察与访谈相结合的方式，对 152 个从事彝族医药的科研机构、临床机构、教学机构和 179 位彝医生进行了深入调查，调查了包括民族文字掌握情况、文化程度、医术获取途径、古籍收藏情况等方面的内容，发现彝族医药从业人员虽大多未接受过医学院校全面

① 根据云南省卫生和计划生育委员会网站公布的数据统计而成。
② 刘力红著：《思考中医》，桂林：广西师范大学出版社，2003 年版，第 5 页。

系统的医学教育和训练，但对当地彝医习用药物资源十分娴熟，多是通过师承或家传等传统学习方式逐渐掌握对当地常见病、多发病与突发病的诊疗方法。可见，师承与家传是彝医数代人临床实践经验的积累，其有效性和安全性受到当地民众广泛认同。这些民间彝医虽然并非是能处理所有疾病的全科医生，但的确在"某一专业领域具有专长，临床疗效确切并得到当地农村居民认可"。受本民族文化的滋养和熏陶，这些彝医大多发展出具自身特色的整套诊疗方法，具有丰富的临床实践经验，当地群众对民间彝医的信任度高。可见，探索如何将传统的传习模式与现代化的院校教育有机结合，形成具有创新性的教育模式是彝族医药文化遗产保护与传承的重要研究方向。

五、制度性保护，执业认证与保护衔接

政府力量介入能有效促进彝族医药传承保障制度的建立健全。在经济一体化背景下民族文化受到外来文化冲击，其生存环境逐渐破碎化，其文化传承对政府力量的依赖亦越来越加强。市场经济的发展，一个根本特点就是任何生产均以"价值"这种财富的社会形式为媒介而发生"同质化"过程，造成经济一体化。这种"一体化"使各种文化间的壁垒被打破，各种文化必然处于交织互动的发展状态。[①] 这种一体化形式下的"开放"，使各少数民族的医药文化面临新挑战，即外来文化冲击及在文化变迁、重构中造成大量民族文化的失传。彝族医药在数千年历史演进中以典籍与口传身授结合方式传承各种医技医术，体现的是每个医派临床经验的累积与体验型学习方式。家传与师传是彝族医药传承的主要方式。典籍是彝族传统医药发展历史的承载者，而历代著名医家均是彝族传统医学理法方药的集大成者与传承者。彝族医药在发展历史中形成的各种医学理论、诊疗技术、用药经验、医药典籍等无不是历代彝医呕心沥血、殚精竭虑才得以不断积累和发展的。当今名老彝医通常是彝族医药学界学术造诣最精深、临床技术最精湛的人群，通常是当代各家彝医学术流派的核心人物，能够将彝医核心理论、前人经验与个人临床实践有机结合，是彝族医药的智力资源和宝贵财富。随着老彝医相继谢世，古籍渐渐成为了无人能懂的"天书"，医技医术也成为了无法传承的"秘笈"，培养合格的传承人成为了首要任务。然而因尚未建立彝医执业医师考核制度和高等教育制度，传承人受市场经济的冲击，面对传统彝族医药这门投入多、见效慢的技术，还要承担"非法行医"的风险，都纷纷转行而另谋生计。抢救继承名老彝医的学术思想与技术经验已然成为彝族医药传承工作的重中之重。从这个层面看，彝族医药文化的保护与开发，政府要充分发挥积极引导作用，不仅要建立保障制度并作出适时调整，避免政府行为的盲目性与替代性所带来的缺陷，这就要求科学规制权责与合理使力。[②]

彝族文化与现代文化对接未能实现价值转型与提升，以致彝族医药丧失生存土壤。长期以来，少数民族地区教育只注重对学生的科学文化知识教育而忽视了其本民族的文化知识与技能教育，致使各种民族民间文化远离学校，未能进入学校课堂实现院校教育，甚至远离民众的生活实践，不能得到较好的传承，致使彝族医药失去了生存土壤。语言是每个民族文化传承的重要载体，又是民族特征的重要标志，对民族文化保存与传承作用是极其重要的，民族语言流失就意味该民族文化根基的动摇或丧失。彝族语言包括六大方言区，但当前能够认识这几种古文字的人却寥寥无

① 刘宗碧：《我国少数民族文化传承机制的当代变迁及其因应问题》，载《贵州民族研究》，2008年，第3期，第161-162页。
② 刘宗碧：《我国少数民族文化传承机制的当代变迁及其因应问题》，载《贵州民族研究》，2008年，第3期，第166页。

几，这种现象说明彝族医药文化被冲击乃至失传的危机是极其严重的。① 从上述实例可知，彝族医药文化在当代已逐步面临失传危机，发展正处青黄不接的尴尬境地，如何解决这种状况，不是普通大众能自己解决的，必须依靠并获得外来强有力的支持，而其中最重要的"强力"就包括来自政府的介入与扶持。从现在部分成功案例可以看出，相关政府部门的支持与扶持对彝族医药文化保护与传承至关重要。

相关制度的制定和实施是保障彝族医药技术开发有效性和安全性的重要举措。有效性与安全性是彝族医药技术开发与临床实践遵循的共同性原则。彝族医药作为彝族预防、治疗、诊断疾病的重要手段，已形成体现自身特色与优势的诊疗系统。随着时代的发展与社会的进步，人类对医药安全性与有效性越来越重视并产生了全新认识。医药安全问题与效应问题成为制约各民族医药发展的关键性问题，在彝族医药文化遗产领域亦不容回避。彝族医药的安全与效应与从业人员的各种医疗行为密切相关，减少或杜绝各种医疗或用药事故发生的根本性措施就是实现彝族医药的制度性保护。何谓制度？《易·节》曰："天地节，而四时成。节以制度，不伤财，不害民。"而孔颖达对此注疏说："王者以制度为节，使用之有道，役之有时，则不伤财，不害民也。"可见，制度作为人们有目的建构的存在物，是各种文化体系内部每位成员共同遵守的规章或准则。"没有规矩，不成方圆，此之谓也。"如何规范彝族医药从业人员的医疗行为，其中最重要的工作方式就是要有效推动彝医医师制度等相关管理工作，主要包括三个方面。

1. 实施顶层设计，对彝族医药从业队伍进行科学管理

政府对彝族医药文化的保护与传承必须强化监管与引导作用。当前彝族医药在教育、医疗、保健机构的人员配备等方面存在模式单一、定位不清等现实问题，这个问题是制约彝族医药可持续发展的关键因素。因广大民间彝医属弱势群体，这些人既无设备与仪器，更无临床流行病学、循证医学、药理学等学科专业知识的积淀，在科研经费方面亦无保障，在彝族医药传承与发展的改革浪潮基本处无序的混乱状态，根本无力改变彝族医药传承与发展现状。而政府作为行政职能部门能快速聚合各方财力、物力解决实际问题，其管辖的各类科研院拥有人才层次结构完备的研究团队及充足的科研经费，能够根据彝族医药行业的发展需求组织人员开展有序的研究工作，应在彝族医药文化遗产保护与开发中有所作为，但同时亦要避免工作上的盲目性与替代性所带来的缺陷或伤害。要将彝族医药知识由临床实践、师承家传等方式立即升格为独立医种的临床医院设立、民族医学院校教育等规模化传承方式并非是一蹴而就的事。面对彝族医药资源大量流失，我们又该如何呢？笔者认为应实施顶层设计，对彝族医药队伍实现科学管理。这就要求政府部门针对彝族医药行业实际特点，对彝族医药的机构、人员、技术、产品等对象根据其不同性质范围而采取不同的管理方法，这是从"顶层设计"高度对彝族医药文化遗产工作的再认识。如第四次中草药资源普查是目前开展的大型传统医药知识抢救工程，其核心任务之一就是"发现并确认一批正在传承应用、有重要价值的医药知识、技术和经验"。如何实现这个目标呢？笔者建议尽快启动彝药临床药师培养工作，将药物资源普查工作与药物临床疗效验证相结合，可有效地发掘整理彝药的临床疗效。通过发动当地彝医参与药物资源的普查，可详细记录彝医临床实践经验、药物临床使用方法与功效。这样既可解决当前传统药学教育侧重药理、药化等现象所带来的彝药研究与临床脱节等问题，亦可有效抢救与保护正面临急剧流失的彝族医药知识。这就告诉我们，要想

① 刘宗碧：《我国少数民族文化传承机制的当代变迁及其因应问题》，载《贵州民族研究》，2008年，第3期，第163页。

顺利开展过这项工作就必须依靠彝医的积极参与。那么哪些类别的人员可以界定为彝医呢？各民族对"民族医"身份界定的方式与标准是不同的，应根据各自的传承特点来设定。对彝医来说，要以是否能阐释彝文医药典籍、是否具家传或师承、是否开展彝医临床实践、是否具有广泛群众基础等要素作为考查彝医身份的重要标识，这是"彝医"身份界定的主要依据。显然，对彝医身份的界定和重视，对促进彝族医药知识与技术传承十分重要，不仅包括其技术操作过程所使用的各种器皿、工具等实物，同时更重要是对彝医认识疾病和生命的思维特征、思维方式、思维观念的整体性活态传承等。

2. 明晰"非法行医"的概念，对彝族医药文化遗产实施分类管理

"非法行医"多年来始终是制约彝族医药发展的主要问题。根据我国现行法律制度对"非法行医"行为的认定，主要分为以下几种情况：

①未取得行医资质或以非法手段取得行医资质而实施医疗活动；

②未取得《医疗机构执业许可证》等证照却擅自开办相关医疗机构的；

③依法被吊销医师执业证书却不遵守相关规定而开展医疗活动者；

④未获得乡村医生的执业资质却擅自开展乡村医疗活动者；

⑤取得家庭接生员资质却开展家庭接生规定范围外的其他医疗行为者。①

从相关法律法规的解释看，非法行医的界定主要涉及 3 个主要因素，包括无执业证、无医疗机构执业许可证、无固定行医地点。大部分彝医在当地的身份是农民，主要从事农作物种植，没有挂牌行医，有的通过师承和家传获取治病方式后，以自我医疗和自我保健为主，发挥了传统医药"简、便、验、廉"的特色优势，逐渐在乡邻中有了名气，乡民纷纷慕名而来，求医问药，懂得医药知识的乡民逐渐被称为某某医生，逐渐成为指导乡民用药治疗疾病的"民间医生"。因此，其行医的出发点是自我医疗和自我保健，帮助和指导乡民对疾病和健康加以认识，我们又怎么能简单地将他们评判为"非法行医"呢？而对那些希望通过"民族医"身份从事医疗活动以便获取经济收入且从未有师承家传等方式获取任何医药知识，仅通过自己"道听途说"便使用药物为患者治病的欺骗行为，我们确实应该加以制止和惩罚。二者不应混为一谈。

3. 师承与院校教育有机结合，探索彝医执业医师考核制度

师承家传自古就是中国传统医学主要的传习模式，通过"临床跟师－研究经典－临床再实践"的方式反复学习，已经形成古代相对完善的师承教育传承体系。实践证实这种传承方式是传承中国传统医学的最佳方式，是值得推广的，为此我国实施过多次名老中医师、名老民族医师带徒活动，也取得了一些重要的成绩。以师承教育为主的传承体系与现代医师考试制度有效接轨也是事物发展的必然趋势，必须建立完善的考核制度。2006 年 11 月 27 日《中华人民共和国卫生部令（第 52 号）》发布了《传统医学师承和确有专长人员医师资格考核考试办法》，作为对以师承方式学习传统医学或经多年传统医学临床实践，医术确有专长，不具备医学专业学历人员的考核，分为传统医学师承出师考核（简称出师考核）和传统医学医术确有专长考核（简称确有专长考核）。其中出师考核对师承人员、指导教师、师承关系合同、跟师学习时限等方面均有要求，其中对指导教师资格要求：具有中医类别中医或民族医专业执业医师资格。该条文看似很规范，但细细思量却很不合理。众所周知，我国目前仅开设了中医、西医、藏医、蒙医、维医、朝医、傣医、壮医、哈萨克医等部分医种的执业医师考试，也就是说只有这些医种的医生才能获得执业医师资

---

① 史蕾：《非法行医罪主体探析——以刑法谦抑性为视角》，载《内蒙古民族大学学报》，2009 年，第 3 期，第 97 页。

格。其他尚未开展执业医师考试的医种，根本不会存在本民族医专业的执业医师，最终出师考核对这些医种来说就是一纸空文，毫无用处，如彝医、纳西医、苗医等。显然，师承教育与执业医师制度是无法对接的，开展院校教育是必由之路，这样可有效缓解当前彝族医药资源急剧流失的现状，更可以缓解地方医疗卫生资源高度紧张的难题，为地方政府贡献稳定的医疗卫生收益，促使地方政府有足够的内在动力去推进传统医药资源配置的结构调整，影响当地乃至全国医药卫生产业发展的走向。在地方政府持续扩大传统医药产业结构调整的局面下，边远山区、民族地区等地区的中低收入居民对传统医药结构调整的医疗卫生需求就会形成稳定的政策预期，能够在相当程度上缓解甚至清除医疗卫生需求对医药价格的影响，抑制医疗价格的上涨趋势，缓解民族地区缺医少药现状。

六、产业化保护，培育彝医药品牌体系

产业是促进彝族医药行业快速发展的重要因素。对彝族医药产业来说，虽然已创造出云南白药、排毒养颜胶囊等知名品牌产品，但相对丰富的彝族医药资源来说，却远未发挥出全部优势，彝族医药的资源优势、文化优势等"先天优势"根本未转化成产业优势和经济优势等"后天优势"。对整个彝族医药产业体系来说，缺乏统一品牌的统摄，从而使有限的品牌产品流于散、乱、弱、小的散乱状态，突出表现在以下七个方面：①

①彝药品种多，但知名品牌少，缺乏相互联系的知名品牌体系；

②彝药生产企业多，但大多规模小，且经营观念落后，重复生产现象严重；

③众多研发机构并存，但条块分割、缺乏合作机制，创新性与研发能力严重不足；

④彝药品种的营销环节薄弱，市场分割及产品流通不畅现象严重；

⑤彝族医药产业链衔接功能薄弱，相关产业之间的联动效应有限；

⑥彝族医药社会服务体系不健全，服务意识淡薄；

⑦部分彝药品种按中药管理，对彝族医药行业的宣传力度不足。

调查结果显示，彝族医药企业中，虽有已形成在国内外医药市场具有强势竞争力的云南白药、龙润集团等大型的企业集团，但更多相关企业处于小规模、低水平重复的运营状态。云南白药、龙润集团等大型企业虽形成了一定规模的产业链，但产业链的纵深发展与横向扩展力度较差，上游原料供应体系、中游的产业体系与下游的产品体系未形成联动。目前云南省各相关企业拥有154个彝药的国药准字号批文，但在产品市场和临床上却很少有人知道这些品种是彝药，更不用说运用彝医理论来指导临床用药，这是造成彝族医药产业发展滞后的重要原因之一。所有这些都折射出彝族医药产业体系转化与运行功能的缺陷，针对彝族医药产业发展所存在的各种问题，笔者认为应从以下方面入手：

①发掘彝族医药的特色与优势，集中打造彝族医药大品牌。用"彝族医药"统摄与培育各品种品牌和各产业链，将彝族医药打造成"藏医药""蒙医药"一样的彝族医药产业体系；②

②从思维体系、理论体系、诊疗体系、传承体系等方面全面、深入、系统地阐释彝族医药的本质与特色；

---

① 徐士奎等：《云南省彝族医药发展现状调研与对策研究报告》，载《中国药事》，2015年，第12期，第1297页。

② 徐士奎等：《云南省彝医药发展现状调研与对策研究报告》，载《中国药事》，2015年，第12期，第1297页。

③对彝药成药品种和药材等溯源和梳理，用彝族医药理论严格规范使用范围和适应证，实现规范化管理；①

④建立健全彝族医药社会服务体系，使彝族医药与医疗保健实现"零接触"，真正为医疗卫生事业服务；②

对彝药材资源实施分类管理，实现开发与保护并重。彝药资源主要分布在彝族聚居的大小凉山、乌蒙山脉、哀牢山等地，除少部分药材品种实现规模化种植外，大多数彝药材品种尚处于野生、自采自挖状态，药材储量不大。总体说来彝药材资源主要分为三种状况：（1）部分重点药材品种已实现规模化种养植，能解决药源问题，如三七、天麻、灯盏花、龙胆草、黄草乌、紫草乌、茯苓、石斛、杜仲、厚朴、金铁锁、雪上一枝蒿、美洲大蠊等；（2）部分品种虽然尚未开展规模化的种养殖，但野生资源尚丰富，暂时能够供应药品生产，如青叶胆、紫丹参、小草乌、大红袍、昆明山海棠等。对于这部分药材品种目前虽然不亟须开展种养殖、引种驯化研究，但从彝药产业可持续发展角度考虑，对这类药材品种应加大综合开发利用的力度并制定相应的法规或条例，避免造成浪费，缓解资源的压力。（3）部分彝药材品种单一，资源储量小，生态环境脆弱，亟须开展引种驯化、种养殖、生态环境保护等方面的研究，如千针万线草、双参等。③总之，随着云南省医药工业发展和医药卫生保健事业水平的提高，一些疗效确切的彝药品种正逐步得到开发，有的作为成药、保健品、化妆品的原料；有的已进入民族地区医院供配方用药，需求量越来越大，给彝药资源供应带来了巨大的压力，多数品种的野生资源面临枯竭，急待大力开展驯养种植，扩大彝药的资源储量和质量。④

彝药医疗机构制剂研制应是临床用药的重点。云南省医疗机构医院制剂使用单位主要有三家，分别为云南省彝医医院、老拨云堂彝医馆、南疆肿瘤医院。其中云南省彝医医院经云南省食品药品监督管理局批准生产的彝药院内制剂主要有五个剂型24个品种，主要用于呼吸系统、消化系统、运动系统和泌尿生殖系统疾病。每年院内制剂使用量据统计，胶囊剂约为10万盒，液体类制剂（含洗剂、酒剂、酊剂、合剂）约为12万瓶。⑤而南疆肿瘤医院批准使用的彝药院内制剂主要是颗粒剂，包括金荞麦颗粒、密桶花颗粒等8个品种。总体说来，云南各家医疗机构生产使用的彝药院内制剂品种偏少，剂型比较单一，临床用药方向比较局限，大量彝族验方尚未得到开发应用，应该在新剂型、新功效、新主治、新品种等方面加强对彝药医疗机构制剂的研制与开发。⑥

彝药国家标准提升应成为重要工作内容。笔者曾深入调研了63个彝药品种，涉及彝药生产企业21家，其中7个品种为云南省基本用药，2个品种为国家基本用药，54个品种为非基本药物品种。这63个彝药品种共涉及四类标准，一类是地方标准上升国家标准，共53个彝药品种；一类

---

① 徐士奎等：《云南省彝医药发展现状调研与对策研究报告》，载《中国药事》，2015年，第12期，第1297页。

② 徐士奎等：《云南省彝医药发展现状调研与对策研究报告》，载《中国药事》，2015年，第12期，第1297页。

③ 徐士奎等：《云南省彝医药发展现状调研与对策研究报告》，载《中国药事》，2015年，第12期，第1297页。

④ 徐士奎等：《云南省彝医药发展现状调研与对策研究报告》，载《中国药事》，2015年，第12期，第1297页。

⑤ 徐士奎等：《云南省彝医药发展现状调研与对策研究报告》，载《中国药事》，2015年，第12期，第1298页。

⑥ 徐士奎等：《云南省彝医药发展现状调研与对策研究报告》，载《中国药事》，2015年，第12期，第1298页。

是散页标准，共 4 个彝药品种；一类是卫生部标准，共 4 个品种；一类是药典标准，共 2 个品种。① 从调研结果显示，彝药品种具有 2 个主要特点：（1）质量标准方面，约有 84.1% 的彝药品种尚处于地方标准上升国家标准阶段，进入药典的品种仅占 3.2%；（2）入选基本药物方面，国家基本药物仅占 3.2%，省基本药物占 11.1%，85.7% 的彝药品种尚属于非基本药物。可见，我省相关企业对彝药标准提高工作和基本药物目录工作尚未给予重视。目前我国基本药物管理规定："进入药典的药品可进入基本药物目录"，应该积极引导生产企业对相关彝药品种进行标准提高，争取更多彝药品种进入药典，从而进入基本药物目录。②

云南省地方药材标准应继续完善。云南省药监部门十分重视本省彝药材的质量标准研究工作，为解决相关彝药成药品种入药药材无质控标准的"标准倒挂"问题，在"十一五"期间启动了"云南省中药材标准 2005 版研制"项目，出版了《云南省药材标准 2005 年版彝药卷》3 册，共收载彝族习用药材 153 个，加上《云南省药材标准 2005 年版》第一册收载的 10 种彝族药材，共制定了彝族药材标准 163 个，基本解决了彝药成药品种无药材标准的问题，为生产投料提供了标准依据，走在了地方药材质量标准研究工作的前列。云南省药材标准虽然取得了不菲的成绩，但从标准检测项目看，大多没有含量测定项目缺少对照物质，尚有很大的提升空间，应该继续提高；标准提高应该与对照物质研制工作同步进行，可减少人力物力的投入和浪费。③

总之，彝族医药是彝族生息繁衍的重要保障，有数千年的发展历史，从上述对彝族医药发展情况的简要回顾可见看出，彝族医药无论是在医药典籍的数量和种类、知识体系的完备程度，还是在彝药产业体系研究方面，都能证明彝族医药在医疗卫生服务方面能够发挥出巨大的潜力，是不可或缺的力量，不单单是西南地区七百余万彝族同胞健康保障的卫生资源，也是"打造健康中国，深化医改"的重要途径和有益补充。党和政府十分重视中医药、民族医药事业，彝族医药迎来了千载难逢的大好机遇，应不断拓展彝族医药健康服务领域，以优秀的彝族传统文化为发展基础，基础理论为发展核心，疾病谱变化为发展导向，质量标准为发展保障，临床疗效的提高为发展的最终目的，促进彝族医药事业的发展。④

---

① 徐士奎等：《云南省彝医药发展现状调研与对策研究报告》，载《中国药事》，2015 年，第 12 期，第 1297 页。

② 徐士奎等：《云南省彝医药发展现状调研与对策研究报告》，载《中国药事》，2015 年，第 12 期，第 1297－1298 页。

③ 徐士奎等：《云南省彝医药发展现状调研与对策研究报告》，载《中国药事》，2015 年，第 12 期，第 1298 页。

④ 徐士奎等：《云南省彝医药发展现状调研与对策研究报告》，载《中国药事》，2015 年，第 12 期，第 1298 页。

第十四章　彝族医药文化遗产培育模式的理论探索与实践

第一节　彝族医药文化遗产的保护与传承模式

彝族医药文化遗产的保护与传承模式包括基于传统师徒授受的传承模式、基于中草药资源调查的传承模式、基于古籍翻译整理的传承模式、基于医学流派工作室建设的传承模式、基于学术研究的传承模式、基于产业发展的传承模式等六种。这六种模式代表了彝族医药保护与传承不同阶段的历史特点和发展规律。

一、基于传统师徒授受的传承模式

彝族医药文化遗产从传承方式看，主要包括家传、师承和学院教育等三种传承方式；而从传承体系来看，可分为两大体系，即医技医术体系和认知方式体系。目前学校教育才刚刚开始，还是以家传和师承为主。以传统师徒授受为传承途径体现了传承的延续性和活态流变性，体现了与相关社区的文化传统的渊源关系及程度。无论是非物质文化遗产代表性传承人的申报，还是医学流派的申报，传承谱系是非常重要的遴选依据。传承脉络越长，传承谱系越完整，学术思想越系统，越能说明所申报项目在同类遗产项目中具有代表性、典型性和优越性。

师承是彝族医药知识传承的重要方式，对继承和发展彝族传统医药知识具有重要作用，能保持彝族医药的保真性、延续性和系统性。从彝医的医德和医训可以看出，彝族传统医药知识的传承具有严格规定性。彝族传统医药知识体系的传承仪轨包括以下几个步骤：第一，择徒条件。老师选徒十分严格，要求入门弟子必须具备"不管早和晚，不管晴和雨，不怕路难走，不怕山坡陡""学识无止境，早晚勤练习"等品德方能收入门下。第二，医训教育。师承彝医的第一件事情就是接受彝医职业道德教育，也就是彝医医训（在家庭内传承，就叫医训），然后才跟师在野外识别药材，研读彝文医药典籍，这个阶段大约需要三至四年时间。在此基础上，老师觉得学生符合条件，方能传授其算病方法，并在实践中结合病人的症候讲授彝族医药理论、治疗原则、组方原理、用药技巧和医技医术等。第三，重视医德的培养。彝医有严格的医训和医约来教化后辈，要求弟子一旦入师门，就要培养良好的医德，这是彝医传人在行医时共同遵守的公约。第四，要求弟子苦练基本功。极其重视培养门人弟子在临床上的认知方式和思维模式，重视医学理论的传授，强调彝医对生命和疾病的现象和本质的认识。第五，重视对典籍的释读和应用。传授过程中，要求徒弟必须抄写医药典籍，并且每天诵读和研习。

> ### 医　训
>
> 祖先曾经告诉过我们：
>
> 不要崇拜绸缎，
>
> 不要歧视麻布。

綢緞是一件衣，

麻布也是一件衣。

不要崇拜高山，

不要歧视小丘。

高山上生长树木，

小丘上也生长树木。

不要崇拜花木盉，

不要歧视素木盉。

花木盉是木制的，

素木盉也是木制的。

不要崇拜布谷鸟，

不要歧视麻斑鸠，

因为它们都是长翅膀的子孙。

不要崇拜头人，

不要歧视百姓。

头人是人，

百姓也是人。

诺英颇的子孙们，

你们必须要记住：

不要分穷富，

不要论种族。

不要分亲疏，

不要计恩怨。

不管男和女，

不管老和小。

不管早和晚，

不管晴和雨。

不怕路难走，

不怕山坡陡，

不论病轻重，

喊到马上走。

察病要耐心，

算病要仔细，

配方要谨慎，

下药要小心，

十二时辰间，

病变药随变。

一心为救命，

不要图钱财。

人与人不同，

日与月有异。

学识无止境，

早晚勤练习。

不说不知道，

说就明白了。

抄录存放着，

代代学清楚。

【注　释】医训，是前辈彝医对后辈彝医教化、训诫的内容，也是习彝医者自觉持正的道德基线，是彝医医德教育的内容之一。

[资料来源] 王正坤，王丽，徐士奎，罗艳秋：《彝医药理论与应用》昆明：云南科技出版社，2018 年版，第 53-54 页。

医　约

古来仁术莫过于医，凡精其业者，非成功正果，则衍庆延年，否亦后裔繁昌，科里未艾。盖由搏挠阴阳，燮和寒暑，回生起死，济困扶危，其功用为最弘也。昔人谓不得为良相，则必为良医。讵无见欤？今之为医者虽多，谋道之心不无自是之念。方一入门，自谓尽善而尽美，偶收其效，必欲较寡与较多。人命垂亡而有心措勒，人当痛苦而故意留难，借危急为索利之谋，视死亡若隔膜之事。心既不古，报亦昭然，非困厄而单寒，则乱离而折散。非自身不求其年，则后嗣莫延其祀，盖缘人命至重，死者不可复生。小恙则痼痒疼痛，变在须臾。大病则死活存亡，判于呼吸。苟举念一差，立见从生入死，设存心不正，必然有重无轻。设有不虞，责将谁咎。又安能免神瞋鬼怨，物异人非耶？今愿同志者学虽难尽，必加意参考，以求其至当。理固无穷，宜殚心揣酌，以期乎万全。体天地好生之心，凡老少男女，皆视为一家骨肉；矢圣贤利济之念，举疾病忧苦，诚不啻痼瘝切身。虽贵贱不同，而治之如一。即标本各异，而救疗不遑。勿自尊重矜高令人畏其身价。勿惮远近寒暑使人难于请求。勿念怨仇而私行报复。勿计财利而增减药材。勿治其一经而伤其全体。勿猎取近效而害厥终身。勿因慢生瞋而易违始念。勿潦草应事而不断根苗。勿博弈晏游而有误缓急。勿诊女看妇而偶萌乱心。勿损子堕胎而昧心网利。勿临危不救而巧顾声名。勿忌人才能而媒孽其短。勿隐匿方诀而紊乱失传。勿传述淫方而伤风败德。勿杀生治病而利此损他。勿因权贵之求而阴行谲谮。勿乘势要之请而欺压乡邻。勿乘其颠危，以机巧而启取财物。勿秽污经籍，因看脉而垫手用书。举手常存敬业，动念即具仁慈。不惟集福凝祥，行将成真人道。又何虑后裔之不昌，科甲之有艾乎？盖百艺皆可积功，而医之见效为更捷也。尚期同志，各尽厥心；勿二勿三，以祈天眷。

【注　释】医约，是彝医共同遵守的公约，也是社会公众检验和监督彝医言行的尺度，它对每个彝医都具有同等的约束力，是规范彝医医疗行为的祖述规章。此医约内容，存于云南巍山彝族回族自治县药王庙。

[资料来源] 王正坤、王丽、徐士奎、罗艳秋：《彝医药理论与应用》，昆明：云南科技出版社，2018 年版，第 55-56 页。

二、基于中草医药资源调查的传承模式

二十世纪七十年代，全国各地大搞中草药群众运动，有效发掘整理了一大批民族医药资源。中草药运动是在特殊历史时期对包括民族医药在内的各种医药进行挖掘、整理、研究和发展的一种手段。确切地说，中草药中的草药对少数民族地区而言指的就是民族药。①《江西医药》对当地中草医药群众运动试点工作进行报道：

为了有计划地发掘这一宝藏，使草医草药在支援大办农业、大办粮食运动中发挥更大的作用，根据全省草医草药经验交流会议精神和省卫生厅指示以及中共兴国县委决议，我们在去年 7 月份分别抽调了一部分专业人员，联合组成草医草药采风及推广经验工作组，到达兴国县良村人民公社进行了试点工作。在工作中，良村人民公社党委指定卫生院与工作组共同成立"采风"办公室，

---

① 王正坤、王丽、徐士奎、罗艳秋：《彝医药理论与应用》，昆明：云南科技出版社，2018 年版，第 38 页。

由党委第一书记亲自领导，在当地群众与卫生人员的大力支持下，做了许多工作，取得了一定的成绩，也摸索到了一些经验。经过四个多月，工作组深入到各个生产小队，除重点访问草药医生74人外，还挨家挨户访问了社员三千一百余人，共收集草药秘方验方三百余个，采集草药标本200余种、1000份，上山采挖实验用的草药500斤。同时采取边收集、边整理、边实验、边推广的方法，选择了各种病例就地实验，结果证实其疗效都很好，特别是对崩漏（官能性子宫出血）、白带、过敏性皮炎、小儿虫积、风湿性关节炎、外痔、毒蛇咬伤等病症有良好疗效。根据经验结果，编写了《良村民间草药验方汇编》及《民间草药一百种》等册子。同时，向当地社员传授有效草药六十种，普及草药知识三百六十二户。并协助良村公社卫生院建立了草药科，举办了草药展览馆，召开了全县草医草药现场会，以及传授针灸疗法等等，广泛传播草医草药知识，为草医草药的推广应用开辟了更为广阔的道路。①

云南省中医中药研究所民族医药研究室主任施文良先生在《云南民族医药遗产的继承和发展》一文中写道：

二十世纪七十年代初，全省性的大规模"中草药群众运动"，推动和促进了民族医药的调查、发掘、整理工作的开展，全省共整理编印了12个（15册）全省或地区性的版本，收载药物2300余种，方剂数千个，这些药物绝大多数均产于民族地区，也是当地民族长期所言传习用的，为服从"运动"主题，这些品种大都冠以汉名或植物名，沿袭中药性味、功能等格式撰写，只有部分品种载列了使用民族的药名及用药经验，虽然如此，也为我省民族医药的发掘、整理工作，奠定了极为宝贵而又丰富的基础。②

彝族医药经过这个时期的发掘整理，许多彝医的临床经验得到继承，彝族医药的总体发展水平得到很大的提升。许多珍贵的彝文医药典籍珍善本在这个时候得以发掘和整理，许多彝医习用药物品种及其临床经验得以系统地传承和发展。除了《云南中草药选》《玉溪中草药》《昆明民间常用草药》等书籍外，《彝药志》《峨山彝族药》《哀牢本草》等书籍相继问世，为彝族医药研究提供了丰富的素材。显然，中草药资源调查等为彝族医药的跃进式发展奠定了坚实的基础。③

三、基于古籍挖掘整理的传承模式

古籍是彝族传统医药学术传承的重要载体和源头活水，是理论研究的知识源泉。文献的核心价值是保存人类对世界本源的认知，同时作为人类探索未知领域的工具。如果脱离对古籍文献的深入研究，彝医理论的阐释就不会深入，相关研究也就成为无根之木，无源之水。近年来，云贵川三省对彝族医药古籍文献进行了抢救、发掘、调查、整理工作。1979年，四川省凉山州卫生局组织了"彝族医药考察课题组"，由凉山州药检所贺廷超和李耕冬负责，对四川凉山昭觉、普格、冕宁、美姑、甘洛、越西、金阳、会理、德昌等县和云南楚雄州的医药古籍进行了搜集和整理，其研究成果可见专著《彝族医药史》（四川民族出版社，1990年）；1989年，成都军区民族民间医药研究所组织的课题组完成了课题"彝族医药古籍整理研究"，其成果为《彝族医籍录》，共收集27种彝族医药古籍文献信息；1993年，西昌彝族医药研究所郝应芬在四川地区收集到6种彝族医药古籍，相关信息收录入专著《彝族医药》（中国医药科技出版社，1993年）；同年，云南中医学院关祥祖组织相关人员开展"彝族医药学研究"（云南省科委科研项目），收集了彝族医药古籍文献16种，编写专著《彝族医药学》（云南民族出版社，1993年）。云南省玉溪地区药品检验所

---

① 江西省中医药研究所，兴国县卫生局：《深入群众采风访贤——发掘草医草药试点工作报告》，载《江西医药》，1961年，第5期。
② 施文良：《云南民族医药遗产的继承和发展》，内部资料。
③ 王正坤、王丽、徐士奎、罗艳秋：《彝医药理论与应用》，昆明：云南科技出版社，2018年，第38页。

王正坤、周明康，元江哈尼族彝族傣族自治县药品检验所李学恩，新平彝族傣族自治县聂鲁、赵永康完成的"彝族医药文献发掘研究"课题获国家中医药管理局科学技术进步（部级）三等奖。[①]毕节市彝文文献翻译研究中心、赫章民委古籍办、红河州民族研究所、楚雄彝族文化研究院、云南省民委古籍办在彝文古籍文献发掘的同时，发现了不少医药类古籍。以上所发掘的彝族医药古籍除重复统计之外的共有 28 种。

2016 年 4 月，云南省卫生计生委党组副书记、副主任和云南省中医药管理局局长的郑进教授，在昆明召集云南省药监局、楚雄州卫生计生委、云南中医学院等单位和张之道、王正坤、王敏、方文才等彝族医药专家，以及贵州、四川等邻省的彝族医药研究学者，启动彝族医药古籍文献及名老专家学术经验整理研究工作并成立了专门工作小组。云南中医学院罗艳秋博士担任彝医理论与诊疗方法整理组组长，云南省食品药品监督检验研究院徐士奎博士担任彝药与方剂整理组组长。明确以古籍整理与名老彝医专家学术思想互参式研究为切入点的工作方针。[②]

云南省食品药品监督检验研究院徐士奎和云南中医药大学罗艳秋对彝族医药古籍文献收藏与研究单位进行了全面系统的调查，了解掌握了彝族医药古籍文献资源的分布情况、保存现状、载体形制、文字类型、版本类型和分类构成等，并编写了"彝族医药古籍总目提要"，共挖掘彝族医药古籍文献 222 种，2016 年正式出版《彝族医药古籍文献总目提要》。

《中华医藏》是"中华古籍保护计划"的重要组成部分，为医学专科古籍影印丛书，旨在保存和弘扬中华传统医学和中华各民族优秀传统医药文化，充分挖掘中华医学保护中的科学和人文精神。自 2010 年起开始编纂选目工作，目前已选取 2000 余种医药典籍。作为中国最大的医药学专科丛书，它兼顾了各历史时期、中华各民族的医药代表性著作，并将收录从海外回归的珍贵医药典籍。2018 年，彝族医药入选《中华医藏》项目，不仅体现国家对彝医药价值的肯定，对提升彝族医药知名度、推进彝族医药理论完善亦具有重要的现实意义。

四、基于医学流派工作室建设的传承模式

国家中医药管理局在《中医学术流派传承工作室建设项目实施方案》中指出：

中医学术流派是中医学在长期历史发展过程中形成的具有独特学术思想或学术主张及独到临床诊疗技艺，有清晰的学术传承脉络和一定历史影响与公认度的学术派别。中医学形成发展的历史规律表明，"一源多流、流派纷呈"是中医临床与学术传承创新的基本特征，是贯穿于中医发展史的一个突出现象，是中医临床特色优势的体现，也是打造名医和培养高素质中医人才的重要途径。历史上一大批临床疗效显著、学术底蕴深厚、特色优势明显、群众推崇公认、历史源远流长的中医学术流派有力推动了中医学理论的不断创新和临床诊疗体系的丰富发展。进一步加快中医学术流派的传承与发展，充分发挥中医学术流派特色优势，提高中医临床疗效，推进中医传承人才培养模式的创新，从更深层次揭示中医学术传承发展的内外部规律，开展流派工作室建设项目具有重要的历史意义和现实意义。

医学流派是彝族医药文化传承和发展的重要载体。由历代"传承人"群体构成的医派是彝族传统医药传承和发展的决定性因素，承载着彝族传统医药的精神价值（包括医德医训）、思维方式、核心观念和文化意识等。[③] 要看一个传承群体是否具备医学流派的基本条件，首要因素就要

① 王正坤：《彝医药理论与应用》，第 42 页。
② 周鑫：《彝医药古籍文献及名老专家学术经验整理研究工作取得新进展》，载《云南中医》，2019 年版，第 5 期，第 29 页。
③ 徐士奎、罗艳秋：《彝医理论溯源》，昆明：云南科技出版社，2019 年，第 102 页。

判断其传承人的行为准则和思维模式是否继承了经过数代传承所固化下来的认知和理念。[①]

五、基于学术研究的传承模式

学术是指专门的理论、系统的学问。以学术研究为传承途径主要见于高等院校、科研院所等单位。科研人员对彝族医药开展的相关研究工作为纽带，促进了彝族医药的传承和创新发展。其优点在于运用学术规范对传统医药进行研究。目前国家中医药管理局实施了"岐黄工程"，其目的就是对各民族医药各个层次人才的遴选。

就科学方法学来说，可划分为三个不同的层次，即哲学层次、中间层次与直接层次。科学方法学的三个层次各自从不同的高度指导科学研究工作，在特定的范围内发挥着重要作用，共同构成了科学研究方法的完整体系。[②] 从事彝药开发、生产、质量控制的研究人员，在掌握自己学科的理论、技能的同时，要充分理解科学方法学的重要性，并在自己的工作实践和科学研究中加以应用。

国家中医药管理局相关领导多次到云南摸底和调研，考察彝医执业医师是否具备开考的基本条件。2011 年 11 月 23 日，国家中医药管理局原副局长诸国本教授率中国民族医药学会调研组，就国家中医药管理局"制定民族医纳入国家医师资格考试开考标准"项目任务，到云南中医学院进行实地调研。2015 年 11 月 23 日在楚雄市召开了彝医资格考试开考论证会，2016 年 11 月 3 日召开云南省民族医医考改革工作座谈会，国家中医药管理局医政司民族医药处和人教司以及认证中心有关领导和专家参加了座谈会。经过多番论证，表明彝医医师资格考试工作一直存在"短板"。一方面，尚未整理出完备的彝医知识体系；另一方面，彝族医药学科尚未建立，国家本科专业目录中未开设有该专业，尚未开展院校教育，至今没有国家认可的教材，师资队伍以及临床实践教学环节仍存在诸多不足。诸多因素导致彝族医药文化教育传承路径受限，不能很好地服务西南医疗卫生体系的发展。

彝族是我国西南地区分布最人口最多的民族，有丰富的医药知识记载于文献典籍并应用于民间。但彝语有 6 种方言，呈现出"书不同文"的现象，导致彝族文字在该民族中难以统一。彝医传人多分散于民间，医药知识缺乏系统整理，相关研究存在获取资料难度大、研究深度不够、视域广度不足等问题。那么近 10 多年来对彝族医药保护传承最具影响力的行动是什么呢？就是要能体现以现代学术规范挖掘传统彝族医药知识的"经典引申式医药结合研究模式"的践行。笔者对本团队近 10 年彝医传人[③]对彝族医药保护传承所开展成效显著的学术研究工作进行如下总结。

2014 年 11 月，王正坤[④]团队完成的《彝族传统医药知识体系的挖掘整理与传承研究》，获首届民族医药科学技术奖民族医药传承贡献一等奖。获奖人员：王正坤（玉溪市食品药品检验所）、罗艳秋（云南中医学院）、徐士奎（云南省食品药品检验所）、王丽（玉溪市人民医院）、李宗顺（玉溪市食品药品检验所）；

---

① 徐士奎、罗艳秋：《彝医理论溯源》，昆明：云南科技出版社，2019 年，第 103 页。

② 王家良：《临床流行病学：临床科研设计、测量与评价》，上海：上海科学技术出版社，2014 年。

③ 彝医传人指的是具有清晰的传承脉络，通过师承习得彝医药知识的传承人，并非是对彝医药开展研究工作的研究人员。

④ 王正坤，男，1935 年生，曾任玉溪市食品药品检验所所长，出版了《彝医揽要》（2004 年）、《彝族验方》（2007 年）、《彝医药理论与应用》（2018 年）等著作。

①2016 年 12 月，《彝族医药古籍文献总目提要（汉彝对照）》（徐士奎、罗艳秋编著）入选"十三五"国家重点图书出版规划项目，获得民族文字出版专项资金资助；

2016 年，王正坤、张之道②、方文才等名老彝医③入选云南省荣誉名中医；

2017 年 4 月，《民族医药古籍文献分类体系构建研究》获得云南省第二十次哲学社会科学优秀成果奖一等奖，获奖人员：罗艳秋、徐士奎、郑进；

2017 年 12 月，《彝医药古籍文献明清时期多见的成因分析》（第一作者：徐士奎）《秉承中华上古医药理论的彝族传统医药》（第一作者：罗艳秋）等相关研究论文被收录入《中国中医药年鉴（学术卷）》（2017 年），《中国中医药年鉴》是由国家中医药管理局主办，综合反映中国中医药工作各方面情况、进展、成就的史料性工具书；

2018 年 1 月，张之道入选全国最美医生；

2018 年 1 月，个旧苗彝象形诊所陶道获"全国少数民族医药工作表现突出个人"称号④；

2018 年 11 月，彝医药入选《中华医藏》（项目负责人：罗艳秋），成为入选《中华医藏》的五大民族医药之一。

2018 年 12 月，罗艳秋⑤入选云南省中青年学术和技术带头人后备人才，云南省万人计划"文化名家"，王敏⑥入选云南省万人计划"名医"；

2019 年 5 月，罗艳秋、徐士奎被聘为第九届《中国中医药年鉴（学术卷）》撰稿人，负责民族医药部分；

2019 年 6 月，罗艳秋入选全国中医药创新骨干人才培养专项；

2019 年 6 月，徐士奎首次对彝医理论进行定位，逆向追溯与探明彝医理论的"源头活水"，从"基于原创性思维模式"的视域首次提出彝医生命时空理论的概念，并对其进行导读，正式出版《彝医理论溯源》一书；

2019 年 11 月，《彝医生命时空理论体系的构建与应用》（获奖人员：罗艳秋、徐士奎、郑进、王正坤、王敏、焦家良、王丽）获得中国民族医药学会科技进步奖三等奖，云南省科学技术进步奖三等奖；《彝医药理论与应用》（王正坤、王丽、徐士奎、罗艳秋编著）获得中国民族医药学会著作奖二等奖。

从以上人员的师承关系来讲，基本上是师徒或同门关系，并且具有一定的传承谱系，逐渐形成持有共同学术观点的研究团队；从学历结构来讲，均为本科以上学历，其中，博士有 3 人，硕士有 1 人；从年龄结构来讲，为老、中、青三个年龄阶段。以上研究工作说明以现代学术规范挖掘传统医药知识的模式是传承和发展彝族医药文化遗产的重要途径。只有具备高学历人才的团队

---

① 徐士奎，男，1980 年生，药学专业博士研究生，就职于云南省食品药品监督检验研究院，云南省民族民间医药学会彝族医药文化专委会常务副主任委员，担任《云南民族医药系列丛书》（"十三五"国家重点图书出版规划项目）总主编，出版了《彝族医药古籍文献总目提要（汉彝对照）》（2016 年）、《彝医理论溯源》（2019 年）《探秘三七》（2019 年）等著作。

② 张之道，男，1934 年生，曾任楚雄州食品药品检验所所长，出版了《彝药本草》（2016 年）等著作。

③ 方文才，男，1947 年生，曾任成都军区民族民间医药研究所所长，翻译整理了《明代彝医书》等彝医药古籍。

④ 个旧苗彝象形诊所成立于 1993 年，出版了《象形医学》一书，参见"个旧苗彝象形诊所陶道获全国少数民族医药工作表现突出个人称号"云南中医，2018-01-10。

⑤ 罗艳秋，女，1982 年生，民族医学专业博士，就职于云南中医药大学，出版了《彝族医药古籍文献总目提要（汉彝对照）》（2016 年）、《彝医理论溯源》（2019 年）等著作。

⑥ 王敏，男，1955 年生，楚雄齐苏堂中医门诊部主要负责人，主编了《楚雄彝州本草》《中国彝族民间医药验方研究》《王敏彝族医药论文集》《源于太阳历的神奇》等著作。

才能有效利用相关学科体系的研究方法实现学术规范化研究，只有通过师承获得彝族医药知识与临床经验的研究人员才能有效地理解和阐释传统知识。二者缺一不可。

从以上研究工作可以发现，彝族医药保护传承必须依靠传统师承与现代学术规范相结合的模式，用现代学术规范挖掘与整理、彝族传统医药知识体系重构才能取得成效。从学术的高度重新诠释和展现彝族传统医药的全貌，是解决彝族医药文化传承的重要路径，是院校教育传承的基础保障，贯穿彝族医药文化抢救保护阶段、挖掘整理阶段和发展提高阶段全过程，能把学术思想传承、临床疗效提高与彝医人才培养这三项根本任务有机结合起来。笔者作为彝医传承人，可以用自己的亲临亲感来体会与思考彝族传统医药文化的博大与精深，既能站在传承人"局内人"这个角度进行自我剖析，又能站在"他者"视角研究，以深层次的文化保护、挖掘模式实现对彝族医药文化遗产的保护与传承。

学术研究案例 1：①

民族医学研究成果首次获云南省哲学社会科学优秀成果一等奖

据 2017 年 4 月 15 日云南省人民政府发布关于云南省第二十次哲学社会科学优秀成果奖励的决定获悉，由云南中医学院罗艳秋、云南省食品药品监督检验研究院徐士奎、云南省中医药管理局局长郑进共同完成的研究成果《少数民族医药古籍文献分类体系构建研究》，获得第二十次云南省哲学社会科学优秀成果一等奖，本奖项由云南省人民政府设立，是民族医学研究领域首次获得该奖项。

该成果综合运用民族医学、文献学、目录学、版本学、历史学、人类学等多学科理论和方法，以田野调查与文献整理结合的研究模式，针对当前民族医药文献领域缺乏统一分类标准等问题开展跨领域研究。研究者为准确把握民族医药古籍分布、保存现状、载体形制、文字类型、版本类型和分类构成等基础信息，不仅深入藏族、蒙古族、维吾尔族、苗族、彝族、傣族等民族地区开展了实地调研，还对民族医药古籍概念及传统分类方法的演变进行了梳理，综合分析民族医药古籍分类所存在各种问题，对概念的内涵与外延深入阐释并提出了界定标准，率先提出"民族医药古籍文献分类体系"，解决了民族医药古籍研究与管理缺少分类体系的问题。

成果的创新点。在学理上，建立了统一的分类体系，不仅有利于从全局上掌握民族医学发展概貌和学科特点，更可突出原创性思维模式是我国各民族的独特创造及其对中国传统医学的贡献。在方法上，打开了民族医学跨学科研究的全新视域，在文献学、目录学的基础上引入了人类学田野调查方法，结合民族医学临床诊疗实践，使分类体系不仅在古籍整理且在临床实践中也具有实用价值。

成果推广与运用。本成果经过在中国食品药品检定研究院民族药室和云南省中医药管理局的推广与运用，已成功运用于民族药质量标准提高和彝族医药体系建设两方面，对民族医药事业发展的决策有重要参考价值，产生了较好的社会效益与经济效益。团队成员徐士奎博士与中国食品药品检定研究院民族药室合作，针对全国民族药质量标准不统一或部分民族药无标准等问题，对云南等九省区的民族药质量标准开展实地调查。徐士奎立足本研究所提出的古籍分类方法，提出求同存异、兼顾各民族医药共性和个性的观点，建议对民族药质量标准实行"差异化管理模式"，并制定出了各种规划与设计方案，出色完成了各项任务，受到业内相关专家好评。在该分类体系指导下，目前团队已完成彝族医药、傣医药古籍的调查、搜集和分类工作，在业界取得了不菲的业绩。2016 年 4 月 6 日，云南省卫生计生委党组副书记、副主任、云南省中医药管理局局长郑进主持召开了彝族医药古籍文献整理工作及名老专家学术经验整理启动会暨彝族医药标准体系建设专家协调会，启动了彝族医药古籍挖掘整理和分类研究相关工作。以本成果作为彝族医药古籍分类依据，研究者将所调查的 222 种彝族医药古籍分为医经、医理、诊治、本草、病症用药、调护、医史、作祭献药、医算、综合等 10 大类，证实了彝族医药学科门类齐全，独立学术体系已经形成，基本反映了彝族医药学的发展概貌和学科特点。

---

① 我校在云南省哲学社会科学优秀成果评奖中获得历史性突破，http://www.kjc.ynutcm.edu.cn/tzgg/14259.shtml。

学术研究案例 2：

民族医药科技进步奖民族医药传承贡献一等奖

项目名称：彝族传统医药知识体系的挖掘整理与传承研究

项目完成人：王正坤、罗艳秋、徐士奎、王丽、李宗顺

项目起止时间：2003 年 6 月至 2007 年 12 月

由于认知上的差别，彝医的生存空间依旧是区域性的，虽然出现了耳熟能详的"云南白药""老拨云锭"等著名彝药品种，但是遗憾的是，由于彝族语言文字与汉族语言文字迥异，彝医对病人症候的文字描述比较生涩，方言色彩浓厚，对彝族医药古籍文献的翻译整理十分有限，彝族医药知识体系尚未得到广泛的挖掘整理。基于以上问题，该项目以民族医学、文献学、目录学、版本学、历史学、人类学等多学科理论和方法为基础，通过历史文献和社会调查相结合的方法，证实了彝族医药具有悠久的历史，彝医在我国西南地区于东汉末年已经形成了自己的学术流派；证实了彝族和白族古代医药理论和南诏大理国医药学是同祖同源、一脉相承的理论，现今的彝族古代医药理论是彝、白族古代先民共同创造的。

研究团队深入我国三大彝族山系的小凉山、乌蒙山、哀牢山调查寻访，搜集资料，寻方问药，采集标本，发掘彝族医药古籍文献 28 种；其中，将明代双柏本、元江甲本、元江乙本、新平甲本、新平乙本、民国初年本、民国三年本和民国十年本直译为汉文后，按各个抄本中药物出现的次数进行对比研究，并按彝文称谓进行品种识别，采集原植物标本，进行基原研究鉴定，从彝文记载的 1000 多种药材中，将可识别的 988 种（其中植物 701 种、动物 224 种、矿物 31 种、其他 21 种）进行了长期的疗效观察和调查，最后筛选出基原清楚、疗效确切的药材 752 种，复方 218 方，编著出版了《哀牢本草》。并对古籍文献蕴含的彝族医药知识进行了系统的归纳整理并初步构建了彝族传统医药知识体系。将彝族传统医药知识体系的研究成果应用推广于彝医临床、彝药研发和彝医人才培养等方面，大力培养并促进了不同层次的彝族医药学人才队伍建设。在项目的推动下，首家彝医馆——楚雄老拨云堂彝医馆开业，西南民族大学中药学专业彝药学方向本科专业于 2014 年开始招生，协助云南省卫生厅和云南省食品药品监督管理局完成了 137 种彝药申报工作。

学术研究案例 3：

云南省科学技术进步奖三等奖

项目名称：彝医生命时空理论体系的构建与应用

项目完成人：罗艳秋、徐士奎、郑进、王正坤、王敏、焦家良、王丽

项目起止时间：2003 年 6 月至 2017 年 6 月

彝医与汉医具有同源异流的关系，秉承了中华上古医药理论，是中国传统医学源头的留存者。生命时空理论是彝医基础理论体系的核心，是彝医学术之根，把握着关于生命与时空关系的规律，诠释了中华民族因时而变、立象尽意的特有思维方式。由于缺乏对彝族医药古籍的系统调查，古籍整理与医家学术思想传承研究脱节，制约了将古籍中彝医生命时空理论相关的名词术语的摘录、整理、分类和阐释研究；未提炼出区别与其他民族医药的原创思维模式，无法彰显理论的特色和内涵；由于缺乏对彝医理论的构建，彝药成方制剂在主治功效的阐述上直接借用中医药学名词术语，产业发展"医药分家"等问题制约了彝医的发展。针对此问题，该成果对彝医生命时空理论体系进行构建并运用于彝药产业开发应用示范。创新点如下：

1. 首次发掘了 222 种彝族医药典籍，通过彝医名老专家与医派学术思想整理，彝族医药古籍翻译整理和分类研究，将分散在各版本古籍的核心概念、医学原理、思维方式提炼出来，以"经典引申式"这种学术贯通的研究思路对相关理论与学说回溯与重构，构建了彝医生命时空理论。

2. 通过对 2000 种彝药资源的整理研究，1936 首彝族验方的分类整理研究，探索彝药方剂组方原理和配伍规律，总结彝医传统用药经验和彝药成方制剂开发模式。

3. 以彝药成方制剂开发模式为理论指导，结合团队运用彝医形影脏腑理论开发降脂通脉胶囊、调经养颜胶囊、止咳平喘颗粒剂等3个彝药成方制剂并实现产业化的经验为示范，搭建了"处方挖掘-资源调查-理论创新-临床应用-企业开发-行业协会普及推广-监检评价"模式的彝药研发技术体系，从云南137个彝药成方制剂中筛选了最具代表性的绿及咳喘颗粒、彝心康胶囊、舒胃药酒、饿求齐胶囊、利胆解毒胶囊、紫灯胶囊、复方大红袍止血胶囊、嗨诺懒秋齐胶囊、温中和胃胶囊、乌金活血止痛胶囊等10个彝药品种工艺改革和质量标准研究及产业化应用示范。项目应用期间，新建了1条年产5万盒胶囊剂的生产线与1条酒剂生产线，累计实现销售收入5.2亿元，产品利润2387万元，在收购、加工、销售过程中，增加就业人数1000余人。

将"应势祛邪毒，引气血归路"的彝医浊毒理论运用于排毒系列产品的研制与开发，包括药酒、保健品、健体饮料、瘦身花糕、美颜茶等；项目应用期间，新建了1条年产2万盒排毒眼罩的生产线，累计实现销售收入2.8亿元，产品利润4583万元，增加就业人数1300余人。

该成果获国家发明专利授权12件，制定并完善药品标准10个，发表论文54篇，其中SCI收录1篇，出版专著13部。培养我国首位彝医学博士1人与民族医学专业彝族医药研究方向硕士研究生5人，入选云南省中青年学术和技术带头人后备人才1名，云南省"万人计划"文化名家1人和名医1人，中国民族医药协会专家智库专家3人，云南省荣誉名中医1人。

第三方评价认为"该研究成果在彝族医药研究领域有较强的创新性，整体达到了国内领先水平"。

六、基于产业发展的传承模式

民族药产业发展对民族医药的传承和发展具有十分重要的意义。民族药产业以其绿色天然、使用历史悠久、有医学理论指导，成为少数民族地区区域经济科学发展的主要动力。资源优势是否能转化为产业优势和市场优势，取决于民族医药的开发利用效率和产业化程度。目前，民族药产业发展面临以下困难：[①]

（1）民族药生产企业已发展到130多家，产品包括藏族、蒙古族、维吾尔族、苗族、傣族、彝族等六类少数民族药。但从总体而言，仍然品种少、档次不高，技术开发和创新能力欠缺。据《全国少数民族医药生产企业前20名排序》统计，全国少数民族药生产企业前20名药品销售额总和还抵不上国内一家大型制药集团的销售额；

（2）少数民族新药产品开发缺乏有效的医药学基础理论的科学指导，给新药研发带来了困难，成为制约少数民族药产业持续发展的难点问题；

（3）民族药品种中的大部分天然药物不属于中药药典规定的药材范围，使得许多组方独特和疗效明显的民族药难以获得国家新药的审批；

（4）用西方对药品（西药）的规范、法规管理中药。为加快我国药产业与国际接轨步伐，我国将各省、自治区的地方标准转化为国家标准，民族药新产品需要按照西药的标准、程序、方法申报。许多民族药需要在药理、药效、毒理和临床学上得到认证。由于民族药的理论体系基础与西药和化药的理论基础不同，套用这种西药的标准和管理验证方法管理民族药，对我国民族药的研制、开发、上市有很明显的制约作用；

（5）目前存在国家食品药品监督管理局和国家中医药管理局对少数民族医药产业多头管理制

---

① 参见范春芳：《少数民族药产业科学发展的路径研究》，中央民族大学硕士研究生学位论文，2010年，第2-3页，第8页。

约现象；

（6）缺少民族药的国际标准，民族药无法走出国门，只有加快民族药与国际标准的接轨步伐，才能逐步占据世界中药市场。

（7）民族药涉及的"四大门类"缺乏有机协调。民族药划分为四大门类：第一产业部门即少数民族药材的采集业、种植业、驯养业；第二产业部门即民族药及保健产品的制造工业；第三产业部门即民族药相关的服务行业（医疗、旅游、商贸等）；第四产业部门即与民族药相关的知识产业（科研、教育、信息产业、新闻出版等）。在四个产业部门中，前者依次为后者提供物质基础，后者又为前者提供必需的服务与导向，而每个产业部门内部各行业也环环相接，缺一不可。其中，第一产业在民族药产业的基础作用、第三产业与第二产业的协调发展、第四产业的新兴趋势都应该加以重视。

总的来说，民族药产业对经济、生态、民生影响大，链条长（种植、饮片、提取、药品、以中药材为原料的相关产品、流通、监管）、产业关联度大（经济、社会、生态）、涉及部门多（科技、扶贫、经信、发改、商务、林业、药监、金融等），综合协调推动机制不够健全，各部门间的信息互通、各产业间的技术交流等方面需要总结多年经验，完善综合协调机制，进一步加强统筹力度。[①] 目前，民族药产业发展模式有"企业+基地+农户""企业+农户""企业+市场"等三种模式，缺乏与学术研究的有机结合，致使其呈现出创新能力弱、市场拓展能力差等特点。制约民族药产业发展的有人才匮乏、技术含量低、资源短缺、观念落后、制度不完善、资金不足、市场占有率低等因素。其中，最关键的还是技术。毫无疑问，科学技术是第一生产力。科学技术的提升不仅要解决创新的问题，还要处理好与传承的关系，传承与创新是传统知识发展共同面临的核心问题。彝族医药产业研发传承模式的建设，一方面要加强彝族医药古籍的挖掘整理，深入阐释彝族医药理论的科学内涵，建立和完善概念明确、结构合理的彝族医药理论体系，加强对古代医家学术思想的总结和归纳，把那些对彝族医药理论能讲得清来源、说得清内涵的传承人加以保护，建立传承机制，做到守正基础上的创新；另一方面要完善彝药产业结构，推进科技创新，在保持传统的基础上做好标准化、系统化、科学化工作，提高彝药自主创新能力。结合现代科学技术，从组方、制备工艺、质量标准、药效、毒理等方面加以考虑，遵循"安全、有效、质量可控"的基本原则，做好新药药学研究、临床前药理学、临床前毒理学、临床试验工作。

第二节　基于彝医原创性思维的活态集体传承培育模式

彝族医药文化遗产可分为两个层面：一是哲学认知思维体系层面，一是医技医术操作体系层面。彝族医药文化遗产的培育模式必须兼顾这两个层面各自不同的特点。

一、彝族医药文化遗产医技医术操作体系层面

适宜技术具有简便验廉的特点，易于推广，使用广泛，容易学习。阿子阿越[②]通过调研四川境内外十五县市的部分区乡（彝族聚居区），如甘洛县木基罗卡、阿尔举哈，西昌市沙马色哈等彝医的经验，总结整理了 20 种外治法，将其归为"治疗方法"之中，细分为药物治疗、吹治法两类，药物治疗包括敷治法、擦治法、烧治法、熏蒸法、洗浴法、刮治法、按摩、推拿、提筋法、针刺放血法、割治法、捆治法、挑治法、取治法（包括火罐取、蜡纸取、灯草取、药物取、鸡取、

① 王璐等：《贵州省中药民族药产业发展现状和展望》，载《安徽农业科学》，2015 年，第 5 期，第 79 页。

② 阿子阿越：《彝族医药》，北京：中国医药科技出版社，1993 年。

鸡蛋取六种）；吹治法主要是使用念经文的方式进行治疗。师有福等①将牛角拔毒、刮骨疗法等13种彝医外治法收录入《红河彝族辞典》，将其分在"体育卫生"类，没有对外治法进行分类；王正坤②通过整理彝族医药文献及峨山县董怀兴、元江县白岩桃等彝医的临床经验，将彝医外治法归纳为"五技"和"十术"，"五技"包括骨伤医治、敷贴疗法、针刺放血、挵痧、刮痧、放痧和鼻内给药；"十术"包括吹喷术、拔吸术、气浴术、水浴术、发汗术、熏洗术、拍打术、按压术、结扎术、埋药术；李林森③将彝医治疗分为九章，其中，对彝医外治法的描述在"皮肤科""骨伤科""诸伤及中毒"三个章节中有所提及，没有对外治法进行分类；何耀华④收集了28种彝医外治法收录入《中国彝族大百科全书》，将其分在"医疗卫生体育"类，没有对外治法进行分类；沙学忠⑤对拔吸术治疗劲腰椎病技术、烟熏法治疗牙痛技术、火疗法治疗风寒湿性关节痛、挑刺法治疗脾胃病、滚蛋疗法治疗小儿外科高热、火草灸治疗原发性痛经技术等6项适宜技术进行了研究；许嘉鹏、展平⑥将74项彝医外治法分为15章，介绍了每种方法的适应证、治疗方法、注意事项、禁忌证，但没有对其进行分类，未交待其来源和出处。

目前，入选国家级非物质文化遗产代表性项目的水膏药疗法和拨云锭制作技艺均是属于彝医医技医术操作体系。国家中医药管理局2010年启动"民族医药文献整理及适宜技术筛选推广项目"，规范了140项适宜技术，并制定了民族医药适宜技术筛选标准：按照民族特色鲜明、具有一定的少数民族理论支持，操作要点明确、应用安全、疗效确切、尽量无创或创伤性小、简便易学、便于推广、应用条件限制少、普适性强，尤其是适用于基层常见病、多发病，知识产权清晰等原则进行筛选。⑦ 从以上适宜技术筛选标准来看，彝族医药文化遗产医技医术操作体系层面属于"传统手工技艺"范畴，承袭难度不大，但是这些外治疗法亦要在医学理论指导下开展才会有效。诊断清楚，施治才会有疗效，诊断这一环节必须依靠彝医理论的指导和支持。如果仅仅是单取独列、割裂整义式的挑选出某个诊疗方法或是将某个彝药老字号品种当做"古物"来申请非遗项目，将它们与整个彝族医药体系相剥离，所谓的"申遗"也就只剩下了"形式"，丢失了"灵魂"，甚至蜕变为商家打造品牌的手段和赚钱的工具。

二、彝族医药文化遗产哲学认知思维体系层面

彝族医药文化遗产哲学认知思维体系层面尚无一例入选国家级非物质文化遗产代表性项目。彝族医药文化遗产哲学认知思维体系层面除具备非物质文化遗产独特性、活态性、传承性、流变性、综合性、民族性、地域性的基本特点之外，还具有濒危性、脆弱性等特点。彝族医药文化遗产哲学认知思维体系经彝文典籍记载，由传承人传承。彝医传承人老龄化现象严重，传承队伍青黄不接。古籍年代久远、底数不清，分布流散、流失严重，分类简单、系统性差，保存简陋、传承保守，文字古奥、寓意精深，载体丰富、装帧多样、辗转抄录、版本众多⑧。许多宝贵的彝族医药文化遗产已面临生死存亡、千古一线的境遇。彝族医药文化遗产哲学认知思维体系层面的传承人主要有两个来源：一是在长期历史发展过程中形成的具有独特学术思想或学术主张及独到临

① 师有福，红河彝族辞典编纂委员会编：《红河彝族辞典》，昆明：云南民族出版社，2002年。
② 王正坤：《彝医药理论与应用》，昆明：云南科技出版社，2018年。
③ 李林森：《彝医治疗学》，北京：中央民族大学出版社，2011年。
④ 何耀华：《中国彝族大百科全书》，昆明：云南人民出版社，2014年。
⑤ 沙学忠：《常用彝药及医疗技术》，昆明：云南民族出版社，2016年。
⑥ 许嘉鹏、展平：《彝医治疗技术》，昆明：云南民族出版社，2017年。
⑦ 王志勇：《少数民族医药适宜技术选编》，北京：中国中医药出版社，2017年，第1页。
⑧ 罗艳秋、徐士奎、刘虹、李杰：《少数民族医药古籍文献的界定及其特点研究》，载《云南中医学院学报》，2013年版，第36卷，第5期，第58-61页。

床诊疗技艺,有清晰的学术传承脉络和一定历史影响与公认度的学术派别;二是结合以现代学术规范话语挖掘本民族传统文化的研究学者。只有这两类传承人才掌握了彝族医药文化遗产哲学认知思维体系层面的知识。然而,这两类传承人的数量可谓是凤毛麟角。

三、彝族医药文化遗产保护与传承的培育模式

彝族传统医药历经数千年发展,在历经数次改革潮流中不断重塑和调试,革除旧的、不合理的部分使之成为适应新环境、符合新发展的新的部分,已形成适合自己进化速度的内化机制,并且这种机制具有缓慢性、稳定性、有效性、历史性和传承性的特点。然而,针对此内化机制的发展规律和基本特征的理论研究一直处于空白状态,彝族医药的传承与发展处于自生自灭状态,缺乏有效的规划和引导。随着全球一体化进程的加快,彝族医药数千年形成的"缓进式"的进化速度与近十年的"剧变式"科技革命发生了激烈碰撞,整个社会生活转型速度提速般地剧变,容易受到外界不可抗拒因素的强力干扰。在现代医学模式的强烈冲击下,这一机制变得弱不禁风、岌岌可危。

现代医学和彝族医学的区别表现为:现代医学诊断疾病由各种仪器完成,指标评价客观,便于操作和判断;彝族医学诊断疾病由传承人通过收集患者的四诊资料(望、闻、问、切),对病情的判断主观性强,难于复制。西药服用方便,草药服用复杂;现代医学"成分/影像+指标"式的发展,不断吸收现代科技最新研究成果,从精准医学、循证医学的方向发展;彝族医学"症候+寒热虚实"式的发展,需综合考虑患者所处的地域、环境,生活习惯、饮食情况、起居判断患者所处的寒热虚实状态,从整体医学、生态医学的方向发展。

张伯礼院士提出:将中医药原创思维与现代科技结合,将产生原创性成果,将开拓新的研究领域,将引领生命科学的发展,为我国解决医改难题作出贡献。[①] 然而,彝族医学尚属医学变革发展的初期阶段,对其进行理论体系、知识体系、学术体系等相关研究还十分匮乏,传承严重不足。彝族医药应在全面传承的基础上引入现代科学技术实现发展创新,现阶段还应从保真性、整体性角度对其进行全面地保护和传承。因此,彝族医药文化遗产保护与传承的培育模式的构建原则为:(1)不能任由其"自然淘汰";(2)不能用"优胜劣汰"机制来评价;(3)不能因为"水土不服"而任其日益凋亡;(4)不能用效益来衡量其优劣。

在本书笔者曾阐述彝族医药文化遗产较有影响力的六种保护与传承模式:

(1)基于传统师徒授的为传承模式:当数王正坤先生创立的研习模式,其基本特点为"言传身授、因材施教",其领衔完成的《彝族传统医药知识体系的挖掘整理与传承研究》获得首届民族医药科技进步奖传承贡献一等奖。王正坤先生于1958年拜宣威县乡土医生傅汝汉和峨山彝族自治县彝医董怀兴为师,先后求教于元江彝族傣族哈尼族自治县彝医世家第九代传人白岩桃、彝医赵有德等多位彝医。除重视彝族传统医药知识的发掘整理外,他还建立了彝族医药的传承体系,正式接收和培养彝族医药传承人,大力培养并促进不同层次的彝族医药学人才队伍,共培养入室弟子3人与门生3人。在弟子与门生的培养方面,王正坤注重因材施教,培养的侧重点略有区别。他协助北京中医药大学培养了民族医学专业彝族医药研究方向的首位博士研究生,帮助和推动西南民族大学于2014年开始招收彝药学专业本科生。他还完成了降脂通脉胶囊、调经养颜胶囊、肠胃舒胶囊、止咳平喘颗粒剂等彝药品种的开发研究,这些药物现已投放市场。此外,他还协助云南省卫生厅和云南省药监局完成了137种彝药申报工作。

---

① 张伯礼:将中医药原创思维与现代科技结合,载《中国科技奖励》,第6页。

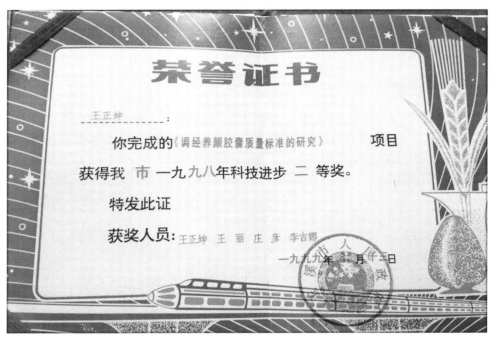

图 14-1　获奖证书

（2）基于中草药资源调查的传承模式：当数通海县食品药品检验所原所长岳邦涛编写的《玉溪中草药》；玉溪市食品药品检验所王正坤、周明康、聂鲁开展的彝族医药古籍翻译整理工作，形成了《哀牢山彝族医药》《聂苏诺期》《哀牢本草》《峨山彝族药》等系列研究成果；其基本特点为"辨药识药、加工运用"。

（3）基于古籍挖掘整理的传承模式：彝医药入选《中华医藏》编纂工程，《中华医藏》是继"道藏""大藏经""儒藏"之后，又一项全面揭示中医药发展源流、系统复兴中华传统文化的重大基础性学术建设工程。其基本特点为"辨章学术、考镜源流"。

（4）基于医学流派工作室建设的传承模式：当数彝医生命时空医学流派的建设，其基本特点为"找出特色、厘清优势"。

（5）基于学术研究的传承模式：当数彝医生命时空医学体系构建研究，其基本特点为"挖掘整理、开发利用"。彝医作为一个独立的医种，面临着传承不足、创新不够的局面，古籍整理研究十分匮乏，致使核心概念阐释不到位，原创思维提炼偏离根本，理论体系构建一直悬而未决。鉴于此，笔者综合运用民族医学、文献学、目录学、版本学、历史学、人类学等多学科理论和方法，以田野调查和文献整理结合为研究模式，率先提出"民族医药古籍文献分类体系"，为古籍分类制定标准和提供理论依据；将发掘的 222 种彝族医药古籍进行分类，编纂总目提要，考镜流传沿革，分析学术价值。笔者通过古籍整理与医家学术思想互参式研究，运用历史学三重证据法，对名词术语进行整理和分类，对彝族传统医药知识体系进行挖掘整理，明确核心概念，提炼原创思维，构建了彝医生命时空理论体系，不仅从医药结合角度揭示了彝医理论对彝药产业开发的指导作用，并且诠释了彝族运用二十四节气处理生命与时空关系的智慧，提出了"彝医秉承中华上古医药理论，与汉医属同源异流关系"的学术观点，有效推动了彝医学术体系的传承和发展，传承和弘扬了彝族优秀传统文化，对阐发中国传统医学"天人一理"智慧提供理论支撑和有益启迪，成为中华民族"因时而变、立象尽意"特有思维方式具体应用的典范。

（6）基于产业发展的传承模式：朱兆云主持的《低纬高原地区（云南）天然药物资源野外调

查及研究开发》项目，系统摸清了低纬高原地区（云南）天然药物资源现状，发现了新分布药用植物 93 种，新药用植物资源 451 种，鉴定确证了 354 科 1534 属 4012 种天然药物，首次建成 4012 种低纬高原地区（云南）天然药物资源和 70 种重要天然药物共享信息数据库；研发生产新药，创制了 9 个新药，其中 6 个进入国家基本药物目录和基本医疗保险药品目录。且直接服务"三农"，指导、帮扶药农科学种植药材，有力促进了地区经济的持续发展和药农增收。① 其基本特点为"创新发展，推广应用"。

以上六种模式从不同的角度促进了对彝族医药文化遗产彝族医药文化遗产的保护与传承，为构建适合彝族医药文化遗产自身发展规律的培育模式提供了有益的借鉴。

彝族医药文化遗产保护与传承的主体和核心是基于原创性思维模式的彝族医药知识体系。探索符合整体性保护原则的活态传承策略，提出解决彝族医药文化快速凋亡的根本性措施，实现个体传承模式向群体传承模式转化，构建活态传承长效机制，促进彝族医药文化传承有效路径的形成，就要构建"基于彝医原创性思维的活态集体传承培育模式"。"基于彝医原创性思维的活态集体传承培育模式"就是要根植于彝民族文化主体的生产生活实践之中，将彝族医药文化遗产较有影响力的保护与传承的六种模式的不同特点有机结合起来，兼顾彝族医药文化遗产哲学认知思维体系层面和医技医术操作体系层面的不同特点，以彝医原创思维为指导，发掘和筛选出群体已形成共识的彝族医药的特色和优势，关注和尊重蕴含其中的文化价值观，加以推广和应用。此培育模式必须与研究团队建设有机结合起来，具体实施对策如下：（参见图 14-2：基于彝医原创思维的彝医药传承与创新路径）

（1）确定符合"基于彝医原创性思维的活态集体传承培育模式"机制的团队遴选条件；

（2）限定团队负责人的条件，提出相关要求：年龄在 55 周岁以下，研究成果获得省部级以上科技奖励；有清晰的学术传承脉络和一定学术影响与公认度的彝医传人；以现代学术规范话语挖掘本民族传统医药文化的研究学者；

（3）明确研究团队的工作任务和考核指标：第一，通过对彝文医药典籍整理及医派与名老专家学术思想整理研究，以跟师出诊、录音存档、病案整理、疗效观察等传统方法，完成重要医学流派与名老专家学术思想的整理研究，收集诊疗方法，总结出彝医的诊断思路、治疗策略与方法等；第二，确定彝药的基源、药材名称和功效主治等，为彝药品种的本草考证提供依据；第三，收集彝族验方，从方剂药物组成、治则治法、临床应用和用法用量等方面深入总结与研究，归纳出组方原理与配伍原则；第四，完成对彝医理论体系的构建研究，全面梳理核心概念、认知方式、思维模式等，对涉及的气浊哎哺、形影脏腑、脉度血峰、七门六路、八根八相等理论系统研究，涵盖各理论主要内容与内部逻辑结构等，首次将各理论从学说地位纳入学科范畴，并在定义、名词、概念系统的规范等方面做大量原创性工作；第五，搭建"处方挖掘-资源调查-理论创新-临床应用-企业开发-行业协会普及推广-监检评价"模式的彝药研发技术体系，阐释彝医传统用药模式在彝药品种产业开发方面的重要指导作用，以期为其他民族药的开发提供可借鉴的方法与思路。

（4）制定研究团队管理办法。

---

① 云南省药物研究所：《科研促进经济持续发展的光辉典范——低纬高原地区（云南）天然药物资源野外调查及研究开发》，载《云南科技管理》，2012 年第 4 期，第 93 页。

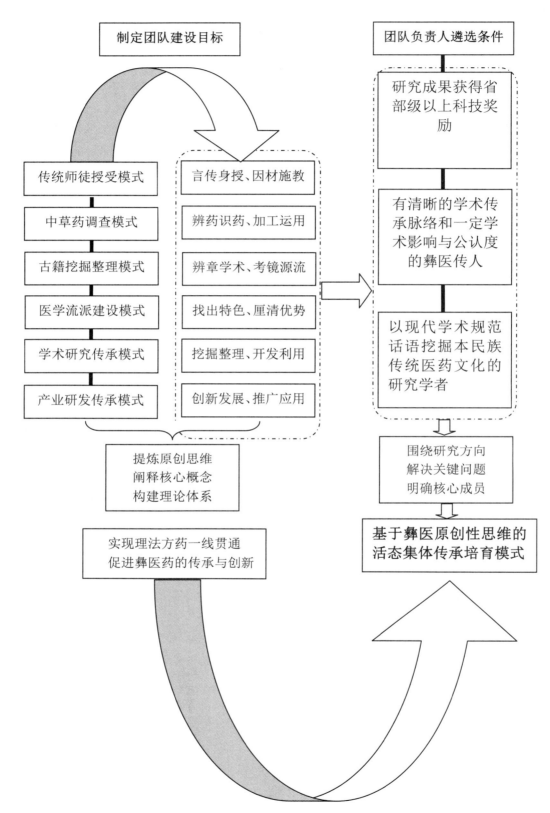

图 14-2　基于彝医原创思维的彝医药传承与创新路径

附录一：《彝族医药文化遗产保护传承》问卷调查

您好！为促进彝族医药文化遗产的保护、传承与利用，国家社科基金委资助了《彝族医药文化遗产保护与传承研究》项目的研究。本问卷调查仅用于本项目开展学术研究与为国家提供政策支持，调研组将对您的信息进行保密。如果使用涉及您所提供的信息必须得到您的同意，我们会尊重您的意见。希望我们的工作对彝族医药文化的保护和传承作出应有的贡献，更希望得到您的帮助与支持！

彝族医药文化专业委员会
《彝族医药文化遗产保护与传承研究》课题组

访谈人基本信息：

姓名：_____　民族：_____　性别：_____　出生年月：_____

联系电话：_____　籍贯：_____省_____市_____县

住址：

职业：_____　工作单位性质：_____

教育水平：1. 未读书（　　）　2. 小学（　　）　3. 初中（　　）　4. 中专技校（　　）
　　　　　5. 高中（　　）　6. 大学及以上（　　）　7. 毕摩传承（　　）　8. 其他（　　）

1. 您是否懂得彝族的文字？能读和写吗？

2. 您擅长哪方面的彝族传统医药知识：
　　□传统诊疗技术　　□药物炮制技艺　　□养生方法
　　□单验方　　　　　□传统制剂方法　　□其他

3. 您擅长诊治什么疾病：_____

4. 您的医术通过什么途径获得：（1）家传　（2）通过跟师　（3）自学　（4）卫生学校
（5）医疗卫生系统组织的培训　（6）其他：

5. 您从事本项技能多长时间了？
　　是从何年开始的？

6. 您是否愿意将医术传授给他人（拜师或家传）？已传授了多少人？
　　您的传人跟您学习医术有多少年了？

7. 您的传人现在是否还在从事医疗活动？如果没有从事医疗活动，为什么？

8. 除患者外，是否有其他人来找您了解彝族医药？都是哪些人？
　　卫生部门/药监部门/想学习彝医的人/生产企业/卖药的人员或企业/高等院校/学会等社会团体/科研部门

9. 访谈您的人找您的目的是什么？

10. 来找您了解彝族医药的人后来是否利用了从您这获取的彝族医药知识？都应用在哪些方面？

11. 您愿意将您掌握的医术或彝药等知识捐献给社会吗？

12. 您每个月的门诊量大约有多少人次？

13. 您掌握的医疗技术主要包括哪些方面？

14. 您是否会和其他民族医生进行治病等方面的交流？

15. 您是否到过集贸市场、诊所、医院等地行医？

16. 据您所知，使用彝族医药传统知识治病的医生您认识或听说过的有哪些？如有，可以提供他们的信息吗？姓名、住址、联系方式等？

17. 您治病所用的药物是新鲜药材、彝成药还是饮片？

18. 您通过什么途径获取治病所用的药物？自己采集加工/自己种养植/从农贸市场购买/从药材公司进货

19. 您采集彝药材的地方离您家有多远的距离，需要多长时间？与以前相比，药材的种类与数量有何变化？

20. 您在野外认识的各种彝医常用草药大约有多少种？您治病常用彝药材大约有多少种？

21. 您治病时经常使用动物类药材和矿物类药材吗？

22. 您通过什么样的方式收取治疗费用？每服药您大约收取多少钱？

23. 您的家庭收入主要依靠什么？是否是行医？

24. 您是否参加过专门的彝族医药方面的培训？培训过哪些彝医学知识？

25. 您是否将自己掌握的医药知识进行过整理？使用什么文字？如果没有整理，是什么原因？

26. 您愿意将自己的医术传授给别人吗？

27. 您愿意将自己的药方出售给医药公司吗？如果不愿意，为什么？

28. 您是否愿意对掌握的药物配方进行开发研究？为什么？

29. 您研究的临床常用药物配方有多少种？这些配方主要用来治疗哪些疾病？

30. 您自己平时是否研究治病药物的剂型？经常使用哪种剂型？

31. 您家是否保存有彝族医药古籍？如有，是何时流传下来的？

32. 您家里没有彝族医药古籍的原因是什么？（1）动乱时被烧毁；（2）不小心弄丢了；（3）已捐赠给国家；（4）将古籍卖与了他人；（5）祖辈以口传为主，没有古籍传下来；（6）其他原因

33. 这些古籍从何渠道获得？（祖传、收购、馈赠、誊抄或其他）

34. 对于您保存的古籍，您希望对其进行整理研究吗？如果捐献、拍照、出售或者不愿意，您会选择哪种方式？

35. 您能看懂书上记载的医药内容吗？这本医书（指现场访谈的医书）记载的是哪方面内容？

36. 您的子女愿意学习您的医术吗？您愿意传给何人？女儿、儿子、徒弟或者其他想学习的任何人吗？

附录二：彝族医药古籍文献调查单位名单

序号	馆藏单位名称	收藏彝文古籍数（种）	收藏彝族医药古籍数（种）
1	新平县档案馆	32	未整理编目
2	新平县科委	2	2
3	新平县民委	15	0
4	玉溪市档案馆	14	0
5	华宁县档案馆	2	0
6	峨山县民宗局	76	0
7	元江县图书馆	0	0
8	楚雄州图书馆	803	8
9	楚雄彝族文化研究院	685	17
10	云南省彝医医院	0	0
11	楚雄州档案局（馆）	150	4
12	楚雄州博物馆	16	0
13	楚雄州民委	11	2
14	武定县民宗局	56	3
15	双柏县文化馆	不详	1
16	禄丰县图书馆	0	0
17	景东县文化馆	不详	1
18	景东彝族博物馆	7	0
19	江城县图书馆	26	0
20	镇沅县图书馆	0	0
21	景谷县图书馆	0	0
22	曲靖市民宗委	7	0
23	红河州图书馆	0	0
24	红河州博物馆	13	0

序号	馆藏单位名称	收藏彝文古籍数（种）	收藏彝族医药古籍数（种）
25	红河民族研究所	351	2
26	红河州民宗局	108	0
27	红河学院图书馆	0	0
28	石屏县图书馆	2	0
29	建水县图书馆	0	0
30	绿春县图书馆	0	0
31	屏边县图书馆	0	0
32	河口县图书馆	0	0
33	红河县图书馆	0	0
34	红河州文管所	0	0
35	泸西县图书馆	0	0
36	个旧市图书馆	0	0
37	蒙自县图书馆	0	0
38	开远市图书馆	0	0
39	元阳县图书馆	0	0
40	金平县图书馆	0	0
41	弥勒县图书馆	18	0
42	会泽县图书馆	0	0
43	巍山县图书馆	0	0
44	大理州图书馆	1 种 2 册	0
45	南涧县图书馆	0	0
46	宁蒗县图书馆	12	0
47	云南省少数民族古籍整理出版规划办公室	543	11
48	云南省图书馆	0	0
49	云南大学图书馆	5	0
50	云南民族大学图书馆	39	0
51	云南省社会科学院	33	0

序号	馆藏单位名称	收藏彝文古籍数（种）	收藏彝族医药古籍数（种）
52	晋宁县图书馆	0	0
53	石林县图书馆	3	0
54	禄劝县图书馆	0	0
55	禄劝县卫生局	1	1
56	禄劝民宗局古籍办	378	0
57	成都中医药大学图书馆	0	0
58	西昌彝族医药研究所	6	6
59	四川师范大学图书馆	0	0
60	四川凉山甘洛县语言文字工作指导委员会	不详	1
61	四川省博物馆	不详	1
62	贵州省民委古籍办	0	0
63	贵阳学院图书馆	0	0
64	贵州省毕节市彝文文献翻译研究中心	约2500	未整理
65	贵州省博物馆	51	2
66	贵州省黔西南州民族研究中心	未整理	未整理
67	贵阳中医学院	0	0
68	贵州民族图书馆	6	1
69	贵州省民宗委	0	0
70	贵州省荔波县档案馆	约10000	未整理
71	贵州黔东南州图书馆	0	0
72	贵州大学图书馆	0	0
73	六盘水市图书馆	0	0
74	北京民族文化宫图书馆	48	1
75	国家图书馆	1245	58

附录三：彝药品种及生产企业调查

药品名称	生产企业
灯盏生脉胶囊	云南生物谷药业股份有限公司
香藤胶囊	昆明康奇制药厂
天香酊	云南维和药业股份有限公司
金红止痛消肿酊	昆明赛诺制药有限公司
恒古骨伤愈合剂	云南克雷斯制药股份有限公司
天麻醒脑胶囊	云南永孜堂制药有限公司
骨风宁胶囊	云南南药骄雄制药股份有限公司
竹红菌素软膏	昆明振华制药厂有限公司
灯盏细辛合剂	昆明振华制药厂有限公司
舒心降脂片	昆明振华制药厂有限公司
三七脂肝丸	云南省玉溪望子隆生物制药有限公司
七味解毒活血膏	云南省玉溪望子隆生物制药有限公司
复方鹿仙草颗粒	云南黄家医圈制药有限公司
沙梅消渴胶囊	昆明积大制药股份有限公司
益康补元颗粒	昆明积大制药股份有限公司
益肾健骨片	云南雄业制药有限公司
肠舒片	云南雄业制药有限公司
龙金通淋胶囊	云南希陶绿色药业股份有限公司
芪桑益肝片	云南希陶绿色药业股份有限公司
肠舒止泻胶囊	云南滇中药业有限公司
喘络通胶囊	云南滇中药业有限公司
姜竭补血合剂	云南滇中药业有限公司
止眩安神颗粒	昆明中药厂有限公司
益阴消渴胶囊	云南名扬药业有限公司
舒心通脉胶囊	云南名扬药业有限公司
康力欣胶囊	云南名扬药业有限公司
熊胆舒肝利胆胶囊	云南名扬药业有限公司
红花逍遥胶囊	云南楚雄天利药业有限公司

药品名称	生产企业
紫丹活血片	云南楚雄天利药业有限公司
血尿安胶囊	云南理想药业有限公司
表热清颗粒	云南理想药业有限公司
云胃宁胶囊	昆明星昊四创药业有限公司
叶下珠胶囊	昆明星昊四创药业有限公司
稳压胶囊	昆明星昊四创药业有限公司
虎杖伤痛酊	昆明中一堂制药有限公司
清肠通便胶囊	昆明中一堂制药有限公司
叶下珠片	大理白族自治州中药制药有限公司
参贝止咳颗粒	云南普济堂药业有限公司
七生静片	云南特安呐制药股份有限公司
调经养颜胶囊	云南特安呐制药股份有限公司
茯蚁参酒	云南金碧制药有限公司
咽舒胶囊	云南金碧制药有限公司
咽舒口服液	云南金碧制药有限公司
胆胃康胶囊	云南保元堂药业有限责任公司
肾安胶囊	云南保元堂药业有限责任公司
霍香万应散	云南保元堂药业有限责任公司
延胡胃安胶囊	云南保元堂药业有限责任公司
尿清舒颗粒	云南英茂红河制药有限公司
康肾颗粒	云南英茂红河制药有限公司
回心康片	云南英茂红河制药有限公司
虎杖叶胶囊	云南龙海天然植物药业有限公司
矾藤痔注射液	云南龙海天然植物药业有限公司
岩鹿乳康胶囊	云南龙海天然植物药业有限公司
灵丹草合剂	云南盘龙云海药业有限公司
灵丹草胶囊	云南盘龙云海药业有限公司
灵丹草片	云南盘龙云海药业有限公司
龙灯胶囊	云南盘龙云海药业有限公司
玄驹胶囊	昆明全新生物制药有限公司
咳痰合剂	昆明全新生物制药有限公司

药品名称	生产企业
舒泌通胶囊	昆明全新生物制药有限公司
涩肠止泻散	云南施普瑞生物工程有限公司
丹灯通脑胶囊	云南施普瑞生物工程有限公司
丹灯通脑软胶囊	云南施普瑞生物工程有限公司
丹绿补肾胶囊	云南施普瑞生物工程有限公司
蜜桶花颗粒	云南黄家医圈制药有限公司
参七心疏胶囊	昆明群芳药业有限公司
降脂通脉胶囊	云南优克制药公司
尿路康颗粒	云南优克制药公司
石椒草咳喘颗粒	云南优克制药公司
雅解片	云南通用善美制药有限责任公司
乳癖清胶囊	云南通用善美制药有限责任公司
惠血生胶囊	云南通用善美制药有限责任公司
溶栓脑通胶囊	云南通用善美制药有限责任公司
肿痛擦剂	云南省药物研究所制药厂
肿痛气雾剂	云南省药物研究所制药厂
肿痛凝胶剂	云南省药物研究所制药厂
伤益气雾剂	云南省药物研究所制药厂
痛舒胶囊	云南省药物研究所制药厂
肠胃舒胶囊	云南优克制药公司
紫椒癣酊	云南优克制药公司
绿及咳喘颗粒	云南龙发制药有限公司
海诺惰秋齐胶囊	云南龙发制药有限公司
舒胃药酒	云南龙发制药有限公司
利胆解毒胶囊	云南龙发制药有限公司
虎杖矾石搽剂	云南龙发制药有限公司
彝心康胶囊	云南龙发制药有限公司
乌金活血止痛胶囊	云南龙发制药有限公司
复方大红袍止血胶囊	云南龙发制药有限公司
紫灯胶囊	云南龙发制药有限公司
饿求齐胶囊	云南龙发制药有限公司

药品名称	生产企业
丹参益心胶囊	云南特安呐制药股份有限公司
七生力片	云南特安呐制药股份有限公司
大发表（舒利安）胶囊	云南白药集团股份有限公司
千草脑脉通合剂	云南白药集团股份有限公司
露水草胶囊	昆明制药集团股份有限公司
银岑胶囊	昆明制药集团股份有限公司
丹灯通脑胶囊	昆明制药集团股份有限公司
复方青蒿喷雾剂	昆明制药集团股份有限公司
复方青蒿搽剂	昆明制药集团股份有限公司
余麦口咽合剂	昆明滇虹药业有限公司
丹莪妇康煎膏	昆明滇虹药业有限公司
肝胆清胶囊	昆明滇虹药业有限公司
苦参疱疹酊	昆明滇虹药业有限公司
胃康舒胶囊	昆明滇虹药业有限公司
消乳癖胶囊	云南佑生药业有限责任公司
平眩胶囊	云南佑生药业有限责任公司
和胃止痛胶囊	云南佑生药业有限责任公司
天胡荽愈肝片	云南佑生药业有限责任公司
百贝益肺胶囊	昆明群芳药业有限公司
通舒口爽胶囊	昆明群芳药业有限公司

附录四：相关文件

中华人民共和国非物质文化遗产法

（2011 年 2 月 25 日第十一届全国人民代表大会常务委员会第十九次会议通过）

第一章　总　则

第一条　为了继承和弘扬中华民族优秀传统文化，促进社会主义精神文明建设，加强非物质文化遗产保护、保存工作，制定本法。

第二条　本法所称非物质文化遗产，是指各族人民世代相传并视为其文化遗产组成部分的各种传统文化表现形式，以及与传统文化表现形式相关的实物和场所。包括：

（一）传统口头文学以及作为其载体的语言；

（二）传统美术、书法、音乐、舞蹈、戏剧、曲艺和杂技；

（三）传统技艺、医药和历法；

（四）传统礼仪、节庆等民俗；

（五）传统体育和游艺；

（六）其他非物质文化遗产。

属于非物质文化遗产组成部分的实物和场所，凡属文物的，适用《中华人民共和国文物保护法》的有关规定。

第三条　国家对非物质文化遗产采取认定、记录、建档等措施予以保存，对体现中华民族优秀传统文化，具有历史、文学、艺术、科学价值的非物质文化遗产采取传承、传播等措施予以保护。

第四条　保护非物质文化遗产，应当注重其真实性、整体性和传承性，有利于增强中华民族的文化认同，有利于维护国家统一和民族团结，有利于促进社会和谐和可持续发展。

第五条　使用非物质文化遗产，应当尊重其形式和内涵。

禁止以歪曲、贬损等方式使用非物质文化遗产。

第六条　县级以上人民政府应当将非物质文化遗产保护、保存工作纳入本级国民经济和社会发展规划，并将保护、保存经费列入本级财政预算。

国家扶持民族地区、边远地区、贫困地区的非物质文化遗产保护、保存工作。

第七条　国务院文化主管部门负责全国非物质文化遗产的保护、保存工作；县级以上地方人民政府文化主管部门负责本行政区域内非物质文化遗产的保护、保存工作。

县级以上人民政府其他有关部门在各自职责范围内，负责有关非物质文化遗产的保护、保存工作。

第八条　县级以上人民政府应当加强对非物质文化遗产保护工作的宣传，提高全社会保护非物质文化遗产的意识。

第九条 国家鼓励和支持公民、法人和其他组织参与非物质文化遗产保护工作。

第十条 对在非物质文化遗产保护工作中做出显著贡献的组织和个人，按照国家有关规定予以表彰、奖励。

第二章 非物质文化遗产的调查

第十一条 县级以上人民政府根据非物质文化遗产保护、保存工作需要，组织非物质文化遗产调查。非物质文化遗产调查由文化主管部门负责进行。

县级以上人民政府其他有关部门可以对其工作领域内的非物质文化遗产进行调查。

第十二条 文化主管部门和其他有关部门进行非物质文化遗产调查，应当对非物质文化遗产予以认定、记录、建档，建立健全调查信息共享机制。

文化主管部门和其他有关部门进行非物质文化遗产调查，应当收集属于非物质文化遗产组成部分的代表性实物，整理调查工作中取得的资料，并妥善保存，防止损毁、流失。其他有关部门取得的实物图片、资料复制件，应当汇交给同级文化主管部门。

第十三条 文化主管部门应当全面了解非物质文化遗产有关情况，建立非物质文化遗产档案及相关数据库。除依法应当保密的外，非物质文化遗产档案及相关数据信息应当公开，便于公众查阅。

第十四条 公民、法人和其他组织可以依法进行非物质文化遗产调查。

第十五条 境外组织或者个人在中华人民共和国境内进行非物质文化遗产调查，应当报经省、自治区、直辖市人民政府文化主管部门批准；调查在两个以上省、自治区、直辖市行政区域进行的，应当报经国务院文化主管部门批准；调查结束后，应当向批准调查的文化主管部门提交调查报告和调查中取得的实物图片、资料复制件。

境外组织在中华人民共和国境内进行非物质文化遗产调查，应当与境内非物质文化遗产学术研究机构合作进行。

第十六条 进行非物质文化遗产调查，应当征得调查对象的同意，尊重其风俗习惯，不得损害其合法权益。

第十七条 对通过调查或者其他途径发现的濒临消失的非物质文化遗产项目，县级人民政府文化主管部门应当立即予以记录并收集有关实物，或者采取其他抢救性保存措施；对需要传承的，应当采取有效措施支持传承。

第三章 非物质文化遗产代表性项目名录

第十八条 国务院建立国家级非物质文化遗产代表性项目名录，将体现中华民族优秀传统文化，具有重大历史、文学、艺术、科学价值的非物质文化遗产项目列入名录予以保护。

省、自治区、直辖市人民政府建立地方非物质文化遗产代表性项目名录，将本行政区域内体现中华民族优秀传统文化，具有历史、文学、艺术、科学价值的非物质文化遗产项目列入名录予以保护。

第十九条 省、自治区、直辖市人民政府可以从本省、自治区、直辖市非物质文化遗产代表性项目名录中向国务院文化主管部门推荐列入国家级非物质文化遗产代表性项目名录的项目。推荐时应当提交下列材料：

（一）项目介绍，包括项目的名称、历史、现状和价值；

（二）传承情况介绍，包括传承范围、传承谱系、传承人的技艺水平、传承活动的社会影响；

（三）保护要求，包括保护应当达到的目标和应当采取的措施、步骤、管理制度；

（四）有助于说明项目的视听资料等材料。

第二十条 公民、法人和其他组织认为某项非物质文化遗产体现中华民族优秀传统文化，具有重大历史、文学、艺术、科学价值的，可以向省、自治区、直辖市人民政府或者国务院文化主管部门提出列入国家级非物质文化遗产代表性项目名录的建议。

第二十一条 相同的非物质文化遗产项目，其形式和内涵在两个以上地区均保持完整的，可以同时列入国家级非物质文化遗产代表性项目名录。

第二十二条 国务院文化主管部门应当组织专家评审小组和专家评审委员会，对推荐或者建议列入国家级非物质文化遗产代表性项目名录的非物质文化遗产项目进行初评和审议。

初评意见应当经专家评审小组成员过半数通过。专家评审委员会对初评意见进行审议，提出审议意见。

评审工作应当遵循公开、公平、公正的原则。

第二十三条 国务院文化主管部门应当将拟列入国家级非物质文化遗产代表性项目名录的项目予以公示，征求公众意见。公示时间不得少于二十日。

第二十四条 国务院文化主管部门根据专家评审委员会的审议意见和公示结果，拟订国家级非物质文化遗产代表性项目名录，报国务院批准、公布。

第二十五条 国务院文化主管部门应当组织制定保护规划，对国家级非物质文化遗产代表性项目予以保护。

省、自治区、直辖市人民政府文化主管部门应当组织制定保护规划，对本级人民政府批准公布的地方非物质文化遗产代表性项目予以保护。

制定非物质文化遗产代表性项目保护规划，应当对濒临消失的非物质文化遗产代表性项目予以重点保护。

第二十六条 对非物质文化遗产代表性项目集中、特色鲜明、形式和内涵保持完整的特定区域，当地文化主管部门可以制定专项保护规划，报经本级人民政府批准后，实行区域性整体保护。确定对非物质文化遗产实行区域性整体保护，应当尊重当地居民的意愿，并保护属于非物质文化遗产组成部分的实物和场所，避免遭受破坏。

实行区域性整体保护涉及非物质文化遗产集中地村镇或者街区空间规划的，应当由当地城乡规划主管部门依据相关法规制定专项保护规划。

第二十七条 国务院文化主管部门和省、自治区、直辖市人民政府文化主管部门应当对非物质文化遗产代表性项目保护规划的实施情况进行监督检查；发现保护规划未能有效实施的，应当及时纠正、处理。

第四章 非物质文化遗产的传承与传播

第二十八条 国家鼓励和支持开展非物质文化遗产代表性项目的传承、传播。

第二十九条　国务院文化主管部门和省、自治区、直辖市人民政府文化主管部门对本级人民政府批准公布的非物质文化遗产代表性项目，可以认定代表性传承人。

非物质文化遗产代表性项目的代表性传承人应当符合下列条件：

（一）熟练掌握其传承的非物质文化遗产；

（二）在特定领域内具有代表性，并在一定区域内具有较大影响；

（三）积极开展传承活动。

认定非物质文化遗产代表性项目的代表性传承人，应当参照执行本法有关非物质文化遗产代表性项目评审的规定，并将所认定的代表性传承人名单予以公布。

第三十条　县级以上人民政府文化主管部门根据需要，采取下列措施，支持非物质文化遗产代表性项目的代表性传承人开展传承、传播活动：

（一）提供必要的传承场所；

（二）提供必要的经费资助其开展授徒、传艺、交流等活动；

（三）支持其参与社会公益性活动；

（四）支持其开展传承、传播活动的其他措施。

第三十一条　非物质文化遗产代表性项目的代表性传承人应当履行下列义务：

（一）开展传承活动，培养后继人才；

（二）妥善保存相关的实物、资料；

（三）配合文化主管部门和其他有关部门进行非物质文化遗产调查；

（四）参与非物质文化遗产公益性宣传。

非物质文化遗产代表性项目的代表性传承人无正当理由不履行前款规定义务的，文化主管部门可以取消其代表性传承人资格，重新认定该项目的代表性传承人；丧失传承能力的，文化主管部门可以重新认定该项目的代表性传承人。

第三十二条　县级以上人民政府应当结合实际情况，采取有效措施，组织文化主管部门和其他有关部门宣传、展示非物质文化遗产代表性项目。

第三十三条　国家鼓励开展与非物质文化遗产有关的科学技术研究和非物质文化遗产保护、保存方法研究，鼓励开展非物质文化遗产的记录和非物质文化遗产代表性项目的整理、出版等活动。

第三十四条　学校应当按照国务院教育主管部门的规定，开展相关的非物质文化遗产教育。

新闻媒体应当开展非物质文化遗产代表性项目的宣传，普及非物质文化遗产知识。

第三十五条　图书馆、文化馆、博物馆、科技馆等公共文化机构和非物质文化遗产学术研究机构、保护机构以及利用财政性资金举办的文艺表演团体、演出场所经营单位等，应当根据各自业务范围，开展非物质文化遗产的整理、研究、学术交流和非物质文化遗产代表性项目的宣传、展示。

第三十六条　国家鼓励和支持公民、法人和其他组织依法设立非物质文化遗产展示场所和传承场所，展示和传承非物质文化遗产代表性项目。

第三十七条　国家鼓励和支持发挥非物质文化遗产资源的特殊优势，在有效保护的基础上，合理利用非物质文化遗产代表性项目开发具有地方、民族特色和市场潜力的文化产品和文化服务。

开发利用非物质文化遗产代表性项目的，应当支持代表性传承人开展传承活动，保护属于该项目组成部分的实物和场所。

县级以上地方人民政府应当对合理利用非物质文化遗产代表性项目的单位予以扶持。单位合理利用非物质文化遗产代表性项目的，依法享受国家规定的税收优惠。

第五章　法律责任

第三十八条　文化主管部门和其他有关部门的工作人员在非物质文化遗产保护、保存工作中玩忽职守、滥用职权、徇私舞弊的，依法给予处分。

第三十九条　文化主管部门和其他有关部门的工作人员进行非物质文化遗产调查时侵犯调查对象风俗习惯，造成严重后果的，依法给予处分。

第四十条　违反本法规定，破坏属于非物质文化遗产组成部分的实物和场所的，依法承担民事责任；构成违反治安管理行为的，依法给予治安管理处罚。

第四十一条　境外组织违反本法第十五条规定的，由文化主管部门责令改正，给予警告，没收违法所得及调查中取得的实物、资料；情节严重的，并处十万元以上五十万元以下的罚款。

境外个人违反本法第十五条第一款规定的，由文化主管部门责令改正，给予警告，没收违法所得及调查中取得的实物、资料；情节严重的，并处一万元以上五万元以下的罚款。

第四十二条　违反本法规定，构成犯罪的，依法追究刑事责任。

第六章　附　则

第四十三条　建立地方非物质文化遗产代表性项目名录的办法，由省、自治区、直辖市参照本法有关规定制定。

第四十四条　使用非物质文化遗产涉及知识产权的，适用有关法律、行政法规的规定。

对传统医药、传统工艺美术等的保护，其他法律、行政法规另有规定的，依照其规定。

第四十五条　本法自 2011 年 6 月 1 日起施行。

国务院办公厅关于加强我国非物质文化遗产保护
工作的意见

国办发〔2005〕18 号

各省、自治区、直辖市人民政府，国务院各部委、各直属机构：

我国是一个历史悠久的文明古国，不仅有大量的物质文化遗产，而且有丰富的非物质文化遗产。党和国家历来重视文化遗产保护，弘扬优秀传统文化，为此做了大量工作并取得了显著成绩。但是，随着全球化趋势的增强，经济和社会的急剧变迁，我国非物质文化遗产的生存、保护和发展遇到很多新的情况和问题，面临着严峻形势。为贯彻落实党的十六大有关扶持对重要文化遗产和优秀民间艺术的保护工作的精神，履行我国加入联合国教科文组织《保护非物质文化遗产公约》的义务，经国务院同意，现就进一步加强我国非物质文化遗产保护工作，提出以下意见：

一、充分认识我国非物质文化遗产保护工作的重要性和紧迫性

非物质文化遗产是各族人民世代相承、与群众生活密切相关的各种传统文化表现形式和文化空间。非物质文化遗产既是历史发展的见证，又是珍贵的、具有重要价值的文化资源。我国各族人民在长期生产生活实践中创造的丰富多彩的非物质文化遗产，是中华民族智慧与文明的结晶，是连结民族情感的纽带和维系国家统一的基础。保护和利用好我国非物质文化遗产，对落实科学发展观，实现经济社会的全面、协调、可持续发展具有重要意义。

非物质文化遗产与物质文化遗产共同承载着人类社会的文明，是世界文化多样性的体现。我国非物质文化遗产所蕴含的中华民族特有的精神价值、思维方式、想象力和文化意识，是维护我国文化身份和文化主权的基本依据。加强非物质文化遗产保护，不仅是国家和民族发展的需要，也是国际社会文明对话和人类社会可持续发展的必然要求。

随着全球化趋势的加强和现代化进程的加快，我国的文化生态发生了巨大变化，非物质文化遗产受到越来越大的冲击。一些依靠口授和行为传承的文化遗产正在不断消失，许多传统技艺濒临消亡，大量有历史、文化价值的珍贵实物与资料遭到毁弃或流失境外，随意滥用、过度开发非物质文化遗产的现象时有发生。加强我国非物质文化遗产的保护已经刻不容缓。

二、非物质文化遗产保护工作的目标和方针

工作目标：通过全社会的努力，逐步建立起比较完备的、有中国特色的非物质文化遗产保护制度，使我国珍贵、濒危并具有历史、文化和科学价值的非物质文化遗产得到有效保护，并得以传承和发扬。

工作指导方针：保护为主、抢救第一、合理利用、传承发展。正确处理保护和利用的关系，坚持非物质文化遗产保护的真实性和整体性，在有效保护的前提下合理利用，防止对非物质文化遗产的误解、歪曲或滥用。在科学认定的基础上，采取有力措施，使非物质文化遗产在全社会得到确认、尊重和弘扬。

工作原则：政府主导、社会参与，明确职责、形成合力；长远规划、分步实施，点面结合、讲求实效。

三、建立名录体系，逐步形成有中国特色的非物质文化遗产保护制度

认真开展非物质文化遗产普查工作。要将普查摸底作为非物质文化遗产保护的基础性工作来抓，统一部署、有序进行。要在充分利用已有工作成果和研究成果的基础上，分地区、分类别制订普查工作方案，组织开展对非物质文化遗产的现状调查，全面了解和掌握各地各民族非物质文化遗产资源的种类、数量、分布状况、生存环境、保护现状及存在问题。要运用文字、录音、录像、数字化多媒体等各种方式，对非物质文化遗产进行真实、系统和全面的记录，建立档案和数据库。

建立非物质文化遗产代表作名录体系。要通过制定评审标准并经过科学认定，建立国家级和省、市、县级非物质文化遗产代表作名录体系。国家级非物质文化遗产代表作名录由国务院批准公布。省、市、县级非物质文化遗产代表作名录由同级政府批准公布，并报上一级政府备案。

加强非物质文化遗产的研究、认定、保存和传播。要组织各类文化单位、科研机构、大专院校及专家学者对非物质文化遗产的重大理论和实践问题进行研究，注重科研成果和现代技术的应用。组织力量对非物质文化遗产进行科学认定，鉴别真伪。经各级政府授权的有关单位可以征集非物质文化遗产实物、资料，并予以妥善保管。采取有效措施，防止珍贵的非物质文化遗产实物和资料流出境外。对非物质文化遗产的物质载体也要予以保护，对已被确定为文物的，要按照《中华人民共和国文物保护法》的相关规定执行。充分发挥各级图书馆、文化馆、博物馆、科技馆等公共文化机构的作用，有条件的地方可设立专题博物馆或展示中心。

建立科学有效的非物质文化遗产传承机制。对列入各级名录的非物质文化遗产代表作，可采取命名、授予称号、表彰奖励、资助扶持等方式，鼓励代表作传承人（团体）进行传习活动。通过社会教育和学校教育，使非物质文化遗产代表作的传承后继有人。要加强非物质文化遗产知识产权的保护。研究探索对传统文化生态保持较完整并具有特殊价值的村落或特定区域，进行动态整体性保护的方式。在传统文化特色鲜明、具有广泛群众基础的社区、乡村，开展创建民间传统文化之乡的活动。

四、加强领导，落实责任，建立协调有效的工作机制

要发挥政府的主导作用，建立协调有效的保护工作领导机制。由文化部牵头，建立中国非物质文化遗产保护工作部际联席会议制度，统一协调非物质文化遗产保护工作。文化行政部门与各相关部门要积极配合，形成合力。同时，广泛吸纳有关学术研究机构、大专院校、企事业单位、社会团体等各方面力量共同开展非物质文化遗产保护工作。充分发挥专家的作用，建立非物质文化遗产保护的专家咨询机制和检查监督制度。

地方各级政府要加强领导，将保护工作列入重要工作议程，纳入国民经济和社会发展整体规划，纳入文化发展纲要。加强非物质文化遗产保护的法律法规建设，及时研究制定有关政策措施。要制定非物质文化遗产保护规划，明确保护范围、保护措施和目标。中国民族民间文化保护工程是非物质文化遗产保护工作的重要组成部分，要根据其总体规划，有步骤、有重点地循序渐进，逐步实施，为创建中国特色的非物质文化遗产保护制度积累经验。

各级政府要不断加大非物质文化遗产保护工作的经费投入。通过政策引导等措施，鼓励个人、企业和社会团体对非物质文化遗产保护工作进行资助。要加强非物质文化遗产保护工作队伍建设。通过有计划的教育培训，提高现有人员的工作能力和业务水平；充分利用科研院所、高等院校的人才优势和科研优势，大力培养专门人才。

要充分发挥非物质文化遗产对广大未成年人进行传统文化教育和爱国主义教育的重要作用。

各级图书馆、文化馆、博物馆、科技馆等公共文化机构要积极开展对非物质文化遗产的传播和展示。教育部门和各级各类学校要逐步将优秀的、体现民族精神与民间特色的非物质文化遗产内容编入有关教材，开展教学活动。鼓励和支持新闻出版、广播电视、互联网等媒体对非物质文化遗产及其保护工作进行宣传展示，普及保护知识，培养保护意识，努力在全社会形成共识，营造保护非物质文化遗产的良好氛围。

  附件：1. 国家级非物质文化遗产代表作申报评定暂行办法

     2. 非物质文化遗产保护工作部际联席会议制度（略）

     3. 非物质文化遗产保护工作部际联席会议成员名单（略）

国务院办公厅

二〇〇五年三月二十六日

附件1：

国家级非物质文化遗产代表作申报评定暂行办法

第一条　为加强非物质文化遗产保护工作，规范国家级非物质文化遗产代表作的申报和评定工作，根据中华人民共和国宪法第二十二条"国家保护名胜古迹、珍贵文物和其他重要历史文化遗产"及相关法律、法规，制定本办法。

第二条　非物质文化遗产指各族人民世代相承的、与群众生活密切相关的各种传统文化表现形式（如民俗活动、表演艺术、传统知识和技能，以及与之相关的器具、实物、手工制品等）和文化空间。

第三条　非物质文化遗产可分为两类：（1）传统的文化表现形式，如民俗活动、表演艺术、传统知识和技能等；（2）文化空间，即定期举行传统文化活动或集中展现传统文化表现形式的场所，兼具空间性和时间性。

非物质文化遗产的范围包括：

（一）口头传统，包括作为文化载体的语言；

（二）传统表演艺术；

（三）民俗活动、礼仪、节庆；

（四）有关自然界和宇宙的民间传统知识和实践；

（五）传统手工艺技能；

（六）与上述表现形式相关的文化空间。

第四条　建立国家级非物质文化遗产代表作名录的目的是：

（一）推动我国非物质文化遗产的抢救、保护与传承；

（二）加强中华民族的文化自觉和文化认同，提高对中华文化整体性和历史连续性的认识；

（三）尊重和彰显有关社区、群体及个人对中华文化的贡献，展示中国人文传统的丰富性；

（四）鼓励公民、企事业单位、文化教育科研机构、其他社会组织积极参与非物质文化遗产的保护工作；

（五）履行《保护非物质文化遗产公约》，增进国际社会对中国非物质文化遗产的认识，促进国际间的文化交流与合作，为人类文化的多样性及其可持续发展作出中华民族应有的贡献。

第五条　国家级非物质文化遗产代表作的申报评定工作由非物质文化遗产保护工作部际联席会议（以下简称部际联席会议）办公室具体实施。部际联席会议办公室要与各有关部门、单位和社会组织相互配合、协调工作。

第六条　国家级非物质文化遗产代表作的申报项目，应是具有杰出价值的民间传统文化表现形式或文化空间；或在非物质文化遗产中具有典型意义；或在历史、艺术、民族学、民俗学、社会学、人类学、语言学及文学等方面具有重要价值。

具体评审标准如下：

（一）具有展现中华民族文化创造力的杰出价值；

（二）扎根于相关社区的文化传统，世代相传，具有鲜明的地方特色；

（三）具有促进中华民族文化认同、增强社会凝聚力、增进民族团结和社会稳定的作用，是文化交流的重要纽带；

（四）出色地运用传统工艺和技能，体现出高超的水平；

（五）具有见证中华民族活的文化传统的独特价值；

（六）对维系中华民族的文化传承具有重要意义，同时因社会变革或缺乏保护措施而面临消失的危险。

第七条　申报项目须提出切实可行的十年保护计划，并承诺采取相应的具体措施，进行切实保护。这些措施主要包括：

（一）建档：通过搜集、记录、分类、编目等方式，为申报项目建立完整的档案；

（二）保存：用文字、录音、录像、数字化多媒体等手段，对保护对象进行真实、全面、系统的记录，并积极搜集有关实物资料，选定有关机构妥善保存并合理利用；

（三）传承：通过社会教育和学校教育等途径，使该项非物质文化遗产的传承后继有人，能够继续作为活的文化传统在相关社区尤其是青少年当中得到继承和发扬；

（四）传播：利用节日活动、展览、观摩、培训、专业性研讨等形式，通过大众传媒和互联网的宣传，加深公众对该项遗产的了解和认识，促进社会共享；

（五）保护：采取切实可行的具体措施，以保证该项非物质文化遗产及其智力成果得到保存、传承和发展，保护该项遗产的传承人（团体）对其世代相传的文化表现形式和文化空间所享有的权益，尤其要防止对非物质文化遗产的误解、歪曲或滥用。

第八条　公民、企事业单位、社会组织等，可向所在行政区域文化行政部门提出非物质文化遗产代表作项目的申请，由受理的文化行政部门逐级上报。申报主体为非申报项目传承人（团体）的，申报主体应获得申报项目传承人（团体）的授权。

第九条　省级文化行政部门对本行政区域内的非物质文化遗产代表作申报项目进行汇总、筛选，经同级人民政府核定后，向部际联席会议办公室提出申报。中央直属单位可直接向部际联席会议办公室提出申报。

第十条　申报者须提交以下资料：

（一）申请报告：对申报项目名称、申报者、申报目的和意义进行简要说明；

（二）项目申报书：对申报项目的历史、现状、价值和濒危状况等进行说明；

（三）保护计划：对未来十年的保护目标、措施、步骤和管理机制等进行说明；

（四）其他有助于说明申报项目的必要材料。

第十一条　传承于不同地区并为不同社区、群体所共享的同类项目，可联合申报；联合申报的各方须提交同意联合申报的协议书。

第十二条　部际联席会议办公室根据本办法第十条的规定，对申报材料进行审核，并将合格的申报材料提交评审委员会。

第十三条　评审委员会由国家文化行政部门有关负责同志和相关领域的专家组成，承担国家级非物质文化遗产代表作的评审和专业咨询。评审委员会每届任期四年。评审委员会设主任一名、副主任若干名，主任由国家文化行政部门有关负责同志担任。

第十四条　评审工作应坚持科学、民主、公正的原则。

第十五条　评审委员会根据本办法第六条、第七条的规定进行评审，提出国家级非物质文化遗产代表作推荐项目，提交部际联席会议办公室。

第十六条　部际联席会议办公室通过媒体对国家级非物质文化遗产代表作推荐项目进行社会公示，公示期 30 天。

第十七条　部际联席会议办公室根据评审委员会的评审意见和公示结果，拟订入选国家级非物质文化遗产代表作名录名单，经部际联席会议审核同意后，上报国务院批准、公布。

第十八条　国务院每两年批准并公布一次国家级非物质文化遗产代表作名录。

第十九条　对列入国家级非物质文化遗产代表作名录的项目，各级政府要给予相应支持。同时，申报主体必须履行其保护计划中的各项承诺，按年度向部际联席会议办公室提交实施情况报告。

第二十条　部际联席会议办公室组织专家对列入国家级非物质文化遗产代表作名录的项目进行评估、检查和监督，对未履行保护承诺、出现问题的，视不同程度给予警告、严重警告直至除名处理。

第二十一条　本《暂行办法》由部际联席会议办公室负责解释。

第二十二条　本《暂行办法》自发布之日起施行。

国务院关于加强文化遗产保护的通知

国发〔2005〕42 号

各省、自治区、直辖市人民政府，国务院各部委、各直属机构：

我国是历史悠久的文明古国。在漫长的岁月中，中华民族创造了丰富多彩，弥足珍贵的文化遗产。党中央、国务院历来高度重视文化遗产保护工作，在全社会的共同努力下，我国文化遗产保护取得了显著成效。与此同时，也应清醒地看到，当前我国文化遗产保护面临着许多问题，形势严峻，不容乐观。为了进一步加强我国文化遗产保护，继承和弘扬中华民族优秀传统文化，推动社会主义先进文化建设，国务院决定从 2006 年起，每年六月的第二个星期六为我国的"文化遗产日"。现就加强文化遗产保护有关问题通知如下：

一、充分认识保护文化遗产的重要性和紧迫性

文化遗产包括物质文化遗产和非物质文化遗产。物质文化遗产是具有历史、艺术和科学价值的文物，包括古遗址、古墓葬、古建筑、石窟寺、石刻、壁画、近代现代重要史迹及代表性建筑等不可移动文物，历史上各时代的重要实物、艺术品、文献、手稿、图书资料等可移动文物；以及在建筑式样、分布均匀或与环境景色结合方面具有突出普遍价值的历史文化名城（街区、村镇）。非物质文化遗产是指各种以非物质形态存在的与群众生活密切相关、世代相承的传统文化表现形式，包括口头传统、传统表演艺术、民俗活动和礼仪与节庆、有关自然界和宇宙的民间传统知识和实践、传统手工艺技能等以及与上述传统文化表现形式相关的文化空间。

我国文化遗产蕴含着中华民族特有的精神价值、思维方式、想象力，体现着中华民族的生命力和创造力，是各民族智慧的结晶，也是全人类文明的瑰宝。保护文化遗产，保持民族文化的传承，是连接民族情感纽带、增进民族团结和维护国家统一及社会稳定的重要文化基础，也是维护世界文化多样性和创造性，促进人类共同发展的前提。加强文化遗产保护，是建设社会主义先进文化，贯彻落实科学发展观和构建社会主义和谐社会的必然要求。

文化遗产是不可再生的珍贵资源。随着经济全球化趋势和现代化进程的加快，我国的文化生态正在发生巨大变化，文化遗产及其生存环境受到严重威胁。不少历史文化名城（街区、村镇）、古建筑、古遗址及风景名胜区整体风貌遭到破坏。文物非法交易、盗窃和盗掘古遗址古墓葬以及走私文物的违法犯罪活动在一些地区还没有得到有效遏制，大量珍贵文物流失境外。由于过度开发和不合理利用，许多重要文化遗产消亡或失传。在文化遗存相对丰富的少数民族聚居地区，由于人们生活环境和条件的变迁，民族或区域文化特色消失加快。因此，加强文化遗产保护刻不容缓。地方各级人民政府和有关部门要从对国家和历史负责的高度，从维护国家文化安全的高度，充分认识保护文化遗产的重要性，进一步增强责任感和紧迫感，切实做好文化遗产保护工作。

二、加强文化遗产保护的指导思想、基本方针和总体目标

（一）指导思想：坚持以邓小平理论和"三个代表"重要思想为指导，全面贯彻和落实科学发展观，加大文化遗产保护力度，构建科学有效的文化遗产保护体系，提高全社会文化遗产保护意识，充分发挥文化遗产在传承中华文化，提高人民群众思想道德素质和科学文化素质，增强民

族凝聚力，促进社会主义先进文化建设和构建社会主义和谐社会中的重要作用。

（二）基本方针：物质文化遗产保护要贯彻"保护为主、抢救第一、合理利用、加强管理"的方针。非物质文化遗产保护要贯彻"保护为主、抢救第一、合理利用、传承发展"的方针。坚持保护文化遗产的真实性和完整性，坚持依法和科学保护，正确处理经济社会发展与文化遗产保护的关系，统筹规划、分类指导、突出重点、分步实施。

（三）总体目标：通过采取有效措施，文化遗产保护得到全面加强。到 2010 年，初步建立比较完备的文化遗产保护制度，文化遗产保护状况得到明显改善。到 2015 年，基本形成较为完善的文化遗产保护体系，具有历史、文化和科学价值的文化遗产得到全面有效保护；保护文化遗产深入人心，成为全社会的自觉行动。

三、着力解决物质文化遗产保护面临的突出问题

（一）切实做好文物调查研究和不可移动文物保护规划的制定实施工作。加强文物资源调查研究，并依法登记、建档。在认真摸清底数的基础上，分类制定文物保护规划，认真组织实施。国务院文物行政部门要统筹安排世界文化遗产、全国重点文物保护单位保护规划的编制工作，省级人民政府具体组织编制，报国务院文物行政部门审查批准后公布实施。国务院文物行政部门要对规划实施情况进行跟踪监测，检查落实。要及时依法划定文物保护单位的保护范围和建设控制地带，设立必要的保护管理机构，明确保护责任主体，建立健全保护管理制度。其他不可移动文物也要依据文物保护法的规定制定保护规划，落实保护措施。坚决避免和纠正过度开发利用文化遗产，特别是将文物作为或变相作为企业资产经营的违法行为。

（二）改进和完善重大建设工程中的文物保护工作。严格执行重大建设工程项目审批、核准和备案制度。凡涉及文物保护事项的基本建设项目，必须依法在项目批准前征求文物行政部门的意见，在进行必要的考古勘探、发掘并落实文物保护措施以后方可实施。基本建设项目中的考古发掘要充分考虑文物保护工作的实际需要，加强统一管理，落实审批和监督责任。

（三）切实抓好重点文物维修工程。统筹规划、集中资金，实施一批文物保护重点工程，排除重大文物险情，加强对重要濒危文物的保护。实施保护工程必须要确保文物的真实性，坚决禁止借保护文物之名行造假古董之实。要对文物"复建"进行严格限制，把有限的人力、物力切实用到对重要文物、特别是重大濒危文物的保护项目上。严格工程管理，落实文物保护工程队伍资质制度，完善从业人员管理制度，建立健全各类文物保护技术规范，确保工程质量。

（四）加强历史文化名城（街区、村镇）保护。进一步完善历史文化名城（街区、村镇）的申报、评审工作。已确定为历史文化名城（街区、村镇）的，地方人民政府要认真制定保护规划，并严格执行。在城镇化过程中，要切实保护好历史文化环境，把保护优秀的乡土建筑等文化遗产作为城镇化发展战略的重要内容，把历史文化名城（街区、村镇）保护规划纳入城乡规划。相关重大建设项目，必须建立公示制度，广泛征求社会各界意见。国务院有关部门要对历史文化名城（街区、村镇）的保护状况和规划实施情况进行跟踪监测，及时解决有关问题；历史文化名城（街区、村镇）的布局、环境、历史风貌遭到严重破坏的，应当依法取消其称号，并追究有关人员的责任。

（五）提高馆藏文物保护和展示水平。高度重视博物馆建设，加强对藏品的登记、建档和安全管理，落实藏品丢失、损毁追究责任制。实施馆藏文物信息化和保存环境达标建设，加大馆藏文物科技保护力度。提高陈列展览质量和水平，充分发挥馆藏文物的教育作用。加强博物馆专业人员培养，提高博物馆队伍素质。坚持向未成年人等特殊社会群体减、免费开放，不断提高服务质

量和水平。

（六）清理整顿文物流通市场。加强对文物市场的调控和监督管理，依法严格把握文物流通市场准入条件，规范文物经营和民间文物收藏行为，确保文物市场健康发展。依法加强文物商店销售文物、文物拍卖企业拍卖文物的审核备案工作。坚决取缔非法文物市场，严厉打击盗窃、盗掘、走私、倒卖文物等违法犯罪活动。严格执行文物出入境审核、监管制度，加强鉴定机构队伍建设，严防珍贵文物流失。加强国际合作，对非法流失境外的文物要坚决依法追索。

四、积极推进非物质文化遗产保护

（一）开展非物质文化遗产普查工作。各地区要进一步做好非物质文化遗产的普查、认定和登记工作，全面了解和掌握非物质文化遗产资源的种类、数量、分布状况、生存环境、保护现状及存在的问题，及时向社会公布普查结果。3年内全国基本完成普查工作。

（二）制定非物质文化遗产保护规划。在科学论证的基础上，抓紧制定国家和地区非物质文化遗产保护规划，明确保护范围，提出长远目标和近期工作任务。

（三）抢救珍贵非物质文化遗产。采取有效措施，抓紧征集具有历史、文化和科学价值的非物质文化遗产实物和资料，完善征集和保管制度。有条件的地方可以建立非物质文化遗产资料库、博物馆或展示中心。

（四）建立非物质文化遗产名录体系。进一步完善评审标准，严格评审工作，逐步建立国家和省、市、县非物质文化遗产名录体系。对列入非物质文化遗产名录的项目，要制定科学的保护规划，明确有关保护的责任主体，进行有效保护。对列入非物质文化遗产名录的代表性传人，要有计划地提供资助，鼓励和支持其开展传习活动，确保优秀非物质文化遗产的传承。

（五）加强少数民族文化遗产和文化生态区的保护。重点扶持少数民族地区的非物质文化遗产保护工作。对文化遗产丰富且传统文化生态保持较完整的区域，要有计划地进行动态的整体性保护。对确属濒危的少数民族文化遗产和文化生态区，要尽快列入保护名录，落实保护措施，抓紧进行抢救和保护。

五、明确责任，切实加强对文化遗产保护工作的领导

（一）加强领导，落实责任。地方各级人民政府和有关部门要将文化遗产保护列入重要议事日程，并纳入经济和社会发展计划以及城乡规划。要建立健全文化遗产保护责任制度和责任追究制度。成立国家文化遗产保护领导小组，定期研究文化遗产保护工作的重大问题。统一协调文化遗产保护工作。地方各级人民政府也要建立相应的文化遗产保护协调机构。要建立文化遗产保护定期通报制度、专家咨询制度以及公众和舆论监督机制，推进文化遗产保护工作的科学化、民主化。要充分发挥有关学术机构、大专院校、企事业单位、社会团体等各方面的作用，共同开展文化遗产保护工作。

（二）加快文化遗产保护法制建设，加大执法力度。加强文化遗产保护法律法规建设，推进文化遗产保护的法制化、制度化和规范化。积极推动《非物质文化遗产保护法》《历史文化名城和历史文化街区、村镇保护条例》等法律、行政法规的立法进程，争取早日出台。抓紧制定和起草与文物保护法相配套的部门规章和地方性法规。抓紧研究制定保护文化遗产知识产权的有关规定。要严格依照保护文化遗产的法律、行政法规办事，任何单位或者个人都不得作出与法律、行政法规相抵触的决定；各级文物行政部门等行政执法机关有权依法抵制和制止违反有关法律、行政法规的决定和行为。严厉打击破坏文化遗产的各类违法犯罪行为，重点追究因决策失误、玩忽职守，造成文化遗产破坏、被盗或流失的责任人的法律责任。充实文化遗产保护执法力量，加大执法力度，做到执法必严、违法必究。因执法不力造成文化遗产受到破坏的，要追究有关执法机关和有关责任人的责任。

（三）安排专项资金，加强专业人才队伍建设。各级人民政府要将文化遗产保护经费纳入本级财政预算，保障重点文化遗产经费投入。抓紧制定和完善有关社会捐赠和赞助的政策措施，调动社会团体、企业和个人参与文化遗产保护的积极性。加强文化遗产保护管理机构和专业队伍建设，大力培养文化遗产保护和管理所需的各类专门人才。加强文化遗产保护科技的研究、运用和推广工作，努力提高文化遗产保护工作水平。

（四）加大宣传力度，营造保护文化遗产的良好氛围。认真举办"文化遗产日"系列活动，提高人民群众对文化遗产保护重要性的认识，增强全社会的文化遗产保护意识。各级各类文化遗产保护机构要经常举办展示、论坛、讲座等活动，使公众更多地了解文化遗产的丰富内涵。教育部门要将优秀文化遗产内容和文化遗产保护知识纳入教学计划，编入教材，组织参观学习活动，激发青少年热爱祖国优秀传统文化的热情。各类新闻媒体要通过开设专题、专栏等方式，介绍文化遗产和保护知识，大力宣传保护文化遗产的先进典型，及时曝光破坏文化遗产的违法行为及事件，发挥舆论监督作用，在全社会形成保护文化遗产的良好氛围。

与此同时，国务院有关部门也要切实研究解决自然遗产保护中存在的问题，加强自然遗产保护工作。

中华人民共和国国务院
二〇〇五年十二月二十二日

联合国教科文组织《保护非物质文化遗产公约》

联合国教育、科学及文化组织（以下简称教科文组织）大会于 2003 年 9 月 29 日至 10 月 17 日在巴黎举行的第三十二届会议，参照现有的国际人权文书，尤其是 1948 年的《世界人权宣言》以及 1966 年的《经济、社会、文化权利国际盟约》和《公民及政治权利国际盟约》，考虑到 1989 年的《保护民间创作建议书》、2001 年的《教科文组织世界文化多样性宣言》和 2002 年第三次文化部长圆桌会议通过的《伊斯坦布尔宣言》强调非物质文化遗产的重要性，它是文化多样性的熔炉，又是可持续发展的保证，考虑到非物质文化遗产与物质文化遗产和自然遗产之间的内在相互依存关系，承认全球化和社会变革进程除了为各群体之间开展新的对话创造条件，也与不容忍现象一样使非物质文化遗产面临损坏、消失和破坏的严重威胁，而这主要是因为缺乏保护这种遗产的资金，意识到保护人类非物质文化遗产是普遍的意愿和共同关心的事项，承认各群体，尤其是土著群体，各团体，有时是个人在非物质文化遗产的创作、保护、保养和创新方面发挥着重要作用，从而为丰富文化多样性和人类的创造性作出贡献，注意到教科文组织在制定保护文化遗产的准则性文件，尤其是 1972 年的《保护世界文化和自然遗产公约》方面所做的具有深远意义的工作，还注意到迄今尚无有约束力的保护非物质文化遗产的多边文件，考虑到国际上现有的关于文化遗产和自然遗产的协定、建议书和决议需要有非物质文化遗产方面的新规定有效地予以充实和补充，考虑到必须提高人们，尤其是年轻一代对非物质文化遗产及其保护的重要意义的认识，考虑到国际社会应当本着互助合作的精神与本公约缔约国一起为保护此类遗产做出贡献，忆及教科文组织有关非物质文化遗产的各项计划，尤其是"宣布人类口述遗产和非物质遗产代表作"计划，认为非物质文化遗产是密切人与人之间的关系以及他们之间进行交流和了解的要素，它的作用是不可估量的，于 2003 年 10 月 17 日通过本公约。

第一章 总则

第一条 本公约的宗旨

本公约的宗旨如下：

（a）保护非物质文化遗产；

（b）尊重有关群体、团体和个人的非物质文化遗产；

（c）在地方、国家和国际一级提高对非物质文化遗产及其相互鉴赏的重要性的意识；

（d）开展国际合作及提供国际援助。

第二条 定义

在本公约中，

1. "非物质文化遗产"指被各群体、团体、有时为个人视为其文化遗产的各种实践、表演、表现形式、知识和技能及其有关的工具、实物、工艺品和文化场所。各个群体和团体随着其所处环境、与自然界的相互关系和历史条件的变化不断使这种代代相传的非物质文化遗产得到创新，同时使他们自己具有一种认同感和历史感，从而促进了文化多样性和人类的创造力。在本公约中，只考虑符合现有的国际人权文件，各群体、团体和个人之间相互尊重的需要和顺应可持续发展的非物质文化遗产。

2. 按上述第 1 段的定义，"非物质文化遗产"包括以下方面：

（a）口头传说和表述，包括作为非物质文化遗产媒介的语言；

（b）表演艺术；

（c）社会风俗、礼仪、节庆；

（d）有关自然界和宇宙的知识和实践；

（e）传统的手工艺技能。

3. "保护"指采取措施，确保非物质文化遗产的生命力，包括这种遗产各个方面的确认、立档、研究、保存、保护、宣传、弘扬、承传（主要通过正规和非正规教育）和振兴。

4. "缔约国"指受本公约约束且本公约在它们之间也通用的国家。

5. 根据本条款所述之条件，本公约经必要修改对成为其缔约方之第 33 条所指的领土也适用。从这个意义上说，"缔约国"亦指这些领土。

第三条　与其他国际文书的关系

本公约的任何条款均不得解释为：

（a）有损被宣布为 1972 年《保护世界文化和自然遗产公约》的世界遗产、直接涉及非物质文化遗产内容的财产的地位或降低其受保护的程度；

（b）影响缔约国从其作为缔约方的任何有关知识产权或使用生物和生态资源的国际文书所获得的权利和所负有的义务。

第二章　公约的有关机关

第四条　缔约国大会

1. 兹建立缔约国大会，下称"大会"。大会为本公约的最高权力机关。

2. 大会每两年举行一次常会。如若它作出此类决定或政府间保护非物质文化遗产委员会或至少三分之一的缔约国提出要求，可举行特别会议。

3. 大会应通过自己的议事规则。

第五条　政府间保护非物质文化遗产委员会

1. 兹在教科文组织内设立政府间保护非物质文化遗产委员会，下称"委员会"。在本公约依照第 34 条的规定生效之后，委员会由参加大会之缔约国选出的 18 个缔约国的代表组成。

2. 在本公约缔约国的数目达到 50 个之后，委员会委员国的数目将增至 24 个。

第六条　委员会委员国的选举和任期

1. 委员会委员国的选举应符合公平的地理分配和轮换原则。

2. 委员会委员国由本公约缔约国大会选出，任期四年。

3. 但第一次选举当选的半数委员会委员国的任期为两年。这些国家在第一次选举后抽签指定。

4. 大会每两年对半数委员会委员国进行换届。

5. 大会还应选出填补空缺席位所需的委员会委员国。

6. 委员会委员国不得连选连任两届。

7. 委员会委员国应选派在非物质文化遗产各领域有造诣的人士为其代表。

第七条　委员会的职能

在不妨碍本公约赋予委员会的其他职权的情况下，其职能如下：

（a）宣传公约的目标，鼓励并监督其实施情况；

（b）就好的做法和保护非物质文化遗产的措施提出建议；

（c）按照第 25 条的规定，拟订利用基金资金的计划并提交大会批准；

（d）按照第 25 条的规定，努力寻求增加其资金的方式方法，并为此采取必要的措施；

（e）拟订实施公约的业务指南并提交大会批准；

（f）根据第 29 条的规定，审议缔约国的报告并将报告综述提交大会；

（g）根据委员会制定的、大会批准的客观遴选标准，审议缔约国提出的申请并就以下事项作出决定：

　　（i）列入第 16、第 17 和第 18 条述及的名录和提名；

　　（ii）按照第 22 条的规定提供国际援助。

第八条　委员会的工作方法

1. 委员会对大会负责。它向大会报告自己的所有活动和决定。

2. 委员会以其委员的三分之二多数通过自己的议事规则。

3. 委员会可临时设立它认为对执行其任务所需的咨询机构。

4. 委员会可邀请在非物质文化遗产各领域确有专长的任何公营或私营机构以及任何自然人参加会议，就任何具体的问题向其请教。

第九条　咨询组织的认证

1. 委员会应就由在非物质文化遗产领域确有专长的非政府组织做认证向大会提出建议。这类组织的职能是向委员会提供咨询意见。

2. 委员会还应向大会就此认证的标准和方式提出建议。

第十条　秘书处

1. 委员会由教科文组织秘书处协助。

2. 秘书处起草大会和委员会文件及其会议的议程草案和确保其决定的执行。

第三章　在国家一级保护非物质文化遗产

第十一条　缔约国的作用

各缔约国应该：

（a）采取必要措施确保其领土上的非物质文化遗产受到保护；

（b）在第 2 条第 3 段提及的保护措施内，由各群体、团体和有关非政府组织参与，确认和确定其领土上的各种非物质文化遗产。

第十二条　清单

1. 为了使其领土上的非物质文化遗产得到确认以便加以保护，各缔约国应根据自己的国情拟定一份或数份关于这类遗产的清单，并应定期加以更新。

2. 各缔约国在按第 29 条的规定定期向委员会提交报告时，应提供有关这些清单的情况。

第十三条　其他保护措施

为了确保其领土上的非物质文化遗产得到保护、弘扬和展示，各缔约国应努力做到：

（a）制定一项总的政策，使非物质文化遗产在社会中发挥应有的作用，并将这种遗产的保护纳入规划工作；

（b）指定或建立一个或数个主管保护其领土上的非物质文化遗产的机构；

（c）鼓励开展有效保护非物质文化遗产，特别是濒危非物质文化遗产的科学、技术和艺术研究以及方法研究；

（d）采取适当的法律、技术、行政和财政措施，以便：

（i）促进建立或加强培训管理非物质文化遗产的机构以及通过为这种遗产提供活动和表现的场所和空间，促进这种遗产的承传；

（ii）确保对非物质文化遗产的享用，同时对享用这种遗产的特殊方面的习俗做法予以尊重；

（iii）建立非物质文化遗产文献机构并创造条件促进对它的利用。

第十四条　教育、宣传和能力培养

各缔约国应竭力采取种种必要的手段，以便：

（a）使非物质文化遗产在社会中得到确认、尊重和弘扬，主要通过：

（i）向公众，尤其是向青年进行宣传和传播信息的教育计划；

（ii）有关群体和团体的具体的教育和培训计划；

（iii）保护非物质文化遗产，尤其是管理和科研方面的能力培养活动；

（iv）非正规的知识传播手段。

（b）不断向公众宣传对这种遗产造成的威胁以及根据本公约所开展的活动；

（c）促进保护表现非物质文化遗产所需的自然场所和纪念地点的教育。

第十五条　群体、团体和个人的参与

缔约国在开展保护非物质文化遗产活动时，应努力确保创造、保养和承传这种遗产的群体、团体，有时是个人的最大限度的参与，并吸收他们积极地参与有关的管理。

第四章　在国际一级保护非物质文化遗产

第十六条　人类非物质文化遗产代表作名录

1. 为了扩大非物质文化遗产的影响，提高对其重要意义的认识和从尊重文化多样性的角度促进对话，委员会应根据有关缔约国的提名编辑、更新和公布人类非物质文化遗产代表作名录。

2. 委员会拟订有关编辑、更新和公布此代表作名录的标准并提交大会批准。

第十七条　急需保护的非物质文化遗产名录

1. 为了采取适当的保护措施，委员会编辑、更新和公布急需保护的非物质文化遗产名录，并根据有关缔约国的要求将此类遗产列入该名录。

2. 委员会拟订有关编辑、更新和公布此名录的标准并提交大会批准。

3. 委员会在极其紧急的情况（其具体标准由大会根据委员会的建议加以批准）下，可与有关缔约国协商将有关的遗产列入第 1 段所提之名录。

第十八条　保护非物质文化遗产的计划、项目和活动

1. 在缔约国提名的基础上，委员会根据其制定的、大会批准的标准，兼顾发展中国家的特殊需要，定期遴选并宣传其认为最能体现本公约原则和目标的国家、分地区或地区保护非物质文化遗产的计划、项目和活动。

2. 为此，委员会接受、审议和批准缔约国提交的关于要求国际援助拟订此类提名的申请。

3. 委员会按照它确定的方式，配合这些计划、项目和活动的实施，随时推广有关经验。

第五章　国际合作与援助

第十九条　合作

1. 在本公约中，国际合作主要是交流信息和经验，采取共同的行动，以及建立援助缔约国保护非物质文化遗产工作的机制。

2. 在不违背国家法律规定及其习惯法和习俗的情况下，缔约国承认保护非物质文化遗产符合人类的整体利益，保证为此目的在双边、分地区、地区和国际各级开展合作。

第二十条　国际援助的目的

可为如下目的提供国际援助：

（a）保护列入《急需保护的非物质文化遗产名录》的遗产；

（b）按照第 11 和第 12 条的精神编制清单；

（c）支持在国家、分地区和地区开展的保护非物质文化遗产的计划、项目和活动；

（d）委员会认为必要的其他一切目的。

第二十一条　国际援助的形式

第 7 条的业务指南和第 24 条所指的协定对委员会向缔约国提供援助作了规定，可采取的形式如下：

（a）对保护这种遗产的各个方面进行研究；

（b）提供专家和专业人员；

（c）培训各类所需人员；

（d）制订准则性措施或其他措施；

（e）基础设施的建立和营运；

（f）提供设备和技能；

（g）其他财政和技术援助形式，包括在必要时提供低息贷款和捐助。

第二十二条　国际援助的条件

1. 委员会确定审议国际援助申请的程序和具体规定申请的内容，包括打算采取的措施、必须开展的工作及预计的费用。

2. 如遇紧急情况，委员会应对有关援助申请优先审议。

3. 委员会在作出决定之前，应进行其认为必要的研究和咨询。

第二十三条　国际援助的申请

1. 各缔约国可向委员会递交国际援助的申请，保护在其领土上的非物质文化遗产。

2. 此类申请亦可由两个或数个缔约国共同提出。

3. 申请应包含第 22 条第 1 段规定的所有资料和所有必要的文件。

第二十四条　受援缔约国的任务

1. 根据本公约的规定，国际援助应依据受援缔约国与委员会之间签署的协定来提供。

2. 受援缔约国通常应在自己力所能及的范围内分担国际所援助的保护措施的费用。

3. 受援缔约国应向委员会报告关于使用所提供的保护非物质文化遗产援助的情况。

第六章　非物质文化遗产基金

第二十五条　基金的性质和资金来源

1. 兹建立一项"保护非物质文化遗产基金"，下称"基金"。

2. 根据教科文组织《财务条例》的规定，此项基金为信托基金。

3. 基金的资金来源包括：

（a）缔约国的纳款；

（b）教科文组织大会为此所拨的资金；

（c）以下各方可能提供的捐款、赠款或遗赠：

　　　　（i）其他国家；

　　　　（ii）联合国系统各组织和各署（特别是联合国开发计划署）以及其他国际组织；

　　　　（iii）公营或私营机构或个人；

（d）基金的资金所得的利息；

（e）为本基金募集的资金和开展活动之所得；

（f）委员会制定的基金条例所许可的所有其他资金。

4. 委员会对资金的使用视大会的方针来决定。

5. 委员会可接受用于某些项目的一般或特定目的的捐款及其他形式的援助，只要这些项目已获委员会的批准。

6. 对基金的捐款不得附带任何与本公约所追求之目标不相符的政治、经济或其他条件。

第二十六条　缔约国对基金的纳款

1. 在不妨碍任何自愿补充捐款的情况下，本公约缔约国至少每两年向基金纳一次款，其金额由大会根据适用于所有国家的统一的纳款额百分比加以确定。缔约国大会关于此问题的决定由出席会议并参加表决，但未作本条第 2 段中所述声明的缔约国的多数通过。在任何情况下，此纳款都不得超过缔约国对教科文组织正常预算纳款的百分之一。

2. 但是，本公约第 32 条或第 33 条中所指的任何国家均可在交存批准书、接受书、赞同书或加入书时声明不受本条第 1 段规定的约束。

3. 已作本条第 2 段所述声明的本公约缔约国应努力通知联合国教育、科学及文化组织总干事收回所作声明。但是，收回声明之举不得影响该国在紧接着的下一届大会开幕之日前应缴的纳款。

4. 为使委员会能够有效地规划其工作，已作本条第 2 段所述声明的本公约缔约国至少应每两年定期纳一次款，纳款额应尽可能接近它们按本条第 1 段规定应交的数额。

5. 凡拖欠当年和前一日历年的义务纳款或自愿捐款的本公约缔约国不能当选为委员会委员，但此项规定不适用于第一次选举。已当选为委员会委员的缔约国的任期应在本公约第 6 条规定的选举之时终止。

第二十七条　基金的自愿补充捐款

除了第 26 条所规定的纳款，希望提供自愿捐款的缔约国应及时通知委员会以使其能对相应的活动作出规划。

第二十八条　国际筹资运动

缔约国应尽力支持在教科文组织领导下为该基金发起的国际筹资运动。

第七章　报告

第二十九条　缔约国的报告

缔约国应按照委员会确定的方式和周期向其报告它们为实施本公约而通过的法律、规章条例或采取的其他措施的情况。

第三十条　委员会的报告

1. 委员会应在其开展的活动和第 29 条提及的缔约国报告的基础上，向每届大会提交报告。

2. 该报告应提交教科文组织大会。

第八章　过渡条款

第三十一条　与宣布人类口述和非物质遗产代表作的关系

1. 委员会应把在本公约生效前宣布为"人类口述和非物质遗产代表作"的遗产纳入人类非物质文化遗产代表作名录。

2. 把这些遗产纳入人类非物质文化遗产代表作名录绝不是预设按第 16 条第 2 段将确定的今后列入遗产的标准。

3. 在本公约生效后，将不再宣布其他任何人类口述和非物质遗产代表作。

第九章　最后条款

第三十二条　批准、接受或赞同

1. 本公约须由教科文组织会员国根据各自的宪法程序予以批准、接受或赞同。

2. 批准书、接受书或赞同书应交存教科文组织总干事。

第三十三条　加入

1. 所有非教科文组织会员国的国家，经本组织大会邀请，均可加入本公约。

2. 没有完全独立，但根据联合国大会第 1514（XV）号决议被联合国承认为充分享有内部自治，并且有权处理本公约范围内的事宜，包括有权就这些事宜签署协议的地区也可加入本公约。

3. 加入书应交存教科文组织总干事。

第三十四条　生效

本公约在第三十份批准书、接受书、赞同书或加入书交存之日起的三个月后生效，但只涉及在该日或该日之前交存批准书、接受书、赞同书或加入书的国家。对其他缔约国来说，本公约则在这些国家的批准书、接受书、赞同书或加入书交存之日起的三个月之后生效。

第三十五条　联邦制或非统一立宪制

对实行联邦制或非统一立宪制的缔约国实行下述规定：

（a）在联邦或中央立法机构的法律管辖下实施本公约各项条款的国家的联邦或中央政府的义务与非联邦国家的缔约国的义务相同；

（b）在构成联邦，但无须按照联邦立宪制采取立法手段的各个国家、地区、省或州的法律管辖下实施本公约的各项条款时，联邦政府应将这些条款连同其关于通过这些条款的建议一并通知各个国家、地区、省或州的主管当局。

第三十六条　退出

1. 各缔约国均可宣布退出本公约。

2. 退约应以书面退约书的形式通知教科文组织总干事。

3. 退约在接到退约书十二个月之后生效。在退约生效日之前不得影响退约国承担的财政义务。

第三十七条　保管人的职责

教科文组织总干事作为本公约的保管人，应将第 32 条和第 33 条规定交存的所有批准书、接受书、赞同书或加入书和第 36 条规定的退约书的情况通告本组织各会员国、第 33 条提到的非本组织会员国的国家和联合国。

第三十八条　修订

1. 任何缔约国均可书面通知总干事，对本公约提出修订建议。总干事应将此通知转发给所有缔约国。如在通知发出之日起六个月之内，至少有一半的缔约国回复赞成此要求，总干事应将此建议提交下一届大会讨论，决定是否通过。

2. 对本公约的修订须经出席并参加表决的缔约国三分之二多数票通过。

3. 对本公约的修订一旦通过，应提交缔约国批准、接受、赞同或加入。

4. 对于那些已批准、接受、赞同或加入修订的缔约国来说，本公约的修订在三分之二的缔约国交存本条第 3 段所提及的文书之日起三个月之后生效。此后，对任何批准、接受、赞同或加入修订的缔约国来说，在其交存批准书、接受书、赞同书或加入书之日起三个月之后，本公约的修订即生效。

5. 第 3 和第 4 段所确定的程序对有关委员会委员国数目的第 5 条的修订不适用。此类修订一经通过即生效。

6. 在修订依照本条第 4 段的规定生效之后成为本公约缔约国的国家如无表示异议，应：

（a）被视为修订的本公约的缔约方；

（b）但在与不受这些修订约束的任何缔约国的关系中，仍被视为未经修订之公约的缔约方。

第三十九条　有效文本

本公约用英文、阿拉伯文、中文、西班牙文、法文和俄文拟定，六种文本具有同等效力。

第四十条　备案

根据《联合国宪章》第 102 条的规定，本公约应按教科文组织总干事的要求交联合国秘书处备案。

中华人民共和国中医药法

（2016 年 12 月 25 日第十二届全国人民代表大会常务委员会第二十五次会议通过）

第一章　总　则

第一条　为了继承和弘扬中医药，保障和促进中医药事业发展，保护人民健康，制定本法。

第二条　本法所称中医药，是包括汉族和少数民族医药在内的我国各民族医药的统称，是反映中华民族对生命、健康和疾病的认识，具有悠久历史传统和独特理论及技术方法的医药学体系。

第三条　中医药事业是我国医药卫生事业的重要组成部分。国家大力发展中医药事业，实行中西医并重的方针，建立符合中医药特点的管理制度，充分发挥中医药在我国医药卫生事业中的作用。

发展中医药事业应当遵循中医药发展规律，坚持继承和创新相结合，保持和发挥中医药特色和优势，运用现代科学技术，促进中医药理论和实践的发展。

国家鼓励中医西医相互学习，相互补充，协调发展，发挥各自优势，促进中西医结合。

第四条　县级以上人民政府应当将中医药事业纳入国民经济和社会发展规划，建立健全中医药管理体系，统筹推进中医药事业发展。

第五条　国务院中医药主管部门负责全国的中医药管理工作。国务院其他有关部门在各自职责范围内负责与中医药管理有关的工作。

县级以上地方人民政府中医药主管部门负责本行政区域的中医药管理工作。县级以上地方人民政府其他有关部门在各自职责范围内负责与中医药管理有关的工作。

国家加强中医药服务体系建设，合理规划和配置中医药服务资源，为公民获得中医药服务提供保障。

国家支持社会力量投资中医药事业，支持组织和个人捐赠、资助中医药事业。

第七条　国家发展中医药教育，建立适应中医药事业发展需要、规模适宜、结构合理、形式多样的中医药教育体系，培养中医药人才。

第八条　国家支持中医药科学研究和技术开发，鼓励中医药科学技术创新，推广应用中医药科学技术成果，保护中医药知识产权，提高中医药科学技术水平。

第九条　国家支持中医药对外交流与合作，促进中医药的国际传播和应用。

第十条　对在中医药事业中做出突出贡献的组织和个人，按照国家有关规定给予表彰、奖励。

第二章　中医药服务

第十一条　县级以上人民政府应当将中医医疗机构建设纳入医疗机构设置规划，举办规模适宜的中医医疗机构，扶持有中医药特色和优势的医疗机构发展。

合并、撤销政府举办的中医医疗机构或者改变其中医医疗性质，应当征求上一级人民政府中医药主管部门的意见。

第十二条　政府举办的综合医院、妇幼保健机构和有条件的专科医院、社区卫生服务中心、乡镇卫生院，应当设置中医药科室。

县级以上人民政府应当采取措施，增强社区卫生服务站和村卫生室提供中医药服务的能力。

第十三条　国家支持社会力量举办中医医疗机构。社会力量举办的中医医疗机构在准入、执业、基本医疗保险、科研教学、医务人员职称评定等方面享有与政府举办的中医医疗机构同等的权利。

第十四条　举办中医医疗机构应当按照国家有关医疗机构管理的规定办理审批手续，并遵守医疗机构管理的有关规定。

举办中医诊所的，将诊所的名称、地址、诊疗范围、人员配备情况等报所在地县级人民政府中医药主管部门备案后即可开展执业活动。中医诊所应当将本诊所的诊疗范围、中医医师的姓名及其执业范围在诊所的明显位置公示，不得超出备案范围开展医疗活动。具体办法由国务院中医药主管部门拟订，报国务院卫生行政部门审核、发布。

第十五条　从事中医医疗活动的人员应当依照《中华人民共和国执业医师法》的规定，通过中医医师资格考试取得中医医师资格，并进行执业注册。中医医师资格考试的内容应当体现中医药特点。

以师承方式学习中医或者经多年实践，医术确有专长的人员，由至少两名中医医师推荐，经省、自治区、直辖市人民政府中医药主管部门组织实践技能和效果考核合格后，即可取得中医医师资格；按照考核内容进行执业注册后，即可在注册的执业范围内，以个人开业的方式或者在医疗机构内从事中医医疗活动。国务院中医药主管部门应当根据中医药技术方法的安全风险拟订本款规定人员的分类考核办法，报国务院卫生行政部门审核、发布。

第十六条　中医医疗机构配备医务人员应当以中医药专业技术人员为主，主要提供中医药服务；经考试取得医师资格的中医医师按照国家有关规定，经培训、考核合格后，可以在执业活动中采用与其专业相关的现代科学技术方法。在医疗活动中采用现代科学技术方法的，应当有利于保持和发挥中医药特色和优势。

社区卫生服务中心、乡镇卫生院、社区卫生服务站以及有条件的村卫生室应当合理配备中医药专业技术人员，并运用和推广适宜的中医药技术方法。

第十七条　开展中医药服务，应当以中医药理论为指导，运用中医药技术方法，并符合国务院中医药主管部门制定的中医药服务基本要求。

第十八条　县级以上人民政府应当发展中医药预防、保健服务，并按照国家有关规定将其纳入基本公共卫生服务项目统筹实施。

县级以上人民政府应当发挥中医药在突发公共卫生事件应急工作中的作用，加强中医药应急物资、设备、设施、技术与人才资源储备。医疗卫生机构应当在疾病预防与控制中积极运用中医药理论和技术方法。

第十九条　医疗机构发布中医医疗广告，应当经所在地省、自治区、直辖市人民政府中医药主管部门审查批准；未经审查批准，不得发布。发布的中医医疗广告内容应当与经审查批准的内容相符合，并符合《中华人民共和国广告法》的有关规定。

第二十条　县级以上人民政府中医药主管部门应当加强对中医药服务的监督检查，并将下列事项作为监督检查的重点：

（一）中医医疗机构、中医医师是否超出规定的范围开展医疗活动；

（二）开展中医药服务是否符合国务院中医药主管部门制定的中医药服务基本要求；

（三）中医医疗广告发布行为是否符合本法的规定。

中医药主管部门依法开展监督检查，有关单位和个人应当予以配合，不得拒绝或者阻挠。

第三章　中药保护与发展

第二十一条　国家制定中药材种植养殖、采集、贮存和初加工的技术规范、标准，加强对中药材生产流通全过程的质量监督管理，保障中药材质量安全。

第二十二条　国家鼓励发展中药材规范化种植养殖，严格管理农药、肥料等农业投入品的使用，禁止在中药材种植过程中使用剧毒、高毒农药，支持中药材良种繁育，提高中药材质量。

第二十三条　国家建立道地中药材评价体系，支持道地中药材品种选育，扶持道地中药材生产基地建设，加强道地中药材生产基地生态环境保护，鼓励采取地理标志产品保护等措施保护道地中药材。

前款所称道地中药材，是指经过中医临床长期应用优选出来的，产在特定地域，与其他地区所产同种中药材相比，品质和疗效更好，且质量稳定，具有较高知名度的中药材。

第二十四条　国务院药品监督管理部门应当组织并加强对中药材质量的监测，定期向社会公布监测结果。国务院有关部门应当协助做好中药材质量监测有关工作。

采集、贮存中药材以及对中药材进行初加工，应当符合国家有关技术规范、标准和管理规定。

国家鼓励发展中药材现代流通体系，提高中药材包装、仓储等技术水平，建立中药材流通追溯体系。药品生产企业购进中药材应当建立进货查验记录制度。中药材经营者应当建立进货查验和购销记录制度，并标明中药材产地。

第二十五条　国家保护药用野生动植物资源，对药用野生动植物资源实行动态监测和定期普查，建立药用野生动植物资源种质基因库，鼓励发展人工种植养殖，支持依法开展珍贵、濒危药用野生动植物的保护、繁育及其相关研究。

第二十六条　在村医疗机构执业的中医医师、具备中药材知识和识别能力的乡村医生，按照国家有关规定可以自种、自采地产中药材并在其执业活动中使用。

第二十七条　国家保护中药饮片传统炮制技术和工艺，支持应用传统工艺炮制中药饮片，鼓励运用现代科学技术开展中药饮片炮制技术研究。

第二十八条　对市场上没有供应的中药饮片，医疗机构可以根据本医疗机构医师处方的需要，在本医疗机构内炮制、使用。医疗机构应当遵守中药饮片炮制的有关规定，对其炮制的中药饮片的质量负责，保证药品安全。医疗机构炮制中药饮片，应当向所在地设区的市级人民政府药品监督管理部门备案。

根据临床用药需要，医疗机构可以凭本医疗机构医师的处方对中药饮片进行再加工。

第二十九条　国家鼓励和支持中药新药的研制和生产。

国家保护传统中药加工技术和工艺，支持传统剂型中成药的生产，鼓励运用现代科学技术研究开发传统中成药。

第三十条　生产符合国家规定条件的来源于古代经典名方的中药复方制剂，在申请药品批准文号时，可以仅提供非临床安全性研究资料。具体管理办法由国务院药品监督管理部门会同中医药主管部门制定。

前款所称古代经典名方，是指至今仍广泛应用、疗效确切、具有明显特色与优势的古代中医典籍所记载的方剂。具体目录由国务院中医药主管部门会同药品监督管理部门制定。

第三十一条　国家鼓励医疗机构根据本医疗机构临床用药需要配制和使用中药制剂，支持应用传统工艺配制中药制剂，支持以中药制剂为基础研制中药新药。

医疗机构配制中药制剂，应当依照《中华人民共和国药品管理法》的规定取得医疗机构制剂许可证，或者委托取得药品生产许可证的药品生产企业、取得医疗机构制剂许可证的其他医疗机构配制中药制剂。委托配制中药制剂，应当向委托方所在地省、自治区、直辖市人民政府药品监督管理部门备案。

医疗机构对其配制的中药制剂的质量负责；委托配制中药制剂的，委托方和受托方对所配制的中药制剂的质量分别承担相应责任。

第三十二条　医疗机构配制的中药制剂品种，应当依法取得制剂批准文号。但是，仅应用传统工艺配制的中药制剂品种，向医疗机构所在地省、自治区、直辖市人民政府药品监督管理部门备案后即可配制，不需要取得制剂批准文号。

医疗机构应当加强对备案的中药制剂品种的不良反应监测，并按照国家有关规定进行报告。药品监督管理部门应当加强对备案的中药制剂品种配制、使用的监督检查。

第四章　中医药人才培养

第三十三条　中医药教育应当遵循中医药人才成长规律，以中医药内容为主，体现中医药文化特色，注重中医药经典理论和中医药临床实践、现代教育方式和传统教育方式相结合。

第三十四条　国家完善中医药学校教育体系，支持专门实施中医药教育的高等学校、中等职业学校和其他教育机构的发展。

中医药学校教育的培养目标、修业年限、教学形式、教学内容、教学评价及学术水平评价标准等，应当体现中医药学科特色，符合中医药学科发展规律。

第三十五条　国家发展中医药师承教育，支持有丰富临床经验和技术专长的中医医师、中药专业技术人员在执业、业务活动中带徒授业，传授中医药理论和技术方法，培养中医药专业技术人员。

第三十六条　国家加强对中医医师和城乡基层中医药专业技术人员的培养和培训。

国家发展中西医结合教育，培养高层次的中西医结合人才。

第三十七条　县级以上地方人民政府中医药主管部门应当组织开展中医药继续教育，加强对医务人员，特别是城乡基层医务人员中医药基本知识和技能的培训。

中医药专业技术人员应当按照规定参加继续教育，所在机构应当为其接受继续教育创造条件。

第五章　中医药科学研究

第三十八条　国家鼓励科研机构、高等学校、医疗机构和药品生产企业等，运用现代科学技术和传统中医药研究方法，开展中医药科学研究，加强中西医结合研究，促进中医药理论和技术方法的继承和创新。

第三十九条　国家采取措施支持对中医药古籍文献、著名中医药专家的学术思想和诊疗经验以及民间中医药技术方法的整理、研究和利用。

国家鼓励组织和个人捐献有科学研究和临床应用价值的中医药文献、秘方、验方、诊疗方法和技术。

第四十条　国家建立和完善符合中医药特点的科学技术创新体系、评价体系和管理体制，推动中医药科学技术进步与创新。

第四十一条　国家采取措施，加强对中医药基础理论和辩证论治方法，常见病、多发病、慢性病和重大疑难疾病、重大传染病的中医药防治，以及其他对中医药理论和实践发展有重大促进作用的项目的科学研究。

第六章　中医药传承与文化传播

第四十二条　对具有重要学术价值的中医药理论和技术方法，省级以上人民政府中医药主管部门应当组织遴选本行政区域内的中医药学术传承项目和传承人，并为传承活动提供必要的条件。传承人应当开展传承活动，培养后继人才，收集整理并妥善保存相关的学术资料。属于非物质文化遗产代表性项目的，依照《中华人民共和国非物质文化遗产法》的有关规定开展传承活动。

第四十三条　国家建立中医药传统知识保护数据库、保护名录和保护制度。

中医药传统知识持有人对其持有的中医药传统知识享有传承使用的权利，对他人获取、利用其持有的中医药传统知识享有知情同意和利益分享等权利。

国家对经依法认定属于国家秘密的传统中药处方组成和生产工艺实行特殊保护。

第四十四条　国家发展中医养生保健服务，支持社会力量举办规范的中医养生保健机构。中医养生保健服务规范、标准由国务院中医药主管部门制定。

第四十五条　县级以上人民政府应当加强中医药文化宣传，普及中医药知识，鼓励组织和个人创作中医药文化和科普作品。

第四十六条　开展中医药文化宣传和知识普及活动，应当遵守国家有关规定。任何组织或者个人不得对中医药作虚假、夸大宣传，不得冒用中医药名义牟取不正当利益。

广播、电视、报刊、互联网等媒体开展中医药知识宣传，应当聘请中医药专业技术人员进行。

第七章　保障措施

第四十七条　县级以上人民政府应当为中医药事业发展提供政策支持和条件保障，将中医药事业发展经费纳入本级财政预算。

县级以上人民政府及其有关部门制定基本医疗保险支付政策、药物政策等医药卫生政策，应当有中医药主管部门参加，注重发挥中医药的优势，支持提供和利用中医药服务。

第四十八条　县级以上人民政府及其有关部门应当按照法定价格管理权限，合理确定中医医疗服务的收费项目和标准，体现中医医疗服务成本和专业技术价值。

第四十九条　县级以上地方人民政府有关部门应当按照国家规定，将符合条件的中医医疗机构纳入基本医疗保险定点医疗机构范围，将符合条件的中医诊疗项目、中药饮片、中成药和医疗机构中药制剂纳入基本医疗保险基金支付范围。

第五十条 国家加强中医药标准体系建设，根据中医药特点对需要统一的技术要求制定标准并及时修订。

中医药国家标准、行业标准由国务院有关部门依据职责制定或者修订，并在其网站上公布，供公众免费查阅。

国家推动建立中医药国际标准体系。

第五十一条 开展法律、行政法规规定的与中医药有关的评审、评估、鉴定活动，应当成立中医药评审、评估、鉴定的专门组织，或者有中医药专家参加。

第五十二条 国家采取措施，加大对少数民族医药传承创新、应用发展和人才培养的扶持力度，加强少数民族医疗机构和医师队伍建设，促进和规范少数民族医药事业发展。

第八章 法律责任

第五十三条 县级以上人民政府中医药主管部门及其他有关部门未履行本法规定的职责的，由本级人民政府或者上级人民政府有关部门责令改正；情节严重的，对直接负责的主管人员和其他直接责任人员，依法给予处分。

第五十四条 违反本法规定，中医诊所超出备案范围开展医疗活动的，由所在地县级人民政府中医药主管部门责令改正，没收违法所得，并处一万元以上三万元以下罚款；情节严重的，责令停止执业活动。

中医诊所被责令停止执业活动的，其直接负责的主管人员自处罚决定作出之日起五年内不得在医疗机构内从事管理工作。医疗机构聘用上述不得从事管理工作的人员从事管理工作的，由原发证部门吊销执业许可证或者由原备案部门责令停止执业活动。

第五十五条 违反本法规定，经考核取得医师资格的中医医师超出注册的执业范围从事医疗活动的，由县级以上人民政府中医药主管部门责令暂停六个月以上一年以下执业活动，并处一万元以上三万元以下罚款；情节严重的，吊销执业证书。

第五十六条 违反本法规定，举办中医诊所、炮制中药饮片、委托配制中药制剂应当备案而未备案，或者备案时提供虚假材料的，由中医药主管部门和药品监督管理部门按照各自职责分工责令改正，没收违法所得，并处三万元以下罚款，向社会公告相关信息；拒不改正的，责令停止执业活动或者责令停止炮制中药饮片、委托配制中药制剂活动，其直接责任人员五年内不得从事中医药相关活动。

医疗机构应用传统工艺配制中药制剂未依照本法规定备案，或者未按照备案材料载明的要求配制中药制剂的，按生产假药给予处罚。

第五十七条 违反本法规定，发布的中医医疗广告内容与经审查批准的内容不相符的，由原审查部门撤销该广告的审查批准文件，一年内不受理该医疗机构的广告审查申请。

违反本法规定，发布中医医疗广告有前款规定以外违法行为的，依照《中华人民共和国广告法》的规定给予处罚。

第五十八条 违反本法规定，在中药材种植过程中使用剧毒、高毒农药的，依照有关法律、法规规定给予处罚；情节严重的，可以由公安机关对其直接负责的主管人员和其他直接责任人员处五日以上十五日以下拘留。

第五十九条　违反本法规定，造成人身、财产损害的，依法承担民事责任；构成犯罪的，依法追究刑事责任。

第九章　附　则

第六十条　中医药的管理，本法未作规定的，适用《中华人民共和国执业医师法》《中华人民共和国药品管理法》等相关法律、行政法规的规定。

军队的中医药管理，由军队卫生主管部门依照本法和军队有关规定组织实施。

第六十一条　民族自治地方可以根据《中华人民共和国民族区域自治法》和本法的有关规定，结合实际，制定促进和规范本地方少数民族医药事业发展的办法。

第六十二条　盲人按照国家有关规定取得盲人医疗按摩人员资格的，可以以个人开业的方式或者在医疗机构内提供医疗按摩服务。

第六十三条　本法自 2017 年 7 月 1 日起施行。

国家中医药管理局、卫生部关于妥善解决中医、民族医师资格认定工作有关问题的通知

国中医药发〔2007〕43号

各省、自治区、直辖市及计划单列市中医药管理局、卫生厅局、新疆生产建设兵团卫生局：

为进一步做好《执业医师法》的贯彻实施工作，妥善解决《执业医师法》颁布之日前取得有效行医资格的师承或确有专长中医、民族医从业人员的医师资格问题，现通知如下：

一、1989年12月31日前，经县级以上（含县级、下同）卫生、中医药行政部门批准取得有效行医资格，但未取得医学专业技术职务任职资格的师承或确有专长中医、民族医师从业人员、经考核合格者，予以医师资格认定。

二、申请中医、民族医医师资格认定，应当提交下列材料：

（一）中医民族医医师资格认定申请审核表；

（二）二寸免冠正面半身照片两张；

（三）申请人身份证明；

（四）1989年12月31日前取得县级以上卫生、中医药行政部门批准的有效行医资格证明。

三、申请中医、民族医医师资格认定，应当按照以下程序进行：

（一）申请人所在地县级卫生、中医药行政部门负责受理中医、民族医医师资格认定的申请和初步审查。对初审合格者签署审核意见后，报地市级卫生、中医药行政部门；

（二）地市级卫生、中医药行政部门负责对初审合格者的材料进行验证审核。对审核合格的签署审核意见后，报省级中医药行政部门；

（三）省级卫生、中医药行政部门负责对审核合格者组织考核和医师资格认定。

1、考核工作由省级中医药行政部门统一组织。考核的内容、办法和标准参照中医、民族医医师资格实践技能考试大纲和实施方案；

2、成绩合格者予以认定医师资格，并由省级卫生、中医药行政部门颁发卫生部统一印制的《医师资格证书》。医师资格认定工作截止到2008年6月30日。

四、省级中医药行政部门负责将取得《医师资格证书》的人员情况予以汇总，报国家中医药管理局、卫生部备案。

五、通过伪造有关证明文件等非法手段取得《医师资格证书》者，一经发现，取消其医师资格，并收回《医师资格证书》。

卫生、中医药行政部门和医疗卫生机构工作人员违反本通知规定，弄虚作假、徇私舞弊者，按有关规定严肃处理。

医师资格认定工作关系到广大人民群众的生命健康安全，关系到中医药从业人员的切身利益，政策性强、涉及面广、工作量大、任务繁重，各级卫生、中医药行政部门要切实加强组织领导，加大宣传力度，严格按照本通知的规定和要求，认真开展认定工作，确保认定工作顺利进行。

国家中医药管理局　卫生部
2007年9月26日

传统医学师承和确有专长人员医师资格考核考试办法

第一章　总则

第一条　为规范传统医学师承和确有专长人员医师资格考核考试，根据《中华人民共和国执业医师法》第十一条的规定和医师资格考试的有关规定，制定本办法。

第二条　以师承方式学习传统医学或者经多年传统医学临床实践医术确有专长、不具备医学专业学历的人员，参加医师资格考试，适用本办法。

第三条　考核是对传统医学师承和确有专长人员申请参加医师资格考试的资格评价和认定，分为传统医学师承出师考核（以下简称出师考核）和传统医学医术确有专长考核（以下简称确有专长考核）。

第四条　国家中医药管理局负责全国传统医学师承人员和确有专长人员医师资格考核考试的监督管理工作。

第五条　本办法所称"传统医学"是指中医学和少数民族医学。

第二章　出师考核

第六条　出师考核由省级中医药管理部门具体组织实施。

第七条　师承人员应当具有高中以上文化程度或者具有同等学力，并连续跟师学习满3年。

第八条　师承人员的指导老师应当同时具备下列条件：

（一）具有中医类别中医或者民族医专业执业医师资格；

（二）从事中医或者民族医临床工作15年以上，或者具有中医或者民族医副主任医师以上专业技术职务任职资格；

（三）有丰富的临床经验和独特的技术专长；

（四）遵纪守法，恪守职业道德，信誉良好；

（五）在医疗机构中坚持临床实践，能够完成教学任务。

第九条　师承人员应当与指导老师签订由国家中医药管理局统一式样的师承关系合同。

师承关系合同应当经县级以上公证机构公证，跟师学习时间自公证之日起计算。

第十条　指导老师同时带教师承人员不得超过两名。

第十一条　师承人员跟师学习的形式、内容，由省级中医药管理部门制定。

第十二条　出师考核内容应当包括职业道德和业务水平，重点是传统医学专业基础知识与基本技能，学术经验、技术专长继承情况；方式包括综合笔试和临床实践技能考核。

具体考核内容、标准及办法由国家中医药管理局制定。

第十三条　申请参加出师考核的师承人员，填写由国家中医药管理局统一式样的《传统医学师承出师考核申请表》，并经核准其指导老师执业的卫生行政部门、中医药管理部门审核同意后，向省级中医药管理部门提出申请。

第十四条 申请出师考核的应当提交下列材料：

（一）传统医学师承出师考核申请表；

（二）本人身份证明；

（三）二寸免冠正面半身照片 2 张；

（四）学历或学力证明；

（五）指导老师医师资格证书、医师执业证书、专业技术职务任职资格证书，或者核准其执业的卫生行政部门、中医药管理部门出具的从事中医、民族医临床工作 15 年以上证明；

（六）经公证的师承关系合同；

（七）省级以上中医药管理部门要求提供的其他材料。

第十五条 省级中医药管理部门对申请出师考核者提交的材料进行审查，符合考核条件的，发放准考证；不符合考核条件的，在受理申请后 15 个工作日内向申请出师考核者说明理由。

第十六条 出师考核每年进行一次，具体时间由省级中医药管理部门确定，考核工作开始前 3 个月在辖区内进行公告。

第十七条 出师考核合格者由省级中医药管理部门颁发由国家中医药管理局统一式样的《传统医学师承出师证书》。

第三章　确有专长考核

第十八条 确有专长考核由设区的市级卫生行政部门、中医药管理部门组织实施。

第十九条 申请确有专长考核的，应当同时具备以下条件：

（一）依法从事传统医学临床实践 5 年以上；

（二）掌握独具特色、安全有效的传统医学诊疗技术。

第二十条 确有专长考核内容应当包括职业道德和业务水平，重点是传统医学专业基础知识及掌握的独特诊疗技术和临床基本操作；方式包括综合笔试和临床实际本领考核。

具体考核内容、标准及办法由国家中医药管理局制定。

第二十一条 申请确有专长考核的人员，填写由国家中医药管理局统一式样的《传统医学医术确有专长考核申请表》，并经所在地县级卫生行政部门审核同意后，向设区的市级卫生行政部门、中医药管理部门提出申请。

第二十二条 申请确有专长考核的应当提交下列材料：

（一）传统医学医术确有专长考核申请表；

（二）本人身份证明；

（三）二寸免冠正面半身照片 2 张；

（四）申请人所在地县级卫生行政部门出具的证明其从事传统医学临床实践年限的材料；

（五）两名以上执业医师出具的证明其掌握独具特色、安全有效的传统医学诊疗技术的材料；

（六）设区的市级以上卫生行政部门、中医药管理部门要求提供的其他材料。

第二十三条 确有专长考核每年进行一次，具体时间由设区的市级卫生行政部门、中医药管理部门确定，考核工作开始前 3 个月在辖区内进行公告。

第二十四条 考核合格者由负责组织考核的卫生行政部门、中医药管理部门发给由国家中医药管理局统一式样的《传统医学医术确有专长证书》，并报省级中医药管理部门备案。

第四章　医师资格考试

第二十五条　师承和确有专长人员医师资格考试是评价申请医师资格者是否具备执业所需的专业知识与技能的考试，是国家医师资格考试的组成部分。

第二十六条　师承和确有专长人员医师资格考试方式分为实践技能考试和医学综合笔试，实践技能考试合格的方可参加医学综合笔试。

考试的具体内容和方案由卫生部医师资格考试委员会制定。

第二十七条　师承和确有专长人员取得《传统医学师承出师证书》或《传统医学医术确有专长证书》后，在执业医师指导下，在授予《传统医学师承出师证书》或《传统医学医术确有专长证书》的省（自治区、直辖市）内的医疗机构中试用期满1年并考核合格，可以申请参加执业助理医师资格考试。

第二十八条　师承和确有专长人员取得执业助理医师执业证书后，在医疗机构中从事传统医学医疗工作满5年，可以申请参加执业医师资格考试。

第二十九条　师承和确有专长人员申请参加医师资格考试应当到规定的考点办公室报名，并提交下列材料：

（一）二寸免冠正面半身照片2张；

（二）本人身份证明；

（三）《传统医学师承出师证书》或《传统医学医术确有专长证书》；

（四）试用机构出具的试用期考核合格证明；

（五）执业助理医师申报执业医师资格考试的，还需同时提交执业助理医师资格证书和医师执业证书复印件；

（六）报考所需的其他材料。　其他报考程序按医师资格考试的有关规定执行。

第三十条　师承和确有专长人员医师资格考试的组织管理与实施，按照医师资格考试有关规定执行。

第三十一条　师承和确有专长人员医师资格考试合格线由卫生部医师资格考试委员会确定。

考试成绩合格的，获得卫生部统一印制的《医师资格证书》。

第五章　处罚

第三十二条　申请出师考核和确有专长考核人员在申请或者参加考核中，有下列情形的，取消当年参加考核的资格，构成犯罪的，依法追究刑事责任：

（一）假报姓名、年龄、学历、工龄、民族、户籍、学籍和伪造证件、证明、档案以取得申请考核资格的；

（二）在考核中扰乱考核秩序的；

（三）向考核人员行贿的；

（四）威胁或公然侮辱、诽谤考核人员的；

（五）有其他严重舞弊行为的。

第三十三条　卫生行政部门、中医药管理部门工作人员违反本办法有关规定，出具假证明，提供假档案，在考核中弄虚作假、玩忽职守、滥用职权、徇私舞弊，尚不构成犯罪的，依法给予行政处分；构成犯罪的，依法追究刑事责任。

第三十四条　在医师资格考试过程中发生违规、违纪行为的，根据医师资格考试违规处理有关规定进行处罚。

第六章　附则

第三十五条　本办法所指传统医学临床实践是指取得有效行医资格人员从事的传统医学医疗活动，或者未取得有效行医资格人员但在中医、民族医执业医师指导下从事的传统医学医疗实习活动。

第三十六条　本办法由国家中医药管理局负责解释。

第三十七条　本办法自 2007 年 2 月 1 日起施行。1999 年 7 月 23 日发布的《传统医学师承和确有专长人员医师资格考核考试暂行办法》同时废止。

关于推进社会办医发展中医药服务的通知

国中医药政发〔2015〕32 号

各省、自治区、直辖市卫生计生委、中医药管理局，新疆生产建设兵团卫生局：

为深入贯彻落实《国务院办公厅关于印发中医药健康服务发展规划（2015—2020 年）的通知》（国办发〔2015〕32 号）和《国务院办公厅印发关于促进社会办医加快发展若干政策措施的通知》（国办发〔2015〕45 号），在推进社会办医中发展中医药服务，更好地满足人民群众日益多元化多层次的中医药服务需求，现就有关问题通知如下：

一、高度重视，切实推进社会办医发展中医药服务

在推进社会办医中发展中医药服务是完善中医药服务体系、促进中医药健康服务发展的重要举措，是加快发展社会办医的重要内容，是增加中医药资源供给、满足人民群众多样化多层次中医药服务需求的重要途径。各级卫生计生、中医药行政管理部门要高度重视在推进社会办医中发展中医药服务，认真贯彻落实《国务院办公厅关于印发中医药健康服务发展规划（2015—2020 年）的通知》和《国务院办公厅印发关于促进社会办医加快发展若干政策措施的通知》，切实转变政府职能，认真履行部门职责，强化行业指导和管理，将在社会办医中发展中医药服务纳入中医药事业发展总体布局中统筹推进。

二、鼓励发展，确定社会力量举办中医医疗机构优先领域

鼓励社会力量优先举办妇科、儿科、骨伤、肛肠等非营利性中医专科医院，发展中医特色的康复医院、护理院，支持提供中医特色的老年病等服务。区域卫生规划和医疗机构设置规划要留出足够的资源配置空间。

鼓励举办只提供传统中医药服务（本通知中所称传统中医药服务，是指运用中医药理论进行辩证论治，开展中药治疗服务，针灸、拔罐、推拿等非药物疗法服务，以及中药调剂、中药汤剂煎煮等中药药事服务，下同）的中医门诊部和中医诊所，引导向规模化、多层次方向发展。区域卫生规划和医疗机构设置规划对只提供传统中医药服务的中医门诊部和中医诊所不作布局限制，取消具体数量和地点限制，同等条件下优先审批。各地可以通过试点的形式探索将申请举办只提供传统中医药服务的中医诊所的中医类别执业医师在医疗、预防、保健机构中执业年限要求由满 5 年调整为满 3 年。允许离退休名老中医在公立医院注册执业的同时，按照医师多点执业有关规定，开办只提供传统中医药服务的中医诊所。允许取得《乡村医生执业证书》的中医药一技之长人员，在乡镇和村开办只提供经考核合格的传统中医诊疗服务的中医一技之长诊所，或在乡镇和村设置的中医门诊部和中医诊所执业，只提供经考核合格的传统中医诊疗方法。有条件的地区可相对集中设置只提供传统中医药服务的中医门诊部和中医诊所，打造中医药文化氛围浓郁的中医药服务区域，并推动从只注重疾病治疗转向同时注重健康维护、发展治未病和康复等多元化服务。

三、简化程序，加大对社会办中医医疗机构的支持力度

各级卫生计生、中医药行政管理部门要根据《国务院办公厅关于印发中医药健康服务发展规划（2015—2020 年）的通知》和《国务院办公厅印发关于促进社会办医加快发展若干政策措施的通知》，按照"非禁即入"的原则，及时制订或完善相关配套政策措施，加大政策措施落实力度，建立公开、透明、平等、规范的准入制度，凡是法律法规没有明令禁入的领域，都要向社会力量开放。要明确并向社会公开公布举办中医医疗机构审批程序、审批主体和审批时限，鼓励为申办医疗机构相关手续提供一站式服务，加快办理审批手续，简化审批流程、提高审批效率，真正破解不同程度的"玻璃门""弹簧门"现象。优化大型设备配置使用程序，简化流程。发挥社会办中医医疗机构在提供基本公共卫生和基本医疗服务中的作用，通过政府购买服务方式，支持符合条件的社会办中医医疗机构承接当地公共卫生、基本医疗服务和优先配备使用基本药物，以及政府下达的相关任务，按与公立中医医疗机构同等待遇获得政府补偿。

四、多措并举，提升社会办中医医疗机构服务能力

各级中医药管理部门要将社会办中医医疗机构与公立中医医疗机构一并纳入能力提升支持范围，在相关项目评审等方面给予同等对待；在引进高层次人才以及开展中医药继续教育、中医类别全科医生培养、中医住院医师规范化培训、技术技能培训、职称评审等方面一视同仁。在临床重点专科建设、人才培养等方面，执行与公立中医医疗机构同等补助政策。落实医师多点执业政策，推进和规范中医类别医师多点执业。鼓励探索中医类别医师区域注册和多点执业备案管理试点。协调支持将具备较高管理能力和专业技术水平的非营利性中医医院纳入中医药高等院校临床教学基地、中医住院医师规范化培训基地和医师定期考核机构范围。鼓励探索公立中医医院与社会办中医医疗机构加强业务合作的有效形式和具体途径，并探索开展多种形式的人才交流与技术合作。各中医药行业协会、学术组织和医疗机构评审委员会要平等吸纳社会办中医医疗机构人员参与，扩大社会办中医医疗机构人员所占的比例。

五、加强监管，规范社会办中医医疗机构执业行为

各级卫生计生、中医药行政管理部门要切实履行政府监管职责，按照有关法律法规和标准规范，以规范社会办中医医疗机构的服务行为、提高服务质量和提升服务水平为核心，将社会办中医医疗机构纳入统一的医疗质量控制与评价范围，建立统一立体的监管体系，实现对社会办中医医疗机构监管的制度化、常态化，保证医疗质量和医疗安全。严厉打击各类违法违规行为，杜绝虚假违法中医医疗广告，建立"黑名单"制度。

要推动行业自律和医德医风建设。支持和鼓励有关协会、学会在职责范围内对社会办中医医疗机构进行行业指导，加强行业自律，维护合法权益。社会办中医医疗机构要增强社会责任意识，坚持以病人为中心，弘扬大医精诚的医德医风，弘扬救死扶伤精神，努力构建和谐医患关系。

各地要坚持从实际出发，因地制宜，以多种形式开展试点工作，以点带面推动全面发展，使社会办中医医疗机构成为中医医疗服务体系特别是基层中医药服务网络的重要组成部分。国家中医药管理局将选择部分地区以上述政策措施为主要内容开展社会办中医试点工作，进一步加快推进步伐，加大推进力度，力争在理念、管理和政策上有所创新和突破；支持各地开展中医类专科医院和只提供传统中医药服务的中医门诊部标准化建设、能力提升建设和服务模式创新试点，打造一批中医药文化氛围突出、提供中医医疗、养生、康复、预防保健服务为主的社会办中医医疗机构。

国家卫生计生委　国家中医药管理局

2015 年 11 月 19 日

国家中医药管理局关于印发《中医药传承与创新"百千万"人才工程（岐黄工程）实施方案》的通知

各省、自治区、直辖市卫生计生委、中医药管理局，新疆生产建设兵团卫生局，中国中医科学院，北京中医药大学：

为深入贯彻落实《中医药发展战略规划纲要（2016—2030 年）》《中医药发展"十三五"规划》及《中医药人才发展"十三五"规划》，我局启动了中医药传承与创新"百千万"人才工程（岐黄工程），并制定了《中医药传承与创新"百千万"人才工程（岐黄工程）实施方案》，现予以印发。

国家中医药管理局
2017 年 3 月 10 日

中医药传承与创新"百千万"人才工程（岐黄工程）实施方案

人才是中医药事业发展的第一资源，是中医药传承与创新的基础和保障。近年来，特别是《国务院关于扶持和促进中医药事业发展的若干意见》实施以来，中医药人才发展取得了显著成绩，总体规模稳步增长，综合素质明显提升，培养模式不断丰富，发展环境逐步优化。但还存在一些亟待解决的问题，人才发展体制机制有待进一步完善，人才培养体系有待进一步健全，人才队伍结构层次有待进一步优化，特别是高层次人才缺乏，严重制约了中医药事业的发展。

当前，中医药振兴发展迎来天时地利人和的大好时机，党中央、国务院对中医药事业发展高度重视，要求切实把中医药继承好、发展好、利用好。面对新的形势任务，亟须建立健全符合中医药医疗、保健、科研、教育、产业、文化及对外交流合作全面协调发展要求的中医药人才队伍，培养一批中医药高层次人才。

为深入贯彻落实习近平总书记等中央领导同志重要指示精神，贯彻落实《中共中央关于深化人才发展体制机制改革的意见》《中医药发展战略规划纲要（2016—2030 年）》《中医药法》，创新中医药人才发展体制机制，加快中医药高层次人才队伍建设，根据《中医药人才发展"十三五"规划》，决定实施中医药传承与创新"百千万"人才工程（岐黄工程）（以下简称"岐黄工程"）。

一、目标任务

通过创新体制机制、优化政策环境、强化保障措施，以提升中医药临床服务能力和科技创新能力为核心，搭建不同层级的中医药高层次人才培养平台，培养造就一批具有深厚中医药理论基础和学术经验、坚持中医药原创思维并掌握现代科学研究方法的中医药高层次人才，构建骨干人才、优秀人才、领军人才有机衔接的中医药高层次人才队伍，着力解决中医药事业发展高层次人才缺乏及继承不足、创新不够等问题，为振兴发展中医药提供坚实的人才保障。

到 2020 年，选拔造就百名中医药领军人才，遴选培养近千名中医药优秀人才，培养培训近万名中青年中医药骨干人才，建设一批中医药传承与创新人才培养平台。

二、实施原则

（一）坚持服务大局。围绕经济社会和中医药事业发展需求，聚焦中医药发展重大战略，科学谋划中医药高层次人才队伍建设思路和政策措施，促进人才规模、质量、结构与中医药事业发展相适应、相协调，以满足中医药医疗、保健、科研、教育、产业、文化及对外交流合作的需要。

（二）坚持遵循规律。遵循中医药发展规律及中医药人才成长规律，坚持在传承中创新，在创新中发展，深刻领会中医药理论思维，科学把握中医药辨治方法，创新发展中医药诊疗技术，加强中医药学术思想和临床经验传承，鼓励坚持中医药原创思维并利用现代科学技术方法推进中医药传承与创新。

（三）坚持实践锻炼。将中医药人才培养与医疗、科技、教育等工作实践紧密结合，充分依托相关项目、平台载体培养人才。注重把握中医药学实践性强的特点，鼓励引导人才在实践中锻炼成长，在成长中为中医药事业发展发挥作用。

（四）坚持统筹协作。注重医教协同、科教融合，统筹推进医疗、科技、教育工作和人才培养同步实施。以中医药高层次人才队伍建设带动基层中医药人才培养，形成部门协调有效、地方落实有力、组织实施有序、资源配置合理的工作格局。

（五）坚持机制创新。深化中医药人才发展体制机制改革，重点在人才遴选、培养、使用、评价和激励等方面开展积极探索，创新高层次人才自主培养、自主管理模式，形成有利于高层次人才成长的机制，为其成才创造有利条件和良好环境。

三、主要内容

（一）选拔造就百名中医药领军人才。

1. 选拔条件。具有正高级专业技术职务，有突出的学术经验传承和临床（实践）能力、在全国有较大学术影响力的中医药专业技术人员；或坚持中医药原创思维、有突出的科技创新业绩和科技创新能力、主持过国家级科研项目并取得省部级以上科技成果的中医药专业技术人员。

2. 选拔程序。坚持公开公正、竞争择优原则，经过个人申请、单位推荐、选拔审定、公示公布等程序确定。

3. 支持方式。支持设立传承工作室或重点研究室、创家重点实验室、工程中心，支持建设各类优秀传承或创新团队，推荐担任国家级学术组织（机构）带头人、重大项目负责人。

4. 发展目标。选拔100名"岐黄学者"，造就一批在中医、中药、民族医药、中西医结合等领域具有突出学术经验传承或科技创新能力，并作出重要业绩，对推动中医药发展发挥引领和带动作用的中医药领军人才；选拔10名左右具有国际视野、世界学术影响力和卓越贡献的"中医药首席科学家"。

（二）遴选培养千名中医药优秀人才。

1. 遴选条件。具有正高级专业技术职务，有较强的学术经验传承和临床（实践）能力、在行业内本专业领域有一定学术影响力的中医药专业技术人员；或有较好的科技创新业绩和创新能力、主持过国家级科研项目的中医药专业技术人员。

2. 遴选程序。坚持公开公正、统考择优原则，经过个人申请、单位推荐、全国统考、择优录取等程序确定。

3. 培养方式。经典研修、跟师学习、游学轮转及自主实践等；或搭建研究平台、组建研究团队，开展境内外访学、学术交流及自主选题研究。

4. 培养目标。培养近1000名在中医、中药、民族医药、中西医结合等领域具有较强的学术经验传承或科技创新能力，并取得突出成绩、在全国有较大学术影响力的中医药优秀人才。

（三）培养培训万名中青年中医药骨干人才。

1. 遴选条件。年龄45周岁以下、副高级以上专业技术职务，具有扎实中医药理论基础、较丰富临床（实践）经验和较好学术经验传承潜质，在本地区该专业领域有一定学术影响力的中医药专业技术人员；或具有扎实科研基础和较好创新潜质并主持过省部级以上科研项目的中医药专业技术人员。

2. 遴选程序。坚持公开公正、推荐择优原则，经过个人申请、单位推荐、资格审查、专家评审等程序确定。

3. 培养方式。经典研修、跟师学习、游学轮转及自主实践等；或境内外访学、学术交流及自主选题研究。

4. 培养目标。培养培训近 10000 名左右在中医、中药、民族医药、中西医结合等领域具有较好的学术经验传承或科技创新能力，并做出一定成绩的中医药骨干人才。

（四）建设一批中医药传承与创新人才培养平台。

以中医医疗机构、高等院校、科研院所为依托，建设国家中医药人才培训中心、名老中医药专家及学术流派传承工作室、国家中医药高层次人才培养基地，形成一批支撑岐黄工程建设的中医药传承与创新人才培养平台。

四、支持措施

（一）加大经费投入。独立设置岐黄工程专项经费，中央财政给予专项经费支持，加大支持力度，优化投入结构，创新支持方式。加强专项经费监督管理，提高经费使用效益。

（二）制定配套政策。根据《中医药发展战略规划纲要（2016—2030 年）》《关于进一步加强中医药人才工作的意见》《中医药人才发展"十三五"规划》等文件精神，结合岐黄工程实际需求，在选拔培养、考核评价、人才激励、经费使用等方面制定配套政策措施。

（三）推进人才与项目、平台建设结合。加强人才与项目、平台建设相结合，在项目、平台建设中，进一步强化对人才的培养，支持岐黄工程人选承担名老中医药专家及流派传承工作室、中医药重点学科、中医临床研究基地、重点研究室、重点专科等建设任务。

（四）积极发挥人才作用。坚持以用为本、用当其时、用当尽才，积极营造有利于岐黄工程人选脱颖而出的制度环境。充分发挥岐黄工程人选参谋和智库作用，鼓励参与中医药重大政策咨询、重大项目论证和国家标准制定等。作出突出贡献的，可优先推荐全国名中医、国医大师、院士等国家级评选或表彰。积极组织岐黄工程人选参加各类服务基层实践活动，引导他们在服务基层一线中发挥作用。

（五）创新培养模式。岐黄工程人选的培养坚持与中医药重点工作相结合，注重在实践中培养成长。建立同行评议制度和目标考核制度，赋予岐黄工程人选较大的培养自主权、管理自主权和经费使用权，拓展其自主发展空间。鼓励中医药传承与创新人才培养平台加强体制机制改革与政策创新，大胆探索，先行先试。

（六）加强团队建设。支持岐黄工程人选组建团队，在研究方向、依托平台、人员配备等方面给予更多自主权。对以岐黄工程人选为核心的研究团队，支持其通过竞争建设各类优秀传承或创新团队。鼓励所在单位加强以岐黄工程人选为主要支撑的团队建设，形成衔接有序、梯次配备的人才培养使用机制。

（七）营造良好社会氛围。省级中医药管理部门、岐黄工程人选所在单位要集成各方资源，加大政策和资金支持力度。及时总结推广在岐黄工程实施过程中创造的典型经验和成功做法，加强对岐黄工程人选的宣传报道，营造良好的社会氛围。

五、实施步骤

（一）部署启动阶段（2017 年—2018 年）。

1. 制定岐黄工程各子项目的具体实施方案，分期分批启动。

2. 开展领军人才及优秀人才、骨干人才培养对象的遴选，按照各子项目具体实施方案进行组织实施。

（二）全面实施阶段（2018 年—2020 年）。

1. 按照岐黄工程确立的目标任务全面组织实施，开展过程监督管理。

2. 2020 年，根据各子项目实施方案，对实施情况及取得成效进行评估。

六、保障机制

国家中医药管理局会同有关部门、省级中医药管理部门共同做好岐黄工程的组织实施工作。

（一）建立工作协调机制。依托国务院中医药工作部际联系会议制度，建立岐黄工程协调机制，研究协商重大问题，推进岐黄工程顺利实施。

（二）建立专家咨询机制。择优遴选一批中医、中药、中西医结合、民族医药等方面的高水平专家作为咨询专家，完善咨询机制，充分发挥专家在岐黄工程组织实施中的决策咨询作用。

（三）建立遴选评价机制。根据领军人才、优秀人才、骨干人才的发展目标和实际情况，建立不同的遴选方法和遴选程序，体现人才梯队的层次性和特异性。在岐黄工程实施过程中，注重各类人才的发展方向，建立符合人才成长规律的评价方法，确保人才的健康发展。

（四）建立动态考核机制。制定岐黄工程人选考核办法、考核程序，加强定期考核工作。对于考核合格、作出突出贡献的，予以表扬或奖励；对于考核结果较差、培养效果不明显的，要及时分析查找原因，调整培养计划和措施；对违反学术道德规范，产生不良社会影响以及因个人原因不能发挥作用的，取消其资格。

（五）建立绩效评估机制。根据岐黄工程的实施进度和目标要求，建立定期报告制度和评估制度，不断完善实施方案，提高实施效果。组织开展第三方评估，建立以目标和质量为导向的评价办法，加强对岐黄工程的跟踪管理和绩效评估。

国家中医药管理局关于印发《国家中医药管理局重点研究室建设项目管理办法》的通知

国中医药科技函〔2012〕

各省、自治区、直辖市卫生厅局、中医药管理局，局各直属单位，各有关单位：

为贯彻落实《中医药事业发展"十二五"规划》和《中医药创新发展规划纲要（2006—2020年）》提出的重点任务，加强国家中医药管理局重点研究室的规范化建设和科学化管理，进一步提高解决中医药临床及产业关键问题的能力和水平，我局根据重点研究室建设的实际需求和长远规划，组织修订形成了《国家中医药管理局重点研究室建设项目管理办法》。现印发给你们，请遵照执行。

附件：1.《国家中医药管理局重点研究室建设项目管理办法》
2.《国家中医药管理局重点研究室建设标准》

附件1

国家中医药管理局重点研究室建设项目管理办法

第一章 总　则

第一条　为规范国家中医药管理局重点研究室建设项目管理，制定本办法。

第二条　重点研究室是依托于科研院所、高等院校、医疗机构或企业建设，有固定人员编制和稳定研究方向，主要从事中医药研究的组织机构；是聚集多学科人才，按照中医药发展规律及学术发展需求，在重点方向或关键领域深入开展综合性中医药研究的重要基地；是组织学术交流，运用传统和现代研究方法获取原始创新和自主知识产权成果，培养卓越科技人才的重要基地；是推动科技成果转化，对重点学科、重点专科、中药产业基地发挥引领支撑作用进行科学研究的重要基地，是国家中医药创新体系的重要组成部分。

第三条　重点研究室建设项目的目标是建立一批基于中医药学科特点、代表国家水平的研究基地和技术成果孵化、转化基地，加强人才培养和多学科人才队伍建设，促进中医药的继承与发展，保持和发扬中医药的特色和优势，提高中医药学术水平和防病治病能力，促进产业技术进步。

第四条　重点研究室的主要任务是围绕中医药发展的重大科技需求，针对制约中医药发展的关键理论和共性技术问题，组织开展前瞻性、纵深性及综合性研究，为理论、临床和产业发展提供支撑。

第五条　重点研究室建设项目实行"政府引导、专家指导、单位建设、主任负责、动态管理、持续发展"的建设和运行机制。

第二章 职　责

第六条　国家中医药管理局的主要管理职责是：

（一）编制重点研究室建设项目建设规划方案，制订重点研究室建设标准，批准项目立项，确立重点研究室并进行宏观管理；

（二）组织设立重点研究室建设项目专家委员会。专家委员会在重点研究室的遴选、建设、评估过程中发挥咨询、建议和指导作用。

第七条　省级中医药管理部门的主要管理职责是：

（一）按照国家中医药管理局重点研究室项目建设总体部署，组织实施本地区重点研究室项目建设，并负责建设过程的组织监督管理，协调解决运行中遇到的问题；

（二）负责本地区重点研究室建设年度考核工作，并将结果报送国家中医药管理局备案；

（三）协同专家委员会做好重点研究室的检查评估工作。

第八条　依托单位的主要职责是：

（一）负责提出本单位重点研究室5—15年科学研究发展规划，确立重点研究室重点任务和目标；

（二）负责重点研究室建设和日常管理，落实重点研究室建设和运行所需经费及相关保障条件；

（三）建立重点研究室发展保障机制；

（四）聘任重点研究室主任、学术委员会主任和成员，并报省级中医药管理部门备案；

（五）及时逐级上报重点研究室项目建设和运行中出现的重大问题。

第三章　立　项

第九条　申报重点研究室必须符合下列条件：

（一）具有结构合理的高水平科研队伍。

重点研究室主任应热爱中医药事业，贯彻执行国家发展中医药的方针政策，深刻理解、尊重中医药的理论价值和科学内涵，在本领域具有较高学术影响，具有较强的组织管理和协调能力，并有足够的时间和精力从事重点研究室的建设和运行管理工作；

重点研究室的科研团队应立足中医药理论、临床或生产实践，具有开展自主创新的能力；年龄、职称和知识结构合理，人员相对稳定；在每个研究方向上均有优秀学术带头人，曾承担并完成国家重大中医药科研任务。

（二）具有稳定的研究方向和较好的研究基础。

依托科研院所、高等院校或医疗机构建设的重点研究室必须研究方向明确、相对稳定，且与本单位的科研优势和发展重点一致，研究实力强，在本领域有一定的影响，有能力承担国家重大科研任务。

依托企业建设的重点研究室须拥有自主知识产权的核心技术，依托单位须有较强的经济技术实力、生产规模和较好的经济效益，在行业内具有显著的规模优势和竞争优势，年投入科研经费不低于年销售额5%（金额不低于5000万元）。

（三）具有相应的研究条件。

涉及实验研究工作的重点研究室要有所需技术的国家中医药科研三级实验室或相应技术实验室作为技术平台支撑；涉及临床研究工作的重点研究室要有满足临床研究条件的省级以上重点专科（专病）门诊和病房；依托企业建设的重点研究室须具备中试和生产的规范基地和支撑科研活动的实验条件与场所。

（四）具备较好的组织和制度保障。

依托单位能为重点研究室提供建设经费和后勤保障等配套条件，建立有利于重点研究室运行的管理机制，能保证重点研究室建设和建成后的运行。

第十条　重点研究室应按照如下程序申报、立项：

（一）国家中医药管理局发布申报文件；

（二）依托单位根据要求进行申报并填写《国家中医药管理局重点研究室建设申请书》；

（三）省级中医药管理部门受理申请、进行审核遴选，并向国家中医药管理局择优推荐；

（四）国家中医药管理局根据省级中医药管理部门的推荐，组织专家委员会进行遴选评估，审核后批准立项，并通知各省级中医药管理部门组织申请单位填报《国家中医药管理局重点研究室建设计划任务书》；

（五）《国家中医药管理局重点研究室建设计划任务书》经省级中医药管理部门审核、国家中医药管理局组织专家委员会论证审查后正式批复，依托单位按照批复要求启动重点研究室建设；

（六）特殊情况另行规定。

第十一条　重点研究室在遵循中医自身规律和体现中医药科研特点的前提下，以研究的重点领域、技术方法或关键问题命名。

第四章 建 设

第十二条 重点研究室立项后即进入首个建设实施期，建设期为3年。

第十三条 在首个建设周期内，实行重点研究室依托单位日常管理、省级中医药管理部门年度考核和国家中医药管理局组织专家委员会不定期评估相结合的动态管理模式。

第十四条 建设期内实行建设情况年报制度。重点研究室依托单位须每年向省级中医药管理部门报送项目建设情况的书面材料，由省级中医药管理部门组织进行年度考核，并将考核情况书面报国家中医药管理局备案。

第十五条 建设期内由专家委员会进行评估，对未通过考核、评估的重点研究室建设单位采取限期整改、取消建设项目等措施。

第十六条 依托单位应最晚于首个建设期满后三个月内提交验收申请，经省级中医药管理部门审核后，提交国家中医药管理局组织专家委员会进行验收评估。验收工作按照《国家中医药管理局科技项目管理办法（试行）》的有关规定执行。通过验收的由国家中医药管理局予以确认，并进入下个建设期管理；未通过验收的应认真参考专家委员会的反馈意见，在规定期限内完成整改并申请再次验收评估；若未能按时完成整改或仍然不能达到验收要求的，取消其重点研究室建设资格。

第十七条 通过首个建设期的重点研究室，应继续按照重点研究室建设管理的要求运行，每2年由专家委员会对重点研究室2年的整体运行状况进行一次检查评估，评估指标包括研究水平和学术贡献、队伍建设和人才培养、开放交流和运行管理、档案验收等。对评估结果优秀的重点研究室，国家中医药管理局将在各类科研计划项目立项和科研能力平台建设等方面予以重点考虑和支持；对评估不通过的重点研究室限期整改，再评估不合格者予以撤销。

第五章 运 行

第十八条 重点研究室要坚持相对稳定的研究方向，通过国家重大项目在本领域的研究中发挥引领作用，积极开展成果转化与推广，探索符合中医药特点、有利于突出和发挥中医药特色优势的多种运行机制和组织模式。

第十九条 重点研究室实行依托单位领导下的主任负责制。同时应当成立由与本研究室研究方向相关的优秀专家组成的学术委员会，指导重点研究室的科研活动。

第二十条 重点研究室由固定人员和流动人员组成。固定人员以学术（学科）带头人和相对稳定的研究队伍为主，可根据研究工作的需要和承担研究课题的实际情况由重点研究室聘任流动人员。

第二十一条 重点研究室要建立良好的开放机制，采取措施吸引优秀的多学科人才，积极组织开展国内、国际学术交流和科研项目合作，并设立开放课题，形成较强的学术辐射能力。

第二十二条 重点研究室应加强知识产权保护。重点研究室完成的专著、论文、软件、数据库等研究成果均应注明重点研究室名称，专利申请、技术成果转让和申报奖励按国家有关规定办理。

第六章 经 费

第二十三条 国家、地方和项目依托单位应当投入相应配套的建设和运行经费，并对经费使用进行规范管理。要建立有效机制，多渠道筹措资金。

第二十四条　重点研究室经费使用由重点研究室主任根据项目建设需求，提出预算和计划，经项目依托单位审核批准后使用。

第二十五条　政府投入作为引导性经费，主要用于开放课题启动、人才培养和梯队建设、组织开展国内外学术交流以及完善数据库、信息网络建设等。

第七章　附　则

第二十六条　本办法自公布之日起施行，同时 2007 年 7 月 31 日发布的《国家中医药管理局重点研究室建设项目管理暂行办法》废止。

附件 2

国家中医药管理局重点研究室建设标准

为做好重点研究室项目建设工作，依据《国家中医药管理局重点研究室建设项目实施方案》，制定本标准。

一、总体目标和基本要求

总体目标：

重点研究室建设要按照创新与继承、创新与发挥中医药特色优势、创新与遵循中医药自身发展规律紧密结合的建设思路，通过建设，形成一批围绕稳定方向开展高水平研究的科研基地，培育一批科技领军人物和相对稳定的高水平中医药研究专门人才，取得一批对中医药学术和技术发展有影响的重大成果，初步构建符合中医药科学研究特点的微观科研机制和模式。

基本要求：

（一）重点研究室作为国家中医药创新体系的重要组成部分，是遵循中医药自身发展规律、保持和发扬中医药特色优势开展中医药科学研究的重要基地。它既是提供科研条件、汇聚专门人才，针对中医药发展的重点领域、重大需求和关键问题进行深入科学研究的重要基地，又是培养中医药科技领军人物、开展高层次学术交流的重要平台。

（二）重点研究室的任务是根据国家中医药发展的战略目标，瞄准未来中医药科技发展的关键科学问题和临床与生产的重大技术问题，有重点地深入开展相关的基础研究、应用基础研究和应用研究。重点研究室既要出思路、出方法、出成果，又要出人才、出机制、出效益，还要积累基本科学数据、资料和信息，提供共享服务和学术交流平台，并为中医药战略决策提供科学依据。

（三）研究室应具有一支高素质、年龄和知识结构合理且相对稳定的研究团队，包括中医药领军人物、若干优秀的学术带头人、高素质研究骨干、高水平技术人员及精干的管理人员。能够承担国家重大中医药科研任务并有较高的科研效率，积极开展高水平和实质性的国内外学术交流与科技协作。

（四）研究室应能够凝聚和吸引优秀中青年人才，并具有良好的培养学术接班人和优秀中青年人才的条件和机制。

（五）研究室应具备兼收并蓄、公平民主、利于创新的学术氛围和科学严谨、求真务实、乐于奉献的科研风气。

（六）研究室的研究方向应是依托单位的重点发展方向之一，依托单位应重视和支持研究室的建设和发展，提供满足研究需求的支撑条件。

（七）研究室应具备较高的管理水平，探索符合中医药特点、有利于中医药特色优势发挥的多种运行机制和组织模式。

二、建设内容与标准

（一）研究工作和成果

研究工作应坚持中医学研究方法与现代科技手段、中医学研究与多学科研究、理论与实际紧密结合的研究方法与手段。研究室取得的成果应能够解决制约中医药发展的关键科学问题和重大技术问题，丰富和发展中医药学术内涵，为促进理论创新、临床应用和产业进步提供技术支撑。

1. 研究方向

（1）重点研究方向和预期创新目标应清晰明确，主要研究工作应紧密围绕国家中医药科技和临床、产业发展的重大关键问题。

（2）基础研究应立足于中医药研究领域的前沿和交叉学科的新生长点进行探索性研究，研究应具有前瞻性，以产生新观点、新学说、新理论等理论性成果为目标。

（3）应用基础研究应结合中医临床和中药现代化的长远需要，为解决实际需求而进行应用理论基础及技术基础研究，通过产生新方法、新方案和建立新标准等解决应用中的基本问题；通过理论深化和技术整合研究，促进基础研究和应用基础研究成果的熟化转化。

（4）应用研究应以解决临床和生产中的关键技术问题为主要任务，以创新有效治疗方法、治疗方案及创造新诊疗设备或新药来提高中医临床诊疗水平，或通过创新技术和方法来解决安全用药、中药生产及其可持续发展中存在的关键技术问题。

2. 研究工作

（1）课题总体设置必须符合研究室学术研究方向，重点突出，没有低水平重复和课题分散现象，且创新明显、特色突出。

（2）截至申请验收时间，在每个研究方向上至少要有1项国家级课题或3项省部级课题运行。

（注：国家级课题指国家"973""863"、支撑计划或攻关计划课题、国家自然科学基金课题、国家发展与改革委员会项目等；省部级课题指其他部委、中央直属局、省（自治区、直辖市）科技主管部门下达的课题等。）

3. 开放交流

（1）研究室应开展高水平、高层次和实质性的国内外学术交流与合作。主要研究人员所参与的国际性、全国性、地区性学术交流活动，每年不少于1次。

（2）开放课题应与研究室的主要研究方向一致，支持的重点应属于研究室的重点研究内容。客座研究人员应具有较高的学术水平，并有足够的时间在研究室进行研究工作。

（3）研究室应有较好的对外开放所需要的环境和条件，包括良好的交流与合作氛围，以及客座人员必需的工作生活条件等。

4. 标志性研究成果

各重点研究室在建设周期内必须产出以研究室固定人员为主产生的、符合其发展方向的、代表其研究工作水平的标志性研究成果，如获省部级科技二等奖以上的成果、发明专利及实施、在核心期刊上发表的文章及被引证明、技术转让和技术应用、新药证书和医疗器械生产证书、出版的学术专著以及在科学或技术水平上有所发现或有所突破的其他成果等。所提交的标志性成果的知识产权必须归属研究室。不同类型的标志性成果按不同标准予以评价：

（1）基础研究应侧重于在学科前沿的探索研究中取得创新性的原创成果，或在解决中医药重大科学技术问题中提出具有创新的思想与方法，实现关键技术创新或系统集成。

（2）应用基础研究应侧重于在解决中医药重大科学技术问题中的创新思想与方法，或在实验研究方面取得突破性进展，实现关键技术创新或系统集成，能够为推动中医药发展提供理论基础和技术储备，拥有自主知识产权，并提供良好的公共服务和资源共享。

（3）应用性研究成果应是在中医临床或中药生产中，为解决应用推广而进行的新工艺和新技术整合的研究成果，研究成果应已在医疗或生产实践中应用，并对提高临床疗效或中药生产的水平和质量发挥重要作用。

（二）队伍建设和人才培养

1. 队伍建设

（1）研究室主任应热爱中医药事业，能够贯彻执行国家发展中医药的方针政策，深刻理解、尊重中医药的理论价值和科学内涵，掌握本学科国内外发展现状与趋势，具有较强的组织管理和协调能力，并有足够的时间和精力在研究室从事科研和组织领导工作，在研究室的建设与发展中起主导作用，每年在研究室的工作时间不得低于60%。

（2）研究室有一支高素质、年龄、职称与知识结构合理、相对稳定的长期从事该领域研究的科研团队。每个研究方向至少有1名具有正高级中医药专业技术职称的优秀学术带头人，同时有以高素质的中青年研究人员构成的研究群体和精干稳定的管理人员，能够满足研究室承担国家重大科研项目的要求，并具备促进研究室进一步发展的潜力。团队人员应团结协作，具有献身精神和良好的学风。有不少于60%的固定人员参加了所提交的标志性成果的研究工作。

（3）学术带头人是本学科领域或交叉学科领域的优秀学者，能够与研究室主任协同合作，学术思想活跃，研究成果显著，在研究方向及研究结构调整、组织科研项目和人才培养等方面发挥重要作用，在国际、国家级学术组织中担任重要学术职务。

2. 人才培养

研究室应是本学科领域高水平科研人才的培养基地，应具有良好的培养学术接班人和优秀中青年人才的措施与业绩，人才培养的质量得到同行的公认。建设期满时，引进、培养的高层次青年人才应占总固定人员数的30%以上。

（三）机制建设和运行保障

1. 研究室应具备较高的管理水平，建立良好的运行机制，能够积极促进研究室人员的合理流动和结构优化，充分调动科研人员的工作积极性，激励创新意识，营造加快中青年科技人员脱颖而出的学术氛围和工作条件。

2. 研究室规章制度健全，日常管理工作科学有序，经费管理规范，人员岗位职责明确，研究资料真实、完整，符合档案管理规定，环境整洁。

3. 研究室具备与研究方向和研究内容相匹配的先进设施和设备，有不低于$80m^2$的独立、专有的办公用房，科研业务用房相对集中，信息网络化管理应用良好。

4. 依托单位应高度重视重点研究室建设工作，应将研究室建设成绩纳入年度工作考核指标，支持重点研究室的综合建设，及时配套到位建设经费，并在科研活动、技术支撑、机制建设、人才保障和后勤保障等方面给予足够的支持。

中医学术流派传承工作室建设项目实施方案

为进一步贯彻落实《医药卫生中长期人才发展规划（2011—2020）》和《中医药事业发展"十二五"规划》，大力推进中医传承与创新，发挥中医学术流派学术与临床特色优势，加快中医学术流派传承与复兴，培育一批学术影响深远、临床疗效显著、特色优势明显、传人梯队完备、辐射功能强大、资源横向整合的中医学术流派，探索建立中医学术流派传承发展的创新模式，提升中医整体学术与临床水平，开创中医传承发展的新局面，国家中医药管理局将开展中医学术流派传承工作室建设（以下简称"流派工作室"）。为做好流派工作室建设，特制定本实施方案。

一、目的意义

中医学术流派是中医学在长期历史发展过程中形成的具有独特学术思想或学术主张及独到临床诊疗技艺，有清晰的学术传承脉络和一定历史影响与公认度的学术派别。

中医学形成发展的历史规律表明，"一源多流、流派纷呈"是中医临床与学术传承创新的基本特征，是贯穿于中医发展史的一个突出现象，是中医临床特色优势的体现，也是打造名医和培养高素质中医人才的重要途径。历史上一大批临床疗效显著、学术底蕴深厚、特色优势明显、群众推崇公认、历史源远流长的中医学术流派有力推动了中医学理论的不断创新和临床诊疗体系的丰富发展。进一步加快中医学术流派的传承与发展，充分发挥中医学术流派特色优势，提高中医临床疗效，推进中医传承人才培养模式的创新，从更深层次揭示中医学术传承发展的内外部规律，开展流派工作室建设项目具有重要的历史意义和现实意义。

二、建设原则

传承学术思想，发扬流派特色优势；立足临床实践，提高流派临床疗效；培养传承人才，打造流派人才群体；宣传特色文化，扩大流派辐射影响；整合传承资源，创新流派发展机制。

三、建设目标

在全国范围内遴选一批传承三代以上、临床疗效显著、学术特色鲜明、社会影响深远的中医学术流派。通过工作室建设，涌现一批流派学术成果，应用一批流派特色技术，建设一批流派示范门诊，培育一批流派传承人才，宣传一批流派特色文化，打造一批具有一定社会影响力的中医学术流派传承工作室，为全国中医药继承与创新工作起到示范引领作用。

四、建设任务

（一）加强学术整理，推动流派传承。

通过历代文献的挖掘整理，梳理流派传承脉络、完善流派学术思想、提炼流派诊疗技术，推动流派学术传承。

1. 梳理流派传承脉络。深入挖掘整理流派历代传人传记及代表性著作、流派典籍、医话医论、方志记载、历史实物等文史资料，梳理清晰的流派传承脉络。

2. 完善流派学术思想。比较历代传人学术观点、学术论著，探索流派思想学说的历史发展演化规律，挖掘对当代中医药学术发展具有开创性和指导意义的学术观点，进一步完善流派学术思想。

3. 提炼流派诊疗技术。根据临床实际需要，突出流派优势病种的文献挖掘整理，提炼针对优势病种的流派特色诊疗技术。

4. 挖掘流派文化特色。重点挖掘流派历代传承人各类社会活动、社会公益、医患沟通、医德医风等历史典故，彰显流派传统文化中蕴含的美德与特色。

（二）提高临床疗效，加强推广应用。

加强对流派临床特色诊疗技术的总结、应用与推广，进一步提高临床疗效，扩大临床诊疗阵地。

1. 开设流派示范门诊。积极开设流派示范门诊，将疗效显著的流派特色诊疗技术广泛应用于临床，加强临床总结，同时积极探索开发流派新的特色诊疗技术。

2. 探索特色制剂开发。与科研、医药等相关机构开展合作研究，积极探索流派院内制剂、特色制剂、中药新药的开发应用。

3. 加强特色技术推广。制定流派特色诊疗技术的推广应用方案，积极开展形式多样、切实有效的推广应用。

（三）加强人才培养，推动流派交流。

以构建一支理论功底深厚、诊疗技艺精湛的复合型流派传承人才队伍为目标，探索流派人才培养、学术发展的创新模式。

1. 流派内学术传承与人才培养。以流派代表性传承人为主体确定数名导师，通过团队的临床跟师带教、流派典籍研读、临证思辨探讨、流派文化学习等方式，提升流派传人学术传承能力。

2. 流派间学术交流与人才培养。组织开展流派间、地区间、学科间的导师交叉带教、进修学习、学术培训、科研合作、会议研讨与交流考察，促进流派学术资源的整合与互补。

3. 多种形式弘扬流派学术。每年组织开展以流派学术思想或诊疗技艺为主题的中医药继续教育项目或学术研讨会，大力弘扬流派学术思想，提升流派学术影响力。

（四）加强条件建设，探索长效机制。

加强流派工作室条件建设，搭建开放平台，探索传承长效机制，促进流派可持续发展。

1. 加强硬件条件建设。构建完善工作室必需的诊疗、研究场所与设施设备，加强流派文化设计与布局，创造可持续开展流派传承工作的相关条件。

2. 建设流派基地网站。积极开展流派网站建设，通过网络平台宣传推广流派学术思想、历史文化、特色技术、传承团队、诊疗信息，为患者提供医疗咨询与解答，扩大流派辐射面与影响力。

3. 探索流派传承机制。探索完善工作室建设和流派传承所需的人才引进、激励、考核制度；日常管理制度；经费使用制度；学习培训制度；跟师带教制度等传承制度；探索建立项目管理运行、专家咨询、绩效评价、政策保障等各类长效机制。

五、预期成效

（一）出版流派学术专著 1 部以上。

（二）开设流派示范门诊 1~2 个，且门诊量逐年递增；示范门诊内流派特色技术应用率达 80% 以上，诊治有效率达 80% 以上；区域外患者就诊比例大于 30%。

（三）制定流派特色诊疗技术推广应用方案 2 个以上。

（四）培养在全国具有影响力的主要传承人 1 人以上；新增主要传承人 2 人以上、流派传承人 5 人以上。

（五）组织开展流派特色技术推广类省市级或国家级中医药继续医学教育项目 3 次以上。

（六）发表学术论文 10 篇以上，其中在核心期刊发表论文 3 篇以上。

（七）探索开发流派院内制剂或特色制剂 1 种。

（八）建设流派工作室网站 1 个，充分体现流派文化特色，有一定的患者咨询访问量。

六、项目周期

本项目实施周期为 3 年。

七、组织管理与监督评估

（一）组织管理。

1. 国家中医药管理局负责项目的全面领导和政策协调。负责项目具体管理，组织评审立项、过程管理、阶段考核、协调沟通、项目验收和绩效评价。

2. 省级中医药管理部门切实做好建设项目的组织领导，并会同财政部门加强项目过程管理、经费管理，及时开展阶段考核、评估和指导工作。

3. 流派工作室承担单位应明确分管领导和管理部门，负责项目具体组织实施与管理。并组建一支由项目负责人、流派代表性传承人、主要传承人及相关学科人才组成的流派传承团队，共同承担项目建设任务。项目负责人为项目建设第一责任人，全面负责工作任务的落实和工作目标的实现，合理分配、统筹使用项目经费。

（二）监督评估。

1. 国家中医药管理局将根据立项单位的建设任务制定项目建设的绩效考评表，对项目建设进行动态管理，对项目建设成效进行评估和总结。

2. 各省级中医药管理部门应指派专人或成立专门的项目办公室负责本省区的项目组织申报、具体实施、日常管理、阶段考核、监督评估等工作。要建立管理档案，研究制定监督和考核办法，引进绩效考核机制。

3. 项目承担单位要加大投入，为流派工作室建设提供政策、人力、财力、场地、设备等各方面便利条件。

4. 项目完成三个月内，省级中医药管理部门要对项目总体执行情况进行考核评估，并将项目评估总结报告报国家中医药管理局。国家中医药管理局将于建设期满对项目组织评审验收。

关于实施中华优秀传统文化传承发展工程的意见

发布机关：中共中央办公厅、国务院办公厅

实施时间：2017 年 1 月 25 日

文化是民族的血脉，是人民的精神家园。文化自信是更基本、更深层、更持久的力量。中华文化独一无二的理念、智慧、气度、神韵，增添了中国人民和中华民族内心深处的自信和自豪。为建设社会主义文化强国，增强国家文化软实力，实现中华民族伟大复兴的中国梦，现就实施中华优秀传统文化传承发展工程提出如下意见。

一、重要意义和总体要求

1. 重要意义。中华文化源远流长、灿烂辉煌。在 5000 多年文明发展中孕育的中华优秀传统文化，积淀着中华民族最深沉的精神追求，代表着中华民族独特的精神标识，是中华民族生生不息、发展壮大的丰厚滋养，是中国特色社会主义植根的文化沃土，是当代中国发展的突出优势，对延续和发展中华文明、促进人类文明进步，发挥着重要作用。

中国共产党在领导人民进行革命、建设、改革伟大实践中，自觉肩负起传承发展中华优秀传统文化的历史责任，是中华优秀传统文化的忠实继承者、弘扬者和建设者。党的十八大以来，在以习近平同志为核心的党中央领导下，各级党委和政府更加自觉、更加主动推动中华优秀传统文化的传承与发展，开展了一系列富有创新、富有成效的工作，有力增强了中华优秀传统文化的凝聚力、影响力、创造力。同时要看到，随着我国经济社会深刻变革、对外开放日益扩大、互联网技术和新媒体快速发展，各种思想文化交流交融交锋更加频繁，迫切需要深化对中华优秀传统文化重要性的认识，进一步增强文化自觉和文化自信；迫切需要深入挖掘中华优秀传统文化价值内涵，进一步激发中华优秀传统文化的生机与活力；迫切需要加强政策支持，着力构建中华优秀传统文化传承发展体系。实施中华优秀传统文化传承发展工程，是建设社会主义文化强国的重大战略任务，对于传承中华文脉、全面提升人民群众文化素养、维护国家文化安全、增强国家文化软实力、推进国家治理体系和治理能力现代化，具有重要意义。

2. 指导思想。高举中国特色社会主义伟大旗帜，全面贯彻党的十八大和十八届三中、四中、五中、六中全会精神，坚持以马克思列宁主义、毛泽东思想、邓小平理论、"三个代表"重要思想、科学发展观为指导，深入贯彻习近平总书记系列重要讲话精神和治国理政新理念新思想新战略，紧紧围绕实现中华民族伟大复兴的中国梦，深入贯彻新发展理念，坚持以人民为中心的工作导向，坚持以社会主义核心价值观为引领，坚持创造性转化、创新性发展，坚守中华文化立场、传承中华文化基因，不忘本来、吸收外来、面向未来，汲取中国智慧、弘扬中国精神、传播中国价值，不断增强中华优秀传统文化的生命力和影响力，创造中华文化新辉煌。

3. 基本原则

——牢牢把握社会主义先进文化前进方向。坚持中国特色社会主义文化发展道路，立足于巩固马克思主义在意识形态领域的指导地位、巩固全党全国人民团结奋斗的共同思想基础，弘扬社会主义核心价值观，培育民族精神和时代精神，解决现实问题、助推社会发展。

——坚持以人民为中心的工作导向。坚持为了人民、依靠人民、共建共享，注重文化熏陶和实践养成，把跨越时空的思想理念、价值标准、审美风范转化为人们的精神追求和行为习惯，不断增强人民群众的文化参与感、获得感和认同感，形成向上向善的社会风尚。

——坚持创造性转化和创新性发展。坚持辩证唯物主义和历史唯物主义，秉持客观、科学、礼敬的态度，取其精华、去其糟粕，扬弃继承、转化创新，不复古泥古，不简单否定，不断赋予新的时代内涵和现代表达形式，不断补充、拓展、完善，使中华民族最基本的文化基因与当代文化相适应、与现代社会相协调。

——坚持交流互鉴、开放包容。以我为主、为我所用，取长补短、择善而从，既不简单拿来，也不盲目排外，吸收借鉴国外优秀文明成果，积极参与世界文化的对话交流，不断丰富和发展中华文化。

——坚持统筹协调、形成合力。加强党的领导，充分发挥政府主导作用和市场积极作用，鼓励和引导社会力量广泛参与，推动形成有利于传承发展中华优秀传统文化的体制机制和社会环境。

4. 总体目标。到 2025 年，中华优秀传统文化传承发展体系基本形成，研究阐发、教育普及、保护传承、创新发展、传播交流等方面协同推进并取得重要成果，具有中国特色、中国风格、中国气派的文化产品更加丰富，文化自觉和文化自信显著增强，国家文化软实力的根基更为坚实，中华文化的国际影响力明显提升。

二、主要内容

5. 核心思想理念。中华民族和中国人民在修齐治平、尊时守位、知常达变、开物成务、建功立业过程中培育和形成的基本思想理念，如革故鼎新、与时俱进的思想，脚踏实地、实事求是的思想，惠民利民、安民富民的思想，道法自然、天人合一的思想等，可以为人们认识和改造世界提供有益启迪，可以为治国理政提供有益借鉴。传承发展中华优秀传统文化，就要大力弘扬讲仁爱、重民本、守诚信、崇正义、尚和合、求大同等核心思想理念。

6. 中华传统美德。中华优秀传统文化蕴含着丰富的道德理念和规范，如天下兴亡、匹夫有责的担当意识，精忠报国、振兴中华的爱国情怀，崇德向善、见贤思齐的社会风尚，孝悌忠信、礼义廉耻的荣辱观念，体现着评判是非曲直的价值标准，潜移默化地影响着中国人的行为方式。传承发展中华优秀传统文化，就要大力弘扬自强不息、敬业乐群、扶危济困、见义勇为、孝老爱亲等中华传统美德。

7. 中华人文精神。中华优秀传统文化积淀着多样、珍贵的精神财富，如求同存异、和而不同的处世方法，文以载道、以文化人的教化思想，形神兼备、情景交融的美学追求，俭约自守、中和泰和的生活理念等，是中国人民思想观念、风俗习惯、生活方式、情感样式的集中表达，滋养了独特丰富的文学艺术、科学技术、人文学术，至今仍然具有深刻影响。传承发展中华优秀传统文化，就要大力弘扬有利于促进社会和谐、鼓励人们向上向善的思想文化内容。

三、重点任务

8. 深入阐发文化精髓。加强中华文化研究阐释工作，深入研究阐释中华文化的历史渊源、发展脉络、基本走向，深刻阐明中华优秀传统文化是发展当代中国马克思主义的丰厚滋养，深刻阐明传承发展中华优秀传统文化是建设中国特色社会主义事业的实践之需，深刻阐明丰富多彩的多民族文化是中华文化的基本构成，深刻阐明中华文明是在与其他文明不断交流互鉴中丰富发展的，着力构建有中国底蕴、中国特色的思想体系、学术体系和话语体系。加强党史国史及相关档案编修，做好地方史志编纂工作，巩固中华文明探源成果，正确反映中华民族文明史，推出一批研究成果。实施中华文化资源普查工程，构建准确权威、开放共享的中华文化资源公共数据平台。建立国家文物登录制度。建设国家文献战略储备库、革命文物资源目录和大数据库。实施国家古籍保护工程，完善国家珍贵古籍名录和全国古籍重点保护单位评定制度，加强中华文化典籍整理编纂出版工作。完善非物质文化遗产、馆藏革命文物普查建档制度。

9. 贯穿国民教育始终。围绕立德树人根本任务，遵循学生认知规律和教育教学规律，按照一体化、分学段、有序推进的原则，把中华优秀传统文化全方位融入思想道德教育、文化知识教育、艺术体育教育、社会实践教育各环节，贯穿于启蒙教育、基础教育、职业教育、高等教育、继续教育各领域。以幼儿、小学、中学教材为重点，构建中华文化课程和教材体系。编写中华文化幼儿读物，开展"少年传承中华传统美德"系列教育活动，创作系列绘本、童谣、儿歌、动画等。修订中小学道德与法治、语文、历史等课程教材。推动高校开设中华优秀传统文化必修课，在哲学社会科学及相关学科专业和课程中增加中华优秀传统文化的内容。加强中华优秀传统文化相关学科建设，重视保护和发展具有重要文化价值和传承意义的"绝学"、冷门学科。推进职业院校民族文化传承与创新示范专业点建设。丰富拓展校园文化，推进戏曲、书法、高雅艺术、传统体育等进校园，实施中华经典诵读工程，开设中华文化公开课，抓好传统文化教育成果展示活动。研究制定国民语言教育大纲，开展好国民语言教育。加强面向全体教师的中华文化教育培训，全面提升师资队伍水平。

10. 保护传承文化遗产。坚持保护为主、抢救第一、合理利用、加强管理的方针，做好文物保护工作，抢救保护濒危文物，实施馆藏文物修复计划，加强新型城镇化和新农村建设中的文物保护。加强历史文化名城名镇名村、历史文化街区、名人故居保护和城市特色风貌管理，实施中国传统村落保护工程，做好传统民居、历史建筑、革命文化纪念地、农业遗产、工业遗产保护工作。规划建设一批国家文化公园，成为中华文化重要标识。推进地名文化遗产保护。实施非物质文化遗产传承发展工程，进一步完善非物质文化遗产保护制度。实施传统工艺振兴计划。大力推广和规范使用国家通用语言文字，保护传承方言文化。开展少数民族特色文化保护工作，加强少数民族语言文字和经典文献的保护和传播，做好少数民族经典文献和汉族经典文献互译出版工作。实施中华民族音乐传承出版工程、中国民间文学大系出版工程。推动民族传统体育项目的整理研究和保护传承。

11. 滋养文艺创作。善于从中华文化资源宝库中提炼题材、获取灵感、汲取养分，把中华优秀传统文化的有益思想、艺术价值与时代特点和要求相结合，运用丰富多样的艺术形式进行当代表达，推出一大批底蕴深厚、涵育人心的优秀文艺作品。科学编制重大革命和历史题材、现实题材、爱国主义题材、青少年题材等专项创作规划，提高创作生产组织化程度，彰显中华文化的精神内涵和审美风范。加强对中华诗词、音乐舞蹈、书法绘画、曲艺杂技和历史文化纪录片、动画片、出版物等的扶持。实施戏曲振兴工程，做好戏曲"像音像"工作，挖掘整理优秀传统剧目，推进数字化保存和传播。实施网络文艺创作传播计划，推动网络文学、网络音乐、网络剧、微电影等传承发展中华优秀传统文化。实施中国经典民间故事动漫创作工程、中华文化电视传播工程，组织创作生产一批传承中华文化基因、具有大众亲和力的动画片、纪录片和节目栏目。大力加强文艺评论，改革完善文艺评奖，建立有中国特色的文艺研究评论体系，倡导中华美学精神，推动美学、美德、美文相结合。

12. 融入生产生活。注重实践与养成、需求与供给、形式与内容相结合，把中华优秀传统文化内涵更好更多地融入生产生活各方面。深入挖掘城市历史文化价值，提炼精选一批凸显文化特色的经典性元素和标志性符号，纳入城镇化建设、城市规划设计，合理应用于城市雕塑、广场园林等公共空间，避免千篇一律、千城一面。挖掘整理传统建筑文化，鼓励建筑设计继承创新，推进城市修补、生态修复工作，延续城市文脉。加强"美丽乡村"文化建设，发掘和保护一批处处有历史、步步有文化的小镇和村庄。用中华优秀传统文化的精髓涵养企业精神，培育现代企业文化。实施中华老字号保护发展工程，支持一批文化特色浓、品牌信誉高、有市场竞争力的中华老字号做精做强。深入开展"我们的节日"主题活动，实施中国传统节日振兴工程，丰富春节、元宵、清明、端午、七夕、中秋、重阳等传统节日文化内涵，形成新的节日习俗。加强对传统历法、节气、生肖和饮食、医药等的研究阐释、活态利用，使其有益的文化价值深度嵌入百姓生活。实施中华节庆礼仪服装服饰计划，设计制作展现中华民族独特文化魅力的系列服装服饰。大力发展文化旅游，充分利用历史文化资源优势，规划设计推出一批专题研学旅游线路，引导游客在文化旅游中感知中华文化。推动休闲生活与传统文化融合发展，培育符合现代人需求的传统休闲文化。发展传统体育，抢救濒危传统体育项目，把传统体育项目纳入全民健身工程。

13. 加大宣传教育力度。综合运用报纸、书刊、电台、电视台、互联网站等各类载体，融通多媒体资源，统筹宣传、文化、文物等各方力量，创新表达方式，大力彰显中华文化魅力。实施中华文化新媒体传播工程。充分发挥图书馆、文化馆、博物馆、群艺馆、美术馆等公共文化机构在传承发展中华优秀传统文化中的作用。编纂出版系列文化经典。加强革命文物工作，实施革命文物保护利用工程，做好革命遗址、遗迹、烈士纪念设施的保护和利用。推动红色旅游持续健康发展。深入开展"爱我中华"主题教育活动，充分利用重大历史事件和中华历史名人纪念活动、国家公祭仪式、烈士纪念日，充分利用各类爱国主义教育基地、历史遗迹等，展示爱国主义深刻内涵，培育爱国主义精神。加强国民礼仪教育。加大对国家重要礼仪的普及教育与宣传力度，在国家重大节庆活动中体现仪式感、庄重感、荣誉感，彰显中华传统礼仪文化的时代价值，树立文明古国、礼仪之邦的良好形象。研究提出承接传统习俗、符合现代文明要求的社会礼仪、服装服饰、文明用语规范，建立健全各类公共场所和网络公共空间的礼仪、礼节、礼貌规范，推动形成良好的言行举止和礼让宽容的社会风尚。把优秀传统文化思想理念体现在社会规范中，与制定市民公约、乡规民约、学生守则、行业规章、团体章程相结合。弘扬孝敬文化、慈善文化、诚信文化等，开展节俭养德全民行动和学雷锋志愿服务。广泛开展文明家庭创建活动，挖掘和整理家训、家书文化，用优良的家风家教培育青少年。挖掘和保护乡土文化资源，建设新乡贤文化，培育和扶持乡村文化骨干，提升乡土文化内涵，形成良性乡村文化生态，让子孙后代记得住乡愁。加强港澳台中华文化普及和交流，积极举办以中华文化为主题的青少年夏令营、冬令营以及诵读和书写中华经典等交流活动，鼓励港澳台艺术家参与国家在海外举办的感知中国、中国文化年（节）、欢乐春节等品牌活动，增强国家认同、民族认同、文化认同。

14. 推动中外文化交流互鉴。加强对外文化交流合作，创新人文交流方式，丰富文化交流内容，不断提高文化交流水平。充分运用海外中国文化中心、孔子学院，文化节展、文物展览、博览会、书展、电影节、体育活动、旅游推介和各类品牌活动，助推中华优秀传统文化的国际传播。支持中华医药、中华烹饪、中华武术、中华典籍、中国文物、中国园林、中国节日等中华传统文化代表性项目走出去。积极宣传推介戏曲、民乐、书法、国画等我国优秀传统文化艺术，让国外民众在审美过程中获得愉悦、感受魅力。加强"一带一路"沿线国家文化交流合作。鼓励发展对外文化贸易，让更多体现中华文化特色、具有较强竞争力的文化产品走向国际市场。探索中华文化国际传播与交流新模式，综合运用大众传播、群体传播、人际传播等方式，构建全方位、多层次、宽领域的中华文化传播格局。推进国际汉学交流和中外智库合作，加强中国出版物国际推广与传播，扶持汉学家和海外出版机构翻译出版中国图书，通过华侨华人、文化体育名人、各方面出境人员，依托我国驻外机构、中资企业、与我友好合作机构和世界各地的中餐馆等，讲好中国故事、传播好中国声音、阐释好中国特色、展示好中国形象。

四、组织实施和保障措施

15. 加强组织领导。各级党委和政府要从坚定文化自信、坚持和发展中国特色社会主义、实现中华民族伟大复兴的高度，切实把中华优秀传统文化传承发展工作摆上重要日程，加强宏观指导，提高组织化程度，纳入经济社会发展总体规划，纳入考核评价体系，纳入各级党校、行政学院教学的重要内容。各级党委宣传部门要发挥综合协调作用，整合各类资源，调动各方力量，推动形成党委统一领导、党政群协同推进、有关部门各负其责、全社会共同参与的中华优秀传统文化传承发展工作新格局。各有关部门和群团组织要按照责任分工，制定实施方案，完善工作机制，把各项任务落到实处。

16. 加强政策保障。加强中华优秀传统文化传承发展相关扶持政策的制定与实施，注重政策措施的系统性协同性操作性。加大中央和地方各级财政支持力度，同时统筹整合现有相关资金，支持中华优秀传统文化传承发展重点项目。制定和完善惠及中华优秀传统文化传承发展工程项目的金融支持政策。加大对国家重要文化和自然遗产、国家级非物质文化遗产等珍贵遗产资源保护利用设施建设的支持力度。建立中华优秀传统文化传承发展相关领域和部门合作共建机制。制定文物保护和非物质文化遗产保护专项规划。制定和完善历史文化名城名镇名村和历史文化街区保护的相关政策。完善相关奖励、补贴政策，落实税收优惠政策，引导和鼓励企业、社会组织及个人捐赠或共建相关文化项目。建立健全中华优秀传统文化传承发展重大项目首席专家制度，培养造就一批人民喜爱、有国际影响的中华文化代表人物。完善中华优秀传统文化传承发展的激励表彰制度，对为中华优秀传统文化传承发展和传播交流作出贡献、建立功勋、享有盛誉的杰出海内外人士按规定授予功勋荣誉或进行表彰奖励。有关部门要研究出台入学、住房保障等方面的倾斜政策和措施，用以倡导和鼓励自强不息、敬业乐群、扶正扬善、扶危济困、见义勇为、孝老爱亲等传统美德。

17. 加强文化法治环境建设。修订文物保护法。制定文化产业促进法、公共图书馆法等相关法律，对中华优秀传统文化传承发展有关工作作出制度性安排。在教育、科技、卫生、体育、城乡建设、互联网、交通、旅游、语言文字等领域相关法律法规的制定修订中，增加中华优秀传统文化传承发展内容。加大涉及保护传承弘扬中华优秀传统文化法律法规施行力度，加强对法律法规实施情况的监督检查。充分发挥各行政主管部门在传承发展中华优秀传统文化中的重要作用，建立完善联动机制，严厉打击违法经营行为。加强法治宣传教育，增强全社会依法传承发展中华优秀传统文化的自觉意识，形成礼敬守护和传承发展中华优秀传统文化的良好法治环境。各地要根据本地传统文化传承保护的现状，制定完善地方性法规和政府规章。

18. 充分调动全社会积极性创造性。传承发展中华优秀传统文化是全体中华儿女的共同责任。坚持全党动手、全社会参与，把中华优秀传统文化传承发展的各项任务落实到农村、企业、社区、机关、学校等城乡基层。各类文化单位机构、各级文化阵地平台，都要担负起守护、传播和弘扬中华优秀传统文化的职责。各类企业和社会组织要积极参与文化资源的开发、保护与利用，生产丰富多样、社会价值和市场价值相统一、人民喜闻乐见的优质文化产品，扩大中高端文化产品和服务的供给。充分尊重工人、农民、知识分子的主体地位，发挥领导干部的带头作用，发挥公众人物的示范作用，发挥青少年的生力军作用，发挥先进模范的表率作用，发挥非公有制经济组织和社会组织从业人员的积极作用，发挥文化志愿者、文化辅导员、文艺骨干、文化经营者的重要作用，形成人人传承发展中华优秀传统文化的生动局面。

中共中央 国务院关于促进中医药传承创新发展的意见

（2019 年 10 月 20 日）

中医药学是中华民族的伟大创造，是中国古代科学的瑰宝，也是打开中华文明宝库的钥匙，为中华民族繁衍生息作出了巨大贡献，对世界文明进步产生了积极影响。党和政府高度重视中医药工作，特别是党的十八大以来，以习近平同志为核心的党中央把中医药工作摆在更加突出的位置，中医药改革发展取得显著成绩。同时也要看到，中西医并重方针仍需全面落实，遵循中医药规律的治理体系亟待健全，中医药发展基础和人才建设还比较薄弱，中药材质量良莠不齐，中医药传承不足、创新不够、作用发挥不充分，迫切需要深入实施中医药法，采取有效措施解决以上问题，切实把中医药这一祖先留给我们的宝贵财富继承好、发展好、利用好。

传承创新发展中医药是新时代中国特色社会主义事业的重要内容，是中华民族伟大复兴的大事，对于坚持中西医并重、打造中医药和西医药相互补充协调发展的中国特色卫生健康发展模式，发挥中医药原创优势、推动我国生命科学实现创新突破，弘扬中华优秀传统文化、增强民族自信和文化自信，促进文明互鉴和民心相通、推动构建人类命运共同体具有重要意义。为深入贯彻习近平新时代中国特色社会主义思想和党的十九大精神，认真落实习近平总书记关于中医药工作的重要论述，促进中医药传承创新发展，现提出如下意见。

一、健全中医药服务体系

（一）加强中医药服务机构建设。发挥中医药整体医学和健康医学优势，建成以国家中医医学中心、区域中医医疗中心为龙头，各级各类中医医疗机构和其他医疗机构中医科室为骨干，基层医疗卫生机构为基础，融预防保健、疾病治疗和康复于一体的中医药服务体系，提供覆盖全民和全生命周期的中医药服务。遵循中医药发展规律，规范中医医院科室设置，修订中医医院设置和建设标准，健全评价和绩效考核制度，强化以中医药服务为主的办院模式和服务功能，建立健全体现中医药特点的现代医院管理制度。大力发展中医诊所、门诊部和特色专科医院，鼓励连锁经营。提供中医养生保健服务的企业登记经营范围使用"中医养生保健服务（非医疗）"规范表述。到 2022 年，基本实现县办中医医疗机构全覆盖，力争实现全部社区卫生服务中心和乡镇卫生院设置中医馆、配备中医医师。

（二）筑牢基层中医药服务阵地。扩大农村订单定向免费培养中医专业医学生规模，在全科医生特设岗位计划中积极招收中医医师，鼓励实行中医药人员"县管乡用"，鼓励退休中医医师到基层提供服务，放宽长期服务基层的中医医师职称晋升条件。健全全科医生和乡村医生中医药知识与技能培训机制。支持中医医院牵头组建医疗联合体。各级中医医院要加强对基层中医药服务的指导。

（三）以信息化支撑服务体系建设。实施"互联网+中医药健康服务"行动，建立以中医电子病历、电子处方等为重点的基础数据库，鼓励依托医疗机构发展互联网中医医院，开发中医智能辅助诊疗系统，推动开展线上线下一体化服务和远程医疗服务。依托现有资源建设国家和省级中医药数据中心。加快建立国家中医药综合统计制度。健全中医药综合监管信息系统，综合运用抽查抽检、定点监测、违法失信惩戒等手段，实现精准高效监管。

二、发挥中医药在维护和促进人民健康中的独特作用

（四）彰显中医药在疾病治疗中的优势。加强中医优势专科建设，做优做强骨伤、肛肠、儿科、皮科、妇科、针灸、推拿以及心脑血管病、肾病、周围血管病等专科专病，及时总结形成诊疗方案，巩固扩大优势，带动特色发展。加快中医药循证医学中心建设，用 3 年左右时间，筛选 50 个中医治疗优势病种和 100 项适宜技术、100 个疗效独特的中药品种，及时向社会发布。聚焦癌症、心脑血管病、糖尿病、感染性疾病、老年痴呆和抗生素耐药问题等，开展中西医协同攻关，到 2022 年形成并推广 50 个左右中西医结合诊疗方案。建立综合医院、专科医院中西医会诊制度，将中医纳入多学科会诊体系。建立有效机制，更好发挥中医药在流感等新发突发传染病防治和公共卫生事件应急处置中的作用。

（五）强化中医药在疾病预防中的作用。结合实施健康中国行动，促进中医治未病健康工程升级。在国家基本公共卫生服务项目中丰富中医治未病内容，鼓励家庭医生提供中医治未病签约服务，到 2022 年在重点人群和慢性病患者中推广 20 个中医治未病干预方案。大力普及中医养生保健知识和太极拳、健身气功（如八段锦）等养生保健方法，推广体现中医治未病理念的健康工作和生活方式。

（六）提升中医药特色康复能力。促进中医药、中华传统体育与现代康复技术融合，发展中国特色康复医学。实施中医药康复服务能力提升工程。依托现有资源布局一批中医康复中心，加强中医医院康复科建设，在其他医院推广中医康复技术。针对心脑血管病、糖尿病等慢性病和伤残等，制定推广一批中医康复方案，推动研发一批中医康复器具。大力开展培训，推动中医康复技术进社区、进家庭、进机构。

三、大力推动中药质量提升和产业高质量发展

（七）加强中药材质量控制。强化中药材道地产区环境保护，修订中药材生产质量管理规范，推行中药材生态种植、野生抚育和仿生栽培。加强珍稀濒危野生药用动植物保护，支持珍稀濒危中药材替代品的研究和开发利用。严格农药、化肥、植物生长调节剂等使用管理，分区域、分品种完善中药材农药残留、重金属限量标准。制定中药材种子种苗管理办法。规划道地药材基地建设，引导资源要素向道地产区汇集，推进规模化、规范化种植。探索制定实施中药材生产质量管理规范的激励政策。倡导中医药企业自建或以订单形式联建稳定的中药材生产基地，评定一批国家、省级道地药材良种繁育和生态种植基地。健全中药材第三方质量检测体系。加强中药材交易市场监管。深入实施中药材产业扶贫行动。到 2022 年，基本建立道地药材生产技术标准体系、等级评价制度。

（八）促进中药饮片和中成药质量提升。加快修订《中华人民共和国药典》中药标准（一部），由国务院药品监督管理部门会同中医药主管部门组织专家承担有关工作，建立最严谨标准。健全中药饮片标准体系，制定实施全国中药饮片炮制规范。改善市场竞争环境，促进中药饮片优质优价。加强中成药质量控制，促进现代信息技术在中药生产中的应用，提高智能制造水平。探索建立以临床价值为导向的评估路径，综合运用循证医学等方法，加大中成药上市后评价工作力度，建立与公立医院药品采购、基本药物遴选、医保目录调整等联动机制，促进产业升级和结构调整。

（九）改革完善中药注册管理。建立健全符合中医药特点的中药安全、疗效评价方法和技术标准。及时完善中药注册分类，制定中药审评审批管理规定，实施基于临床价值的优先审评审批制度。加快构建中医药理论、人用经验和临床试验相结合的中药注册审评证据体系，优化基于古代经典名方、名老中医方、医疗机构制剂等具有人用经验的中药新药审评技术要求，加快中药新药审批。鼓励运用新技术新工艺以及体现临床应用优势的新剂型改进已上市中药品种，优化已上市中药变更技术要求。优化和规范医疗机构中药制剂备案管理。国务院中医药主管部门、药品监督

管理部门要牵头组织制定古代经典名方目录中收载方剂的关键信息考证意见。

（十）加强中药质量安全监管。以中药饮片监管为抓手，向上下游延伸，落实中药生产企业主体责任，建立多部门协同监管机制，探索建立中药材、中药饮片、中成药生产流通使用全过程追溯体系，用5年左右时间，逐步实现中药重点品种来源可查、去向可追、责任可究。强化中成药质量监管及合理使用，加强上市产品市场抽检，严厉打击中成药非法添加化学品违法行为。加强中药注射剂不良反应监测。推进中药企业诚信体系建设，将其纳入全国信用信息共享平台和国家企业信用信息公示系统，加大失信联合惩戒力度。完善中药质量安全监管法律制度，加大对制假制劣行为的责任追究力度。

四、加强中医药人才队伍建设

（十一）改革人才培养模式。强化中医思维培养，改革中医药院校教育，调整优化学科专业结构，强化中医药专业主体地位，提高中医类专业经典课程比重，开展中医药经典能力等级考试，建立早跟师、早临床学习制度。加大省部局共建中医药院校投入力度。将中医课程列入临床医学类专业必修课，提高临床类别医师中医药知识和技能水平。完善中医医师规范化培训模式。改革完善中西医结合教育，培养高层次中西医结合人才。鼓励西医学习中医，允许临床类别医师通过考核后提供中医服务，参加中西医结合职称评聘。允许中西医结合专业人员参加临床类别全科医生规范化培训。

（十二）优化人才成长途径。通过学科专科建设、重大科研平台建设和重大项目实施等，培养造就一批高水平中医临床人才和多学科交叉的中医药创新型领军人才，支持组建一批高层次创新团队。支持中医药院校与其他高等学校联合培养高层次复合型中医药人才。建立高年资中医医师带徒制度，与职称评审、评优评先等挂钩。制定中医师承教育管理办法。经国务院中医药主管部门认可的师承教育继承人，符合条件者可按同等学力申请中医专业学位。大力培养中药材种植、中药炮制、中医药健康服务等技术技能人才。完善确有专长人员考核办法，加大中医（专长）医师培训力度，支持中医医院设置中医（专长）医师岗位，促进民间特色技术疗法的传承发展。

（十三）健全人才评价激励机制。落实允许医疗卫生机构突破现行事业单位工资调控水平、允许医疗服务收入扣除成本并按规定提取各项基金后主要用于人员奖励的要求，完善公立中医医疗机构薪酬制度。改革完善中医药职称评聘制度，注重业务能力和工作实绩，克服唯学历、唯资历、唯论文等倾向。国家重大人才工程、院士评选等加大对中医药人才的支持力度，研究在中国工程院医药卫生学部单设中医药组。研究建立中医药人才表彰奖励制度，加强国家中医药传承创新表彰，建立中医药行业表彰长效机制，注重发现和推介中青年骨干人才和传承人。各种表彰奖励评选向基层一线和艰苦地区倾斜。

五、促进中医药传承与开放创新发展

（十四）挖掘和传承中医药宝库中的精华精髓。加强典籍研究利用，编撰中华医藏，制定中医药典籍、技术和方药名录，建立国家中医药古籍和传统知识数字图书馆，研究制定中医药传统知识保护条例。加快推进活态传承，完善学术传承制度，加强名老中医学术经验、老药工传统技艺传承，实现数字化、影像化记录。收集筛选民间中医药验方、秘方和技法，建立合作开发和利益分享机制。推进中医药博物馆事业发展，实施中医药文化传播行动，把中医药文化贯穿国民教育始终，中小学进一步丰富中医药文化教育，使中医药成为群众促进健康的文化自觉。

（十五）加快推进中医药科研和创新。围绕国家战略需求及中医药重大科学问题，建立多学科融合的科研平台。在中医药重点领域建设国家重点实验室，建立一批国家临床医学研究中心、国家工程研究中心和技术创新中心。在中央财政科技计划（专项、基金等）框架下，研究设立国家中医药科技研发专项、关键技术装备重大专项和国际大科学计划，深化基础理论、诊疗规律、作用机理研究和诠释，开展防治重大、难治、罕见疾病和新发突发传染病等临床研究，加快中药新药创制研究，研发一批先进的中医器械和中药制药设备。支持鼓励儿童用中成药创新研发。研究实施科技创新工程。支持企业、医疗机构、高等学校、科研机构等协同创新，以产业链、服务链布局创新链，完善中医药产学研一体化创新模式。加强中医药产业知识产权保护和运用。健全赋予中医药科研机构和人员更大自主权的管理制度，建立知识产权和科技成果转化权益保障机制。改革完善中医药科研组织、验收和评价体系，避免简单套用相关科研评价方法。突出中医药特点和发展需求，建立科技主管部门与中医药主管部门协同联动的中医药科研规划和管理机制。

（十六）推动中医药开放发展。将中医药纳入构建人类命运共同体和"一带一路"国际合作重要内容，实施中医药国际合作专项。推动中医中药国际标准制定，积极参与国际传统医学相关规则制定。推动中医药文化海外传播。大力发展中医药服务贸易。鼓励社会力量建设一批高质量中医药海外中心、国际合作基地和服务出口基地。研究推动现有中药交易平台稳步开展国际交易。打造粤港澳大湾区中医药高地。加强与台湾地区中医药交流合作，促进两岸中医药融合发展。

六、改革完善中医药管理体制机制

（十七）完善中医药价格和医保政策。以临床价值为导向，以中医优势服务、特色服务为重点，加大政策支持力度，完善医疗服务价格形成机制。医疗服务价格调整时重点考虑中医等体现医务人员技术劳务价值的医疗服务价格。健全符合中医药特点的医保支付方式。完善与国际疾病分类相衔接的中医病证分类等编码体系。分批遴选中医优势明显、治疗路径清晰、费用明确的病种实施按病种付费，合理确定付费标准。通过对部分慢性病病种等实行按人头付费、完善相关技术规范等方式，鼓励引导基层医疗卫生机构提供适宜的中医药服务。及时将符合条件的中医医疗机构纳入医保定点医疗机构。积极将适宜的中医医疗服务项目和中药按规定纳入医保范围。鼓励商业保险机构开发中医治未病等保险产品。研究取消中药饮片加成相关工作。

（十八）完善投入保障机制。建立持续稳定的中医药发展多元投入机制，在卫生健康投入中统筹安排中医药事业发展经费并加大支持力度。加大对中医药事业发展投资力度，改善中医医院办院条件，扩大优质服务供给。切实保障公立中医医院投入责任落实。鼓励地方设立政府引导、社会资本参与、市场化运作的中医药发展基金。引导商业保险机构投资中医药服务产业。

（十九）健全中医药管理体制。完善中医药工作跨部门协调机制，强化国务院中医药工作部际联席会议办公室统筹职能，协调做好中药发展规划、标准制定、质量管理等工作，促进中医中药协调发展。各级卫生健康、药品监督管理等各相关部门要坚持中西医并重，制定实施中医药相关政策措施要充分听取并吸纳中医药主管部门意见。完善中医药服务监管机制。依据中医药法有关规定建立健全中医药管理体系，省市县都要明确承担中医药管理职能的机构，合理配置人员力量。

（二十）加强组织实施。地方各级党委和政府要结合实际制定落实举措，将本意见实施情况纳入党委和政府绩效考核。围绕以较低费用取得较大健康收益目标，规划建设一批国家中医药综合改革示范区，鼓励在服务模式、产业发展、质量监管等方面先行先试。推动中央主要新闻单位、重点新闻网站等各类媒体加大对中医药文化宣传力度，加强和规范中医药防病治病知识传播普及，营造珍视、热爱、发展中医药的社会氛围。

进一步加强军队中医药工作，大力开展新时代军事卫勤新型中医诊疗装备研发和新药物、新疗法挖掘创新工作，持续深化基层部队中医药服务能力提升工程，提高军队中医药整体保障水平。

少数民族医药是中医药的重要组成部分，有关地方可根据本意见，制定和完善促进本地区少数民族医药发展的相关政策举措。

教育部 文化部 国家民委关于推进职业院校民族文化传承与创新工作的意见

教职成〔2013〕2号

各省、自治区、直辖市教育厅（教委）、文化厅（局）、民（宗）委（厅、局），新疆生产建设兵团教育局、文化局、民宗局：

为贯彻落实党的十八大精神，进一步推动社会主义文化大发展大繁荣，更好地为社会主义文化强国建设提供技术技能人才支撑，现就推进职业院校民族文化传承与创新工作提出如下意见。

一、充分认识推进职业院校民族文化传承与创新的重要意义

1. 推进职业院校民族文化传承与创新是发挥职业教育基础性作用，发展壮大中华文化的基本要求。文化是民族的血脉，是人民的精神家园。优秀民族文化是我国各民族共有的精神财富。职业教育作为国民教育的重要组成部分，是民族文化传承创新的重要载体。推进职业院校民族文化传承与创新，有利于促进教育思想和教育观念的转变，提高职业院校学生的文化品位、审美情趣、人文素养和技术技能，对于发挥职业教育在文化育人和文化传承创新中的基础作用，将民族文化的传承和发展融入国民教育，不断增强广大师生员工的文化自觉和文化自信，建设优秀传统文化传承体系，弘扬中华优秀传统文化具有重要意义。

2. 推进职业院校民族文化传承与创新是提高技术技能人才培养质量，服务民族产业发展的重要途径。我国人文历史悠久，文化资源丰富，民族特色浓郁，发展民族文化产业具有得天独厚的优势。推进职业院校民族文化传承与创新有助于加强职业教育专业建设和内涵发展，创新人才培养模式，加快发展现代职业教育，提高职业教育人才培养质量；有利于促进职业教育人才培养适应产业发展要求，提高相关人才技术技能水平，做大做强民族文化及其相关产业。这对于文化资源向文化资本转变，实现民族产业升级，提高民族特色产品的附加价值，提升民族产业在国际市场上的竞争力将产生积极影响。

二、指导思想和总体目标

3. 指导思想。以邓小平理论、"三个代表"重要思想、科学发展观为指导，按照中央关于扎实推进社会主义文化强国建设的决策和部署，把推进职业院校民族文化传承与创新作为加快发展现代职业教育的重点工作，明确重点任务，改进工作方法，加强部门协调和组织保障，推动体制机制创新，不断提高职业院校民族文化传承创新能力。

4. 总体目标。通过推进职业院校民族文化传承与创新，提高职业院校学生的民族文化素养，进一步提升学校服务社会主义文化发展的能力；创新人才培养模式，提高民族文化相关专业学生，特别是民族地区学生的职业技能，促进就业，提高就业质量；促进职业教育专业结构调整，优化专业布局，推动民族地区职业教育特色发展；推动职业教育与非物质文化遗产传承人才培养相结合；借民族文化之力，培养高素质技术技能人才，为民族特色产业、文化产业发展提供人才支撑。

三、重点任务

5. 推动民族文化融入学校教育全过程。推动职业院校把"授业"与"育人"有效结合，把弘扬中华民族优秀传统文化作为教育教学的重要任务，加强校园文化建设，提高学生道德素质，提升学生文化素养，使民族优秀传统文化薪火相传，发扬光大。

6. 推动民间传统手工艺传承模式改革。利用职业教育改造民间传统手工艺父子师徒世代相继、口传身授的传承模式，使传承更加规范、系统、科学。推动传统手工技艺与时代发展相结合，与科技进步相结合，与国际市场相结合，提升传统手工艺品的品质，打造中国特色、世界一流的高端手工艺品产业。

7. 服务相关民族产业转型升级与发展。鼓励职业院校围绕经济发展方式转变、产业结构调整，创新人才培养模式，努力培养具有文化创新能力的技术技能人才，推进教学成果进入市场，服务民族特色产业、文化产业的转型升级，提高民族产品的附加价值与国际竞争力。

8. 加强非物质文化遗产传承人才培养。推动职业教育人才培养与非物质文化遗产传承相结合，围绕非物质文化遗产的传承与保护，调整专业设置，加强专业建设，更新课程内容，创新教学方式，实施对口培养，为非物质文化遗产的传承、创新、研究和管理提供有力的人才保障。

9. 促进民族地区专业设置调整与优化。围绕区域民族特色产业、民族文化产业，优化职业教育专业布局，使职业教育专业设置更加符合国情、省情、市情。通过专业设置调整与优化，加强相关专业建设，推动民族地区职业教育走特色发展之路。

四、工作措施

10. 优化专业布局，加强专业建设。推动各地和职业院校紧密结合国家重点产业、新兴产业和区域民族特色产业、文化产业的发展需求，调整专业设置，优化专业结构和布局。加强传统手工技艺、民间美术工艺、民族表演艺术等民族文化相关专业建设，研究制订相关专业教学标准，促进专业建设规范化。建设具有显著优势和鲜明特色，能够发挥示范带头作用的民族文化传承与创新示范专业点，推动品牌专业建设。鼓励中高职民族文化相关专业合作办学，推进中高职一体化人才培养。

11. 深化教学改革，推进产教融合。相关职业院校要按照生源特点，结合民族特色产业、文化产业发展实际，系统设计、统筹规划民族产业人才培养过程。职业院校要与文化企事业单位共建文化人才培养基地，共同制订专业人才培养方案。积极试行多学期、分段式等灵活多样的教学组织形式，改革教学方法和手段，将学校的教学过程和企业生产过程紧密结合，校企合作共同完成教学任务，推进职业教育与民族特色产业、文化产业发展的双向互动。

12. 推进课程改革，提升传承能力。贴近民族特色产业、文化产业岗位实际工作过程，更新课程内容、调整课程结构，推进职业院校民族文化相关专业课程改革。推进相关专业人才培养与非物质文化遗产传承对接。改变单一的传承方式，制定有效的制度化学校教育传承方法，将口传身授的民间民族技艺整理成规范、系统、科学的教学标准和人才培养方案，鼓励学校开发特色课程、精品课程和校本教材，实现非物质文化遗产的科学传承。

13. 加强师资建设，提高培养水平。鼓励民间艺人、技艺大师、非物质文化遗产传承人参与职业教育教学。建立非物质文化遗产传承人"双向进入"机制，根据职业院校专业建设和发展需求，聘请非物质文化遗产传承人等担任职业院校兼职教师、专业带头人、学校顾问、名誉院校长等。根据国家关于职业院校岗位设置管理的有关规定，针对民族文化相关专业设立技艺指导大师特设岗位，有条件的职业院校要成立大师工作室，鼓励大师将有关项目、经费带到学校。改善职业院校民族文化相关专业"双师型"教师不足的状况，选派相关专业的优秀教师到文化企事业单位实践，优化专业教师队伍结构。

14. 强化行业指导，改革评价机制。加强文化艺术、民族技艺等行业职业教育教学指导委员会的组织和制度建设，进一步提升职业教育行业指导能力，不断提高工作质量和服务水平，做到指导到位、有力，服务专业、有效。推进评价机制的改革，逐步建立社会、行业、企业、教育行政部门和学校等多方参与的职业教育质量评价体系，进一步改革与完善民族文化人才培养和使用相互衔接的多元评价机制。

五、组织保障

15. 加强组织领导，健全制度保障。各级教育、文化、民族事务部门应加强对职业院校推进民族文化传承与创新工作的组织领导，制订民族文化人才培养规划，确保责任落实到位。省级教育、文化、民族事务等部门应加大对区域内民族文化发展的统筹，将民族文化人才培养工作纳入本地教育、文化、民族事业发展规划，并支持和督促市（地）、县级政府履行职责，促进民族文化人才培养区域协作。各地应根据本地实际，制定本地区民族文化人才培养的地方性法规和政策，落实非物质文化遗产传承人到职业院校担任兼职教师的相关政策和管理办法，完善兼职教师聘用程序、聘用合同、登记注册、聘用考核等管理环节。

16. 加强工作创新，形成协作合力。建立由教育部、文化部、国家民委等部门组成的部际联席会议制度，定期研究民族文化人才培养中出现的新情况，及时解决新问题，积极协调相关部门，出台扶持职业院校民族文化传承与创新工作的相关政策，推动形成有关部门相互协调、相互协助的工作机制，形成合力，共同推动民族文化人才培养工作。

17. 加强经费保障，切实加大投入。职业教育经费要向民族文化相关专业建设倾斜，鼓励支持民族、农村地区学生就读民族文化相关专业。推动各地加大对民族文化特色职业院校基础能力建设的投入，积极改善民族文化相关专业办学条件。统筹文化、民族事务等部门教育经费，在专项资金使用中优先投入民族文化职业教育。推动增加中央财政对民族地区职业教育的投入，优先保障少数民族文化发展。

18. 加强科学研究，探索机制创新。各级教育、文化、民族事务部门要在民族文化职业教育管理模式、用人机制、人才培养、办学模式、教师选聘等方面加强研究，探索创新机制。探索不同民族文化相关专业建设机制。根据我国不同民族地区的文化特色，探索文化人才特殊的成长规律，为改革民族文化相关专业招生、办学、教学和评价模式提供决策咨询，为民族文化人才培养提供智力支持。通过教研活动和继续教育等方式，促进教师教育观念、业务能力和综合素质不断更新提高，成为民族文化自觉的传承者、建设者和践行者。

教育部 文化部 国家民委

2013 年 5 月 15 日

主 要 参 考 文 献

[1] 毕节地区彝文翻译组译，毕节地区民族事务委员会.《西南彝志》（三、四卷）[M]，贵阳：贵州民族出版社，1991年。

[2] 罗艳秋.《基于彝文典籍的彝族传统医药理论形成基础及学术内涵研究》[D]，北京中医药大学博士研究生学位论文，2015年。

[3] 徐士奎，罗艳秋.《彝族医药古籍文献总目提要（汉彝对照）》[M]，昆明：云南科技出版社，2016年。

[4] 徐士奎，罗艳秋等.《云南省彝医药发展现状调研与对策研究报告》[J]，载《中国药事》，2015年，第12期。

[5] 李耕冬，贺廷超.《彝族医药史》[M]，成都：四川民族出版社，1990年。

[6] 王荣辉，关祥祖主编，晏和沙译.《启谷署》[M]，北京：中国医药科技出版社，1991年。

[7] 阿子阿越著.《彝族医药》[M]，北京：中国医药科技出版社，1993年。

[8] 关祥祖主编.《彝族医药学》[M]，昆明：云南民族出版社，1993年。

[9] 中国彝族通史编辑委员会编.《中国彝族通史·第一卷》[M]，昆明：云南人民出版社，2010年。

[10] 张纯德，龙倮贵，朱琚元.《彝族原始宗教研究》[M]，昆明：云南民族出版社，2008年。

[11] 王冰原著.《黄帝内经素问》[M]，北京：人民出版社，2012年。

[12] 刘尧汉，卢央.《文明中国的十月太阳历》[M]，昆明：云南人民出版社，1993年。

[13] 王正坤主编.《彝医揽要》[M]，昆明：云南科技出版社，2004年。

[14] 王正坤，周明康著.《哀牢本草》[M]，太原：山西科学技术出版社，1991年。

[15] 中央民族大学民族药课题组编.《民族药》[M]，北京：中国经济出版社，2013年。

[16] 王文章著.《非物质文化遗产概论》[M]，北京：教育科学出版社，2008年。

[17] 于海广，王巨山主编.《中国文化遗产保护概论》[M]，济南：山东大学出版社，2008年。

[18] 中国艺术研究院中国非物质文化遗产保护中心.《中国民族民间文化保护工程普查工作手册》[M]，北京：文化艺术出版社，2007年。

[19] 徐振韬主编.《中国古代天文学词典》[M]，北京：中国科学技术出版社，2009年。

[20] 云南省彝医院，云南中医学院编著.《云南彝医药·云南彝医（上）》［M］，昆明：云南科学技术出版社，2007 年。

[21] 杨本雷主编，云南省彝族医药研究所等编.《中国彝族医学基础理论》［M］，昆明：云南民族出版社，2004 年。

[22] 李林森，崔箭，房立岩.《彝族医药基础理论中亟待解决的几个关键问题》［J］，载《山东中医杂志》，2011 年，第 7 期。

[23] 王志红.《以范式理论分析中医学的学科特点》［J］，载《云南中医学院学报》，2005 年，第 1 期。

[24] 梁正海.《传统知识的传承与权力》［M］，北京：中国书籍出版社，2013 年。

[25] 冯契主编.《哲学大辞典》［M］，上海：上海辞书出版社，2007 年。

[26] 刘坚.《云南省少数民族传统体育非物质文化遗产保护与传承研究》［M］，北京：北京体育大学出版社，2016 年。

[27] 苑利.《文化遗产与文化遗产学解读》［J］，载《江西社会科学》，2005 年，第 3 期。

[28] 王文章主编.《非物质文化遗产概论》［M］，北京：文化艺术出版社，2006 年。

[29] 中国中医药报社主编.《哲眼看中医——21 世纪中医药科学问题专家访谈录》［M］，北京：北京科学技术出版社，2005 年。

[30] 秦阿娜等.《文化遗产视野下的彝族医药——探索动态保护的可能》［J］，载《中央民族大学学报（自然科学版）》，2010 年。

[31] 黄传贵著.《黄氏圈论》［M］，北京：社会科学文献出版社，2004 年。

[32] 刘尧汉.《中国文明源头新探——道家与彝族虎宇宙观》［M］，昆明：云南人民出版社，1985 年。

[33] 刘宪英，祁涛主编.《中国彝医》［M］，北京：科学出版社，1994 年。

[34] 云南省彝族医药研究所.《铸造彝族医药的新辉煌》［J］，载《云南科技管理》，2011 年，第 6 期。

[35] 郑世文.《万应百宝丹及其他"白药"》［J］，载《中国人民政治协商会议云南省江川县委员会——江川文史资料》，1989 年，第 1 辑。

[36] 李林森，崔箭，房立岩.《彝族医药基础理论中亟待解决的几个关键问题》［J］，载《山东中医杂志》，2011 年，第 7 期。

[37] 刘小幸著.《彝族医疗保健——一个观察巫术与科学的窗口》［M］，昆明：云南人民出版社，2007 年。

[38] 许小年.《商鞅、邓小平为什么能成功》［J］，载《同舟共进》，2013 年，第 12 期。

[39] 张宇鹏.《藏象新论·中医藏象学的核心观念与理论范式研究》［M］，北京：中国中医药出版社，2014 年。

[40] 郑长铃.《大乐天心续编》[M]，北京：北京时代华文书局，2016 年。

[41] 刘魁立.《论全球化背景下的中国非物质文化遗产保护》[J]，载《河南社会科学》，2007 年。

[42] 袁钟.《从医学看巫术、宗教与科学的关系》[J]，载《医学与哲学》，2000 年，第 21 期。

[43] 蒋立松.《经济文化类型：西南地区民族关系的物质基础》[J]，载《西南民族大学学报：人文社科版》，2005 年，第 26 卷，第 5 期。

[44] 苑利.《文化遗产与文化遗产学解读》[J]，载《江西社会科学》，2005 年，第 3 期。

[45] 闫增荣.《挠羊赛：非物质文化遗产的典范》[J]，载《山西师大体育学院学报》，2008 年，第 12 期。

[46] 王乐羊.《与朱清时院士对话——医药与复杂性科学》[J]，载《中国中医药报》，2004 年 10 月 25 日第 5 版。

[47] 玉溪地区卫生志编纂委员会.《玉溪地区卫生志》[M]，昆明：云南科学技术出版社，1995 年。

[48] 山西科学技术出版社编，中医珍本文库影印点校.《备急灸法·十二经穴病候撮要·针灸医案合集》[M]，太原：山西科学技术出版社，2011 年。

[49] 陈春燕，王敏.《略论彝族医药古籍中的传统文化意蕴》[J]，载《楚雄师专学报》，2005 年，第 1 期。

[50] 李山.《新一代基金测序技术助力突破现代医学瓶颈——专访德国国家分子医学中心陈炜博士》[N]，载《科技日报》，2013 年 4 月 14 日，第 2 版。

[51] 裴盛基，龙春林.《应用民族植物学》[M]，昆明：云南民族出版社，1998 年。

[52] 诸国本.《发展民族医药的现实意义》[J]，载《世界科学技术——中药现代化》，2000 年，第 5 期。

[53] 罗艳秋.《如何从民族文化视角探寻民族医药的内核》[J]，载《中国民族医药杂志》，2006 年，第 5 期。

[54] 阿卓博祖.《从彝文双语职业学校的成立看毕节彝文化的传承》[J]，载《贵州民族报》，2012 年 6 月 20 日

[55] 孙秋云.《文化人类学教程》[M]，北京：民族出版社，2004 年。

[56] 李平，楚更五等.《云南清代中医药学家教育家陈子贞考》[J]，载《云南中医学院学报》，2010 年，第 1 期。

[57] 于成龙.《大型基本建设与文化遗产的研究、保护和利用》[D]，中国社会科学院研究生院硕士论文，2013 年。

[58] 罗朝淑.《传统中医家传师授传承方式将有法可依》[N]，《科技日报》，2007 年 11 月 26 日。

[59] 四川省《新都县卫生志》编辑组编.《新都县卫生志》[M]，四川煤田地质公司制印厂，
　　　1983 年。

[60] 《滇南本草》整理组.《滇南本草》[M]，昆明：云南人民出版社，1975 年。

[61] 中国人民政治协商会议云南省嵩明县委员会编.《嵩明文史资料选辑第 3 辑》[M]，
　　　1991 年。

[62] 马逢升.《滇南本草的整理者——管浚》[J]，载《云南中医学院学报》，1989 年，第 1 期。

[63] 徐士奎，罗艳秋.《彝医药古籍文献明清时期多见的成因分析》[J]，载《云南中医中药杂
　　　志》，2016 年，第 8 期。

[64] 王天玺，何兆伯.《论哀牢山彝族起义》[M]，昆明：云南民族出版社，1993 年。

[65] 师范.《滇系·典故系六》[J]，载《南诏与白族文化》，北京：华夏出版社，1992 年。

[66] 罗艳秋等.《彝族医药历史源流探讨》[J]，载《云南中医中药杂志》，2015 年，第 5 期。

[67] 马曜.《云南简史》[M]，昆明：云南人民出版社，1983 年。

[68] 大理州文联.《大理古佚书钞》[M]，昆明：云南人民出版社，2002 年。

[69] 罗艳秋，郑进，徐士奎.《对云南民族医药区域研究的战略思考》[J]，载《云南中医中药
　　　杂志》，2007 年，第 11 期。

[70] 曾繁仁、（美）大卫·格里芬.《建设性后现代思想与生态美学》[J]，载山东大学出版社，
　　　2013 年。

[71] 周爱华.《文化生态视域下的山东民间戏曲传承体系建设研究-以鲁西北吹腔为例》[J]，载
　　　《中国戏曲学院学报》，2015 年，第 3 期。

[72] 郑世文.《黑药源流》[J]，载《江川文史资料》（中国人民政治协商会议云南省江川县委
　　　会编），第 2 辑，1990 年。

[73] 李联会，黄建明主编.《彝族古文献与传统医药开发国际学术研讨会论文集》[C]，昆明：
　　　云南民族出版社，2002 年。

[74] 王荣辉编译.《贵州彝族医药验方选编》，贵阳：贵州民族出版社，1990 年。

[75] 仁怀县民委编.《酒乡彝族医药新秀》[M]，1990 年 3 月 11 日。

[76] 刘尧汉，卢央.《文明中国的彝族十月历》[M]，昆明：云南人民出版社，1986 年。

[77] 甄志亚.《中国医学史》[M]，上海：上海科学技术出版社，1997 年。

[78] 费孝通.《中华民族的多元一体格局》[J]，载《北京大学学报（哲学社会科学版）》，1989
　　　年，第 4 期。

[79] 孙秋云.《费孝通"中华民族多元一体格局"理论之我见》，《中南民族大学学报（人文社会
　　　科学版）》，2006 年，第 2 期。

[80] 杨堃.《杨堃民族研究文集》[M]，北京：民族出版社，1991 年。

[81] 刘明武.《天文历法与中华文化源头之谜——摘掉中华文化头上"玄学"的帽子》[J]，载

《中国政法大学学报》，2011年，第1期。

[82] 黄建明.《彝文自成一体》[J]，载《藏羌彝走廊彝族文化论坛论文集》，2016年8月。

[83] 王正坤.《彝族验方》[M]，昆明：云南科技出版社，2007年。

[84] 火补舍日.《论世界六大古文字中唯一存活的中国古彝文》[J]，载《藏羌彝走廊彝族文化论坛》，2016年8月。

[85] 陇贤君.《中国彝族通史纲要》[M]，昆明：云南民族出版社，1993年。

[86] 陈英.《彝族先民对祖国历史文化所作的贡献》[J]，载《陈英彝学研究文集》，贵州：贵州人民出版社，2004年。

[87] 郭沫若.《中国史稿》[M]，北京：人民文学出版社，1976年。

[88] 杨国栋.《伏羲中医中药学文化传承脉络探讨》[J]，载《2014年甘肃省中医药学会学术年会论文集》，2014年8月。

[89] 袁于飞.《中医药不被信任？如何树立文化自信，是亟须补上的一课》[N]，载《光明日报》，2016年10月14日。

[90] 刘明武.《换个方法读〈内经〉灵枢导读》[M]，武汉：中南大学出版社，2012年。

[91] 范家永，吉文辉.《中医文献检索与利用》[M]，武汉：武汉大学出版社，1987年。

[92] 常秉义著.《易经图典精华》[M]，北京：中央编译出版社，2011年。

[93] 王天玺.《宇宙源流论》[M]，昆明：云南人民出版社，1999年。

[94] 阿苏大岭著.《破译千古易经——兼论彝汉文化的同源性》[M]，昆明：云南民族出版社，2008年。

[95] 陶永富，戈隆阿弘.《彝族苗族传统医药学精要象形医学》[M]，昆明：云南民族出版社，1996年。

[96] 汪剑主编.《脉诀汇辨》[M]，北京：中国中医药出版社，20112年。

[97] 师有福，梁红.《彝村高甸——聚焦彝族阿哲文化》[M]，昆明：云南大学出版社，2006年。

[98] 中国彝族通史编辑委员会编.《中国彝族通史·第一卷》[M]，昆明：云南人民出版社，2010年。

[99] 张新民，李红毅主编.《中华传统文化与贵州地域文化研究论丛第2辑》[M]，成都：巴蜀书社，2008年。

[100] 龚鹏程主编.《八卦城谈易——首届中国特克斯世界周易论坛论文集》[C]，北京：世界图书出版公司北京公司，2013年。

[101] 龙正清.《贵州彝文系统记载了夜郎民族传统文化——伏羲先天八卦天文历法勾股规图体系》，《中华传统文化与贵州地域文化研究论丛》[C]。

[102] 阿苏大岭.《破译千古易经——兼论彝汉文化的同源性》[M]，昆明：云南民族出版社，

2008 年。

[103] 王天玺,张鑫昌.《中国彝族通史》[M],昆明:云南人民出版社,2014 年。

[104] 罗艳秋、徐士奎.《秉承中华上古医药理论的彝族传统医药》[J],载《云南中医中药杂志》,2016 年,第 3 期。

[105] 张介宾著,孙国中,方向红点校.《类经——黄帝内经分类解析》[M],北京:学苑出版社,2009 年版。

[106] 清·江慎修著,孙国中校理.《河洛精蕴》[M],北京:学苑出版社,2012 年。

[107] 刘明武.《太阳历与阴阳五行——"太阳与中华文化"之一》[J],载《彝族文化》,2013 年,第 2 期。

[108] 王洪图.《内经》[M],北京:人民卫生出版社,2000 年。

[109] 邹学熹.《医易汇通》[M],成都:四川科技出版社,1992 年。

[110] 邹学熹.《易学易经教材六种》[M],中医古籍出版社,2009 年。

[111] 沙学忠.《彝族毕摩仪式治病的医学理论初探》[J],载《中国民族医药杂志》,2012 年,第 10 期。

[112] 朱琚元.《彝文文献概览——兼谈彝文文献于明际以来始多见的历史成因》[J],载《彝族文化》,2001 年,第 3 期。

[113] 秦晓莉.《彝文文献产生发展与载体形制研究》[J],载《西南民族大学学报(人文社会科学版)》,2013 年,第 10 期。

[114] 李世康.《毕摩药神与献药经》[J],载《彝族文化》,2001 年,第 3 期。

[115] 罗艳秋、徐士奎、郑进.《毕摩在彝族传统医药知识传承中的地位与作用》[J],载《云南中医中药杂志》,2015 年,第 7 期。

[116] 邹学熹.《中国医易学》[M],成都:四川科学技术出版社,1989 年。

[117] 卢央.《彝族星占学》[M],昆明:云南人民出版社,1989 年。

[118] 王正贤,龙正清,王继超著.《当代彝族学者彝学研究文选》[C],贵阳:贵州大学出版社,2011 年。

[119] 龙正清.《精气易发微——彝文献精气易八卦历法数理研究》[M],成都:巴蜀书社,2011 年。

[120] 黄美贤著.《建国五十周年贵州彝族历史文化文学选粹丛书文献卷》[M],北京:今日中国出版社,1999 年。

[121] 徐振韬主编.《中国古代天文学词典》[M],北京:中国科学技术出版社,2009 年。

[122] 陈世鹏.《贵州民族学院学术文库-黔彝古籍举要》[M],贵阳:贵州民族出版社,2004 年。

[123] 邓立光.《周易象数义理发微》[M],上海辞书出版社,2008 年。

[124] 孙广仁.《内经》中有关精气理论的几个核心概念的辨析 [J]，载北京中医药大学学报，2007 年，第 4 期。

[125] 王冰原著.《黄帝内经素问》[M]，北京：人民出版社，2012 年。

[126] 孙广仁.《古代哲学的气化学说与中医学的气化理论》[J]，载《浙江中医学院学报》，第 2001 年，第 5 期。

[127] 康健，王子尧翻译整理.《彝族诗文论》[M]，贵阳：贵州人民出版社，1988 年。

[128] 易谋远主编.《彝族史要》[M]，北京：社会科学文献出版社，2007 年。

[129] 邹学熹主编.《易学图解》[M]，成都：四川科学技术出版社，1993 年。

[130] [清] 顾炎武撰，黄汝成集释.《日知录集释》[M]，上海：上海古籍出版社，2006 年。

[131] 刘明武.《十月太阳历与〈黄帝内经〉》[J]，载《彝族文化》，2013 年，第 2 期。

[132] 杨本雷等.《彝医张之道专家医技医术传承现状与对策个案研究报告》，《民族医药发展论坛论文集》[C]，2010 年 10 月。

[133] 陈久金.《彝族天文学史》[M]，昆明：云南人民出版社，1984 年。

[134] 王琦.《专题讲座——中医原创思维十讲（九）中西医思维特质比较》[J]，载《中华中医药杂志》，2012 年第 10 期。

[135]《走进 973-深入解读中医原创思维与健康状态辨识——访 973 项目首席科学家北京中医药大学教授王琦》[N]，载《世界中医药》，2013 年 1 月 15 日。

[136] 王琦.《打开东方思维的钥匙——论中医原创思维模式的构建》[N]，载《中国中医药报》，2012 年 9 月 5 日。

[137]《古代汉语词典》编写组编.《古代汉语词典（缩印本）》[M]，北京：商务印书馆，2009 年。

[138] 刘明武.《事关宇宙发生与演化的理论——彝族文化对阴阳五行、图书八卦的解释》[J]，载《彝族文化》，2013 年，第 2 期。

[139] 罗国义，陈英翻译；马学良审订.《宇宙人文论》[M]，北京：民族出版社，1984 年。

[140] 普同金.《〈宇宙人文论〉的哲学思想》[J]，载《云南民族学院学报》，1989 年，第 2 期。

[141] 徐士奎、罗艳秋.《气浊学说：彝医认识宇宙与生命运动的核心理论》[J]，载《云南中医中药杂志》，2016 年，第 7 期。

[142] 王键，黄辉.《中医药传承的战略思考（上）》[J]，载《中医药临床杂志》，2013 年，第 1 期。

[143] 中国社会科学院语言研究所词典编辑室编.《现代汉语词典》[M]，商务印书馆，1979 年。

[144] [明] 张介宾著；孙国中，方向红点校.《类经：黄帝内经分类解析》[M]，北京：学苑出版社，2005 年。

[145] 张之道.《彝族医药理论探源》，载《彝族古文献与传统医药开发国际学术研讨会论文集》

［C］，昆明：云南民族出版社，2002 年。

［146］王云霞.《文化遗产的概念与分类探析》［J］，载《理论月刊》，2010 年，第 11 期。

［147］宋俊华等.《传统医药保护发展报告》，载《中国非物质文化遗产发展报告（2011）》（康
保成主编）［C］，北京：社会科学文献出版社，2011。

［148］诸国本编著.《中国民族医药散论》［M］，北京：中国医药科技出版社，2006 年。

［149］方李莉.《费孝通先生的"最后一重山"——费孝通晚年学术思想诠释与理解》［N］，载
《中华读书报》，2010 年 12 月 20 日。

［150］周耀林，王咏梅，戴旸.《论我国非物质文化遗产分类方法的重构》［J］，载《江汉大学学
报（社会科学版）》，2012 年 4 月，第 2 期。

［151］刘茜.《中华人民共和国中医药法全文》［J］，载《中医临床研究》，2016 年 12 月 25 日。

［152］冯契主编.《哲学大辞典》［M］，上海：上海辞书出版社，1992 年。

［153］恩格斯.《自然辩证法》［M］，1971 年版。

［154］毛泽东.《毛泽东选集》［M］，第 1 卷。

［155］中国艺术研究院中国非物质文化遗产保护中心.《中国民族民间文化保护工程普查工作手
册》［M］，北京：文化艺术出版社，2007 年。

［156］王伟杰.《中国传统医药类非物质文化遗产分类研究》［J］，载《江西社会科学》，2013 年，
第 11 期。

［157］王文章编.《非物质文化遗产概论》［M］，北京：教育科学出版社，2013 年。

［158］邹启山编.《人类非物质文化遗产代表作》［M］，大象出版社，2006 年。

［159］王凤兰.《谈中医药非物质文化遗产保护的几个学术问题》［J］，载《南京中医药大学学报
（社会科学版）》，2007 年，第 4 期。

［160］诸国本.《"非遗"数字化保护中的传统医药》［N］，载《中国中医药报》，2014 年 1 月 6
日，第 3 版。

［161］木芹.《南诏野史会证》［M］，昆明：云南人民出版社，1990 年。

［162］赵鲲鹏.《<伤寒杂病论>唯象医学研究》，《北京中医药大学博士研究生学位论文摘要集》
［C］，2005 年 06 月。

［163］王琦.《中医原创思维模式研究》［J］，载《世界中医药》，2013 年，第 1 期。

［164］刘承华.《守承文化之脉　非物质文化遗产保护特殊性研究》［M］，南京大学出版社，
2015 年。

［165］萧宏慈著.《医行天下：一位"海归"的中医之旅》［M］，广东省出版集团，2009 年版。

［166］陈礼勇.《申遗背后的中医之痛》［N］，载《民主与法制时报》，2006 年 2 月 27 日。

［167］邓士贤等.《臭灵丹的化学、药理及临床应用》［J］，载《昆明医学院学报》，1980 年，第
4 期。

[168] 都本伟.《供给侧结构性改革的理论意义》［J］，载《光明日报》，2016年9月18日第06版。

[169] 刘宗碧.《我国少数民族文化传承机制的当代变迁及其因应问题——以黔东南苗族侗族为例》［J］，载《贵州民族研究》，2008年，第3期。

[170] 金露.《游走于有形与无形之间的文化遗产——物质文化遗产和非物质文化遗产的定义、分类、特征和关系》［J］，载《徐州工程学院学报（社会科学版）》，2012年，第2期。

[171] 烟建华.《〈内经〉学术研究基础》［M］，北京：中国中医药出版社，2010年。

[172] 郑蓉.《中国医药文化遗产考论》［M］，北京：中医古籍出版社，2005年。

[173] 洪净，吴厚新.《对中医学术流派传承发展中一些关键问题的思考》［J］，载《中华中医药杂志》，2013年，第6期。

[174] 刘桂荣，李成文，戴铭.《中医学术流派概说》［J］，载《中医药学报》，2013年，第6期。

[175] 中医学术流派研究课题组.《证明与创新：中医学术流派研究》［M］，北京：华夏出版社，2011年。

[176] 樊传庚著.《新疆文化遗产的保护与利用》［M］，北京：中央民族大学出版社，2006年。

[177] 刘力红著.《思考中医》［M］，桂林：广西师范大学出版社，2003年。

[178] 史蕾.《非法行医罪主体探析-以刑法谦抑性为视角》［J］，载《内蒙古民族大学学报》，2009年，第3期。

[179] 周小农撰.《医论汇选（卷1-6）》［M］，1917年。

[180] 中国人民政治协商会议江苏省无锡市委员会文史资料委员会.《无锡文史资料》［M］，第27辑。

[181] 陈宇.《中华民族共同体复合互嵌格局与多元一体交融》［J］，载《广西民族研究》，2018年，第4期。

[182] 李建新.《本土化问题意识与文化自觉-从费孝通江村调查谈起》［J］，载《社会学评论》，2018年，第1期。

[183] 陈学金.《文化多样性与学校教育》［J］，载《广西民族研究》，2018年，第2期。

后 记

　　本书稿是笔者主持国家社科基金西部项目"彝族医药文化遗产保护与传承研究"（编号：12XMZ077）的最终成果。

　　我国是个多民族国家，每个民族均拥有自己本民族历史悠久的医药学体系或传统医药知识，以其独特的医药学认识、特色诊疗技法与药物资源、常见重大疾病和民族地区多发病治疗优势而为人类健康保健和本民族繁衍做出了不可磨灭的贡献。在各民族医药理论指导下开发新药、开展医疗活动、保护与传承文化遗产等历来是中国传统医药事业发展的重要方向。截至 2013 年底，国家已批准上市的藏、傣、蒙、苗、维、彝 6 个民族医药的成方制剂品种已达 834 个，含不同处方 694 个。各民族医药的成方制剂与中成药虽在生产控制、质量控制、临床安全与合理用药、市场监管等方面存在共通性，但亦因各自民族的传统文化、生产方式、生活习俗、聚居地生态环境和药物资源等不同而表现出其在医药理论与知识、疾病诊断、所利用药物资源种类与认识、药物加工炮制、临床用药方式等方面显著的民族特色与差异性，渗透在该民族医药的理法方药体系之中。目前因尚无有效沟通现代医药、中医药与各民族医药之间的"医药学名词术语规范"，部分民族医药在药物制剂开发、临床医疗、科学研究、产业发展、文化遗产保护与传承等活动或表述中常借用现代医学或中医药学的名词术语或内容。这种做法的严重后果就是导致相当多从事该民族医药工作的人员已不会运用该民族固有思维方式来理解或表达，难以准确体现该民族医药的内涵与特色，直接影响到医师与患者是否正确认识、合理利用各种药物与技法。这不仅关系到该民族医药临床用药的安全有效，更制约其产业发展与传承。如何认识、理解、阐释与表达各民族医药文化遗产内涵与外延也就成为传承与创新的主旋律与重要内容。

　　针对中国传统医药文化遗产，《中共中央　国务院关于促进中医药传承创新发展的意见》明确指出要"加快推进活态传承，完善学术传承制度，加强名老中医学术经验、老药工传统技艺传承"，这为各民族医药文化遗产保护与传承指明了方向。如果我们将各民族医药文化遗产与产业发展的关系比作鱼和水，那么产业发展就是文化遗产实现活态传承的支柱与动力，文化遗产保护与传承就是促进产业发展、体现本民族原创思维、维护自主知识产权的根基和血脉，而民族药成方制剂开发与利用则是有效衔接文化遗产与产业发展的重要突破口。

　　彝族医药研究最早可上溯到 20 世纪 50 年代至 70 年代的中草药群众运动时期。该时期属彝医药知识体系构建的探索时期，以云南省药检系统为核心的研究人员开展大量工作，促进彝医药文化遗产保护与传承。原云南省药检所老所长曾育麟教授首次提出"从民族药中寻找新药"的观点，他于1987年参加由世界卫生组织委托印度在新德里举办的首届国际民族医药学术讨论会，其论文《从民族药中寻找新药》获大会颁发的金奖，充分说明民族医药研究的重要性与前景。杨竞生是全国著名的药用植物学家和民族药学专家，编著出版《迪庆藏药》《藏药植物物种考订》和《南方草木状考补》等著作，参与出版《中国民族药志》《新华本草纲要》《民族药》等系列专著，为我国民族药用植物资源考证及药物发掘整理做出巨大贡献。玉溪市食品药品检验所老所长王正坤等挖掘整理《齐苏书》《启谷署》等28部古籍，对药物品种、基原植物、单验方等进行整理与汇编。云南省药检所（即云南省食品药品监督检验研究院前身）率先开展民族药地方标准研制工作，并于1974年颁布《云南省药品标准》，收载民族药75种，其中多数品种是彝医习用药物。根据原卫生部1977年卫药字第444号文件，云南省药检所与中检院合作率先开展全国范围的民族药普查工作并编写4册《中国民族药志》，涉及大量彝族药物。1977年版《中华人民共和国药典》开始收载民族药，是民族药在药典标准方面的初次体现，收载民族药材32种，包括多种彝医习用药材。历经此类诸多工作的推动，"民族药"作为特定称谓逐渐开始被推广与普及，彝医药研究逐渐得到重视，质量标准研制等系列工作亦正式开始。国务院于1978年7月30日颁布《药政管理条例（试行）》（国发〔1978〕154号），其中第19条规定："药品标准是国家对药品质量规格和检验方法所作的技术规定，必须遵照执行。药品标准分为三类：第一类：国家标准，即《中华人民共和国药典》（简称《中国药典》）；第二类：卫生部颁发的药品标准（简称部颁标准）；第三类：地方标准，即各省、市、自治区卫生局审批的药品标准。"三级药品标准的法律地位被首次以法规形式予以明确，为彝医药等民族医药标准化研究与产业发展等奠定坚实基础。

20世纪90年代至21世纪初属彝族医药知识迅速累积时期，彝药质量管理纳入部颁药品标准管理体系。随着彝族文化系列丛书问世，学界重视从田野调查的一手资料寻觅现存"活史料"。在此背景下，王正坤、阿子阿越等分别对玉溪、楚雄、凉山等地区彝族医药知识进行收集整理，彝族医药知识迅速得到累积。特别是中华人民共和国卫生部于1993年下发《关于制定民族药部颁标准的通知》（第64号文件），明确"民族药是我国传统医药的重要组成部分，为了使民族药管理规范化、标准化和科学化，以便进一步提高传统药物的质量，保证人民用药安全有效，振兴和发展民族医药，我部决定制定民族药部颁标准"。该项工作由云南省卫生厅集中组织云南省药检所等药检部门及相关院校负责，制定137个彝药成药品种标准并先后投入生产，彝药产业发展与管理逐渐进入国家级药品管理层面，而"民族医""民族药""彝医""彝药"等作为专有词汇随之出现在中共中央、国务院等部门文件中。

21世纪初至今是彝族医药知识体系初步构建的快速发展时期，彝药产业驶入国家管理的快车道。SDA于2001年11月30日发布《关于有关地方药品标准执行问题的公告》（国药监注〔2001〕522号），规定"从2001年12月1日起至2002年11月30日，国家药品监督管理局应当对《药品管理法》修订前各省、自治区、直辖市药品监督管理部门按照当时实行的地方药品标准批准生产的药品品种，逐个进行审查，经审查，对符合《中华人民共和国药品管理法》有关规定的，纳入国家药品标准，可以继续生产；对不符合规定的，立即停止该品种的生产并撤销其批准文号"。该次行动计划被业内称之为"地标升国标"，由云南省药品监督管理部门组织云南省食品药品检验所等部门实施，150多种彝药成药正式上升为国家药品标准。目前已成为彝药成药产业的主流品种，涉及心脑血管、泌尿系统、妇科、外科骨伤科、呼吸系统等多个领域用药。

总体说来，彝族医药研究所取得的成绩与成效是显著的。但我们也要意识到，彝族医药尚未取得与其文化底蕴相匹配的历史地位与发展趋势，究其原因就是缺乏对其发生发展的历史源头与脉络的追溯，缺乏对其文化遗产本质内涵的深入研究与阐释。以往研究因受彝文医药典籍资料占有不足、古籍内涵挖掘深度不够等因素制约，无法深入到对彝族传统医药理论"内核"层次探究，彝族医药"源于哪里""流于何处""价值何在"等关键问题未得到解答。这是困扰所有彝族医药研究者的难题。正是基于这样的时代背景与发展诉求，笔者与研究团队突破各篇之见、偏于一隅、单取独论等割裂整义、各取所需之局限，深入到彝族聚居区的乌蒙山、哀牢山、大小凉山等三大山系，通过访毕摩、拜彝医、寻古籍等方式，首次发掘222种彝族医药古籍文献和122名彝医口碑资料。在系统研读、全面整理和深入阐述彝族医药古籍、医家与医学流派学术思想基础上，从原创性与独创性角度系统、深入地解读彝族传统医药文化遗产的学术内涵与外延，力争从彝族原创典籍与临床寻求学问真谛。

团队通过研究发现，彝族医药历史悠久、内涵丰富，秉承中华上古医药理论，与汉族医药属"同源异流"关系，非常具有研究价值。但如何做到创新性发展与创造性升华，这是笔者作为彝族医药工作者与传承人义不容辞的责任。基于对彝族医药在中国传统医药中地位、价值与趋势的思考，本研究成果在研究视域、方法与思路等方面都尽量力求另辟蹊径而实现古为今用、推陈出新，符合彝族医药发展自身规律。总体说来本书稿主要具以下特点：

（1）研究视域上，首次从知识体系构建角度探讨彝族医药文化遗产保护与传承的理论与方法。

（2）研究思路上，明确目前"非遗"申报所采用中医药文化遗产分类体系和技术方法是借鉴世界各国和联合国所公布物质文化遗产和非物质文化遗产"申遗理论"所构建，其主要是针对汉族医药文化遗产，并不适用彝族医药文化遗产，彝族医药文化遗产流失严重等根本性问题尚未得到解决。深入分析当前中国传统医药遗产分类及彝族医药文化遗产分类存在问题基础上，首次构建彝族医药文化遗产分类体系，可有效地指导各类遗产项目的申报、管理和评判。

（3）研究方法上，将遗产学、彝医学、文献学、人类学等研究方法有机整合，开创"古籍与名老专家学术思想互参式整理提炼原创思维、明确核心概念，构建知识体系—在实践中总结新理论"的研究模式，可为其他民族相关研究提供范例。

自2012年10月本项目实施以来，研究团队不仅系统总结中华人民共和国以来彝族医药研究的相关成就与经验，还深入彝药企业、医疗机构、科研院所、政府机关等单位开展实地调查与研究。在彝族医药发展历程系统回顾基础上首次提出云南省彝族医药发展的对策与建议，撰写《云南省彝医药发展现状调研与对策研究报告》，提出"以彝药产业开发为杠杆，推动彝族医药文化遗产活态传承"的建议与策略，研究结论不仅被云南省卫计委在所发布文件中被采纳与引用，而且被收录入《中国中医药年鉴（学术卷）》。

　　本书是新中国成立以来首部全面系统探讨我国彝族医药文化遗产保护与传承研究的专题性著作，填补了学术界长期以来在医药文化遗产学理论与实践领域的空白，为国内外研究者提供了珍贵的一手资料。作为药检人与彝医药传承人，我们深感振兴与发展民族医药的任重道远，如负重责！每个人的生命是短暂的，但医药文化世代薪火相传是久远的，吾辈当效仿前辈，传承各民族医药之精华，守典籍与先贤之智慧，在新时代再创新的辉煌与佳绩。

徐士奎

2021 年 3 月 20 日于昆明